重症系统性红斑狼疮诊断与治疗

主　审　刘章锁　赵　岩

主　编　郑朝晖

编　委（按姓氏汉语拼音排序）

范文强（新乡市中心医院）

高聪聪（郑州大学第一附属医院）

马　新（河南科技大学第一附属医院）

马海军（新乡医学院第一附属医院）

秦艺璐（新乡市中心医院）

史晓飞（河南科技大学第一附属医院）

万志红（河南大学淮河医院）

王　婧（河南大学淮河医院）

王　培（河南省人民医院）

王晨琼（郑州大学第一附属医院）

于若寒（北京大学国际医院）

赵　清（河南大学淮河医院）

郑朝晖（郑州大学第一附属医院）

顾　问（按姓氏汉语拼音排序）

陈　盛（上海交通大学医学院附属仁济医院）

董凌莉（华中科技大学同济医学院附属同济医院）

林　进（浙江大学医学院附属第一医院）

刘升云（郑州大学第一附属医院）

刘章锁（郑州大学第一附属医院）

孙凌云（南京大学医学院附属鼓楼医院）

谢其冰（四川大学华西医院）

徐作军（中国医学科学院北京协和医院）

赵久良（中国医学科学院北京协和医院）

秘　书

王晨琼（郑州大学第一附属医院）

人民卫生出版社

·北京·

图书在版编目(CIP)数据

重症系统性红斑狼疮诊断与治疗 / 郑朝晖主编 .

北京 : 人民卫生出版社,2024. 10(2025.9 重印).

ISBN 978-7-117-37099-8

I. R593. 24

中国国家版本馆 CIP 数据核字第 20247XN763 号

人卫智网	www.ipmph.com	医学教育、学术、考试、健康,
		购书智慧智能综合服务平台
人卫官网	www.pmph.com	人卫官方资讯发布平台

重症系统性红斑狼疮诊断与治疗

Zhongzheng Xitongxing Hongbanlangchuang Zhenduan yu Zhiliao

主　　编:郑朝晖

出版发行:人民卫生出版社(中继线 010-59780011)

地　　址:北京市朝阳区潘家园南里 19 号

邮　　编:100021

E - mail:pmph @ pmph.com

购书热线:010-59787592　010-59787584　010-65264830

印　　刷:北京九州迅驰传媒文化有限公司

经　　销:新华书店

开　　本:787 × 1092　1/16　印张:17

字　　数:414 千字

版　　次:2024 年 10 月第 1 版

印　　次:2025 年 9 月第 3 次印刷

标准书号:ISBN 978-7-117-37099-8

定　　价:78.00 元

打击盗版举报电话:010-59787491　E-mail:WQ @ pmph.com

质量问题联系电话:010-59787234　E-mail:zhiliang @ pmph.com

数字融合服务电话:4001118166　E-mail:zengzhi @ pmph.com

主编简介

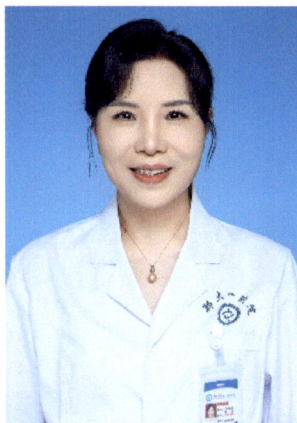

郑朝晖，郑州大学第一附属医院风湿免疫科病区主任，主任医师，教授，省级知名专家，医学博士，硕士研究生导师。2012—2014年公派至美国North Shore LIJ，The Feinstein Institute for Medical Research进修学习，师从国际著名系统性红斑狼疮专家Diamond Betty教授。现任河南省研究型医院学会系统性红斑狼疮精准防治专业委员会主任委员，河南省医学会风湿病学分会副主任委员，河南省医师协会风湿病学医师分会副会长，河南省康复医学会风湿病康复分会副主任委员，中国女医师协会风湿免疫专业委员会委员，海峡两岸医药卫生交流协会风湿免疫病学专业委员会感染学组常务委员，《中华风湿病学杂志》第五届编辑委员会通讯编委。主持或参加国家"十二五"科技支撑计划1项、国家自然科学基金项目1项、河南省自然科学基金项目2项、河南省省部级项目6项。获河南省科学技术进步奖二等奖3项、河南省医学科学技术进步奖一等奖1项、河南省教育厅科技成果奖一等奖1项。作为第一完成人，分别于2016年、2024年完成科技成果"狼疮性肾炎流行病学及临床诊疗研究"和"狼疮性肾炎干预靶点的发现及关键治疗技术的建立及应用"，为河南省狼疮性肾炎流行病学的完善及国内外狼疮性肾炎诊治指南的变革提供了重要依据。长期致力于系统性红斑狼疮的临床和基础研究，参与了中国狼疮性肾炎诊治指南的制定。获发明专利1项，编写著作2部，发表学术论文40余篇，SCI收录20余篇。参与多项狼疮性肾炎的临床研究，成果发表在 Annals of Internal Medicine、Journal of the American Society of Nephrology 和 JAMA Network Open 等期刊，为多靶点方案和他克莫司方案在狼疮性肾炎中的推广应用做出突出贡献，惠及广大狼疮性肾炎患者。

序

获悉知名风湿免疫病学专家——"狼疮大夫"郑朝晖教授牵头组织撰写了《重症系统性红斑狼疮诊断与治疗》一书，有幸先睹为快，欣然提笔作序。

我和郑教授带领团队多年致力于系统性红斑狼疮，特别是狼疮性肾炎的临床研究，至今尚有千余例狼疮性肾炎患者仍在随访治疗中，同时我们作为主要研究者（principal investigator，PI）牵头或亚 PI 参与狼疮性肾炎的多中心研究，研究成果发表在 *Annals of Internal Medicine*、*Journal of the American Society of Nephrology*、*JAMA Network Open* 等顶级杂志，另有多篇论著发表在 *Lupus* 等杂志，并获河南省科学技术进步奖二等奖，为系统性红斑狼疮患者治疗提供了重要参考，甚感欣慰。但临床重症系统性红斑狼疮的治疗仍是非常棘手的问题。作者遵循指南，结合他们的丰富的临床工作经验，潜心力作，与时俱进，全面深入介绍了特殊重症系统性红斑狼疮患者治疗的新理论、新方法、新技术，深入浅出，分享研究成果，交流存在问题，理论与实践相结合。渴望撰写内容有助于临床大夫有效救助重症系统性红斑狼疮患者。

全书的撰写既充分体现了系统性红斑狼疮治疗的里程碑进展历程——从最初的激素独奏独演，到后来的环磷酰胺演绎经典，再至吗替麦考酚酯成功晋级一线，乃至多靶点的闪耀问世，生物制剂已成为目前焦点；同时又对国内外权威指南进行了解读，并分享作者治疗重症系统性红斑狼疮的成功经验。

因此，很感谢作者的辛勤付出，更希望把这本书推荐给广大风湿免疫病及相关专业领域的同行，希望此书的出版能为更多医生提供帮助，并为系统性红斑狼疮患者带来更多福祉。

刘章锁
郑州大学第一附属医院
2024 年 4 月

前　言

系统性红斑狼疮(systemic lupus erythematosus, SLE)是我国最常见的系统性自身免疫性疾病,好发于中青年女性,以全身多系统、多脏器受累、反复复发与缓解为主要临床特点。轻症 SLE 患者的临床治疗反应往往较好,而重症系统性红斑狼疮患者病情复杂凶险,如不及时诊治,容易造成受累脏器的不可逆损害及患者死亡。对重症 SLE 病情的正确判断及有效治疗是临床医师面临的重大挑战,重症 SLE 的诊治也一定程度反映出风湿免疫科医师的临床思维及诊疗水平。

本书主要针对重症 SLE 的临床诊断及治疗,内容涵盖肾脏、血液、神经、呼吸、心血管、消化、皮肤等,结合最新的国内外文献及指南,总结了 SLE 常见的急危重症的主要临床特征、治疗策略及研究进展。在各章节通过经典病例分析,将我们的经验教训与相关领域的各位同道交流共享。希望该书的出版和发行,可以从专业角度,帮助各级临床医师在重症 SLE 的诊治过程中提供较好的医疗服务,并助益国内重症 SLE 诊疗水平的提高。

感谢所有编者及顾问在本书撰写中所作出的学术贡献。本书的撰写主要结合最新的国内外研究及相关指南,仍会存在不足及表述不甚准确的地方,望各位读者在使用过程中及时提出宝贵意见。希望国内重症 SLE 的诊疗水平能不断提升,精益求精。

郑朝晖

2024 年 6 月

目　录

第一章 总 论

郑朝晖

顾问：刘升云

第一节 引 言

系统性红斑狼疮（systemic lupus erythematosus，SLE）是我国最常见的系统性自身免疫性疾病，好发于20~40岁的育龄期女性。SLE患病率地域差异较大，目前全球SLE患病率为(6.72~241)/10万人，而我国SLE的人群患病率约为(30.13~70.41)/10万人。患者体内高滴度自身抗体的存在、免疫复合物的广泛沉积和补体消耗是本病的主要特征。循环免疫复合物可以沉积在肾脏、肺、消化道、皮肤以及中枢神经系统等多个器官中，导致其临床表现的复杂性和多样性。全身多系统多脏器受累、复发与缓解为SLE主要临床特点。SLE患者的临床表现差异较大，相同脏器受累的患者，疾病轻重程度也不尽相同。对于无重要脏器受累的轻症患者，往往治疗效果较好；而重要脏器受累导致病情迅速进展的患者如不及时治疗，会造成受累脏器的不可逆损害甚至死亡，这类患者应用常规治疗效果不佳，被称为重症系统性红斑狼疮。重症SLE的诊疗在临床实践中具有挑战性，只有提高临床医师对重症SLE的诊治水平，才能够更好地救助患者，改善患者预后及生存结局。

第二节 重症SLE的分类标准

在过去几十年中，全球多个研究组提出了多种不同的SLE分类标准。其中应用最广泛的有美国风湿病学会（American College of Rheumatology，ACR）1997年标准、国际狼疮研究临床协作组（Systemic Lupus International Collaborating Clinic，SLICC）2012年发布的分类标准和2019年欧洲抗风湿病联盟（European League Against Rheumatism，EULAR）联合ACR发布的标准。1997年ACR分类标准对我国SLE患者具有良好的适用性（附表1-1），但该标准对于轻症患者漏诊率较高。SLICC 2012年提出的SLE分类标准（附表1-2），以及2019年的EULAR/ACR SLE分类标准（附表1-3）均在中国人群中显示出较高的灵敏度及特异度，所以《2020年中国系统性红斑狼疮诊疗指南》中推荐使用2012年SLICC标准或2019年EULAR/ACR分类标准对疑似SLE者进行诊断。

但是以上三个SLE分类标准仅仅回答了"是不是"的问题，而不能区分"重不重"。轻症和重症SLE对治疗的反应及生存结局均存在较大差异，而以上三个分类标准并不适用于界定重症SLE。

一、重症SLE的定义及分类标准

既往指南中未对重症SLE进行明确定义，因此为了更加明确地界定重症SLE，本著作的主编及编委结合该疾病临床特点及国内外相关研究,利用 SLE 疾病活动度评分(Systemic Lupus Erythematosus Disease Activity Score,SLEDAI)-2000 和英国狼疮评定组(British Isles Lupus Assessment Group index,BILAG)-2004,提出重症 SLE 的定义及分类标准。

重症 SLE 指出现重要脏器受累伴或不伴危及生命的并发症,和 / 或常规治疗效果不佳的疾病类型。满足≥1 条以下标准即属于重症 SLE:① SLEDAI-2000>12 分;② BILAG-2004 评分有至少 1 个 A 等级器官评分和 / 或≥2 个 B 等级器官评分;③常规治疗(激素及免疫抑制剂)后临床不缓解(临床不缓解指:SLEDAI-2000>6 分和 / 或 BILAG-2004 评分有至少 1 个 B 等级器官评分)。

二、重症 SLE 临床表现

重症 SLE 常见的临床表现列举如下。

1. 神经系统　严重狼疮性头痛、急性意识障碍、癫痫发作、昏迷、脑卒中、横贯性脊髓炎、脱髓鞘综合征、颅内静脉窦血栓形成、重症肌无力、进行性多灶性白质脑病、急性脑血管疾病、脑膜炎、颅内高压等。

2. 呼吸系统　肺动脉高压、弥漫性肺泡出血、肺间质纤维化、肺栓塞等。

3. 心血管系统　心脏压塞、重症心肌炎、重度心脏瓣膜病、充血性心力衰竭、完全性房室传导阻滞等。

4. 肾脏　肾小球肾炎持续不缓解、急进性肾小球肾炎、肾病综合征、血栓性微血管病(thrombotic microangiopathy,TMA)、急慢性肾衰竭;合并严重并发症(包括恶性高血压、严重电解质及酸碱失衡、恶性贫血、心肾综合征、肾静脉血栓等)等。

5. 消化系统　腹膜炎、肠系膜血管炎、胰腺炎、假性肠梗阻、蛋白丢失性肠病、狼疮性肝炎、自身免疫性肝病等。

6. 血液系统　溶血性贫血、粒细胞减少、血栓性血小板减少性紫癜、巨噬细胞活化综合征、骨髓纤维化、免疫介导的骨髓衰竭等。

7. 抗磷脂综合征(antiphospholipid syndrome,APS)　血栓性 APS、灾难性抗磷脂综合征(catastrophic antiphospholipid syndrome,CAPS)、不良妊娠等。

8. 其他　肢端坏疽、脓皮病、骨梗死等。

第三节　SLE 的发病机制

尽管 SLE 的发病机制研究已取得较大进展,但仍有一些未解之谜。大量研究显示 SLE 的发病与基因易感、表观遗传、环境(感染、紫外线、药物等)、内分泌等危险因素相关。而其发病机制的核心环节是机体对自身抗原免疫耐受丧失,产生自身抗体,与自身抗原形成免疫复合物沉积到全身各处组织,导致靶器官的损伤。在 SLE 发病的过程中固有免疫和适应性免疫都发挥了重要的作用。

一、固有免疫

细胞凋亡过多或凋亡产物的吞噬清除机制发生缺陷,引起凋亡产物累积,导致自身抗原持续暴露,引起自身免疫耐受丧失进而激活自身免疫反应。其中,中性粒细胞胞外诱捕网

(neutrophil extracellular traps,NETs)清除缺陷在 SLE 的发病中具有重要作用。NETs 清除缺陷不仅可以刺激浆细胞样树突状细胞(plasmacytoid dendritic cells,pDC)分泌I型干扰素(interferon,IFN),同时累积的 NETs 能直接刺激记忆 B 细胞产生自身抗体[1]。NETs 被组织因子和 IL-17 修饰,在 SLE 的盘状红斑和肾脏中聚集。另外,位于脾脏边缘区的中性粒细胞,可通过激活边缘区 B 细胞促进免疫球蛋白类别转换、体细胞超突变和抗体产生。

由于清除障碍,细胞凋亡释放的核酸、蛋白等物质与抗体形成的免疫复合物,被 pDC 识别并内化,提呈给细胞内体的 TLR7 和 TLR9 等受体,引起细胞活化以及大量I型 IFN 的分泌;同时免疫复合物通过活化 T 细胞,进一步促进 pDC 释放更多的I型 IFN。I型 IFN 是参与 SLE 发病的重要细胞因子,促进中性粒细胞释放 NETs,进一步放大免疫反应[2]。正常情况下,pDC 分泌的 IFN-α 能促进成熟 B 细胞向调节性 B 细胞(regulatory B cell,Breg cell)及浆细胞分化,而 Breg 细胞能抑制 pDC 释放 IFN-α,形成负反馈调节通路;但在 SLE 患者中,该负反馈调节机制发生缺陷,导致 IFN-α 持续高表达。持续高表达的 IFN-α 进一步促进 pDC 的激活和成熟;激活的 pDC 通过提呈抗原促进淋巴细胞的活化和自身抗体的产生,导致持续的炎症及自身免疫反应。

脾脏滤泡边缘区的巨噬细胞对清除凋亡细胞和诱导自身抗原的耐受至关重要。该区域的巨噬细胞对凋亡细胞的吞噬,依赖巨核细胞白血病 1 转录共激活因子介导的机械传感途径。TLR7 作用于巨噬细胞表面的 TREML4 受体促进其产生I型 IFN,研究发现 *Treml4*[-/-] 小鼠的巨噬细胞对 TLR7 激动剂反应减弱,而 TREML4 缺陷的 MRL-lpr 狼疮易感小鼠自身免疫反应及肾脏损伤也是减弱的[3-4]。

另外,血小板激活也可参与 SLE 的发病。外周循环中的免疫复合物通过与受损血管内皮细胞相互作用等方式,促进 SLE 患者及狼疮小鼠模型的血小板激活。血小板被激活后表达并释放 CD40L,并通过激活抗原提呈细胞调节适应性免疫。研究发现血小板与患者体内的 pDC 相互作用,通过 TLR9 和 TLR7 等受体共同促进I型 IFN 的分泌[5-6]。

二、适应性免疫

(一)T 淋巴细胞

T 细胞通过提呈抗原、分泌炎症因子以及直接细胞接触等方式促进 B 细胞活化。另外,T 细胞可以浸润到组织器官参与局部的炎症反应。

Th17 细胞具有强大的促炎作用,可以分泌 IL-17、IL-21、IL-22 等多种炎症因子,在 SLE 中参与血管炎症、肾脏损害和 B 细胞活化等过程。狼疮动物模型及 SLE 患者外周血中 Th17 和 IL-17 明显升高,且与疾病活动度及肾脏受累相关。多种细胞因子及信号通路参与促进 SLE 中 IL-17 表达以及 Th17 细胞在肾脏浸润。研究发现活化 Syk 通路促进 SLE CD4+ T 细胞上 TLR2 表达增加,刺激 TLR2 可以促进 IL-17 的表达。另外,SLE 患者 T 细胞中 NF-κB 信号通路的活化及蛋白磷酸化酶 2A 的表达升高,均可导致 IL-17 分泌增加[7-8]。

SLE 患者生发中心滤泡辅助性 T 细胞(follicular T helper cell,Tfh cell)可以促进局部 B 细胞的活化及自身抗体的产生。IL-6、IL-21 和诱导性共刺激分子(*inducible costimulator*,ICOS)诱导 CD4+ T 细胞向 Tfh 细胞分化。Tfh 细胞促进 B 细胞分化为记忆性 B 细胞和浆细胞。ICOS 缺陷可以部分抑制 MRL-lpr 小鼠的病理进展。另外,研究发现活动性 SLE 患者的外周血 Tfh 细胞水平升高,且 Bcl-6(Tfh 细胞的重要转录因子)高表达,两者均与疾病活动呈正相关。而在狼疮性肾炎(lupus nephritis,LN)的肾脏病理中发现淋巴细胞聚集区和异位生发中心均有高表达 ICOS、PD-1、Bcl-6 和 IL-21 的 T 细胞。SLE 患者血清中 IL-2 水平下降,IL-21 和 IL-6 水平升高,以及 T 细胞高表达 ICOS,以上因素均促进 Tfh 细胞的分化[9-10]。

调节性 T 细胞(regulatory T cell,Treg cell)是来源于胸腺分化和外周诱导的 T 细胞亚群,通过分泌转化生长因子 β(transforming growth factor-β,TGF-β)、IL-10 和 IL-35 等细胞因子负性调控效应 T 细胞(effector T cell,Teff cell),减少促炎因子产生,维持免疫平衡。CD4$^+$ CD25$^+$ FOXP3$^+$ Treg 细胞自身不分泌 IL-2,但通过表达高亲和力 IL-2 受体 α 链(CD25)与 IL-2 结合,促进 FOXP3 的表达上调。同时 IL-2 信号激活 PI3K-AKT-mTOR 通路,诱导葡萄糖转运体 GLUT1 表达,促进 Treg 细胞糖代谢,维持 Treg 细胞的免疫抑制功能。而 Th17 细胞的分化需要 IL-6、TGF-β 和 IL-23 相互协同,并通过 STAT3 通路诱导 RORγt 表达;而 IL-2 可以通过抑制 IL-6 的表达、抑制 STAT3 信号通路、拮抗 RORγt 表达等方式抑制 Th17 的产生[11-12]。

SLE 患者 CD8$^+$ T 细胞的细胞毒性功能降低也已被诸多研究所证实。在 SLE 中,多种因素导致 CD8$^+$ T 体外细胞毒性功能减弱:① SLE 患者中表达 SLAMF4 的记忆 CD8$^+$ T 细胞数量减少,体外细胞毒活性降低;② CD8$^+$ T 细胞向双阴性 T 细胞的转化;③ SLE 患者 CD8$^+$ T 细胞表面 CD28 表达缺乏导致无法与抗原提呈细胞建立免疫突触,而 CD28 缺陷型 CD8$^+$ T 细胞表现出促炎表型,其数量增加与系统性红斑狼疮活动有关;④ CD8$^+$ CD38$^+$ T 细胞群在 SLE 患者的外周血中扩增,该群细胞表达颗粒酶和穿孔素水平下降,且细胞毒性反应降低,导致 SLE 患者的感染风险增加。细胞毒作用缺陷降低了机体对各种病原体的防御功能,而已证实细菌和病毒感染是 SLE 患者死亡的最重要原因[13-14]。

(二) B 淋巴细胞

B 淋巴细胞介导的自身炎症反应是 SLE 发病及炎症持续存在的核心环节。正常情况下,死亡细胞成分不会长期蓄积于生发中心,缺乏自身抗原刺激的 B 细胞不会发生体细胞高频突变,最终凋亡而维持了免疫耐受。而在 SLE 患者体内二级淋巴器官的生发中心(germinal center),坏死细胞释放的大量自身抗原,被滤泡树突状细胞提呈给自身反应性 B 细胞,B 细胞受体(BCR)信号通路和 Toll 样受体下游的失调信号,导致 B 细胞免疫耐受被打破并过度活化。

在体液免疫的初始阶段,滤泡外 B 细胞可以通过 T 细胞依赖及 T 细胞非依赖两种途径活化并分化为短寿命浆母细胞,分泌低亲和力的自身抗体。同时,抗原特异性 B 细胞和生发中心内的 Tfh 细胞等相互作用,促进浆细胞的分化并分泌高亲和力的抗体,这些浆细胞可被运送至骨髓成为长寿命浆细胞,参与 SLE 持续炎症反应。另外,LN 患者肾脏局部有明显的 B 细胞浸润,并与 T 细胞及树突状细胞组成淋巴样结构,参与肾间质的炎症及纤维化过程。

B 细胞的成熟、活化及分化过程需要多种刺激因子的参与,B 细胞活化因子(B-cell activating factor,BAFF)和增殖诱导配体(a proliferation inducing ligand,APRIL)就是其中两种重要的刺激因子。BAFF 是 B 细胞存活和成熟阶段所必需的细胞因子,而 APRIL 主要参与免疫球蛋白的类别转换并促进骨髓中长寿命浆细胞的存活,在 B 细胞活化和浆细胞形成中发挥至关重要的作用[15-16]。除了分泌自身抗体,效应 B 细胞还可以通过抗原提呈以及分泌细胞因子促进 T 细胞的活化和 Tfh 细胞的分化。致病性自身抗体的产生导致循环中出现含有核酸的免疫复合物,促进 TLR7/TLR9 依赖的 pDC 产生 I 型 IFN,形成正反馈进一步扩大炎症效应。

作为诊断标志物的自身抗体也是驱动 SLE 疾病进展的重要因素之一。包括自身免疫性溶血性贫血和免疫性血小板减少症均是由自身抗体驱动。而免疫复合物的沉积是 LN 的组织病理学特征。

三、新进展

近年来,针对 SLE 发病机制的研究也取得一些新的进展。研究发现程序性死亡受体 1 同源物(programmed death-1 homolog,PD-1H)功能受损引起免疫激活。Han 等[17]发现敲除编码 PD-1H 的基因会让小鼠产生类似 SLE 的表现,并且更易被姥鲛烷(pristane)诱发 SLE。同时,使用单克隆抗体激活 PD-1H 能改善狼疮小鼠的皮肤症状,并降低自身抗体、炎症因子和趋化因子等多种自身免疫标志物的表达水平,提示 PD-1H 功能受损是 SLE 发生发展过程中的关键机制,PD-1H 有望成为 SLE 治疗的新靶点。Marc S 等[18]发现活动性 SLE 患者的血小板优先通过 P 选择素 /P 选择素糖蛋白配体 -1(PSGL-1)轴与 T 细胞相互作用。P 选择素与 T 细胞的结合诱导了 TGF-β 轴的下调,改变了 T 细胞的表型并限制其免疫抑制反应,而 SLE 患者中 P 选择素和 E 选择素表达上调且与疾病活动相关。SLE 机制研究的不断进展,为新型靶向药物的研发提供理论依据。

第四节　SLE 的疾病评估工具

对所有的 SLE 患者,建议定期对疾病活动度进行评估。目前 SLE 的疾病活动评估工具较多,每个工具均需要医师对病史、临床表现和实验室检查进行综合评估。目前国内临床实践最常采用的评分系统包括:SLEDAI-2000[19],BILAG-2004[20],SLE 国际合作组损伤指数(Systemic Lupus International Collaborating Clinics Damage Index,SDI)[21]和 SLE 应答指数 -4(The Systemic Lupus Erythematosus Responder Index,SRI-4)[22]等。

一、SLE 常用的临床评估工具

(一)SLEDAI-2000 评分

SLEDAI-2000 是评估过去 10 天内的疾病活动情况,包括 9 个系统的 24 项临床指标,具体评分细则可见附表 1-4。SLEDAI-2000 的结果为 0~105 分。《2020 年中国系统性红斑狼疮诊疗指南》推荐优先选择 EULAR 提出的分级标准,即轻度活动(SLEDAI-2000≤6 分)、中度活动(SLEDAI-2000 7~12 分)和重度活动(SLEDAI-2000>12 分)。较高的 SLEDAI-2000 预示着患者器官损害风险(HR=1.18,95%CI 1.02~1.37)和死亡风险(HR=1.14,95%CI 1.02~1.22)增加,因此需要定期对 SLE 患者的疾病活动度和器官损害进行监测。对处于疾病活动期的 SLE 患者,建议至少每 1 个月评估 1 次疾病活动度,对处于疾病稳定期的 SLE 患者,建议每 3~6 个月评估 1 次疾病活动度。

(二)BILAG-2004 评分

BILAG-2004 评估近 4 周与前 4 周的疾病活动情况。包括一般情况、皮肤黏膜、神经系统、肌肉关节、心肺、肾脏、血液、消化道、眼部 9 个系统,共 97 项临床指标,根据医师的治疗目的将各系统评分分为 A~E 5 个等级。为方便统计,可将 A、B、C、D、E 计分如下:A=9,B=3,

C=1,D=0,E=0。BILAG 的灵敏度在 90% 以上,而特异度可达 95% 以上。A 级表示疾病重度活动,需要增加免疫抑制剂和 / 或泼尼松剂量>20mg(或同等剂量的其他糖皮质激素);B 级表示疾病中等活动,需要低剂量糖皮质激素或局部应用激素、免疫抑制剂、抗疟药或非甾体抗炎药(nonsteroidal anti-inflammatory drug,NSAID);C 级表示疾病稳定或轻度活动;D 级提示疾病无活动但是既往受累;E 级提示该系统从未受累。

(三)SDI 评分

SDI 是唯一一个国际公认且已得到验证的 SLE 器官损害评估标准,该标准对 12 个器官系统独立进行评分,涵盖了 39 种慢性不可逆性器官损伤,与活动性炎症无关。SDI 是临床中有效评价器官损害的工具,为更好地判断 SLE 患者的预后提供了依据,具体评分细则可见附表 1-5。

(四)SRI-4 评分

SRI-4 须同时满足以下 3 项:SLEDAI-2000 评分与基线相比减少≥4 分;BILAG-2004 无新 A 类器官评分或 2 个新 B 类器官评分;医师整体评估(physician global assessment,PGA)未见加重,自基线增加<0.30 分。SRI-4 多用于新药研发及治疗效果的评估,可以作为 SLE 治疗反应的评估指标及主要治疗终点。

二、各评分系统的优缺点

SLEDAI-2000 与 BILAG-2004 是临床上评估 SLE 疾病活动最常用的评分体系。但是由于评价内容及时间的不同,两种评分系统具有各自的优势及不足。

SLEDAI-2000 评分系统的优点:①内容简单,评价易行,对操作者要求不高;② SLEDAI-2000 不再要求病变必须是新发或复发,持续存在的病变同样可以计分,因此可以更好地体现慢性损害对患者预后的影响。但该系统仍有不足:①评分的内容均为客观指标,未包括患者本人主观感受,因此在患者主观的病情评估方面相关性较差;②不能对已存在症状的恶化或好转进行体现,如患者尿蛋白定量经治疗后减少但未转阴,SLEDAI-2000 尿蛋白评分仍为 4 分,因此该评分灵敏度较差;③对于一些活动性表现,SLEDAI-2000 评分不能区分其严重程度,例如严重血小板减少及轻度血小板减少均评为 1 分,因此 SLEDAI-2000 评分不适用于评定治疗效果的临床研究。

BILAG-2004 评分系统基于医师的治疗意向,依照患者 4 周内疾病活动情况进行评估,其优势在于:①该评分系统兼顾主观及客观指标,评价更为全面;②可以对患者整体病情以及各个系统分别进行评估;③ BILAG-2004 相较于 SLEDAI-2000 的评价时间更合理,前者可对患者近期疾病变化情况进行计分;④能够对病情的严重程度进行区分,如不同的血小板水平、尿蛋白水平、皮肤损害均有不同等级的评分;⑤可以对疗效进行评估,如经治疗后尿蛋白定量减少,相应的评分会降低,适用于评定治疗效果的临床研究。该体系的缺点是:①评分内容不包括免疫指标;②评分系统内容复杂,需纳入评分的病程较长,且对评估医师有较为严格的要求,不易操作;③整体分级评分存在"天花板效应",如该评分原则为任何一个系统评分达到 A 即为疾病重度活动,若一例患者仅有 A 级皮肤黏膜损伤,而另一例患者同时存在多系统 A 级损伤,在 BILAG 评分中两者均为疾病重度活动,但明显两者的疾病活动度差别较大,因此可能造成同等级 SLE 活动度患者病情严重程度明显不同。

SDI 涵盖范围广,与活动性炎症无关,是临床中有效评价器官损害的工具,为更好地判断 SLE 患者的预后提供依据。SRI-4 多用于临床试验研究中的疗效评估。SLEDAI-2000 和 BILAG-2004 两个标准主要针对疾病活动性急性评估,结合 SDI、SRI-4 的指标,能够更好地评估器官受损情况及治疗反应,达到对 SLE 的全面评估。

三、SLE 达标治疗的评价体系

疾病完全缓解是 SLE 患者的治疗目标。2014 年 EULAR 首次提出 SLE 的达标治疗(treat-to-target,T2T),即在预设时间内,适时调整治疗方案而达到疾病缓解或低疾病活动状态的治疗策略。2016 年亚太狼疮协作组提出了狼疮低疾病活动状态(lupus low disease activity state,LLDAS)定义:SLEDAI-2000≤4 分,且主要器官系统无疾病活动、无溶血性贫血、无胃肠道病变;无新发 SLE 疾病活动;PGA≤1 分;泼尼松≤7.5mg/d,可使用抗疟药、免疫抑制剂以及生物制剂。

2021 年 SLE 缓解定义(definitions of remission in SLE,DORIS)工作组提出最终版 DORIS 缓解标准:临床 SLEDAI-2000=0;PGA<0.5 分;该定义中不包括血清学条目;泼尼松≤5mg/d,可使用抗疟药、免疫抑制剂以及生物制剂。

相较于 2016 年 LLDAS 标准,2021 年 DORIS 缓解标准更为严格。基于以上两个目标制定治疗方案,有助于降低患者累积器官损伤,减少复发,改善患者的预后结局。

第五节 重症 SLE 的免疫学检查

SLE 患者根据受累脏器不同,可表现多样的实验室检查结果。常规检查主要包括以下几方面,而具体受累脏器的评估会在以后各个章节详细阐述。

一、抗核抗体谱

抗核抗体(anti-nuclear antibody,ANA)阳性是 SLE 典型特征及诊断线索之一,ANA 具有很高的灵敏度,在 SLE 患者中阳性率大于 90%,但特异度相对较低,可出现在 5%~20% 的健康人群中,尤其是在老年人群中阳性率较高,但正常人群中 ANA 滴度多<1:100。ANAs 是抗核抗体谱,主要包括:

(一)抗双链 DNA(dsDNA)抗体

抗双链 DNA(dsDNA)抗体为 SLE 特有,阳性率为 40%~60%,特别是肾脏受累患者中多为高滴度阳性,是预测及评估疾病活动的重要指标。抗 dsDNA 抗体荧光核型示周边型,多提示肾损害,预后差,特异度为 95%,灵敏度为 70%。

(二)抗脱氧核糖核蛋白抗体及抗组蛋白抗体

抗脱氧核糖核蛋白抗体及抗组蛋白抗体的免疫荧光核型均为均质型。前者与 LE 细胞形成有关,SLE 阳性率约为 70%;后者 SLE 阳性率为 30%~50%,但药物性狼疮阳性率可达 95% 以上。

(三)抗核小体抗体(ANuA)

抗核小体抗体(anti-nucleosome antibody,ANuA)在 SLE 中,特别是在活动性狼疮和 LN 的诊断中灵敏度可达 69.9%~71%,特异度达 97.3%~99%,对于抗 dsDNA 抗体和抗 Sm 抗体均阴性者具有重要意义。

（四）抗可溶性抗原（ENA）抗体

抗可溶性抗原（ENA）抗体是一组针对细胞内可提取核抗原的自身抗体。由于该类核抗原可溶于生理盐水中，故将其称为生理盐水可提取的核抗原。临床上应用较多者包括：

1. **抗 Sm 抗体**　灵敏度低，仅为 25%，但是特异度高达 99%，因此被认为是 SLE 的标志性抗体。抗 Sm 抗体与疾病活动度和脏器损害无明显关联。

2. **抗 U1RNP 抗体**　其靶抗原是细胞核内的核糖核蛋白。可在多种风湿病中出现，SLE 阳性率约为 40%。与雷诺现象有关，高滴度的抗 U1RNP 抗体是诊断混合结缔组织病的重要血清学依据。

3. **抗 Ro/SSA 抗体和抗 La/SSB 抗体**　抗 Ro/SSA 抗体在 SLE 中的阳性率为 30%~40%，在亚急性皮肤型红斑狼疮中阳性率为 63%，由于该抗体能通过胎盘，因而可用于新生儿狼疮的筛查。抗 La/SSB 抗体在 SLE 中的阳性率为 10%~20%。抗 Ro/SSA 抗体和抗 La/SSB 抗体可引起胎儿房室传导阻滞及心脏结构异常。该类抗体阳性的患者多有干燥综合征、光敏感、血管炎、紫癜、淋巴结肿大、白细胞减少和类风湿因子阳性等。

4. **抗核糖体 RNP（rRNP）抗体**　该抗体的靶抗原是核糖体大亚基上的磷酸蛋白，为胞质抗原，是 SLE 的另一个标志性抗体，阳性率为 10%~20%。常与中枢神经病变及肾损害有关。该抗体与抗 dsDNA 抗体的滴度相平行，但它不随病情的好转而立即消失，通常可持续 1~2 年。

5. **其他**　包括抗 Ku 抗体、抗内皮细胞抗体、抗中性粒细胞胞质抗体、抗神经元抗体、抗纤维结合蛋白抗体、抗 VW 型胶原抗体和抗神经节苷脂抗体等。这些抗体的灵敏度、特异度及其与疾病活动度的关联等仍有待进一步研究。

二、抗磷脂抗体

APS 是一组自身免疫疾病群，血清中存在抗磷脂抗体（antiphospholipid antibody，APA），临床表现为动、静脉血栓形成，病态妊娠（妊娠早期流产和中晚期死胎）和血小板减少等，上述症状可以单独或共同存在。APS 可分为原发和继发。继发性 APS 最多见于 SLE 患者。APA 是该病最具特征的实验室指标，是血栓形成和病理妊娠的危险因素。同时，APA 也可见于恶性肿瘤、感染性疾病及某些药物使用后，甚至部分健康人群中亦可出现。APA 的种类有很多，其中狼疮抗凝物（lupus anticoagulant，LA）、抗心磷脂抗体（anticardiolipin antibody，ACA）、抗 β_2 糖蛋白 I（anti-β_2 glycoprotein I，抗 β_2 GPI）抗体被广泛应用于临床，是临床实验室最为常见的自身抗体检测项目之一。

（一）狼疮抗凝物

狼疮抗凝物在体外能干扰磷脂依赖的凝血过程，导致凝血试验时间延长呈现抗凝效应，但是在体内，狼疮抗凝物可与内皮细胞的磷脂相结合，促进血栓形成。狼疮抗凝物是 APS 血栓形成的重要危险因素，是反映凝血功能障碍的指标，与血栓形成、病态妊娠的相关性强于抗心磷脂抗体。

（二）抗心磷脂抗体

抗心磷脂抗体以血小板和内皮细胞膜上带负电荷的心磷脂为攻击对象，促进血管内血栓形成。抗心磷脂抗体在 APS 中阳性率较高，为 80%~90%，是诊断 APS 的敏感指标。但除了 SLE 的其他自身免疫性疾病（类风湿关节炎、干燥综合征等）也可表达。另外，某些恶性肿瘤和感染性疾病患者也可出现抗心磷脂抗体阳性,如梅毒、麻风等。

(三) 抗 β_2 糖蛋白 I 抗体

β_2 糖蛋白 I 是由肝细胞合成的糖蛋白,可抑制凝血酶原而发挥抗凝作用,而抗 β_2 糖蛋白 I 抗体与其结合,使抗凝作用减弱,促进血栓生成。与抗心磷脂抗体相比,抗 β_2 糖蛋白 I 抗体具有较高的特异度,但灵敏度较低,在 APS 患者阳性率为 30%~60%。抗 β_2 糖蛋白 I 抗体与 APS 血栓形成密切相关,且相关性比抗心磷脂抗体强,但在一些无症状的人群中也可出现一过性、低滴度阳性。

三、其他

(一) 补体

补体降低(主要是 C3 和 C4)是 SLE 的分类标准之一,可早于临床症状出现,C3 或 C4 水平降低且 ANA 阳性对 SLE 诊断的特异度为 94.3%,并且与 SLE 疾病活动性相关,特别是合并肾脏或血液系统受累时更为显著。类风湿关节炎、皮肌炎、系统性硬化症(硬皮病)一般不出现补体降低,可以与 SLE 鉴别。

(二) 免疫球蛋白

SLE 患者血浆中平均 IgG 水平较高,IgG 的合成率是正常的 4~5 倍。IgG 亚组研究发现 IgG1 和 IgG3 增高,而 IgG4 下降。部分 SLE 患者 IgM 也有升高,也有部分 SLE 患者出现血浆 IgA 水平下降。

(三) 红细胞沉降率和 C 反应蛋白

红细胞沉降率(简称血沉)(erythrocyte sedimentation rate,ESR)和 C 反应蛋白(C-reactive protein,CRP)是反映 SLE 炎症水平的重要指标,可一定程度上监测 SLE 疾病活动。在浆膜炎和 / 或关节炎的 SLE 患者亚组中,ESR 和 CRP 可以成比例地同时增加。

第六节 重症 SLE 常见的临床表现

SLE 患者临床表现复杂多样,几乎一半的轻症患者会随着时间的推移逐渐发展为重症。重要脏器损害伴功能紊乱是 SLE 病情迅速进展并导致患者死亡的主要原因。重症 SLE 的临床表现往往来势凶险,可合并威胁生命的并发症,需要临床医师尽早识别并正确应对。

一、神经系统

狼疮脑病(lupus encephalopathy)又称为神经精神性狼疮(neuropsychiatric lupus,NPSLE),可累及中枢和外周神经系统的任何部位。ACR 将 NPSLE 分为包括中枢和外周神经系统在内的 19 种不同的综合征。在除外感染、药物等继发因素的情况下,结合影像学、脑脊液、脑电图、神经精神评估等检查可诊断 NPSLE。

NPSLE 多在 SLE 的急性期或终末期出现,除了常见的头痛、认知障碍、精神性疾病(精神病、抑郁、焦虑)外,危重症患者可表现为癫痫发作、急性缺血性卒中、静脉窦血栓形成、急性精神错乱状态、后部可逆性脑病综合征、进行性多灶性白质脑病、脑膜炎及重症肌无力等,临床表现复杂多样,死亡率较高,需要早期识别并及时强化治疗。

二、呼吸系统

SLE 常出现呼吸系统受累,其中肺动脉高压(pulmonary hypertension,PH)、弥漫性肺泡出血(diffuse alveolar hemorrhage,DAH)、间质性肺疾病(interstitial lung disease,ILD)、肺栓塞(pulmonary embolism,PE)等是 SLE 常见的危重症表现。

合并 PH 的患者主要表现为活动后呼吸困难、乏力、胸痛和干咳。体格检查可见肺动脉瓣区第二心音亢进、胸骨左缘抬举感和高血容量表现,可伴右心衰竭的相关体征。胸部 X 线检查可见心影增大和肺动脉段突出。心电图可见电轴右偏。肺功能检查可见肺一氧化碳弥散量(diffusing capacity for carbon monoxide of lung,D_LCO)降低。尽管超声心动图最常用于 PH 的筛查,但右心导管检查仍是诊断 PH 的金标准。合并 PH 的患者往往预后较差,需要尽早干预治疗。

DAH 是一种严重威胁 SLE 患者生命的临床表现,发生率不超过 2%。其特征性表现为急性或亚急性发作的呼吸困难和咳嗽,影像学上可见新发肺泡浸润,血红蛋白水平下降(图 1-1)。支气管肺泡灌洗(bronchoalveolar lavage,BAL)对于排除感染和明确诊断非常重要。特征性表现包括气道中见有血迹和肺泡灌洗液持续呈血性。肺泡灌洗液中有时可见吞噬含铁血黄素的巨噬细胞。DAH 通常发生在临床活动的 SLE 患者,合并 LN 最为常见。但是,DAH 有时也可能是 SLE 的首发症状。患者通常需行机械通气。即使积极治疗,DAH 的病死率仍高达 50%。

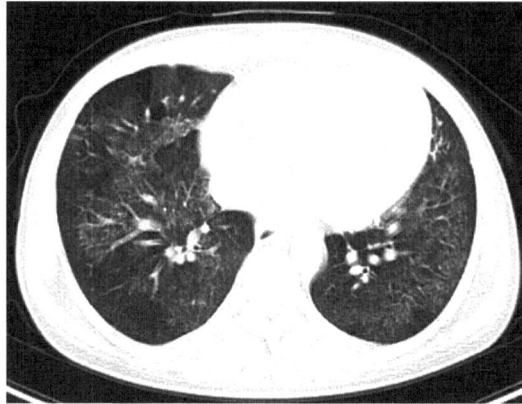

图 1-1 SLE 合并弥漫性肺泡出血
胸部 HRCT 显示双肺野弥漫性片状磨玻璃影。

SLE 相关的 ILD 可急性发作[常继发于急性狼疮性肺炎(acute lupus pneumonitis,ALP)或 DAH 等疾病],也可以随着慢性干咳、劳力性呼吸困难和非胸膜炎性胸痛等隐匿发作。其临床症状与特发性间质性肺疾病相似,包括活动后呼吸困难、胸膜炎性胸痛和慢性干咳等,可以通过临床检查和高分辨率计算机断层扫描(high-resolution computed tomography,HRCT)等放射学检查方法进行诊断。

在 SLE 患者中,血栓栓塞的发生率高达 25%,其中肺栓塞较为常见。SLE 合并肺栓塞的临床表现取决于血管闭塞的严重程度,从无症状的小血管闭塞到伴有突然右心衰竭和急性循环衰竭的大面积肺栓塞均可出现。SLE 合并肺栓塞患者中典型呼吸困难、咯血、胸痛三联征并不常见,大多数表现为渐进性活动后气短,并无明显胸痛、咯血,易与 SLE 其他肺损害相混淆,当患者 APA 阳性、D- 二聚体升高、合并 PH 时,必须高度警惕肺栓塞,应行 CT 肺动脉造影检查和肺通气 / 灌注显像,尽快明确诊断。

三、心血管系统

重症 SLE 常合并心血管系统受累,是仅次于感染和肾衰竭的重要死亡原因之一。约 70% 的 SLE 患者有心脏病变,心包、心肌、心脏瓣膜和冠状动脉均可受累;可以表现为心包炎、瓣膜反流、瓣膜赘生物、心内膜炎、心肌功能障碍和冠状动脉疾病等。

50% 以上的 SLE 患者在病程中的某个阶段会出现心包炎及心包积液,多见于 SLE 病变活动期,积液量常呈少量至中等,一般少于 500ml。约 7% 的患者检测到中度至大量心包积液,甚至出现心脏压塞,需要急诊行心包穿刺引流以改善症状。

心肌炎也可见于重症 SLE,当患者出现以下几种临床表现时要考虑本病:无法解释的心力衰竭或心脏扩大,无法解释的心动过速以及无法解释的心电图异常。心脏超声可证实心脏舒张和 / 或收缩活动减弱。SLE 心肌炎的组织学表现包括血管周围和间质单个核细胞浸润,偶有纤维化及瘢痕形成。

SLE 还可发生心脏瓣膜的受累,最常见二尖瓣受累,如合并 Libman-Sacks 心内膜炎,偶尔可同时累及主动脉瓣和三尖瓣,引起瓣尖乳头肌粘连变形,造成瓣膜狭窄或闭锁不全。心内膜血栓可脱落引起栓塞。部分患者还可并发感染性心内膜炎。

心律失常也较为常见,可呈房性、室性期前收缩和快速心率,以及各级房室传导阻滞,甚至出现威胁生命的恶性心律失常。主要由于心肌炎或全心炎症扩展侵犯房室束、左右束支,加以冠状动脉炎使窦房结、房室结和房室束附近动脉管腔变窄,促使传导系统产生局限性退行性变所致。

四、泌尿系统

肾脏是 SLE 最常见的受累器官,超过一半的 SLE 患者在起病之初即合并 LN。重症 LN 主要表现为大量蛋白尿、血尿、肾功能不全、顽固性高血压、电解质紊乱、心肾综合征等临床表现,肾脏病理表现为Ⅲ型、Ⅳ型、Ⅲ/Ⅳ + Ⅴ型的患者往往临床表现较重,部分患者可表现为狼疮足细胞病和狼疮血栓性微血管病。狼疮足细胞病是以足细胞广泛损伤为特征的一类 SLE 相关的肾小球疾病,以大量蛋白尿为突出临床表现。而 TMA 是一种预后极差的严重的临床病理综合征,以各种原因引起的微血管血栓形成为病理基础,以血小板减少、微血管病性溶血性贫血和器官功能障碍为主要临床特征。

由于肾脏功能紊乱,患者可能出现顽固性高钾血症、严重酸碱失衡、难以纠正的肾性贫血、恶性高血压、静脉血栓栓塞症等严重并发症,若未能及时纠正,可严重威胁患者生命。部分危重症 SLE 可以出现急进性肾衰竭或发展为终末期肾病(end-stage renal disease,ESRD)。男性、高血压、基线肌酐水平升高、组织学活动性和慢性指数高、未使用免疫抑制剂等是发展为 ESRD 的主要危险因素[23]。终末期肾病患者需要肾脏替代治疗,严重降低患者的生存质量,也是 SLE 患者死亡的重要原因。

五、消化系统

消化系统是 SLE 主要受累系统之一,发病率 20%~50%。SLE 可累及整个消化道,从口腔至肛门均可受累,表现多样,严重的消化道病变主要包括腹膜炎、胰腺炎、肠系膜血管炎、假性肠梗阻、蛋白丢失性肠病等,这些病变常较重,如不及时治疗,可产生致命性的结局。

狼疮腹膜炎是 SLE 患者腹痛的常见原因之一,据文献报道 SLE 病程中腹膜炎发生率为 8%~11%,主要症状是腹痛,腹痛程度差异很大,危重患者可表现为急腹症。另外,SLE 患者还可出现自发性细菌性腹膜炎,通常在无菌性腹水的基础上发生。另外,继发于肠系膜血管炎、胆囊炎等引起的肠道穿孔、胆囊穿孔,也会出现急性腹膜炎的表现,需注意鉴别。

SLE 患者胰腺炎并不常见,致死率为 5%~27%。漏诊和误诊是导致狼疮性胰腺炎患者死亡的重要因素。狼疮性胰腺炎通常发生于有其他脏器受累且病情活动的患者。当怀疑合并胰腺炎,及时行血淀粉酶、血脂肪酶及腹部影像学检查。一旦诊断狼疮性胰腺炎,需要积极给予强化治疗。

发生腹痛的 SLE 患者还需考虑是否合并肠系膜血管炎。肠系膜血管炎是 SLE 胃肠道受累的严重并发症,轻者可表现为绞痛、腹胀、食欲缺乏,重者可表现为伴有腹泻和胃肠道出血的急腹症,甚至死亡。正确诊断和早期治疗对防止可能发生的严重并发症如肠坏死、穿孔和败血症等非常重要。腹部平片可见肠袢扩张、肠壁增厚、指压征和 / 或腹腔游离气体。超声可能有助于发现肠壁水肿和增厚。腹部 CT 被认为是早期诊断肠系膜缺血的最重要的影像学检查,可清晰显示肠系膜血管“栅栏征”样改变伴肠袢扩张、腹水、肠壁增厚伴双光环征(图 1-2)。胃镜和结肠镜有时可以发现缺血和溃疡。狼疮性肠系膜血管炎多累及肠黏膜下层小血管(小动脉和小静脉),所以肠系膜血管造影的诊断价值不大,但血管造影有助于排除大血管病变及血栓等情况。

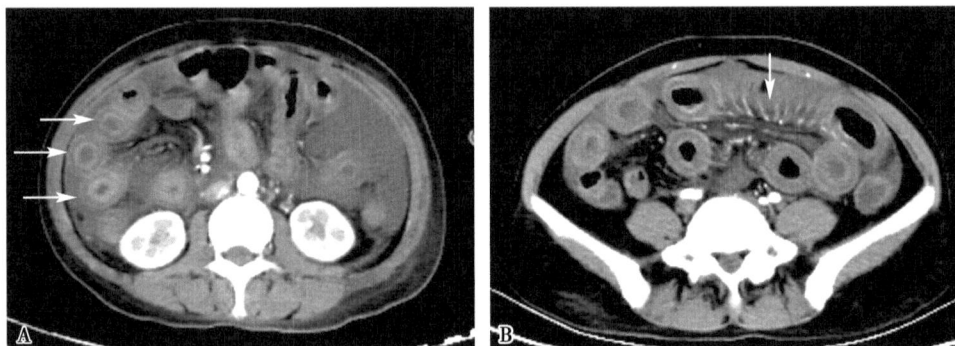

图 1-2　SLE 合并肠系膜血管炎 CT 表现

A. 肠管扩张,小肠壁增厚,肠黏膜及浆膜水肿强化,称为“靶形征”(箭头所示);

B. 肠系膜血管充血,肠系膜血管增多呈“梳齿征”表现(箭头所示)。

六、血液系统

重症 SLE 常合并严重血液系统受累,可危及患者生命:如严重的贫血可以导致机体脑组织缺血、缺氧,诱发贫血性心脏病及心力衰竭等;免疫介导或骨髓抑制引起的中性粒细胞减少甚至中性粒细胞缺乏(粒缺)状态,可引发患者重症感染及脓毒血症等;免疫介导的血小板破坏、脾功能亢进等因素可以引发难治性血小板减少症,导致自发出血风险较高。外周血涂片出现破碎细胞是微血管病性溶血性贫血(microangiopathic hemolytic anemia,MAHA)的特征性表现,此时需考虑是否合并血栓性血小板减少性紫癜(thrombotic thrombocytopenic purpura,TTP)或溶血性尿毒症综合征(hemolytic uremic syndrome,HUS)。TTP 是一种 SLE 相关的综合征,包括 MAHA、血栓性血小板减少、发热、神经系统症状和肾脏受累等,金属蛋白酶 ADAMTS13 活性降低是其诊断标准之一,该病进展较快,死亡率较高。另外,当 SLE 患者出现持续性发热、不明原因的血细胞减少和无法解释的肝功能损害,抗感染治疗无效时,需要警惕巨噬细胞活化综合征(macrophage activation syndrome,MAS)。MAS 是一种致命性的 SLE 并发症。血清甘油三酯水平有助于 MAS 的诊断和评价治疗反应,可随治疗有效而下降。因此及早识别 SLE 的重症血液系统表现,并采取有效治疗策略,对改善预后、降低死亡率至关重要。

七、抗磷脂综合征

APS 是一种全身性的自身免疫性疾病,以血管血栓形成、病态妊娠和血小板减少为特征,伴有持续阳性的 APA。APS 分为原发性和继发性,其中以继发于 SLE 最为常见(占30%)。而 SLE 中 30%~40% 患者的 APA 阳性,而其中 1/3 会发生 APS。APA 持续阳性和 /或滴度水平升高与 SLE 妊娠并发症和血栓栓塞事件风险升高密切相关。另外,SLE 可以合并 CAPS,表现为短时间内多脏器血栓形成及炎症风暴,导致多脏器功能衰竭,起病急,病情重,死亡风险高,即使经积极救治,CAPS 患者病死率仍高达 37%。

八、血管炎

免疫复合物介导的血管炎是 SLE 的基本病理特征之一。SLE 的血管炎可以遍布全身各个脏器,导致临床表现多样。神经系统血管炎可以导致语言障碍、偏瘫、癫痫发作等临床症状,弥漫性肺泡出血是肺部血管炎最常见的表现,除此以外,血管病变还可表现为冠状动脉炎、主动脉炎、肠系膜血管炎、膀胱血管炎、缺血性骨坏死等,严重者危及生命。需要我们透过临床表象,看到血管炎的病理本质。而在本书血管炎章节,主要对皮肤型血管炎和骨梗死进行阐述。

皮肤型血管炎是 SLE 最常见的血管炎表现,患者可出现紫癜、网状青斑、肢体末端疼痛性红斑、皮肤溃疡、坏疽性脓皮病等多种临床表现。其中坏疽性脓皮病是一种少见的严重皮肤受损表现(图 1-3)。坏疽性脓皮病以皮肤复发性破坏性溃疡为主要表现,溃疡中心不断愈合,同时又不断向四周远心性扩大,形成侵蚀性溃疡,部分表面可覆盖恶臭脓液,常伴剧烈疼痛和压痛,病理呈血管炎表现。

骨梗死(bone infarction)(又称缺血性骨坏死、非创伤性坏死或无菌性坏死)是一种以软骨下骨死亡为特征的临床综合征,其主要原因是血供不足,导致小梁和软骨下塌陷,引起疼痛、损伤和永久性关节损伤,也是 SLE 常见的并发症。长期应用激素及炎症反应是导致骨梗死的主要原因。高脂血症、雷诺现象、APA 阳性是骨梗死的危险因素。骨梗死常累及股骨头、股骨远端、肱骨近端、距骨和手足骨,可以导致骨细胞缺血坏死、骨小梁断裂、股骨头塌陷等,是 SLE 患者致残的主要原因。主要表现为受累部位疼痛,活动后加重,休息后缓解。

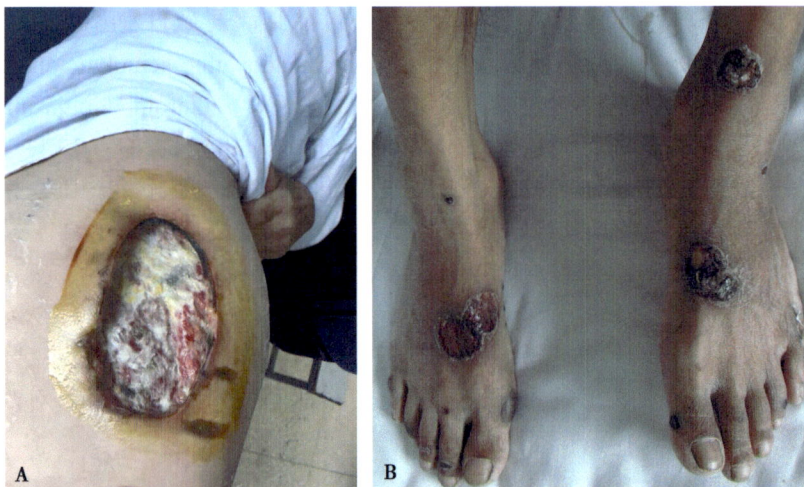

图 1-3 SLE 合并坏疽性脓皮病

A. 臀部疼痛性溃疡,病灶凹陷,边界清晰,为黏液脓性溃疡;

B. 双足及下肢疼痛性溃疡,边界清晰,为黏液脓性溃疡。

第七节 重症 SLE 的治疗及进展

SLE 的治疗原则为早期、个体化治疗,权衡风险/获益比,选择合适的治疗方案,最大程度地延缓疾病进展,降低器官损害,改善预后。而对于重症 SLE,短期治疗目标更加强调尽快纠正和改善危及生命的并发症,保护脏器功能,改善临床症状,尽可能达到低疾病活动度甚至临床缓解;长期目标是延缓器官损害,预防复发,减少药物不良反应,实现病情持续缓解,降低病死率,提高患者的生活质量。

目前 SLE 的治疗包括糖皮质激素(以下简称激素)、抗疟药、免疫抑制剂和生物制剂等多种药物,各类药物的疗效及不良反应差异很大,应尽可能根据患者的具体情况,制定个体化的治疗方案。

一、基础治疗

(一)糖皮质激素

糖皮质激素(glucocorticoids,GC)是治疗 SLE 的基础用药,也是目前治疗重症 SLE 的首选药物,通常选择中效糖皮质激素,包括泼尼松、泼尼松龙和甲泼尼龙等。

1. 糖皮质激素的使用原则 对于 SLE 患者,应根据疾病活动及受累器官的类型和严重程度制定个体化的激素治疗方案,尽可能采用控制疾病所需的最低剂量。对重症 SLE 患者,可使用激素[≥1mg/(kg·d)泼尼松或等效剂量的其他激素]联合免疫抑制剂进行治疗,待病情稳定后,适当调整激素用量。以每 1~2 周减 10% 为宜,减至 0.5mg/(kg·d)后应按病情适当延长减量间隔时间。对于激素的使用,临床医师需密切关注 SLE 患者的疾病活动,并根据疾病活动度来调整激素用量,对病情长期稳定的患者,亦应尽早开始激素减量,减量过程必须缓慢,以避免疾病复发。由于高剂量糖皮质激素长期应用与不良反应及器官损伤风险密切相关。

对于病情稳定的 SLE 患者,长期维持剂量应减少至≤5mg/d,并在可能的情况下尝试停药。

对于病情危重的 SLE 患者,必要时可进行激素冲击治疗,能在短时间内抑制过度的免疫炎症反应,达到及时控制病情的作用。常见的冲击治疗指征主要包括:弥漫增殖性 LN、急进性 LN、狼疮脑病、重症溶血性贫血、血小板减少性紫癜、狼疮性肺炎、严重血管炎等危急情况。激素冲击治疗为静脉滴注甲泼尼龙 500~1 000mg/d,通常连续使用 3 天为一个疗程,若病情需要,可进行第二疗程激素冲击,疗程间隔约 5~30 天。冲击治疗后可改口服泼尼松 0.5~1mg/(kg·d)或等效剂量的其他激素,通常治疗时间为 4~8 周,但具体疗程应视病情而定。部分狼疮危象患者给予激素冲击后可较快改善临床指标及症状,但有时疗效需 1~2 周才能充分显示。

2. 糖皮质激素副作用 糖皮质激素相关不良反应的发生率>30%,最常出现的短期不良反应是胃部不适、兴奋、心悸、失眠等;长期不良反应有继发感染、脆性骨折、股骨头坏死、药源性"库欣综合征"、消化道溃疡及出血、高血压、类固醇糖尿病、水电解质紊乱(水钠潴留、低钾、低钙)等。因此,对于长期激素治疗的患者,需积极预防感染,以及密切监测血压、血糖、血脂、血钾和骨密度等。对于激素冲击治疗的患者,最易诱发和加重感染,用药前需排除感染,同时注意保持患者口腔卫生,避免定植菌感染。由于激素的不良反应一般随剂量的增加而增多,因此临床医师应尽可能采用控制病情所需的最低剂量,同时也应避免激素用药不足或过量使用引起的风险。有研究显示,接受>7.5mg/d 泼尼松的 SLE 患者更易发生激素相关心脑血管(包括心肌梗死、心力衰竭和脑血管疾病)、肾脏、肌肉骨骼等损害。地塞米松等长效和超长效激素,对下丘脑 - 垂体 - 肾上腺轴的影响较大,应避免使用。

(二)羟氯喹

SLE 患者长期服用羟氯喹(hydroxychloroquine,HCQ)可降低疾病活动度、降低器官损伤和血栓的发生风险,改善血脂及血糖情况,提高生存率。因此对无禁忌的 SLE 患者,推荐长期使用 HCQ 作为基础治疗。HCQ 常用剂量约为 5mg/(kg·d)。通常在用药 6 周后起效,4 个月后达用药高峰。

HCQ 最常见的不良反应是消化道症状,通常为一过性。还可能出现皮疹、肌痛、头痛等,红细胞葡萄糖 -6- 磷酸脱氢酶(glucose 6-phosphate dehydrogenase,G6PD)缺乏者可出现溶血性贫血。长期服用 HCQ 者,5 年后可观察到 HCQ 导致的视网膜病变,而高风险人群,即长期服用和 / 或使用高剂量[超过 6.5mg/(kg·d)]的 HCQ、伴有肝肾疾病、同时使用他莫昔芬、有视网膜或黄斑疾病史、高龄(>60 岁)等,更易诱发视网膜病变。对于无高风险因素者,在服用 HCQ 时应进行基线和 5 年后的年度眼科检查,监测药物带来的眼部不良反应;而对于有视网膜病变高风险的患者,服药前与服药后每年需进行 1 次眼科检查。另外,妊娠期间应用 HCQ 是安全的,对妊娠期间疾病复发有较好疗效。HCQ 很少经母乳排泄,不足以对婴儿造成影响。

二、免疫抑制剂

对难治性或复发性 SLE 患者,使用免疫抑制剂可减少激素的使用量,控制疾病活动,提高临床缓解率并预防复发。应依据患者的临床表现、生育要求、药物安全性和成本等因素进行综合考虑,选择恰当的免疫抑制剂。本节主要阐述治疗 SLE 常见免疫抑制剂的适应证、优势、常用剂量及主要不良反应,总结内容详见表 1-1。

表 1-1　SLE 主要治疗药物的适应证、优势、常用剂量及生育影响

免疫抑制剂	主要适用人群	常用剂量	优势	妊娠期		哺乳期
				母源性暴露	父源性暴露	
泼尼松/甲泼尼龙	中重度SLE患者	根据疾病活动度及受累情况调整	快速抗炎	安全	安全	安全
羟氯喹	所有SLE患者	约5mg/(kg·d)	降低疾病活动度、降低器官损伤和血栓的风险,改善血脂及血糖	安全	安全	安全
吗替麦考酚酯	中重度SLE患者	1.5~2g/d	中重度LN患者,吗替麦考酚酯为诱导期和维持期的有效治疗,能降低复发率	至少停药6周	无证据显示与出生缺陷有关	不推荐
环磷酰胺	中重度LN、NPSLE和SLE伴免疫性血小板减少症等	冲击疗法:0.5~1.0g/m²,每3~4周1次;口服疗法50~150mg/d	中重度LN患者诱导期和维持期的治疗均有效,是治疗SLE神经系统和血液系统受累的有效免疫抑制剂	至少停药3个月	有生殖毒性	不推荐
来氟米特	增殖性LN	每日1mg/(kg·d),3天之后20~40mg/d维持	对一些增殖性LN有效,耐受性好	至少停药2年,或借助螯合剂降低血药浓度至<0.02mg/L		不推荐
甲氨蝶呤	轻中度非肾脏受累的SLE患者	7.5~15mg/周	在改善SLE患者皮肤、关节炎症和整体情况方面具有较好的疗效	至少停药3个月	至少停药3个月	不推荐
他克莫司	增殖性LN、难治性LN和SLE伴免疫性血小板减少症等	2~3mg/d	诱导期和维持期治疗均有效,降低复发;可用于治疗难治性LN;与其他免疫抑制剂或激素相比,引起严重感染的风险较低	安全	安全	安全
环孢素	LN和SLE伴免疫性血小板减少症	3~5mg/(kg·d)	环孢素与其他免疫抑制剂联合可用于标准治疗无效的LN,可缓解血液系统损害	安全		不推荐
硫唑嘌呤	中度SLE患者	50~100mg/d	SLE的维持期治疗,且严重感染发生率低	安全	无证据显示与出生缺陷有关	安全

（一）甲氨蝶呤

甲氨蝶呤（methotrexate，MTX）是二氢叶酸还原酶抑制剂，通过抑制核酸合成而发挥细胞毒作用。它主要作用于细胞周期的 S 期，属于细胞周期特异性药物。常用剂量为 7.5~15mg，每周 1 次，注射用 MTX 可以减少胃肠道症状。MTX 主要用于关节炎、肌炎、浆膜炎和皮肤损害为主的 SLE。其不良反应主要包括胃肠道反应、口腔黏膜糜烂、肝功能损害和骨髓抑制，偶见药物性肺炎和药物性肺纤维化，也可致肝纤维化。由于 MTX 有明确的致畸作用，男女患者均应在准备生育前 3 个月停用，同时不推荐哺乳期应用。

（二）来氟米特

来氟米特（leflunomide，LEF）是一种嘧啶合成抑制剂，通过活性代谢产物 A771726 抑制二氢乳酸脱氢酶而发挥作用。作为一种"多环节"免疫抑制剂，LEF 主要通过抑制机体内细胞及体液介导的免疫反应发挥作用：LEF 抑制 B 细胞增殖，延缓细胞周期，有效阻断各种炎症刺激诱导的 NF-κB 激活及基因表达；抑制 Th1 细胞活化，促进 Th2 细胞分化，抑制外周血单核细胞外渗。国内临床试验提示，LEF 对增殖性 LN 有效，先予 1mg/（kg·d），3 天之后予 20~40mg/d维持。

LEF 肾脏毒性较小，主要通过肝脏和胃肠道代谢。其主要不良反应包括胃肠道功能紊乱、高血压、脱发、粒细胞减少和转氨酶升高等。对 HBsAg 阳性且 Child 分级 B 级以上以及酒精性肝硬化患者需慎用。单纯 HBsAg 阳性，需检测 HBV-DNA 和肝功能，必要时服用抗病毒药物治疗。LEF 具有致畸作用，完全从体内清除约需 2 年，可能与其肠肝循环有关，故妊娠期或者有妊娠计划时禁用 LEF。如果计划妊娠，可以借助螯合剂降低血药浓度，考来烯胺 8g/ 次，3 次 /d，共 11 天，可降低 LEF 的血药浓度至 <0.02mg/L。哺乳期对婴儿影响的资料较少，不建议使用。

（三）环孢素

环孢素（cyclosporine A，CsA）是一种钙调磷酸酶抑制剂，属于非细胞毒性的免疫抑制剂，可特异性抑制 T 淋巴细胞产生 IL-2，发挥选择性的细胞免疫抑制作用。CsA 对 LN，特别是 V 型 LN 有效，常用剂量为 3~5mg/（kg·d）。CsA 体内吸收的个体差异明显，治疗窗较窄，因此建议用药 1 周后首次检测药物谷浓度，据此调整药物剂量，并规律监测。口服给药建议固定餐前或餐后服用，以稳定血药浓度。另外，用药期间注意监测血压、肝肾功能（包括尿酸）和血钾等，若血肌酐水平较用药前升高 30%，需要减药或停药。CsA 对 LN 的总体疗效不及环磷酰胺冲击疗法，但它对血液系统受累患者较其他免疫抑制剂安全。

CsA 的主要不良反应包括：骨髓抑制、齿龈增生、肝肾毒性、血脂异常、高尿酸血症等。妊娠期使用 CsA 是安全的。关于哺乳期应用 CsA 对婴儿安全性的资料较少，尽管有报道显示，哺乳期使用该药对婴儿无明显负面影响，但通过哺乳，婴儿的血药浓度可达到治疗浓度，因此哺乳期不推荐使用。

伏环孢素（voclosporin），又称为 lupkynis，是环孢素类似物，与传统环孢素相比，结构修饰后的伏环孢素免疫抑制活性更强，相关代谢产物清除更快，对血脂和血糖的影响更小。在伏环孢素治疗 LN 的多中心、双盲、随机、Ⅲ期临床研究中，与单独使用吗替麦考酚酯和低剂量糖皮质激素相比，联用伏环孢素具有更高的肾脏缓解率，且安全性相似。伏环孢素是美国食品药品监督管理局（Food and Drug Administration，FDA）批准的第一个用于治疗 LN 的口服药物。

（四）他克莫司

他克莫司（tacrolimus，Tac，FK506）能专一地结合并抑制钙调蛋白磷酸酶活性，抑制IL-2信号转录，从而抑制T细胞活化，抑制TNF-α、IL-1β和IL-6产生及T细胞依赖的B细胞增殖等作用。除了免疫抑制外，Tac还有如下3个方面的作用：①提高糖皮质激素受体的亲和力；②抑制肾小球IFN-γ mRNA的表达，减少蛋白尿及肾小球系膜病变；③抑制"药泵"P糖蛋白，改善LN患者耐药现象。与CsA相比，Tac抑制T细胞活化的作用更强，不良反应少。Tac主要推荐用于Ⅲ、Ⅳ、Ⅴ及混合型LN的诱导缓解及维持治疗，以及以蛋白尿为突出表现的难治性LN的治疗。诱导缓解期建议起始剂量为2~3mg/d，并可逐渐增大剂量至0.1mg/（kg·d），建议维持药物谷浓度为6~10ng/ml。维持治疗期建议维持剂量为2~3mg/d，药物谷浓度为3~6ng/ml。为了提高药物利用度，建议空腹应用（餐前1小时或餐后2~3小时）以及固定时间服药。由于Tac属于治疗窗窄的药物，治疗剂量和中毒剂量相当接近，且个体差异较大，建议定期监测全血谷浓度。

常见的不良反应包括感染、血糖升高、肾功能异常（血肌酐、尿素氮升高及尿量减少等）、震颤、头痛、感觉异常和失眠等。血肌酐超过正常值20%或估算肾小球滤过率（estimated glomerular filtration rate，eGFR）<40ml/（min·1.73m²）患者应慎用，如果必须使用，需控制药物谷浓度≤4ng/ml，并严密监测肾功能。目前多认为SLE妊娠期及哺乳期可应用Tac治疗原发病。

（五）硫唑嘌呤

硫唑嘌呤（azathioprine，AZA）是嘌呤类似物，通过抑制DNA合成抑制淋巴细胞的增殖，具有抗炎及免疫抑制双重作用。硫唑嘌呤起效缓慢，多在3个月后起效，但作用持久，可以阻止疾病进展。使用剂量为1~2.5mg/（kg·d），常用剂量为50~100mg/d。主要副作用包括骨髓抑制、胃肠道反应和肝功能损伤等。少数对药物特别敏感的患者可在用药初期即出现严重脱发和骨髓抑制，甚至发生严重的粒细胞缺乏和血小板减少症。对于后者，多数患者的血常规可在停药后2~3周内恢复正常，而少数病情严重者需按粒细胞缺乏或急性再生障碍性贫血处理，这类患者应终身禁用该药。AZA增加了早产及低体重出生儿的风险，但并不显著增加先天畸形的风险，当有使用指征时，妊娠期AZA用量每天不应超过2mg/kg。母乳中AZA的活性成分含量极低，哺乳期服用AZA对婴儿安全。

（六）吗替麦考酚酯

吗替麦考酚酯（mycophenolate mofetil，MMF）为次黄嘌呤单核苷酸脱氢酶抑制剂，可抑制嘌呤合成途径，从而抑制淋巴细胞活化。MMF治疗LN有效，能够有效控制LN的活动。MMF肝肾毒性小，对卵巢功能抑制作用小，不增加恶性肿瘤发生率，总体副作用低于环磷酰胺（cyclophosphamide，CTX）。因此，目前推荐作为增殖性LN首选用药之一，2012年ACR和2019年EULAR/ERA-EDTA关于LN的治疗指南中推荐MMF 2.0~3.0g/d，亚洲人群推荐剂量偏小，一般不超过2.0g/d。可根据患者耐受性调整剂量，分2次口服；病情缓解后药物减量。需注意，随着药物剂量的增加，患者继发感染的风险亦增加。主要不良反应包括胃肠道不适、感染、肌痛、骨髓抑制与肝脏损害。MMF有致畸作用，由于其存在肠肝循环及半衰期较长，受孕前应至少停药6周。MMF可经乳汁排泄，不推荐哺乳期使用。

（七）环磷酰胺

CTX进入机体后转换成烷化剂，进而与细胞核蛋白起反应致使细胞破坏，属于细胞周期非特异性药物。CTX 干扰 DNA 和 RNA 的功能,与 DNA 发生交叉联结,干扰 DNA 的合成,对 S 期作用较为明显。CTX 抑制 B 细胞增殖和抗体生成,对体液免疫具有强而持久的抑制作用。对重症 SLE,特别是 LN 和血管炎有效,联合应用 CTX 和激素可以有效地诱导疾病缓解,阻止病变进展,改善远期预后。

CTX 可采用美国国立卫生研究院(National Institutes of Health,NIH)研究的大剂量或欧洲 Euro-lupus 研究小剂量两种方案,NIH 方案 CTX 累积剂量较大,适用于有肾衰竭高风险(GFR 急剧下降、新月体或纤维素样坏死或严重间质性炎症)的 LN 患者,用法为 CTX 0.75g/m^2(0.5~1g/m^2),静脉注射,每个月 1 次,共计 6 次。欧洲方案剂量较小,0.5g 静脉注射,每两周 1 次,共用 6 次,累积剂量也小,治疗时间短(3 个月),3 个月达到完全缓解的比例并不高。CTX 也可以口服应用,1.0~1.5mg/(kg·d)(最大剂量 150mg/d)。通常在用药 6~12 个月后可达到病情缓解,而后续应用 AZA、MMF 等药物巩固维持 1~2 年。由于患者对治疗的敏感性和耐受性存在个体差异,因此具体方案应视具体情况因人而异。

大剂量 CTX 冲击治疗前需监测血常规,白细胞计数对该药的使用具有重要指导意义,应避免白细胞过低(不小于 3.0×10^9/L)。通常白细胞下降在大剂量 CTX 应用后的第 3 天左右出现,7~14 天达低谷,之后逐渐上升,21 天左右恢复正常。CTX 冲击治疗除了易引起感染和白细胞减少外,其常见副作用还包括性腺抑制(特别是在女性,可引起卵巢功能衰竭、不孕)、胃肠道反应、脱发和肝功能损害等,少见副作用包括出血性膀胱炎、膀胱纤维化和肿瘤(主要是淋巴瘤等血液系统肿瘤和膀胱癌等)等。妊娠期禁止使用 CTX。CTX 是否经母乳排泄尚不清楚,有报道称哺乳期服用 CTX 可引起婴儿骨髓抑制,因此不推荐哺乳期使用。

三、免疫球蛋白冲击治疗

难治性、重症或合并感染的 SLE 患者静脉注射免疫球蛋白(intravenous immunoglobulin,IVIg)可能改善患者的临床结局,在重症狼疮治疗中有较好的耐受性和有效性,但目前仍缺乏大样本量研究的证据支持。大剂量 IVIg 可与 Fc 受体结合,抑制巨噬细胞活化,并激活补体系统,清除循环免疫复合物,同时可抑制致病性自身抗体的生成。免疫球蛋白冲击的常用剂量为 0.4g/(kg·d),通常连续应用 3~5 天,根据患者病情可重复应用。

四、血液净化

(一)血浆置换

血浆置换(plasma exchange,PE)是指将患者血液引至体外,经离心法或膜分离法分离血浆和细胞成分,弃去血浆,而把细胞成分以及所需补充的白蛋白、血浆及平衡液等回输体内,以清除体内致病物质。血浆置换的作用原理为去除血浆中的抗原抗体、循环免疫复合物、补体、炎性介质、淋巴因子及内皮细胞毒性因子等大分子有害物质,改善单核 - 吞噬细胞系统的清除能力,进而使血管舒缩和血液稳态失衡得以纠正,改善内脏血液循环,减轻血管炎性损害。血浆置换一般在多脏器功能损害、激素疗效不明显、器质性脑病综合征、全血细胞减少及急进性肾衰竭等重症 SLE 患者中应用,可以有效缓解临床症状、改善临床指标。但血浆置换的长期获益仍存在争议,有研究发现血浆置换虽然短期改善临床症状,但不能改善最终结局。

血浆容量可粗略估算为 40ml/kg,通常血浆置换的容量为血浆容量的 1.0~1.5 倍,最多不超过两倍。置换液可采用 4%~5% 人体白蛋白、新鲜血浆及复方氯化钠溶液,晶体与胶体的容积比为 1:2,其中血浆代用品最大补充量不建议超过交换总量的 20%。

根据 2016 年美国血液净化协会指南适应证:合并 TTP 的患者,应将血浆置换治疗作为首选治疗方式;CAPS 患者,一旦常规治疗无效即可作为首选治疗;但对于新生儿心脏狼疮、过敏性紫癜、免疫性血小板减少、硬皮病等患者,尚未有足够的临床数据证明有效。

(二)免疫吸附

免疫吸附(immunoadsorption,IAS)在美国血液净化协会的定义是将患者的血浆分离后流经某种器械,通过该器械活性配基的特异性结合去除免疫球蛋白的血液免疫净化;而广义的免疫吸附认为是对免疫球蛋白、细胞因子、炎症因子、胆红素、内毒素、脂蛋白、淋巴细胞等的吸附,减少以上物质对靶器官的损害进而达到治疗的目的。它的基本原理分为膜分离技术(血透、腹透等)和吸附技术。免疫吸附常用模式为全血吸附,通过外循环以及相关的血浆分离、血浆吸附技术去除患者体内致病物质,达到净化血液的目的。免疫吸附方法直接,起效迅速,不良反应少,患者耐受好。常用的吸附柱包括 HA230 树脂血液灌流器、HA280 树脂血液灌流器、DNA230 免疫吸附柱以及选择性血浆成分吸附器等。可以根据不同疾病、所需吸附的不同介质进行选择。

五、生物靶向治疗

对于重症 SLE,若激素和 / 或羟氯喹治疗无效的患者,或者无法将激素减至维持剂量以下的患者,可考虑生物制剂进行治疗。使用生物制剂能较为显著地提高患者的完全和部分应答率,降低疾病活动度、疾病复发率并减少激素用量。由于生物制剂的治疗优势,目前认为,生物制剂不必等到免疫抑制剂无效后才考虑应用。本节将对治疗 SLE 的生物靶向药物的研究进展进行总结。

(一)贝利尤单抗

贝利尤单抗(belimumab)是一种人源 IgG1λ 单克隆抗体,能够与血清中可溶性 B 淋巴细胞刺激因子(B-lymphocyte stimulator,BLyS)结合并阻断其与 B 细胞上的受体结合,抑制 B 细胞增殖及 B 细胞向浆细胞的分化,从而减少自身抗体的产生,达到治疗 SLE 的目的。贝利尤单抗能改善患者的血清学指标,持久控制疾病活动,降低严重复发风险及减少糖皮质激素用量,还能有效减少器官损害;同时,其整体安全性与安慰剂相当,严重感染发生率低。适用于在常规治疗基础上仍有高疾病活动(如抗 dsDNA 抗体阳性、低补体、SLEDAI-2000评分≥8 分)的 SLE 成年患者。用法为在第 0、14 和 28 天以 10mg/kg 的剂量静脉给药,然后每 28 天给药一次。贝利尤单抗常见的不良反应主要为超敏反应、胃肠道症状、感染、肌痛、抑郁、偏头痛、恶心等。

(二)泰它西普

泰它西普(telitacicept)是由我国自主研发的重组人 B 淋巴细胞刺激因子受体(TACI)-抗体融合蛋白,能同时抑制 BLyS 和 APRIL 的过表达,这种双靶点机制有助于抑制异常 B 细胞的成熟和分化,从而降低机体自身免疫反应,达到延缓 SLE 疾病进展和减少复发的目的。Ⅱb 期临床研究显示,泰它西普治疗组(80mg、160mg、240mg)患者在 48 周时均有较高的 SRI-4 应答率,显著高于常规治疗组。该研究初步证实了泰它西普治疗活动性 SLE 的有效性及安全性,目前它已获批用于常规治疗基础上仍存在高疾病活动的自身抗体阳性的

SLE 成年患者。推荐使用剂量为 160mg/ 次，每周给药一次，皮下注射。

（三）利妥昔单抗

利妥昔单抗（rituximab，RTX）是针对 B 淋巴细胞表面 CD20 的人鼠嵌合型单克隆抗体，它可与成熟 B 细胞表面的膜蛋白 CD20 特异性结合，通过补体依赖的细胞毒作用及抗体依赖性细胞介导的细胞毒作用诱导细胞凋亡。

对于危重症 SLE，特别是难治性 LN 及血液系统受累者，可以考虑应用 RTX，有助于控制病情，减少激素用量。目前 RTX 治疗方案尚不统一，以 LN 为例，包括 375mg/m^2 体表面积（dl、d8、d15、d22），或 1 000mg（dl、d15）2 种治疗方案。SLE 合并重度难治性血小板减少症的患者，低剂量 RTX（每周静脉输注 100mg，共 4 次，或者每 2 周静脉输注 200mg，共 2 次）治疗的缓解率可达 80%，有效改善患者的结局。在出现危及生命的急性溶血性贫血时，RTX 也是有效的治疗措施之一。

RTX 应用过程中需注意输液相关的不良反应。参照药物说明书，用药前 1 小时，可服用解热镇痛药或抗组胺类药物，或静脉滴注甲泼尼龙 40mg，整个治疗过程需静脉输液泵泵入，观察有无过敏反应并给予持续心电监护；根据患者病情和一般情况调整泵速。另外，应用 RTX 需预防感染，根据既往报道，临床应用 RTX 最常见的不良事件是严重感染，包括颅内、肺部感染等，主要为真菌、组织胞浆菌、耐药细菌的感染，可最终导致患者死亡。同时，应用 RTX 前，需确认患者有无乙肝感染，若 HBsAg 阳性，建议合并应用抗病毒药物或密切监测 HBV-DNA 复制率和肝功能。RTX 还可以导致进行性多灶性白质脑病等罕见不良反应。

（四）奥妥珠单抗

奥妥珠单抗（obinutuzumab）是人源化的 II 型 CD20 单抗，能与 B 淋巴细胞表面的 CD20 结合从而清除 B 细胞，比 RTX 更有效地诱导 B 细胞凋亡。NOBILITY 是奥妥珠单抗的 II 期 RCT 研究，该研究纳入增殖性 LN 患者，分别接受奥妥珠单抗和安慰剂治疗，且均接受激素和 MMF 为背景治疗，在治疗第 52 周，与安慰剂组相比，奥妥珠单抗组患者总体肾脏缓解率、SLE 疾病活动评分以及免疫学指标均得到显著改善。在随访至 104 周时，奥妥珠单抗治疗组的肾脏缓解率仍持续高于对照组。

（五）阿尼鲁单抗

阿尼鲁单抗（anifrolumab）是一种 I 型 IFN 受体拮抗剂。阿尼鲁单抗是全人源的单克隆抗体，可与 I 型 IFN 受体的亚基相结合，进而拮抗所有 I 型 IFN（IFN-α、IFN-β 和 IFN-ω）的相关活性。I 型 IFN 是参与调节 SLE 炎症通路的重要细胞因子，可以促进免疫细胞的活化与分化，包括促进自身免疫性 B 细胞分化成浆细胞，促进 pDC 成熟并诱导其表达 BLyS 和 APRIL。60%~80% 的 SLE 患者存在 I 型 IFN 高表达特征，且 I 型 IFN 浓度与 SLEDAI 评分呈正相关。

阿尼鲁单抗获批是基于 III 期临床研究 TULIP 和 II 期临床研究 MUSE。TULIP 是评估阿尼鲁单抗治疗 SLE 的关键临床试验，包括 TULIP 1 和 TULIP 2 两项 III 期研究。TULIP 2 研究结果于 2020 年 1 月发表在 *The New England Journal of Medicine*，结果表明：与安慰剂相比，阿尼鲁单抗可以显著降低 SLE 的疾病活动度，且具有较高的安全性。

（六）其他

1. 达雷妥尤单抗　达雷妥尤单抗（daratumumab）是全球首个、美国唯一获批的 CD38 单抗，可以通过耗竭浆细胞而用于治疗多发性骨髓瘤。长寿命浆细胞可分泌自身抗体进而参与 SLE 的发病,而长寿命浆细胞高表达 CD38,基于此机制,2020 年 *The New England Journal of Medicine* 首次报道了达雷妥尤单抗用于治疗 2 例危重症及常规治疗无效的 SLE[24]。该研究发现应用达雷妥尤单抗可以降低自身抗体水平,缓解临床症状(LN、心包炎、自身免疫性溶血性贫血、关节炎和皮肤黏膜症状),同时未显著增加感染风险。而 Cloe S 等研究发现,SLE 患者外周血中浆细胞及浆母细胞 CD38 表达水平升高,达雷妥尤单抗在体外可以剂量依赖性方式有效消耗 SLE 患者 PBMC 中的浆细胞和 / 或浆母细胞[25]。另外,Humbel M 等学者发现 SLE 外周循环中 NK 细胞 CD38 的表达水平升高,达雷妥尤单抗与 CD38 识别结合后可以增加 NK 细胞的脱颗粒作用,促进其对浆细胞的杀伤,进而可能发挥对 SLE 的治疗作用[26]。

2. **硼替佐米** 硼替佐米是一种靶向泛素调节蛋白降解机制的双肽基硼酸盐类似物,通过抑制哺乳动物细胞中蛋白酶体 26S 亚单位的糜蛋白酶和胰蛋白酶活性,抑制与细胞增殖相关基因的表达,最终导致肿瘤浆细胞凋亡。该药常用于治疗多发性骨髓瘤。有报道尝试硼替佐米治疗难治性 SLE,发现硼替佐米治疗后患者浆细胞数、抗 dsDNA 抗体滴度和 SLEDAI 可不同程度降低,同时血清补体升高,尿蛋白减少。但是硼替佐米的确切疗效及长期获益仍缺少高质量循证证据,同时药物副作用也一定程度上限制了该药的应用。

3. **阿巴西普** 阿巴西普是 CTLA4-Ig 融合蛋白,属于一种 T 细胞共刺激信号调节剂,通过与抗原提呈细胞表面的 CD80/CD86 结合,阻止其与 T 细胞表面 CD28 的相互作用,从而抑制自身抗原诱导的 T 细胞活化,减弱其下游炎症反应。阿巴西普对 SLE 治疗的临床试验并未得阳性结果,抗 CD40 单克隆抗体在 SLE 的Ⅱ期临床试验中也显示无效。T 细胞在 SLE 发病机制中发挥重要的作用,但针对共刺激分子的治疗为何无效仍需进一步研究。但是一项在活动性 LN 患者中进行的多中心、随机、双盲Ⅱ/Ⅲ期临床试验中,阿巴西普与泼尼松和 MMF 联合给药,在第 52 周时达到主要终点,由于其反应良好,目前正在进行一项Ⅲ期、随机、双盲、安慰剂对照临床试验,以评估阿巴西普在同时接受 MMF 和泼尼松治疗的活动性 LN 患者中的安全性和有效性。

4. **JAK 抑制剂** 托法替布(tofacitinib)是 JAK1 和 JAK3 抑制剂,在动物实验中显示能够缓解狼疮小鼠的肾脏受累,降低致病性抗体滴度。其用于治疗 SLE 安全性和耐受性的Ⅰ期临床研究于 2021 年发表于 *Nature Communications*。研究表明托法替布安全性和耐受性较好,无严重不良事件发生。另外还发现托法替布可改善与 SLE 早发性动脉粥样硬化相关的心脏代谢和免疫学参数[27]。

巴瑞替尼(baricitinib)是 JAK1 和 JAK2 抑制剂,巴瑞替尼的Ⅱ期临床试验纳入皮肤和关节受累的活动期 SLE 患者,研究结果显示治疗剂量 4mg/d 能够降低患者 SLEDAI-2000 疾病活动度评分,减轻患者关节症状;而 2mg/d 组无明确获益。JAK 抑制剂对无内脏受累(尤其是皮肤和关节受累)的 SLE 患者是否真正有效尚无明确定论,需更多临床试验数据的支持。

5. **低剂量 IL-2** 近年来,低剂量 IL-2 治疗 SLE 也成为关注热点。IL-2 是一种具有多种生物活性的细胞因子,主要由活化的 CD4+ T 细胞合成分泌。小剂量 IL-2 选择性促进 Treg 细胞分化、存活,并增强其功能。研究发现,SLE 中 Treg 细胞数目及其抑制 Teff 细胞增殖的功能明显降低,而 Teff 细胞比例明显增加,从而使自身抗原的免疫耐受平衡被破坏,造成组织器官损伤。IL-2 是调节免疫细胞分化和维持免疫平衡的关键细胞因子,但在 SLE

中 IL-2 水平明显降低,且与疾病活动呈负相关。IL-2 水平降低可能是造成 Treg 细胞减少和功能低下的重要因素。最近,国内外临床研究表明低剂量 IL-2 可用于治疗 SLE,通过上调 Treg 细胞达到治疗目的。临床研究发现,低剂量 IL-2 治疗使 SLE 缓解率显著提高,血清抗 dsDNA 抗体、补体等免疫学指标改善,除了部分患者注射部位红肿和少数患者一过性发热以外,未发现严重不良反应[11,28-29]。

我国对低剂量 IL-2 治疗 SLE 的推荐意见指出,低剂量 IL-2 治疗 SLE 的适应证是活动性 SLE 患者,尤其对于皮肤和关节症状、LN 效果明显,并可改善补体水平,降低自身抗体和炎症细胞因子水平。使用方法为皮下注射,每日 50 万 ~100 万 U/m^2,其剂量和用法应个体化。对于活动性 SLE 患者,常用治疗方案为 100 万 U,隔天 1 次,皮下注射,2 周为 1 个疗程。根据病情缓解程度使用 3~6 个疗程,疗程之间的间隔时间为 1~2 周,对于难治性血小板减低和 LN 患者的治疗可根据病情增加给药次数和频率,如 100 万 U/d 皮下注射,病情改善后,根据患者情况逐渐降低给药频次。低剂量 IL-2 治疗期间需要评估治疗效果,定期监测免疫指标及 Treg 等细胞亚群评估其有效性。使用 IL-2 治疗 3 个月的目标为疾病活动度下降和 / 或口服激素剂量减量,若疗效不明显,建议及时换用其他治疗方案。

6. 乌司奴单抗 乌司奴单抗(ustekinumab)是 IL-12 和 IL-23 的拮抗剂,目前获批的适应证为银屑病和银屑病关节炎。2018 年 *Lancet* 上发表了乌司奴单抗用于常规治疗无效的中重度活动性 SLE 患者的Ⅱ期临床试验结果。该研究中受试患者除接受标准治疗外,试验组接受静脉注射乌司奴单抗(体重 35~55kg 剂量 260mg;>55kg 且≤85kg 剂量 390mg;>85kg 剂量 520mg),随后每 8 周一次皮下注射乌司奴单抗 90mg。研究发现,在 24 周时乌司奴单抗的 SRI-4 应答率显著高于安慰剂组(62% vs.33%),治疗组疾病复发的风险也显著下降。另外乌司奴单抗治疗组具有较好的安全性,未发生死亡及严重并发症。其他研究也提示乌司奴单抗对 SLE 患者皮肤、关节受累也有一定治疗效果。以上这些证据为乌司奴单抗在 SLE 中开展Ⅲ期临床试验奠定了基础。

7. 托珠单抗 托珠单抗(tocilizumab)是针对可溶性和膜结合 IL-6 受体的人源化 IgG1 单克隆抗体。IL-6 是一种促炎细胞因子,参与 B 细胞分化为浆细胞和 T 细胞的活化。IL-6 主要由巨噬细胞和 T 细胞分泌,与Ⅰ型 IFN 具有协同作用。IL-6 是 SLE 中 B 细胞过度活跃的关键驱动因素,并可能在疾病过程中介导组织损伤。SLE 患者血清、肾脏和皮肤活检样本中均发现 IL-6 水平升高,且与疾病活动性和血清抗 dsDNA 抗体滴度呈正相关。托珠单抗通过靶向 IL-6 可以发挥强大的抗炎作用。在评估托珠单抗治疗 SLE 的Ⅰ期临床试验中,患者关节症状改善,血清抗 dsDNA 抗体水平下降。其不良反应主要是剂量依赖性的中性粒细胞减少和轻度至中度感染。需要进一步研究其有效性及安全性。

8. 依库珠单抗 依库珠单抗(eculizumab)是一种抑制补体 C5 的单克隆抗体,现已获批用于治疗涉及补体过度激活的罕见疾病,2018 年批准进入中国用于治疗成人和儿童阵发性睡眠性血红蛋白尿症(paroxysmal nocturnal hemoglobinuria,PNH)及非典型溶血性尿毒综合征(atypical hemolytic uremic syndrome,aHUS)。补体激活参与包括 SLE 在内的多种自身免疫性疾病的发病过程,因此激发了学者们探索抑制补体在自身免疫性疾病中的作用。既往依库珠单抗在 SLE 中的研究多为个案报道或小样本单中心研究。2019 年 Kello N[30]等对 9 例 SLE 和 / 或 APS 患者,成功应用依库珠单抗治疗顽固性继发性 TMA,治疗后患者血小板、eGFR、尿蛋白等指标得到显著改善,3 例需要血液透析的患者中有 2 例成功脱离血液透析。通过荟萃分析发现既往接受依库珠单抗治疗的患者均为合并 TMA 的 LN 患者(共纳入 30 例),其中 93% 的患者对依库珠单抗具有良好的治疗反应,46% 的患者在中位随访时间 7 个月时成功停止治疗且没有复发。3 例患者(10%)发生与依库珠单抗治疗相关的不良结果[31]。因此,对于难治性 SLE/LN 合并 TMA 的患者,依库珠单抗似乎是一种非常有效的治疗方法。但是仍需要更大样本量研究来进一步证实依库珠单抗在难治性 SLE 及 LN 患者中的疗效及最佳治疗时机。

六、细胞移植

(一)自体造血干细胞移植

自从 1997 年意大利 Marmont 等[32]首次使用自体造血干细胞移植(autologous hematopoietic stem cell transplantation,auto-HSCT)治疗难治性 SLE 患者,此后不断有小规模的研究证实 auto-HSCT 在 SLE 患者中的有效性,目前全世界已有超过 300 例 SLE 患者应用了 auto-HSCT 治疗。auto-HSCT 治疗重症 SLE 的机制可能与自身反应性免疫记忆耗竭和适应性免疫系统重置有关。其已被提议作为标准疗法用于难治性及重症 SLE 患者的替代治疗。与传统免疫抑制剂治疗相比,auto-HSCT 的早期使用在预防器官衰竭和药物毒性相关并发症方面有显著优势,但仍需要我们衡量移植相关短期死亡风险和移植后复发风险。

(二)间充质干细胞移植

间充质干细胞(mesenchymal stem cell,MSC)是一种多能干细胞,它具有多分化潜能及高度的自我更新和增殖能力,且具备免疫原性低、不表达主要组织相容性复合体Ⅱ类分子等特点,可以通过分泌可溶性因子或直接与多种免疫效应细胞(包括先天性和适应性免疫细胞)相互作用来发挥其免疫调节作用。MSC 可以将巨噬细胞、单核细胞和树突状细胞诱导成抗炎表型,或者以剂量依赖性、非凋亡诱导的方式在体外抑制 CD4$^+$ 和 CD8$^+$ T 淋巴细胞的增殖,或者促进 Treg 细胞的增殖和分化。另外,MSC 还可以通过释放微泡(microvesicles)发挥免疫调节作用。目前,MSC 治疗 SLE 仍存在争议,部分研究的入选患者表现出疾病活动性的改善以及血清学标志物和肾功能的改善,但其治疗有效性仍有待进一步证实。

七、嵌合抗原受体 T 细胞免疫疗法

嵌合抗原受体 T 细胞免疫疗法(chimeric antigen receptor T cell immunotherapy,CAR-T)的原理是将体内 T 细胞分离出来,体外扩增、加工、带上针对靶细胞的抗原,再回输至体内攻击靶细胞而达到治疗目的。既往用于治疗血液系统肿瘤,包括白血病、淋巴瘤和骨髓瘤等。而目前在 SLE 的治疗中,针对 B 细胞的生物制剂不能完全清除 B 细胞,且对于长寿命浆细胞无效,因此有研究者通过 CAR-T 技术靶向 CD19 对 B 细胞进行定点清除。2022 年 9 月 Georg Schett 教授等在 *Nature Medicine* 发表的研究显示 5 例难治性 SLE 患者经过靶向 CD19 的 CAR-T 治疗后均实现病情缓解,且在长达 17 个月的随访中未出现复发,耐受性良好[33]。有 "CAR-T 之父" 之称的 Carl H June 教授在 *Cell* 发表的评论文章表示,CAR-T 可以应用于肿瘤以外的疾病,其治疗 SLE 的早期结果令人鼓舞[34]。而 CAR-T 能否维持 SLE 患者的长期缓解以及长期的安全性仍需要更多的研究来支持,目前国内外多位学者致力于该项研究,CAR-T 治疗难治性 SLE 之路任重而道远。

附表 1-1 1997 年 ACR 修订版 SLE 分类标准

标准	定义
颊部红斑	遍及颊部的扁平或高出皮肤固定性红斑,常不累及鼻唇沟
盘状红斑	隆起红斑上覆有角质性鳞屑和毛囊栓塞,旧皮损处可有皮肤萎缩性瘢痕
光过敏	日光照射后皮肤出现异常反应(依据病史或查体发现)
口腔溃疡	口腔或鼻部无痛性溃疡(查体发现)
关节炎	非侵蚀性关节炎,累及≥2 个周围关节,表现为关节压痛、肿胀或积液
浆膜炎	胸膜炎:胸痛、胸膜摩擦音或胸膜腔积液,或 心包炎:心电图异常、心包摩擦音或心包积液
肾脏疾病	蛋白尿定量>0.5g/24h 或尿常规蛋白>+++,或 管型:可为红细胞、血红蛋白、颗粒、小管上皮细胞管型或混合管型
神经系统异常	癫痫:非药物或代谢紊乱(如尿毒症、酮症酸中毒、电解质紊乱)所致,或 精神异常:非药物或代谢紊乱(如尿毒症、酮症酸中毒、电解质紊乱)所致
血液学异常	溶血性贫血伴网织红细胞增多,或 白细胞减少<4×10^9/L,至少 2 次,或 淋巴细胞减少<1.5×10^9/L,至少 2 次,或 血小板减少<100×10^9/L(药物影响除外)
免疫学异常	抗 ds-DNA 抗体阳性,或 抗 Sm 抗体阳性,或 APA 阳性(包括心磷脂抗体 IgG 或 IgM 水平异常、狼疮抗凝物阳性或梅毒血清试验假阳性至少持续 6 个月,并经梅毒螺旋体固定试验或梅毒抗体吸收试验证实)
抗核抗体	除外"药物性狼疮",免疫荧光法或其他等效方法检测抗核抗体阳性

注:符合 4 项或 4 项以上者,在除外感染、肿瘤和其他结缔组织病,可诊断 SLE。

附表 1-2 2012 年 SLICC SLE 分类标准

临床标准	免疫学标准
1. 急性或亚急性皮肤型狼疮	1. ANA 阳性
2. 慢性皮肤型狼疮	2. 抗 dsDNA 抗体阳性(ELISA 方法需 2 次阳性)
3. 口鼻部溃疡	3. 抗 Sm 抗体阳性
4. 脱发	4. APA 阳性:狼疮抗凝物阳性,或梅毒血清学试验假阳性,或中高水平阳性的抗心磷脂抗体,或抗 β_2 GPI阳性
5. 关节炎	
6. 浆膜炎:胸膜炎和心包炎	5. 补体降低:C3、C4 或 CH50
7. 肾脏病变:24 小时尿蛋白>0.5g 或有红细胞管型	6. 直接抗人球蛋白试验(Coombs test)阳性(无溶血性贫血)
8. 神经病变:癫痫、精神病、多发性单神经炎、脊髓炎、外周或颅神经病变、急性精神错乱状态	
9. 溶血性贫血	
10. 至少一次白细胞减少(<4×10^9/L)或淋巴细胞减少(<1×10^9/L)	
11. 至少一次血小板减少(<100×10^9/L)	

注:满足以上 4 项标准,包括至少 1 项临床标准和 1 项免疫学标准;或肾活检证实 LN,同时 ANA 阳性或抗 dsDNA 抗体阳性,可诊断 SLE。

附表 1-3　2019 年 EULAR/ACR SLE 分类标准

临床领域	定义	权重
全身状态	发热>38.3℃	2
血液系统	白细胞减少症<4 000/mm³	3
	血小板减少症<100 000/mm³	4
	溶血性贫血	4
神经系统	谵妄	2
	精神异常	3
	癫痫	5
皮肤黏膜	非瘢痕性秃发	2
	口腔溃疡	2
	亚急性皮肤狼疮或盘状狼疮	4
	急性皮肤狼疮	6
浆膜	胸膜或心包渗出液	5
	急性心包炎	6
肌肉骨骼	关节受累	6
肾脏	尿蛋白>0.5g/24h	4
	肾脏病理 WHO Ⅱ或Ⅴ型 LN	8
	肾脏病理 WHO Ⅲ或Ⅳ型 LN	10
免疫学	ACA/抗 β_2GPⅠ/LA 一项及以上阳性	2
	补体 C3 或 C4 下降	3
	补体 C3 和 C4 下降	4
	抗 dsDNA 或 Sm 抗体阳性	6

注：ACA.抗心磷脂抗体；抗 β_2GPⅠ.抗 β_2 糖蛋白Ⅰ；LA.狼疮抗凝物。要求至少包括 1 条临床分类标准以及总分≥10 分可诊断 SLE。

附表 1-4　SLEDAI-2000 评分

评分/分	表现	定义
8	抽搐	近期出现,除外代谢、感染、药物所导致者
8	精神病	由于严重的现实感知障碍导致正常活动能力改变,包括幻觉、思维无连贯性、思维奔逸,思维内容缺乏、不合逻辑,行为异常、行动紊乱、紧张行为,除外尿毒症或药物所致者
8	器质性脑病综合征	脑力改变如定向差,记忆力差,智能差。起病突然并有波动性,包括意识模糊,注意力减退,不能持续注意周围环境,加上至少下述两项:知觉力异常,语言不连贯,失眠,白天困倦,抑郁或亢奋,除外由于代谢、药物或感染引起
8	视觉障碍	狼疮视网膜病变:包括视网膜出血,脉络膜出血或渗出性病变,视神经炎,除外由于高血压、药物或感染引起
8	颅神经病变	近期出现的运动性、感知性颅神经病变
8	狼疮性头痛	严重、持续的疼痛,可以是偏头痛,镇静止痛剂无效

续表

评分/分	表现	定义
8	脑血管意外	近期出现,除外动脉粥样硬化
8	血管炎	破溃、坏死,手指压痛结节,甲床周围梗死,碎片出血,或为活检或血管造影证实血管炎
4	关节炎	至少两个关节痛并有炎性体征,如压痛、肿胀或积液
4	肌炎	肢端肌痛或无力伴肌酸激酶升高,肌电图改变或活检证实有肌炎
4	管型	血红蛋白或红细胞管型
4	血尿	>5RBC/高倍镜视野,除外其他原因
4	蛋白尿	>0.5g/24h,近期出现或近期增加 0.5g/24h 以上
2	脓尿	>5WBC/高倍镜视野,除外感染
2	皮疹	新出现或反复出现的炎性皮疹
2	脱发	新出现或反复出现的异常斑片状或弥漫性脱发
2	黏膜溃疡	新出现或反复出现的口腔、鼻腔溃疡
2	胸膜炎	胸膜炎所致胸痛,并有摩擦音或积液或胸膜肥厚
2	心包炎	心包炎导致疼痛及心包摩擦音或积液(心电图或超声检查证实)
2	低补体	CH50、C3、C4 下降,低于正常范围低值
2	抗 dsDNA 抗体	阳性
1	发热	>38℃,除外感染
1	血小板减少	<100 000/mm³
1	白细胞下降	<3 000/mm³,除外药物所致

附表 1-5 SDI 评分系统

系统	项目	评分/分
肾脏	估计或测量的 GFR<50%	1
	蛋白尿≥3.5g/24h	1
	终末期肾病(无论透析或移植)	3
心脏	心绞痛或冠状动脉搭桥术	1
	曾经发生过心肌梗死(如果>1 次,则为 2 分)	1/2
	心肌病(心室功能下降)	1
	瓣膜疾病(舒张期杂音或收缩期杂音>3/6)	1
	心包炎持续 6 个月,或心包切除术	1

续表

系统	项目	评分/分
肺	肺动脉高压（右心室肥厚或 P2 亢进）	1
	肺纤维化（查体或 X 线检查）	1
	肺缩小（X 线检查）	1
	胸膜纤维化（X 线检查）	1
	肺动脉梗塞（X 线检查）或非肿瘤所致的肺段切除	1
神经精神损害	认知障碍（例如记忆力缺陷，计算困难，注意力难以集中，说话或书写困难，表现水平降低）或重度精神疾病	1
	需要持续治疗 6 个月的癫痫	1
	脑血管意外史（如果>1 次，则为 2 分）	1/2
	颅神经或周围神经病变（不包括视神经）	1
	横贯性脊髓炎	1
眼睛（任意单眼）	任何白内障或白内障史	1
	视网膜改变或视神经萎缩	1
外周血管	跛行持续 6 个月	1
	轻微组织缺损（指髓腔）	1
	曾经有明显组织缺损（手指或肢体缺失）（>1 个部位，2 分）	1/2
	静脉血栓形成伴肿胀、溃疡或静脉淤滞	1
消化道	十二指肠以下的肠道、脾、肝或胆囊梗阻或切除（>1 个部位，2 分）	1/2
	肠系膜供血不足	1
	慢性腹膜炎	1
	上消化道狭窄或上消化道手术史	1
	慢性胰腺炎（需胰酶替代治疗或假性囊肿）	1
肌肉骨骼	肌肉萎缩或无力	1
	变形或侵蚀性关节炎（包括退行性改变，但缺血坏死除外）	1
	骨质疏松伴骨折或椎骨塌陷（缺血性坏死除外）	1
	缺血坏死（如果>1 次，2 分）	1/2
	骨髓炎	1
皮肤系统	瘢痕性慢性脱发	1
	除头皮和牙髓间隙外的大面积瘢痕或脂膜炎	1
	皮肤溃疡（括血栓形成除外）超过 6 个月	1
性腺早竭		1
糖尿病（无论何种治疗）		1
恶性肿瘤（发育异常除外）（如果>1 个部位，则为 2 分）		1/2

参考文献

1. HUANG W N, TSO T K, WU H C, et al. Impaired phagocytosis of apoptotic cell material in serologically active clinically quiescent patients with systemic lupus erythematosis. Int J Rheum Dis, 2016, 19 (12): 1310-1316.

2. POSTAL M, VIVALDO J, FERNANDEZ-RUIZ R, et al. Type I interferon in the pathogenesis of systemic lupus erythematosus. Curr Opin Immunol, 2020, 67: 87-94.

3. RAMIREZ-ORTIZ Z, PRASAD A, GRIFFITH J, et al. The receptor TREML4 amplifies TLR7-mediated signaling during antiviral responses and autoimmunity. Nat Immunol, 2015, 16 (5): 495-504.

4. PARK S H, KANG K, GIANNOPOULOU E, et al. Type I interferons and the cytokine TNF cooperatively reprogram the macrophage epigenome to promote inflammatory activation. Nat Immunol, 2017, 18 (10): 1104-1116.

5. DUFFAU P, SENESCHAL J, NICCO C, et al. Platelet CD154 potentiates interferon-alpha secretion by plasmacytoid dendritic cells in systemic lupus erythematosus. Sci Transl Med, 2010, 2 (47): 47ra63.

6. LOOD C, AMISTEN S, GULLSTRAND B, et al. Platelet transcriptional profile and protein expression in patients with systemic lupus erythematosus: Up-regulation of the type I interferon system is strongly associated with vascular disease. Blood, 2010, 116 (11): 1951-1957.

7. KOGA T, ICHINOSE K, TSOKOS G C. T cells and IL-17 in lupus nephritis. Clin Immunol, 2017, 185: 95-99.

8. LIU Y, LIAO J, ZHAO M, et al. Increased expression of TLR2 in CD4 (+) T cells from SLE patients enhances immune reactivity and promotes IL-17 expression through histone modifications. Eur J Immunol, 2015, 45 (9): 2683-2693.

9. ZHANG X, LINDWALL E, GAUTHIER C, et al. Circulating CXCR5+CD4+helper T cells in systemic lupus erythematosus patients share phenotypic properties with germinal center follicular helper T cells and promote antibody production. Lupus, 2015, 24 (9): 909-917.

10. HUANG X, WU H, QIU H, et al. The expression of Bcl-6 in circulating follicular helper-like T cells positively correlates with the disease activity in systemic lupus erythematosus. Clin Immunol, 2016, 173: 161-170.

11. HE J, ZHANG X, WEI Y, et al. Low-dose interleukin-2 treatment selectively modulates CD4 (+) T cell subsets in patients with systemic lupus erythematosus. Nat Med, 2016, 22 (9): 991-993.

12. MOULTON V R, SUAREZ-FUEYO A, MEIDAN E, et al. Pathogenesis of human systemic lupus erythematosus: A cellular perspective. Trends Mol Med, 2017, 23 (7): 615-635.

13. KIS-TOTH K, COMTE D, KARAMPETSOU M P, et al. Selective loss of signaling lymphocytic activation molecule family member 4 positive CD8+ T cells contributes to the decreased cytotoxic cell activity in systemic lupus erythematosus. Arthritis Rheumatol, 2016, 68 (1): 164-173.

14. ŻABIŃSKA M, KRAJEWSKA M, KOŚCIELSKA-KASPRZAK K, et al. CD3 (+) CD8 (+) CD28 (−) T lymphocytes in patients with lupus nephritis. J Immunol Res, 2016, 2016: 1058165.

15. CANNY S, JACKSON S. B cells in systemic lupus erythematosus: From disease mechanisms to targeted therapies. Rheum Dis Clin North Am, 2021, 47 (3): 395-413.

16. JENKS S A, CASHMAN K S, WOODRUFF M C, et al. Extrafollicular responses in humans and SLE. Immunol Rev, 2019, 288 (1): 136-148.

17. HAN X, VESELY M D, YANG W, et al. PD-1H (VISTA)-mediated suppression of autoimmunity in systemic and cutaneous lupus erythematosus. Sci Transl Med, 2019, 11 (522): eaax1159.

18. SCHERLINGER M,GUILLOTIN V,DOUCHET I,et al.Selectins impair regulatory T cell function and contribute to systemic lupus erythematosus pathogenesis.Sci Transl Med,2021,13(600):eabi4994.

19. GLADMAN D D,IBAÑEZ D,UROWITZ M B.Systemic lupus erythematosus disease activity index 2000.J Rheumatol,2002,29(2):288-291.

20. ISENBERG D A,RAHMAN A,ALLEN E,et al.BILAG 2004.Development and initial validation of an updated version of the British Isles Lupus Assessment Group's disease activity index for patients with systemic lupus erythematosus.Rheumatology(Oxford),2005,44(7):902-906.

21. GLADMAN D,GINZLER E,GOLDSMITH C,et al.The development and initial validation of the Systemic Lupus International Collaborating Clinics/American College of Rheumatology damage index for systemic lupus erythematosus.Arthritis Rheum,1996,39(3):363-369.

22. FURIE R A,PETRI M A,WALLACE D J,et al.Novel evidence-based systemic lupus erythematosus responder index.Arthritis Rheum,2009,61(9):1143-1151.

23. MORONI G,VERCELLONI P G,QUAGLINI S,et al.Changing patterns in clinical-histological presentation and renal outcome over the last five decades in a cohort of 499 patients with lupus nephritis.Ann Rheum Dis, 2018,77(9):1318-1325.

24. OSTENDORF L,BURNS M,DUREK P,et al.Targeting CD38 with daratumumab in refractory systemic lupus erythematosus.N Engl J Med,2020,383(12):1149-1155.

25. COLE S,WALSH A,YIN X,et al.Integrative analysis reveals CD38 as a therapeutic target for plasma cell-rich pre-disease and established rheumatoid arthritis and systemic lupus erythematosus.Arthritis Res Ther, 2018,20(1):85.

26. HUMBEL M,BELLANGER F,FLUDER N,et al.Restoration of NK cell cytotoxic function with elotuzumab and daratumumab promotes elimination of circulating plasma cells in patients with SLE.Front Immunol, 2021,12:645478.

27. HASNI S A,GUPTA S,DAVIS M,et al.Phase 1 double-blind randomized safety trial of the Janus kinase inhibitor tofacitinib in systemic lupus erythematosus.Nat Commun,2021,12(1):3391.

28. HUMRICH J Y,VON SPEE-MAYER C,SIEGERT E,et al.Rapid induction of clinical remission by low-dose interleukin-2 in a patient with refractory SLE.Ann Rheum Dis,2015,74(4):791-792.

29. VON SPEE-MAYER C,SIEGERT E,ABDIRAMA D,et al.Low-dose interleukin-2 selectively corrects regulatory T cell defects in patients with systemic lupus erythematosus.Ann Rheum Dis,2016,75(7):1407-1415.

30. KELLO N,KHOURY L,MARDER G,et al.Secondary thrombotic microangiopathy in systemic lupus erythematosus and antiphospholipid syndrome,the role of complement and use of eculizumab:Case series and review of literature.Semin Arthritis Rheum,2019,49(1):74-83.

31. WRIGHT R,BANNERMAN F,BERESFORD M,et al.A systematic review of the role of eculizumab in systemic lupus erythematosus-associated thrombotic microangiopathy.BMC nephrology,2020,21(1):245.

32. MARMONT A M,VAN LINT M T,GUALANDI F,et al.Autologous marrow stem cell transplantation for severe systemic lupus erythematosus of long duration.Lupus,1997,6(6):545-548.

33. ANDREAS M,FABIAN M,DIMITRIOS M,et al.Anti-CD19 CAR T cell therapy for refractory systemic lupus erythematosus.Nat Med,2022,28(10):2124-2132.

34. DANIEL J B,CARL H J.CAR T therapy extends its reach to autoimmune diseases.Cell,2022,185(24): 4471-4473.

第二章 重症狼疮性肾炎

郑朝晖 王晨琼 高聪聪
顾问:刘章锁

第一节 引　　言

　　肾脏是系统性红斑狼疮(systemic lupus erythematosus,SLE)最常受累的器官之一,大约40%~60%的SLE患者在起病之初即表现为狼疮性肾炎(lupus nephritis,LN)[1]。LN是我国最常见的继发性肾小球疾病[2-3],20%的LN患者在诊断后的10年内可进展为终末期肾病(end-stage renal disease,ESRD),严重影响患者的生活质量。

　　重症狼疮性肾炎(severe lupus nephritis)常表现为急性肾炎和/或肾病综合征,部分患者病情快速进展,出现急、慢性肾衰竭。另外,LN患者易合并多种危重并发症,如严重的酸碱失衡、高钾血症、恶性高血压(malignant hypertension,MHT)、难以纠正的肾性贫血、心肾综合征(cardiorenal syndrome,CRS)、血栓形成等,也是导致患者疾病快速进展及死亡的重要因素。尽管在过去的几十年中,从单用激素发展到激素联合免疫抑制剂的主导治疗,再到多靶点等新型治疗理念的提出,以及新型生物制剂的研发,LN患者的临床缓解率有所提高,但重症LN仍然面临死亡率高、缓解率有限、复发率高的困境。为了进一步规范重症LN及其并发症的诊治,在本章节中,我们将结合最新的研究进展,从LN的发病机制、病理分型、治疗策略、危重并发症的处理等几方面进行重点阐述。

第二节 重症狼疮性肾炎的发病机制

　　LN的发病机制复杂,在本章节中,我们将通过体液免疫、细胞免疫、肾脏固有细胞反应等方面对LN的发病机制进行阐述。另外,非免疫复合物途径参与的狼疮足细胞病(lupus podocytopathy,LP)和血栓性微血管病(thrombotic microangiopathy,TMA),在此也一并进行概述。

一、狼疮性肾炎的发病机制

(一)体液免疫反应

　　多数的LN是由免疫复合物沉积在肾小球所诱发,自身抗体可与系膜基质或肾脏固有细胞表面抗原形成原位免疫复合物,也可与肾小球植入抗原(如核小体DNA、组蛋白H3等)结合形成免疫复合物。免疫复合物的沉积可激活局部免疫炎性反应,释放细胞因子、趋化因子等炎性介质,促进免疫细胞的浸润,进一步加剧免疫反应[4]。其中,补体蛋白是SLE中研究最早、证据最多的致病介质之一,而低补体血症也是LN的分类诊断标准之一。补体在LN发病中具有双重作用:一方面,免疫复合物可通过经典途径激活补体,激活的补体能诱导粒细胞释放氧自由基和组织降解酶等因子,放大局部炎性反应,引起内皮细胞及肾小球基底膜损伤;另一方面,补体在清除免疫复合物和凋亡细胞中起重要作用,补体(如 C1q)缺乏可促进 LN 发病[5-6]。

(二)细胞免疫反应

LN 肾组织内可发生多种免疫细胞浸润,包括 T 细胞、B 细胞、巨噬细胞和树突状细胞等。肾脏内浸润的 B 细胞可产生多种抗体,加剧局部炎性反应,引起肾间质损伤。既往研究认为肾脏内浸润的 T 细胞多处于活化状态,能分泌 IL-17 和 IFN-γ 等细胞因子造成肾脏损伤。而 Tilstra[7]等最近发现 LN 肾脏内的大部分 T 细胞处于代谢和功能耗竭状态,即"耗竭 T 细胞"。这与慢性炎症及浸润肿瘤组织中的 T 细胞相似,通过 PD-1/PD-L1 通路使 T 细胞的增殖能力及分泌细胞因子的活性降低。"耗竭 T 细胞"在 LN 疾病进展中的具体作用尚不明确,进一步阐明该机制有助于探索治疗 LN 的新靶点。

巨噬细胞参与肾脏损伤和修复过程。在急性炎症期,巨噬细胞为 M1 表型,可分泌多种促炎细胞因子,造成肾脏损伤;在炎症消退期则转为 M2 表型,发挥抗炎和修复作用。在 LN 患者的肾脏组织,虽然 M2 型巨噬细胞占优势,但其功能发生异常,导致抗炎因子血红素加氧酶 1(heme oxygenase 1,HO-1)减少,而 Bach1(HO-1 转录抑制因子)和 IL-6 增加,不能发挥抗炎作用,反而会加重炎症损伤。使用 Bach1 抑制剂等药物上调 HO-1 表达有望成为治疗 LN 的新手段[8-9]。

(三)肾脏固有细胞反应

肾脏固有细胞在炎症环境下的反应与肾脏损伤有关。

1. **系膜细胞反应** 系膜细胞是肾小球系膜的组成成分,免疫复合物沉积及多种细胞因子可诱导系膜细胞过度增殖及细胞外基质沉积,引起系膜基质增多和肾小球硬化。此外,系膜细胞还能分泌多种细胞因子引起肾脏损伤。系膜细胞过度增殖涉及多条信号通路,如 TLR/IFN-I 信号通路和 Gas6/Axl 信号通路等,以这些信号通路为靶点的药物在 LN 治疗中具有良好的应用前景[10-12]。

2. **肾小管上皮细胞反应** 免疫复合物沉积在肾小管基底膜上,能通过 MAPK 信号通路诱导肾小管上皮细胞释放多种促炎细胞因子(IL-6、IL-8 和 MCP-1 等)。这些促炎因子一方面可招募炎性细胞至肾小管间质,引起肾小管间质炎性反应;另一方面,可促进肾小管上皮细胞分泌细胞相关纤连蛋白及可溶性纤连蛋白。细胞相关纤连蛋白能增加细胞外基质沉积,而可溶性纤连蛋白可进一步诱导肾小管上皮细胞分泌 TGF-β 和 I 型胶原,促进肾脏纤维化。研究发现霉酚酸(mycophenolic acid,MPA)可通过抑制 MAPK 信号通路缓解肾间质炎症及纤维化进展[13-14]。

总的来讲,LN 的发病经历多个阶段。免疫复合物的沉积可促进炎性介质的释放和免疫细胞的浸润,加剧免疫炎性反应。肾脏固有细胞在炎症环境的作用下,可释放多种细胞因子,发生病理性增殖和纤维化,造成肾功能的损伤。深入了解 LN 发病机制可为进一步探索相关干预策略提供依据。

二、特殊类型狼疮性肾炎的发病机制

(一)狼疮足细胞病

足细胞是肾小球滤过屏障的重要组成部分,属于终末分化细胞,损伤后可引起蛋白尿。

狼疮足细胞病是 LN 的一种特殊病理类型,其肾脏无免疫复合物的沉积,且存在严重的足突融合,这表明其发病机制不同于典型免疫复合物沉积或毛细血管内增生所致的滤过屏障受损。

狼疮足细胞病的主要发病机制如下:在 LN 肾脏的炎症环境中,足细胞在细胞因子的作用下能分泌更多的促炎细胞因子,进一步加重局部的炎性反应;同时,为抵抗细胞凋亡,足细胞会发生细胞骨架重排,导致足突消失。此外,淋巴细胞功能异常或比例失衡(Th17/Treg 比例升高等)也参与足细胞的损伤。近年来的研究发现足细胞自噬和凋亡在 LN 的发病机制中也有重要作用。自噬可以维持足细胞的质与量。自噬通过诱导足细胞内质网应激、抑制炎症反应进而保护足细胞,但是自噬过度则造成细胞凋亡,加快 LN 进展[15]。

(二)血栓性微血管病

TMA 是一种少见的、致死率高、累及多系统的微血管病。TMA 是病理诊断,其病因复杂、命名多样,包括血栓性血小板减少性紫癜(thrombotic thrombocytopenic purpura,TTP)、非典型溶血性尿毒综合征(atypical haemolytic uraemic syndrome,aHUS)等多种类型。TMA 又可分为遗传性及获得性。SLE 的肾脏损伤可直接由 TMA 所致(狼疮 TMA)。绝大多数狼疮 TMA 与免疫复合物性 LN 并存(如Ⅳ型和Ⅳ＋Ⅴ型 LN),少部分 SLE 肾活检可仅表现为肾脏 TMA 而无免疫复合物性 LN。

研究发现血管性血友病因子裂解酶(ADAMTS13)活性降低是导致 TTP 的主要原因。血管性血友病因子(von Willebrand Factor,vWF)常以多聚体形式存在于血浆中,由巨核细胞和内皮细胞合成,诱导血小板(platelet,PLT)在血管损伤处形成血栓。vWF 的活性取决于多聚体的大小,其中活性最大的是超聚体 vWF(ULvWF)。ADAMTS13 属于金属蛋白酶家族,可以作用于 vWF-A2 结构域内 1 605 位酪氨酸和 1 606 位甲硫氨酸之间的肽键,通过对 vWF 多聚体的切割使之具有合适的大小,防止 vWF 诱导的血小板过度聚集和血栓形成,从而维持出凝血的平衡。抗 ADAMTS13 抗体形成导致 ADAMTS13 活性降低,不能将 ULvWF 裂解为无活性片段,ULvWF 持续存在于血管内可导致血小板聚集形成微血管血栓,切割红细胞,导致微血管病性溶血性贫血(microangiopathic hemolytic anemia,MAHA),同时血小板计数下降从而引发 TTP[16-17]。

继发型 aHUS 与补体调节功能异常有关,aHUS 患者体内可产生抗补体 H 因子(complement factor H,CFH)抗体。CFH 为补体替代途径中关键的负调节因子,可与补体蛋白 C3b 结合,抑制其形成 C3 转化酶。抗 CFH 抗体可干扰 CFH 与 C3b 结合,血管内皮细胞表面沉积的 C3b 缺乏调控,使补体系统超活化,造成内皮细胞损伤、血小板聚集以及局部微血栓形成。肾脏是 CFH 的主要作用器官,因此 aHUS 常以肾脏受累为突出表现。

除此之外,Treg 细胞在免疫耐受中起重要作用,SLE 合并 TMA 患者 Treg 细胞数目减少,与 TMA 发生有关,而且小规模临床试验认为 CD4⁺ CD25⁺ Treg 细胞与疾病严重程度相关。

第三节　重症狼疮性肾炎的实验室检查

一、一般实验室检查

(一)尿常规检查

1. 血尿　血尿是指尿中红细胞增多,尿沉渣显微镜检查 RBC>3 个 /HPF。血尿根据是否能够被肉眼发现分为肉眼血尿和镜下血尿。对于血尿,需要区分真性血尿和假性血尿。其中真性血尿分为肾小球源性血尿和非肾小球源性血尿,两者的鉴别要点见表 2-1。而假性血尿常见于月经污染、药物影响(利福平等)、剧烈运动以及高热等导致的一过性血尿。

表 2-1 肾小球源性血尿和非肾小球源性血尿的鉴别要点

鉴别要点	肾小球源性血尿	非肾小球源性血尿
常见病因	IgA 肾病、急性肾小球肾炎、狼疮性肾炎、紫癜性肾炎等	肾结石、泌尿系肿瘤、肾盂肾炎、急性膀胱炎等
临床表现	全程血尿;大多数不凝、无血丝、血块	根据病变位置可表现为初始/终末/全程血尿;血丝、血块较常见
有无疼痛	多无痛	可表现为尿痛(结石)
管型	可有红细胞管型	多无红细胞管型
尿沉渣相差显微镜检查	多为变形红细胞	多为正常形态红细胞(变形红细胞<50%)

2. **蛋白尿** 一般来说,正常人尿里排出的蛋白质每天不超过 150mg。如果尿蛋白量超过该标准,称为蛋白尿。若尿蛋白含量≥3.5g/24h,则称为大量蛋白尿。24 小时尿蛋白定量能够比较准确地反映患者蛋白尿的严重程度,若 24 小时尿液收集困难,可以使用单次尿中蛋白与肌酐比值(P/C)代替。若患者出现蛋白尿,需要鉴别是生理性蛋白尿还是病理性蛋白尿。前者指在发热、剧烈运动后出现的一过性蛋白尿,患者的肾脏无器质性病变。而后者则是肾脏器质性病变造成的蛋白尿,一般多为持续性蛋白尿。诊断生理性蛋白尿需谨慎,因为肾脏器质性病变早期也可有类似表现,长期随访十分必要。另外,还有直立性蛋白尿,指尿蛋白在直立时出现,平卧时消失,常见于青少年,30 岁以上者少见,尿蛋白一般<1g/24h,>2g/24h 者罕见。直立性蛋白尿常见于左肾静脉受压和早期的肾器质性病变。

3. **活动性尿沉渣** 尿沉渣是尿液中的有形成分,包括细胞(红细胞、白细胞、上皮细胞)、管型、结晶、细菌及其他物质。肾脏病变活动时可出现不同类型的尿沉渣,包括红细胞型、白细胞管型、颗粒管型、混合细胞管型等,反映了肾内炎症,其中红细胞和白细胞管型尿,是肾炎活动的指标之一。而尿液中不同的上皮细胞也具有不同的临床意义:尿液中出现足细胞是肾损伤的早期迹象,与肾小球滤过率下降及尿蛋白水平升高相关,而上皮细胞管型则提示肾小管有活动性病变,肾病综合征患者可出现脂肪管型,宽大的管型和蜡样管型反映了慢性肾衰竭。

(二)肾脏功能检查

1. **血肌酐** 肌酐是人体的代谢废物,内源性肌酐来自人体自身肌肉的新陈代谢,而外源性肌酐来自肉类食物在体内的代谢。对于饮食习惯变化不大的正常人来说,血肌酐的生成是比较恒定的。肾脏是肌酐的主要排泄器官,肌酐的分子量小,由肾小球滤过后经肾小管排出体外,肾小管基本上不会吸收,也不分泌。所以说血肌酐值基本能反映肾小球滤过率(glomerular filtration rate,GFR),也是临床中反映肾功能主要的指标之一。

2. **尿素氮** 尿素氮是蛋白质的代谢产物,一般 1g 蛋白质代谢产生 0.3g 的尿素氮。肾脏是尿素氮的主要排泄器官,尿素氮从肾小球滤过后在各段肾小管均可重吸收,所以血尿素氮的排泄受到 GFR 和肾小管功能的双重影响。另外,饮水量、饮食中蛋白质含量、肠道疾病、慢性消耗性疾病等多种因素也影响尿素氮产生,因此不能完全反映肾脏功能。但值得注意的是,在尿毒症透析的患者中,血尿素氮增高水平往往与病情严重程度一致,所以临床上常用尿素氮而不是肌酐作为监测指标。

3. **肾小球滤过率**　肾小球的滤过功能以 GFR［单位:ml/(min·1.73m²)］表示。GFR 指单位时间内经肾小球滤过的血浆量。通常在化验指标中,血肌酐是判定肾功能的主要指标。但是,血肌酐的产生容易受年龄、性别、体形、身高、肌肉量以及膳食结构等诸多因素的影响,其实并不能真正反映肾功能水平。临床上一般用 GFR 来判定肾功能。GFR 是目前评估肾功能的理想指标,也是对慢性肾脏病(chronic kidney disease,CKD)进行分期的主要依据。

临床常用的估测 GFR 的方法有两种:①计算法:根据血肌酐水平,结合患者的性别、年龄、体重等因素,来计算 GFR,称估算肾小球滤过率(eGFR);②机器测定:目前最常用的是用发射计算机断层显像(emission computed tomography,ECT)做肾功能显像,不仅准确,还可以分别测定两个肾脏各自的肾功能。用 ECT 测得的 GFR 被认为是判定肾功能的金标准。

二、生物标志物

早期诊断、有效治疗是延缓 LN 进入 ESRD 的有效方法。近年来提出了许多新型生物标志物用于 LN 的诊断,有助于更好地反映肾脏受损程度、监测疾病活动性、判断疗效及预后。本章节主要对尿液及血液中的新型生物标志物进行阐述。

(一)尿液蛋白类生物标志物

1. **单核细胞趋化蛋白 1(monocyte chemotactic protein-1,MCP-1)**　MCP-1 属于趋化因子 CC 亚家族,由炎症介质刺激单核/巨噬细胞、肾固有细胞(如肾小球系膜细胞、成纤维细胞)合成和分泌,在肾脏广泛表达。研究显示拮抗 MCP-1 可改善 LN 小鼠模型中肾脏的免疫复合物沉积及肾小球损伤。尿 MCP-1 滴度与疾病活动度有很好的相关性,在肾脏病复发前 2~4 个月即可出现尿液 MCP-1 水平升高,而治疗好转的患者其水平可逐步下降;接受免疫抑制治疗后若尿液 MCP-1 仍持续升高,表明可能存在持续肾损伤。

2. **中性粒细胞明胶酶相关脂质运载蛋白(neutrophil gelatinase-associated lipocalin,NGAL)**　NGAL 是一种脂质运载蛋白,可由中性粒细胞、肾小管上皮细胞、肺上皮细胞等分泌。NGAL 是急性肾损伤的早期标志物,肾脏发生缺血或肾毒性损伤时,肾小管上皮细胞 NGAL 表达急剧增强,NGAL 通过诱导肾小管间质中浸润的中性粒细胞凋亡从而保护肾组织。研究表明 LN 患者 NGAL 表达也会上调。NGAL 水平升高与儿童 LN 活动有关,治疗好转的患者尿 NGAL 水平下降。因此,尿 NGAL 有望成为一个预测治疗反应的新型生物标志物。

3. **肿瘤坏死因子样凋亡微弱诱导剂(tumor necrosis factor-like weak inducer of apoptosis,TWEAK)**　TWEAK 是肿瘤坏死因子超家族的成员之一,主要由单核/巨噬细胞分泌,其受体 Fn14 主要表达于肾脏固有细胞(如足细胞、肾小管上皮细胞、系膜细胞)。TWEAK 与其受体结合可诱导产生多种炎症介质,如 MCP-1、干扰素诱导蛋白 10(IP-10)等。研究发现活动期 LN 患者尿液中 TWEAK 浓度高于稳定期患者,而尿液中 TWEAK 浓度与血液中 TWEAK 浓度并无相关性,提示尿 TWEAK 并非由血液滤过排泄,而是反映了肾脏局部损伤。尿 TWEAK 诊断 SLE 肾脏受累的敏感度为 50%,特异度为 90%。

4. **CD163**　研究发现,M2 巨噬细胞受体 CD163 可以裂解形成可溶性 CD163(sCD163),sCD163 可脱落到尿液中。Juan M 等[18]研究发现活动性 LN 患者尿液中 sCD163 升高,其水平与疾病的临床严重程度、组织学分级和组织学活性指标呈正相关。尿 CD163 水平有助于区分活动性 LN 和非活动性 LN,且在 LN 达到部分缓解或完全缓解时水平逐渐下降。因此,尿 CD163 可作为预测 LN 病理分级、疾病活动性及评估疗效的生物标志物。

（二）血液蛋白类生物标志物

1. **胱抑素 C** 胱抑素 C 是一种小分子的蛋白质,全称半胱氨酸蛋白酶抑制剂 C,1985年首次报道可作为评估肾功能的指标,主要存在于血液中,其生成速度稳定,生成量与性别、年龄、肌肉量无关,不易受其他因素影响。胱抑素 C 仅经肾脏排泄,且经肾小球滤过后不再被肾小管重吸收。因此,血清胱抑素 C 浓度主要由 GFR 决定,是比较理想的评价 GFR 的内源性物质。在肾损伤早期,可比血肌酐更灵敏地反映 GFR 下降,被认为是一个评估肾功能的理想指标。

2. **β_2 微球蛋白**（β_2-microglobulin,β_2-MG） β_2-MG 是人类白细胞抗原（human leukocyte antigen,HLA）的 β 链（轻链）部分,主要由淋巴细胞、血小板、多形核白细胞产生。β_2-MG 是小分子蛋白,主要由肾脏排出,是反映肾小球滤过功能的指标。在肾损伤早期,β_2-MG 比血肌酐、尿素氮更灵敏地反映 GFR 下降。另外,在高血压肾损害、糖尿病肾病以及骨髓瘤患者中,也会出现 β_2-MG 升高。

3. **血管性血友病因子裂解酶（ADAMTS13）** ADAMTS13 可以特异性切割具有促血栓作用的大分子血管性血友病因子 vWF 多聚体。ADAMTS13 缺乏可导致超大分子 vWF 多聚体持续存在于血管内,诱导血小板聚集,引发 TTP,患者可表现为血小板减少、MAHA、神经系统异常、肾功能不全和发热等症状。TTP 分为遗传性与获得性两种,遗传性 TTP 患者由于基因突变引起 ADAMTS13 减少或缺失;获得性 TTP 的发生多由自身抗体抑制 ADAMTS13 活性或者加速 ADAMTS13 清除所致。当怀疑患者合并 TTP 时,可以监测血中 ADAMTS13 的活性。ADAMTS13 的活性<10%,考虑诊断 TTP。约 40%~60% 的 TTP 患者会在半年以后复发,监测 ADAMTS13 活性也可以作为提示疾病复发的指标之一。

4. **抗 C1q 抗体** C1q 是补体系统经典途径的第一个组分,在免疫复合物和凋亡小体的清除中起关键作用。C1q 功能缺陷导致凋亡小体清除能力下降,肾小球中出现凋亡小体,从而介导自身免疫性疾病发生。抗 C1q 抗体主要为 IgG 型抗体,可出现在包括 SLE 在内的多种自身免疫性疾病中,其中抗 C1q 胶原样区抗体为 LN 的主要致病抗体。研究表明抗 C1q 抗体滴度与改良的 SELENA-SLEDAI 评分、肾脏活动性评分呈正相关。另外,抗 C1q-A08 抗体阳性是 LN 不良预后的危险因素。

5. **抗 C3b 抗体** C3b 是补体活化级联反应的枢纽分子,启动三条补体途径共有的末端通路,形成膜攻击复合物,导致细胞膜破裂,发挥细胞毒作用。C3b 及其裂解产物可以结合于细菌或其他颗粒物表面,促进吞噬细胞对其吞噬。C3b 还可与免疫复合物结合,促进巨噬细胞吞噬、清除,解离已形成的免疫复合物并抑制其形成,具有清除免疫复合物的作用。研究发现,C3b 功能缺陷、数量异常可能会导致 SLE 等疾病的发生,且抗 C3b 抗体滴度与 LN 复发呈正相关。联合检测抗 C3b 抗体和抗 C1q 抗体有望成为诊断和预测 LN 复发的生物标志物。

6. **颗粒酶 B** 颗粒酶（granzymes,Grs）是丝氨酸蛋白酶,通过诱导细胞凋亡清除病毒感染或肿瘤细胞。颗粒酶主要包括 A、B、H、K 和 M 五种亚型。其中颗粒酶 B 通过裂解自身抗原形成免疫原性新表位,可导致致病性自身抗体的形成。研究表明颗粒酶 B 与 SLE 的病理生理学有关。SLE 患者血清中的颗粒酶 B 水平显著升高,且与 SLEDAI 评分呈正相关。同时,颗粒酶 B 也表达于 LN 肾组织中,且 LN 肾脏组织中颗粒酶 B 阳性细胞的数量与肾功能指标(如血肌酐、蛋白尿)和 LN 慢性指数呈正相关,可以作为疾病诊断及提示预后的生物标志物[19]。

三、肾脏的形态及功能学检查

(一)肾脏彩超

临床上一般用彩超测定肾脏大小。正常肾脏大小约 10cm×5cm×4cm,且两侧大小一致。慢性肾衰竭患者常出现肾脏萎缩,肾脏长径<9cm。此外,肾脏分皮质和髓质,皮质中主要是肾小球,其厚度约 1.5cm。慢性肾衰竭患者肾小球大量硬化坏死,皮质萎缩,超声下回声增强。肾脏大小对急、慢性肾衰竭有一定的鉴别意义。如果血肌酐升高,肾脏大小及皮质厚度正常,可能是急性肾衰竭;如果血肌酐升高,肾脏萎缩,皮质变薄,那就可能是慢性肾衰竭。

(二)泌尿系 CT 尿路成像检查

CT 尿路成像(CT urography,CTU)是经静脉注入对比剂后,通过肾脏的排泄功能进入肾盏、肾盂、输尿管及膀胱,通过 CT 扫描、数据处理以及三维重组,全方位直观地显示肾、输尿管、膀胱的解剖结构、病变及与邻近组织关系的一种检查方法。CTU 检查可以明确肾盏、肾盂、输尿管及膀胱的位置、形状和大小;可以评估肾脏的排泄和代谢功能;对于反复血尿患者,可以明确有无结石、肿瘤以及积水阻塞等情况。目前 CTU 检查已经逐步取代静脉肾盂造影和 MR 泌尿系造影(MR urography,MRU)等检查,成为血尿患者的主要检查方法。

CTU 检查的适应证:肾积水,肾/输尿管结石,泌尿系先天畸形,肾脏及肾周疾病的诊断,尿路上皮肿瘤,复杂的尿路感染,医源性泌尿系损伤,腹腔或者腹膜后的病变。

CTU 检查的禁忌证:对含碘对比剂过敏,严重肝病及肾病,甲状腺功能亢进,急性泌尿系炎症。

(三)磁共振

磁共振(magnetic resonance,MRI)的成像原理与 CT 不同,为存在增强 CT 检查禁忌证的患者提供另一种选择。磁共振血管成像(magnetic resonance angiography,MRA)对发现肾动脉狭窄有一定帮助。但需注意的是,对比剂钆有可能引起肾源性纤维化,尤其是在 eGFR<30ml/(min·1.73m^2)的患者中应避免使用,有导致对比剂肾病的风险。

(四)放射性核素检查

相较于影像学检查主要提供肾形态结构相关的解剖学信息,放射性核素检查的优势在于可以提供分肾的功能测定。临床进行较多的是肾动态显像和分肾 GFR 的测定,常用的核素是 ^{99m}Tc-DTPA。应用特殊的探头置于双肾的位置,高速摄像并采集放射性信号,可以观察双侧肾血流灌注、实质形态和功能,以及尿路引流情况。肾影像的放射性计数随时间的变化曲线称为肾图。根据左右肾影像的最大计数率占显影剂注入总计数率的百分数可计算出分肾的 GFR。但该方法的局限性在于肾的深度可影响探头数据的采集,此外在图像处理过程中分析区域的选取存在主观因素,也影响了 GFR 的计算。

(五)肾穿刺活检

1. 肾穿刺活检的临床意义　　LN 的临床表现轻重不一,轻者仅有少量蛋白尿和/或血尿,重者出现肾病综合征、快速进展性肾小球肾炎及肾衰竭等。肾脏病理改变更加多样化,病变轻者可为轻微肾小球病变,重者可表现为弥漫增生性肾炎,甚至新月体性肾炎。LN 的临床表现与肾组织病理类型间有一定联系,但并不完全平行,因此,肾脏活检对 LN 的诊断、制定治疗方案及评估预后至关重要。

尽管肾活检存在局限性,如有时取材不足造成取样偏倚,但仍是诊断 LN 不可替代的重要检查手段,有重要临床指导意义:①有助于对 LN 患者进行正确的诊断和分型;②有助于对肾脏病变的活动度和慢性化程度进行量化评分,评估肾脏病变的可逆性,指导临床治疗。所以,对于 LN 患者(尿蛋白定量>0.5g/24h),若无禁忌证,均推荐行肾活检。及早识别 SLE 患者肾脏损伤并明确肾脏病理类型是改善患者预后的关键。

2. **肾穿刺活检的适应证** 2012 年美国风湿病学会(American College of Rheumatology,ACR)对 SLE 患者进行肾穿刺活检的指征提出了推荐意见(表 2-2)。

表 2-2 SLE 肾活检指征 -ACR(2012)[20]

推荐意见	证据水平
所有临床表现符合活动性 LN 且未接受过治疗的患者,应行肾活检(除非有强禁忌证),可根据现行 ISN/RPS 分型对肾小球疾病进行分类	C
疾病的活动性和慢性化,以及小管和血管病变也可以通过肾活检进行评价	—
肾活检可以鉴别和排除其他原因引起的肾病,如药物相关性肾小管间质病变、低血容量和低血压诱发的肾小管坏死等	—
具有以下特征患者最适合肾活检:	
- 血肌酐升高,排除其他可能原因(如败血症、低血容量或药物)	C
- 经确认的尿蛋白≥1.0g/24h(24 小时尿样本或尿点式蛋白均可)	C
- 符合以下组合,假定所有结果在短时间内 2 次检验中均得到确认,且排除其他可能原因:	C
a. 尿蛋白≥0.5g/24h+ 血尿(≥5 个 RBC/HPF)	
b. 尿蛋白≥0.5g/24h+ 细胞管型	

3. **肾穿刺活检的禁忌证** 肾穿刺活检是一项有相对风险的侵入性检查,最主要的风险为出血,包括需要输血的出血、肉眼血尿、动静脉瘘形成和肾周血肿等。穿刺之前需要对患者进行评估,肾活检的禁忌证见表 2-3[21]。

表 2-3 肾活检的禁忌证

禁忌证	说明
出血风险	出血风险升高:PLT 计数显著下降,INR 升高、使用抗凝药物(如:阿司匹林、肝素和 Xa 因子抑制剂)
抗凝问题	停止抗凝治疗会造成重大医疗风险的患者(如:机械瓣、活动性 VTE 疾病、CHADS2 评分较高、左心室辅助装置、活动性 APS 等)具有更高的风险
高血压	如果收缩压>140mmHg,在肾活检前应行降压治疗
肾脏缩小	提示 CKD,应该避免在 eGFR<30ml/(min·1.73m²) 的患者中进行肾活检

续表

禁忌证	说明
肾脏解剖结构问题	肾血管畸形或多发性囊肿增加出血风险
马蹄肾	首选经颈静脉活检
多发性双侧肾囊肿	如果囊肿很多,可能很难可视化无囊肿区域
肾积水	应该延迟肾活检,直至梗阻解除;只有在很长时间后仍然存在肾功能损害的情况下才可行肾活检
孤立肾	如果肾脏是可见的并且肾活检是安全的,那么由有经验的医师单独进行肾活检不会增加风险
感染	进针穿刺处的皮肤感染会导致败血症(绝对禁忌证);持续的肾炎可加重感染并导致败血症
精神状态异常	如果患者不能合作进行肾活检,损伤的风险会十分显著(绝对禁忌证)

注:PLT. 血小板;VTE. 静脉血栓栓塞症;APS. 抗磷脂综合征;INR. 国际标准化比值;CKD. 慢性肾脏病;eGFR. 估算肾小球滤过率。

抗凝剂的使用会增加肾活检的出血风险。长期抗凝治疗的患者如果能够安全停止抗凝足够长时间来逆转抗凝效应,并在一段时间之后进行活检还是可行的。使用华法林或直接 Xa 因子抑制剂治疗的患者应该在活检之前停用抗凝治疗至少 72 小时,取决于药代动力学和患者潜在的血栓栓塞风险。

如果患者需要紧急肾活检但又因接受华法林治疗导致国际标准化比值(international normalized ratio,INR)升高,可予以维生素 K 或新鲜冰冻血浆来急性逆转 INR。活检后不要早于 12 小时恢复抗凝治疗,最好在肾活检后 48~72 小时内恢复,临床医生需要权衡出血和血栓栓塞的风险。有潜在出血倾向的患者,无论是获得性还是遗传性,都应避免活检,除非出血障碍可以安全逆转,并且在活检后立即进行治疗。

抗血小板药物,如阿司匹林、氯吡格雷等,也会增加出血的风险。标准的流程是在活检前 7 天停用这些药物。然而,没有研究证实该项操作使出血并发症显著降低。如果活检前不停用这些药物,可能会增加轻微而非严重的出血风险。

第四节 重症狼疮性肾炎的临床特征及治疗策略

LN 的特征是受累肾脏内皮下和 / 或上皮下免疫复合物沉积,导致急性期广泛损伤和肾单位丢失,最终会出现慢性不可逆损伤和肾功能损害。重症 LN 临床通常包括Ⅲ型、Ⅳ型、Ⅴ型、Ⅲ+Ⅴ型、Ⅳ+Ⅴ型和 / 或 TMA 或狼疮足细胞病等病理类型。重症 LN 患者通常会合并急性肾损伤及相关并发症,并且具有起病急、发展快、致死率高等特点,10%~30% 的重症 LN 患者在诊断后的 15 年内可发展为 ESRD,其治疗仍是一项临床挑战。更好地认识重症 LN 对改善患者预后、降低死亡率具有重要意义。

一、重症狼疮性肾炎的诊断及临床特点

(一)重症 LN 的分类诊断标准

SLE 患者出现以下一项临床和实验室检查异常时,即可诊断为 LN,包括:①蛋白尿持

续>0.5g/24h,或随机尿检查尿蛋白 +++,或尿蛋白 / 肌酐比>500mg/g(50mg/mmol);②细胞管型包括红细胞管型、血红蛋白管型、颗粒管型、管状管型或混合管型;③活动性尿沉渣(除外尿路感染,尿白细胞>5 个 /HPF,尿红细胞>5 个 /HPF),或红细胞管型,或白细胞管型。肾活检病理显示为免疫复合物介导的肾小球肾炎则进一步确定 LN 的诊断。

重症 LN 患者的病理表现通常为Ⅲ、Ⅳ、Ⅴ型、Ⅲ+Ⅴ型、Ⅳ+Ⅴ型 LN,以及 TMA 或狼疮足细胞病。

(二)重症 LN 的临床特点

重症 LN 患者临床表现多样,急性肾炎和 / 或肾病综合征最为常见,实验室检查会以高滴度抗 ds-DNA 抗体、低补体血症、活动期血尿、大量蛋白尿、低蛋白血症为特点,部分患者可出现病情快速进展及急慢性肾衰竭,表现为肌酐、尿素氮水平升高,且该部分患者发展为 ESRD 的风险较高。重症 LN 患者可由于容量负荷过重出现短期体重迅速上升、水肿、高血压、肺淤血、多浆膜腔积液;伴充血性心力衰竭的患者可出现闷气、不能平卧等症状,还可伴有颈静脉怒张、肝颈静脉回流征阳性等典型体征。肾脏功能不全,导致毒素难以排出体外,患者可出现严重的消化道反应。

除了肾功能异常的相关表现,合并 TMA 是 LN 最严重的疾病类型之一,临床表现以发热、血小板减少、MAHA、肾功能不全、神经精神症状为主要临床特点。既往认为 SLE 并发 TMA 的发病率为 0.5%~10%。但近年来的研究表明 LN 相关的 TMA 并不罕见。TMA 是影响 LN 预后的重要危险因素之一,其中Ⅳ型伴或不伴Ⅴ型 LN 最容易合并 TMA。LN 合并 TMA 的患者往往 SLEDAI 评分及肌酐水平更高,更容易进展为 ESRD,预后较差。既往 TMA 的病死率可高达 90%,尽管血浆置换的应用大大提高了 TMA 的生存率,但即使通过血浆置换,SLE 合并 TMA 的患者病死率仍可高达 31.9%[22]。

SLE 合并 TMA 的病因也较为复杂,按照不同发病机制主要包括 TTP 和 aHUS 等(发病机制详见本章第二节)。继发性 TTP 是一种以 MAHA、血小板减少性紫癜、发热、中枢神经系统异常和肾脏疾病为主要临床表现的综合征。患者通常有神经系统受累表现,可表现为头痛、意识模糊、局灶症状、癫痫、卒中、昏迷等;胃肠道受累可有腹痛、恶心、呕吐、腹泻等表现;肾脏方面,部分患者有轻度肾功能不全表现,严重者较为少见,如出现较重的肾功能损害,诊断 TTP 需慎重;少数患者可能发生心脏受累,表现为心律失常、心肌梗死、心力衰竭,甚至心源性猝死。实验室检查方面:MAHA 和血小板减少为所有类型 TMA 的特征性表现;此外,网织红细胞计数升高、血清乳酸脱氢酶升高为患者溶血证据;直接抗球蛋白试验(direct antiglubulin testing,DAT)以及间接抗球蛋白试验(Coombs testing)阴性提示患者为非免疫性溶血;由于溶血发生在血管内,患者可有血红蛋白尿。发作期 ADAMTS13 活性明显降低(<10%)为获得性 TTP 的特征性表现,同时血中可检测到抗 ADAMTS13 抗体,抗体类型以 IgG 为主。继发型 aHUS 与补体调节功能异常有关,因肾脏是抗 CFH 的主要作用器官,因此 aHUS 以肾脏受累为突出表现。当临床表现为 MAHA、血小板减少和急性肾损伤时需要考虑该病。存在 CFH 可证实 aHUS 的诊断,患者 C3 水平下降,而 C4 多为正常。

由于肾脏结构及功能的损伤,导致内环境紊乱,重症 LN 患者还可以出现严重的电解质紊乱及酸碱失衡、难以纠正的肾性贫血、MHT、CRS 以及发生血栓事件等严重并发症,若未能及时纠正,会造成严重的死亡威胁(该部分在本章第五节详细阐述)。

二、重症狼疮性肾炎常见的肾脏病理特点及临床意义

（一）LN 病理分型的更新

LN 的病理分型一直沿用 2003 年国际肾脏病学会 / 肾脏病理学会（International Society of Nephrology/Renal Pathology Society,ISN/RPS）制定的分型标准（附表 2-1）。由于该版病理分型对急性和慢性病变未进行量化，且缺乏肾小管间质损伤的界定值，所以 2018 年 ISN/RPS 对 LN 病理分型进行了细化与量化（附表 2-2）。2018 版 LN 病理分型新增"系膜细胞增多""新月体"和"球囊粘连"等概念解释，取消了 Ⅲ/Ⅳ 型 LN 非量化的活动病变 A 与慢性化 C 分类及 Ⅳ 型 LN 的节段性病变（S）与球性病变（G）亚组分型，并对肾小球损伤程度进一步细致量化[23]。采取了美国国立卫生研究院（National Institutes of Health,NIH）评分标准，即活动性指数（activity index,AI）最高 24 分，慢性指数（chronic index,CI）最高 12 分（附表 2-3）。Ⅴ 型 LN 病理分型同前，Ⅵ 型方案未定，未来可能去除 Ⅵ 型或用一个界定值纳入慢性化 Ⅳ 型。

2018 版 LN 病理分型给出肾小球特征性改变的直观描述：Ⅰ 型肾小球形态基本正常，系膜区可见沉积；Ⅱ 型免疫复合物主要沉积在系膜区，单个系膜区系膜细胞≥4 个；Ⅲ/Ⅳ+Ⅴ 型，免疫复合物同时大量沉积在内皮下、系膜区与上皮下；Ⅴ 型免疫复合物沉积在上皮下，与特发性膜性肾病相比，也有少量免疫复合物沉积在系膜区。此外，《中国狼疮肾炎诊断和治疗指南》增加了 TMA（表 2-4）和狼疮足细胞病（表 2-5）两个特殊病理类型。

表 2-4　狼疮 TMA 急性和慢性病变表现

分型	具体表现
急性病变	血管：肾间质小动脉内皮细胞增生，内膜黏液样水肿、血栓形成、管腔狭窄或闭锁，可有血管壁坏死，免疫荧光示血管壁无免疫沉积物
	肾小球：血管袢内皮细胞增生肿胀、微血栓形成，袢内可见破碎红细胞；电子显微镜检查见内皮下疏松、增宽，内见无定形物质，内皮下无电子致密物
慢性病变	血管：间质小动脉内膜纤维性增生，内皮呈"葱皮样"改变，管腔狭窄或闭锁
	肾小球：呈硬化性或节段硬化，毛细血管袢基膜增厚，呈"双轨"征

注：肾小球 TMA 与 LN 并存时容易漏诊，需要光学显微镜结合电子显微镜检查加以鉴别。

表 2-5　狼疮足细胞病诊断标准[24]

项目	诊断标准
临床表现	满足 SLE 诊断，表现为肾病综合征，常伴急性肾损伤；起病前无 NSAID 等药物使用史
光学显微镜	肾小球病变轻微或系膜增生，或局灶节段肾小球硬化，无内皮下或上皮侧免疫沉积物，节段硬化者需与增生型 LN 遗留的瘢痕鉴别
免疫荧光	血管袢无免疫沉积物，伴或不伴系膜区免疫球蛋白和补体沉积
电子显微镜	足细胞足突融合≥70%，可伴系膜区电子致密物沉积而无内皮下或上皮侧电子致密物沉积

注：NSAID. 非甾体抗炎药。

（二）重症 LN 常见的肾脏病理改变

1. Ⅲ型 - 局灶增生性 LN　病变的肾小球<50% 所有的肾小球,病变多样,可见肾小球内毛细血管增生及纤维素样坏死。Ⅲ型 LN 可以是活动或不活动(慢性)的局灶节段性或球性的毛细血管内增生和 / 或毛细血管外增生;免疫荧光和电子显微镜下,在局灶性的肾小球内皮细胞下和 / 或系膜区可见电子致密物沉积(图 2-1)。对Ⅲ型 LN 活动与慢性病变采用 NIH 量化评分标准:AI(活动性指数)0~24 分;CI(慢性指数)0~12 分。

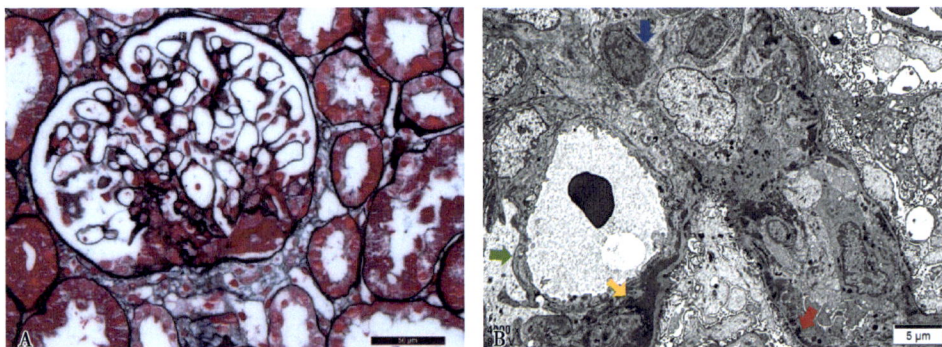

图 2-1　Ⅲ型 LN

A. 见小细胞性新月体(PASM+MASSON 染色, ×400);B. 电子显微镜下可见系膜细胞和基质增生(蓝色箭头),毛细血管袢可见中性粒细胞,系膜区(黄色箭头)、内皮下(红色箭头)电子致密物沉积,足突弥漫融合(绿色箭头)。

2. Ⅳ型 - 弥漫增生性 LN　弥漫性 LN,即病变的肾小球>50% 所有的肾小球,病变多样,可以是活动或不活动(慢性)的节段性或球性的毛细血管内增生和 / 或毛细血管外增生;免疫荧光和电子显微镜下,在弥漫性的肾小球内皮细胞下和 / 或系膜区可见电子致密物沉积(图 2-2)。其中,当累及的肾小球病变>50% 为节段性时,归为弥漫节段性Ⅳ-S;当累及的肾小球病变>50% 为球性时,归为弥漫球性Ⅳ-G。而 2018 年 ISN/PRS 修订版取消了Ⅳ型取消了球性(G)和节段性病变(S)的定义。

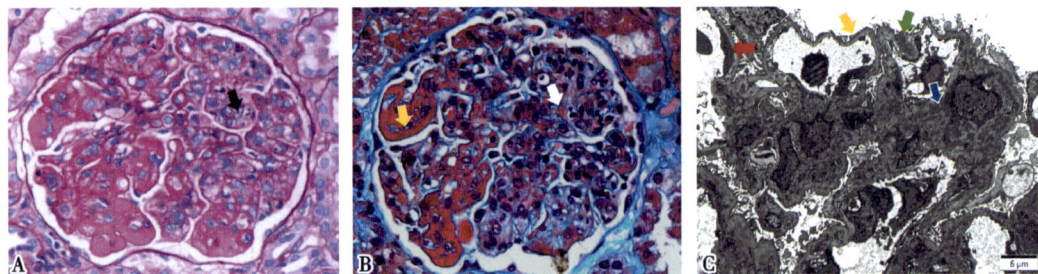

图 2-2　Ⅳ型 LN

A. 毛细血管内细胞增生,伴中性粒细胞浸润(黑色箭头)(PAS 染色, ×400);B. 节段内皮及系膜区免疫沉积物(白色箭头)、白金耳形成(黄色箭头)(MASSON 染色, ×400);C. 电子显微镜下系膜细胞和基质增生,毛细血管袢可见中性粒细胞,系膜区(蓝色箭头)、内皮下(红色箭头)、基底膜内(绿色箭头)电子致密物沉积,足突弥漫融合(黄色箭头)。

3. **Ⅴ型-膜性LN**　光学显微镜下,球性或节段性的肾小球基底膜不规则增厚,免疫荧光和电子显微镜下肾小球上皮细胞下免疫复合物沉积,伴或不伴系膜病变(图2-3)。该型可细分为3型:①单纯Ⅴ型:仅表现为球性肾小球基底膜不规则增厚(>50%肾小球),免疫荧光和电子显微镜下肾小球上皮细胞下免疫复合物沉积,可伴有单纯的系膜增生;②Ⅲ+Ⅴ:除了Ⅴ型的表现外,还可见到合并Ⅲ型的多样性表现,如毛细血管内增生或毛细血管外增生(新月体形成)等,但病变表现为局灶性(图2-4);③Ⅳ+Ⅴ:除了Ⅴ型的表现外,还可见到Ⅳ型的多样性表现,如弥漫性毛细血管内增生或毛细血管外增生(新月体形成)等(图2-5)。

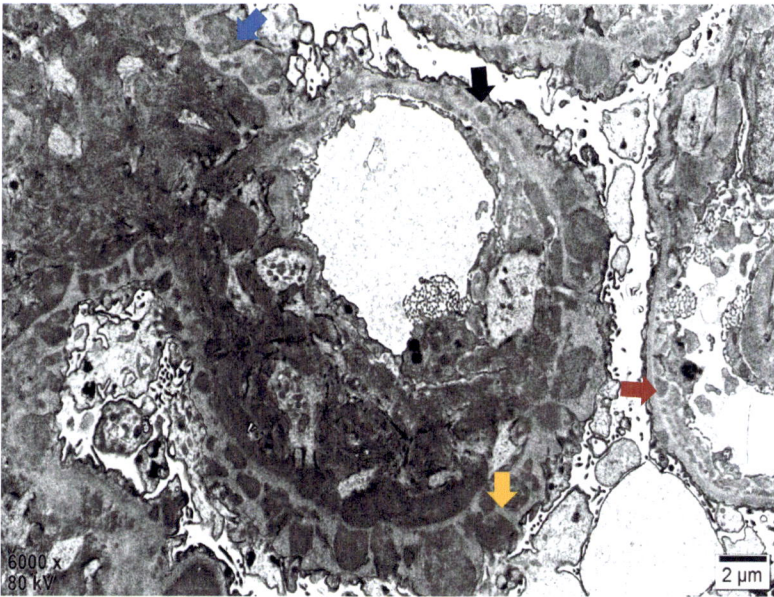

图2-3　Ⅴ型LN

电子显微镜下显示肾小球基底膜不规则增厚,上皮下(黑色箭头)、基底膜内(黄色箭头)及系膜区(蓝色箭头)、内皮下(红色箭头)电子致密物沉积,上皮足突弥漫融合。

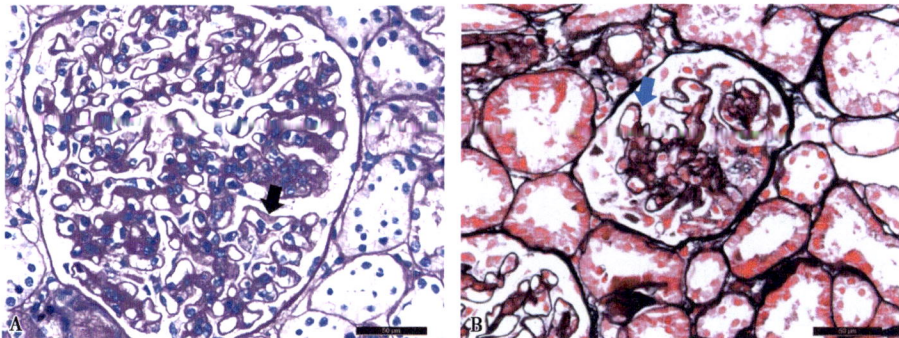

图2-4　Ⅲ+Ⅴ型LN

A. 系膜细胞和基质轻度增生,节段中度加重伴内皮细胞增生(PAS染色,×200);B. 基底膜弥漫性增厚,钉突形成,上皮下嗜复红蛋白沉积(PASM+MASSON染色,×400)。

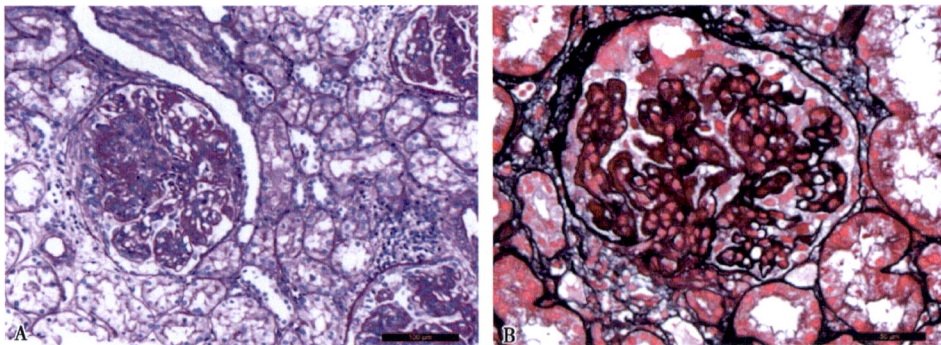

图 2-5 Ⅳ+Ⅴ型 LN

A. 系膜细胞和基质轻度增生（PAS 染色，×200）;B. 节段中重度加重
伴内皮细胞增生,基底膜弥漫性增厚（PASM 染色，×400）。

4. 狼疮足细胞病 狼疮足细胞病占 LN 的 0.6%~1.5%。狼疮足细胞病通过非免疫复合物沉积途径介导,以足细胞广泛损伤为特征,以往多归入Ⅱ型 LN。电子显微镜下表现为足细胞广泛足突融合,系膜区无或仅少量免疫沉积物,无内皮下或上皮侧电子致密物沉积（图 2-6）。我国制定的狼疮足细胞病诊断标准见表 2-5。

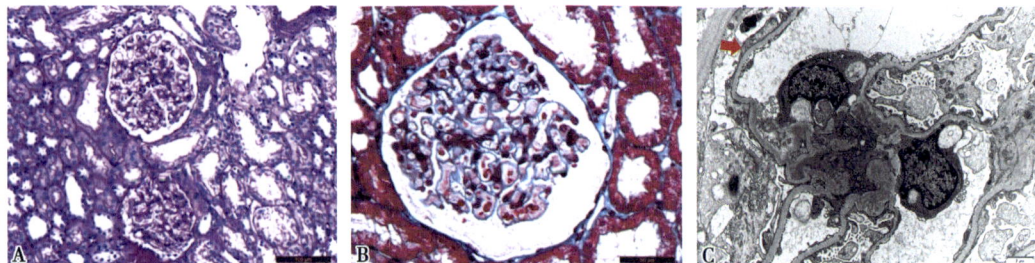

图 2-6 狼疮足细胞病

A. 肾小球病变轻微（PAS 染色，×200）;B. 肾小球病变轻微（PASM 染色，×400）;
C. 电子显微镜下显示足细胞足突融合（红色箭头）。

5. 狼疮血栓性微血管病 SLE 的肾脏损伤可直接由 TMA 所致,狼疮 TMA 的发病机制详见本章第二节。绝大多数狼疮 TMA 与免疫复合物性 LN 并存（如Ⅳ型和Ⅳ+Ⅴ型 LN）,少部分可仅表现为肾脏 TMA 而无免疫复合物性 LN。狼疮 TMA 可累及肾间质小动脉（入球动脉、小叶间动脉）和肾小球。TMA 急性、慢性表现详见表 2-4。肾小球 TMA 与 LN 并存时容易漏诊,需要光学显微镜结合电子显微镜检查加以鉴别（图 2-7）。

三、重症狼疮性肾炎的治疗策略及进展

（一）重症 LN 的治疗原则

对于危重 LN 的治疗,包括诱导缓解和维持治疗两个阶段。治疗方案应该个体化。治疗目标是减少蛋白尿、保护肾脏、阻止和延缓肾功能恶化并改善患者预后。

基础治疗药物包括糖皮质激素和羟氯喹（hydroxychloroquine,HCQ）。糖皮质激素是治疗的基石药物,诱导阶段根据患者病情可以选择甲泼尼龙冲击治疗,冲击治疗后给予口服激素序贯治疗。建议所有患者长期应用 HCQ 治疗,有禁忌证者除外。初始诱导阶段的一线治疗

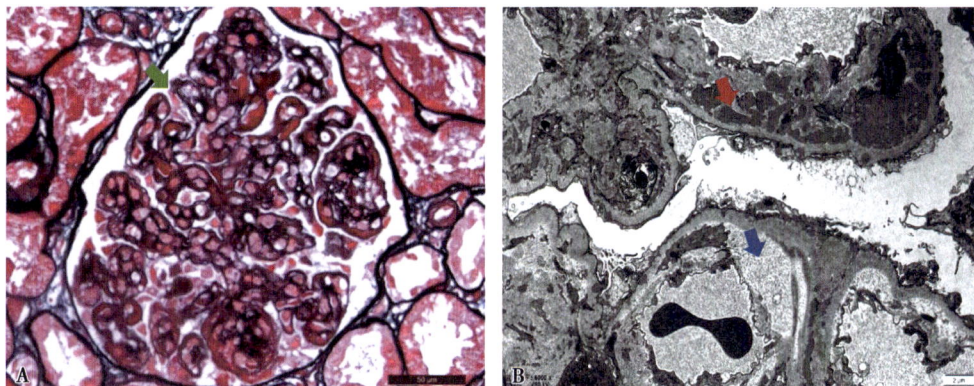

图 2-7 Ⅳ型 +TMA

A. 血管袢内皮细胞增生肿胀、基底膜分层（绿色箭头）（PASM 染色，×400）；B. 电子显微镜下
显示内疏松层增宽（蓝色箭头），内皮下电子致密物（红色箭头）。

方案主要包括吗替麦考酚酯（mycophenolate mofetil，MMF）或环磷酰胺（cyclophosphamide，CTX）。在维持阶段，可以采用 MMF 或硫唑嘌呤（azathioprine，AZA）等药物治疗。而对于Ⅴ型 LN，可以给予钙调磷酸酶抑制剂（calcineurin inhibitor，CNI），常用的 CNI 主要包括环孢素（cyclosporine A，CsA）和他克莫司（tacrolimus，Tac，FK506）。对于难治性 LN 患者，可以采取治疗方案的转换（MMF 更换为 CTX 或者 CTX 更换为 MMF），或联用 CNI 或者利妥昔单抗（rituximab，RTX）。对初治或复发患者，建议至少持续治疗 3 年。目前停药仍是导致疾病复发的重要原因之一。

令人失望的是，采用目前的序贯治疗策略，仅有 20%~30% 的 LN 患者在发病后 6~12 个月内可实现完全肾脏应答（complete renal response，CRR），20%~35% 的患者会在 3~5 年内复发，至少 20% 的 LN 患者会发展为 CKD，5%~20% 在 10 年内发展为 ESRD。另外，免疫抑制治疗所带来的副作用也不容小觑，LN 的治疗任重而道远。目前关于 LN 治疗的研究，主要包括两个方面，即 "treat-to-target" 目标治疗法，以及从序贯治疗逐步转向联合治疗及个性化治疗。新药的研发，如贝利尤单抗（belimumab）、伏环孢素（voclosporin）、阿尼鲁单抗（anifrolumab）、奥妥珠单抗（obinutuzumab）等，为联合治疗带来希望。而一些新的生物标志物及 RNA 测序技术的发展，更有助于将患者进行亚组分析，制定个体化的治疗策略，而精准治疗也将是 LN 未来的发展方向之一。本章节中，我们结合国内外 LN 的研究及指南，将重症 LN 的治疗策略及进展总结如下。

（二）基础治疗

糖皮质激素和 HCQ 应作为治疗 LN 的基础用药。

1. **糖皮质激素** 糖皮质激素（以下简称激素）的剂量及用法取决于肾脏的病理分型、活动性、严重程度及其他器官损伤的范围和程度。活动增生性 LN（Ⅲ型、Ⅳ型、Ⅲ/Ⅳ+Ⅴ型）及伴有 TMA 的 LN，可先给予大剂量甲泼尼龙静脉冲击治疗（一般 250~500mg/d，连续 3 天），然后口服泼尼松（或甲泼尼龙）0.5~0.6mg/（kg·d）。病变特别严重的患者（如新月体比例超过 50%），激素冲击可重复一个疗程。其他类型 LN 可口服泼尼松，剂量为 0.5~1.0mg/（kg·d），4~6 周后逐步减量，在 3~6 个月逐渐减量至≤7.5mg/d。如果条件允许可尝试减停激素，但应警惕复发风险。

2. **羟氯喹** HCQ 是免疫调节剂，可延缓肾脏损伤，减少复发；同时可以抑制抗磷脂抗体

（antiphospholipid antibody，APA）对内皮细胞的损伤，预防血栓等并发症的发生。对于 LN 患者，HCQ 常用剂量约为 5mg/(kg·d)，缓解期可以减量至 0.2g/d。HCQ 的安全性较高，但在治疗过程中仍应定期筛查视网膜病变。HCQ 治疗前及治疗 5 年应检查视网膜病变，此后每年检查眼底一次。年龄>60 岁，HCQ 剂量>6.5mg/(kg·d)，疗程超过 5 年，有肝肾基础疾病、视网膜疾病以及肥胖的患者，视网膜病变发生率高，应每年检查眼底，一旦发现视网膜病变，应停用 HCQ[25]。

（三）免疫抑制剂方案的选择

肾脏病理类型及病变活动性是选择 LN 治疗方案的基础。治疗方案和药物剂量还应根据患者的年龄、营养状态、肝功能、感染风险、肾脏损伤指标［如尿蛋白定量、尿沉渣和血清肌酐（serum creatinine，SCr）水平］、肾外脏器损伤、生育意愿、合并症和既往免疫抑制剂的治疗反应等情况进行个体化选择。LN 的诱导和维持治疗是连续、序贯的过程，两个阶段的治疗方案可以一致，也可以不同。

1. 增生性 LN（Ⅲ型、Ⅳ型）和增生性 LN 伴Ⅴ型（Ⅲ/Ⅳ＋Ⅴ型）的治疗　Ⅲ型和Ⅳ型 LN，可以选择 MMF 方案、静脉注射 CTX（IV-CTX）或多靶点方案作为初始诱导治疗。在维持治疗阶段，MMF 和 IV-CTX 方案诱导缓解后优先选择 MMF 维持。对于Ⅲ＋Ⅴ型和Ⅳ＋Ⅴ型 LN，可以选择多靶点方案进行诱导和维持治疗。

（1）MMF 诱导和维持方案：近年来，国内外临床研究证明 MMF 方案诱导治疗Ⅲ型和Ⅳ型 LN 的疗效不劣于或甚至优于 IV-CTX 方案，鉴于 CTX 具有较大的生殖毒性及骨髓抑制风险，所以多个 LN 临床指南均推荐 MMF 作为Ⅲ和Ⅳ型 LN 的一线诱导治疗方案。MMF 治疗 LN 的国际多中心随机对照试验（randomized controlled trial，RCT）（ALMS 试验）中，MMF 的治疗剂量较大（2.0~3.0g/d），导致我国和其他亚洲国家严重感染的发生率较高，我国临床研究中使用的 MMF 剂量一般不超过 2.0g/d。

MMF 诱导缓解后，建议优先选择 MMF 维持治疗，总疗程达 3~5 年。MMF 的维持剂量通常为 1.0g/d 或更低。MMF 治疗期间应动态观察外周血淋巴细胞的数量。淋巴细胞持续下降或 CD4+ T 淋巴细胞<200 个/μl 时，MMF 应减量或暂停使用。

（2）多靶点诱导和维持方案：Ⅲ＋Ⅴ型和Ⅳ＋Ⅴ型 LN，可选择多靶点方案进行诱导和维持治疗。多靶点方案主要包括激素、MMF 和 Tac，该方案每种药物作用于 LN 发病的多个环节，在抗炎、免疫抑制和足细胞保护等方面发挥协同作用，提高疗效。多靶点诱导和维持方案在中国增生性 LN 中有较好的适用性，在其他种族中的疗效及安全性需要进一步验证。

多靶点诱导治疗方案中，MMF 常用剂量为 1.0g/d，Tac 因药代动力学个体差异较大，开始剂量约在 2~4mg/d，一般维持谷浓度为 5~8μg/L，如超过 10μg/L，或出现不良反应，Tac 应减量。治疗过程需监测淋巴细胞数量、SCr 和肝功能。多靶点方案维持时，MMF 减为 0.50~0.75g/d，Tac 剂量 1~2mg/d，并根据患者血清学、不良反应等指标调整剂量。

（3）CTX 诱导—MMF/AZA 维持方案：CTX 是诱导疾病缓解的一线治疗药物。CTX 的治疗方案主要包括 3 种：①大剂量静脉冲击：每个月 0.5~1.0g/m² 体表面积，疗程 6 个月；②小剂量静脉冲击：每 2 周 500~600mg 静脉滴注，共 3 个月；③口服 CTX 方案：CTX 1.0~1.5mg/(kg·d)（最大剂量 150mg/d），口服 2~4 个月。

多个 LN 的国际指南均推荐 IV-CTX 用于Ⅲ和Ⅳ型 LN 的诱导治疗，可以获得较好的远期肾脏存活率。由于长期应用 CTX 存在感染、骨髓抑制、生殖毒性、出血性膀胱炎、肿瘤等不良反应，CTX 诱导缓解后多改为 MMF 或 AZA 维持治疗。而 MMF 维持治疗的复发率和治疗失败率均低于 AZA 维持治疗，所以，CTX 缓解后优先选择 MMF 方案维持治疗。

（4）其他诱导治疗方案：若患者出现 CTX 或 MMF 不耐受，也可以考虑 Tac 诱导治疗。本书主编郑朝晖教授团队以第一作者参与的一项大型随机、开放、平行的Ⅲ期临床试验发现对于活动性 LN 的初始治疗，口服 Tac 非劣效于 IV-CTX，且不良反应未明显增加，此临床试验提示 Tac 可替代 CTX 作为 LN 的初始治疗，该研究成果为 LN 的治疗提供了新的强有力的循证证据，并在 2022 年 3 月发表于 *JAMA Netwok Open*[26]，同时已被《2024 KDIGO 狼疮性肾炎管理临床实践指南》引用。

2. **Ⅴ型 LN 的治疗**　大量蛋白尿的Ⅴ型 LN 自发缓解率低，持续蛋白尿是Ⅴ型 LN 发生 ESRD、心血管疾病和血栓事件的高危因素，因此，需要免疫抑制治疗控制蛋白尿。对于大量蛋白尿的Ⅴ型 LN，应进行免疫抑制治疗，可以选择 CNI（Tac/CsA）、MMF、多靶点等方案诱导，维持治疗阶段可采用激素联合 MMF 和 CNI 方案，同时应联合血管紧张素转化酶抑制剂（angiotensin converting enzyme inhibitor，ACEI）/ 血管紧张素Ⅱ受体阻滞剂（angiotensinⅡreceptor blocker，ARB）类药物减少蛋白尿。

3. **TMA 的治疗**　前文提到 LN 合并 TMA 是一种预后极差的严重临床病理综合征，应当根据 TMA 的潜在原因制定治疗方案。对怀疑 TMA 的患者，需要尽快完善 ADAMTS13活性、ADAMTS13 抗体及 APA 等检查；同时进行 PLASMIC 评分（详见本书第三章），若评分>5 分，则评估为中 / 高风险，建议立即启动血浆置换及激素治疗，同时等待检测结果。若结果提示 ADAMTS13 活性降低（<10%），考虑 LN 合并 TTP，建议行血浆置换、激素联合免疫抑制剂或 RTX 治疗。若患者 APA 阳性，则考虑诊断 APS 肾病，建议给予抗凝治疗，根据病情决定是否联合血浆置换。若患者为补体介导的 TMA，则建议考虑给与依库珠单抗治疗。

对于血浆置换的个体方案目前尚无定论，对于大多数患者，推荐治疗起始宜采用 1.5 倍血浆容量的血浆进行置换，同时每日监测血小板计数、外周血涂片、血乳酸脱氢酶（lactate dehydrogenase，LDH）及肌酐水平，其中最重要的是血小板计数，当临床症状及实验室检查结果稳定后可减量为 1 倍血浆容量，维持至血小板>150×10^9/L 之后至少 2 天。及时进行血浆置换可以显著降低患者病死率。一项关于 LN-TMA 血浆置换的回顾性研究指出，与仅接受常规治疗（激素 + 免疫抑制剂）的 LN-TMA 患者相比，接受额外血浆置换的患者的缓解率显著升高，发展为 ESRD 的风险更低、预后更好[27]。另外，对于获得性 TTP 患者，大量输入外源性血浆可补充其损失的 ADAMTS13，对该病治疗具有重要意义。

激素仍是作为 LN-TMA 患者的基础治疗药物，常用剂量为泼尼松 1mg/（kg·d），必要时可予甲泼尼龙 500mg，连续 3 天冲击治疗。对于免疫抑制剂的选择方面，肾功能损伤较重者优先选择 IV-CTX 方案作为初始诱导，根据治疗反应及肾功能状态后续可切换为 MMF、多靶点或 AZA 维持治疗。RTX 治疗 LN-TMA 目前尚无大型的 RCT 数据支持。2018 年上海交通大学医学院附属仁济医院的一项研究指出，与常规治疗（即血浆置换、大剂量糖皮质激素和静脉注射免疫球蛋白）相比，额外接受 RTX 治疗的患者总生存率显著更高（92.2% vs. 33.3%，*P*=0.0173）；然而，RTX 组中多数肾脏受累患者最终依赖于血液透析（hemodialysis，HD），表明在常规治疗的背景下联合 RTX 可能会改善 SLE-TMA 患者的总体生存率，但不能较好地改善肾脏本身的生存率[28]。

4. 狼疮足细胞病的治疗　肾小球病理改变轻微或系膜增生的狼疮足细胞病,推荐激素单药诱导,或激素联合免疫抑制剂诱导缓解。激素单药诱导未获缓解,或肾小球病变为局灶节段肾小球硬化(focal segmental glomerulosclerosis,FSGS)者,应联合其他免疫抑制剂治疗。常用的免疫抑制剂包括 MMF、CNI 以及 CTX 等。近期研究发现新型 CNI,如伏环孢素可以改善狼疮足细胞病,可能与其稳定足细胞肌动蛋白骨架的能力有关。即使采用激素联合免疫抑制剂诱导和维持治疗,狼疮足细胞病复发率仍较高。反复复发者可以联合 RTX 治疗,必要时重复肾活检,明确是否发生病理转型。

5. 难治性重症 LN 的治疗　难治性 LN 的定义国际上缺乏统一标准,通常认为活动性LN 接受初始免疫抑制治疗任何时间肾损伤加重(SCr 升高,蛋白尿增加),或诱导 6 个月治疗无反应(未获得部分缓解标准)属于难治性 LN。难治性 LN 建议进行重复肾活检,了解病理类型是否转型、活动性及慢性指数(AI/CI),评估肾组织病变的可逆性。目前关于难治性 LN 的治疗多基于小样本研究,治疗上可以采用以下补救治疗方案。

(1)多靶点治疗:有报道对使用 2 种以上免疫抑制剂治疗未获缓解的 LN(Ⅲ/Ⅳ、Ⅲ/Ⅳ+V 及 V 型),在激素剂量不增加的情况下,改用多靶点方案治疗 12 个月,78% 的患者获得完全缓解或部分缓解[29]。另一项研究在 MMF 治疗未获缓解或复发的 LN,加用 Tac 作为补救治疗,发现 70% 患者获得治疗反应[30]。

(2)利妥昔单抗:对于难治性 LN,可以在原有治疗的基础上,联合 RTX。多项小样本研究表明,RTX 可以作为 MMF 或 IV-CTX 治疗无效的难治性 LN 的补救治疗或复发患者的诱导和维持治疗(将在后文中具体阐述)。

(3)伏环孢素　伏环孢素是一款新型口服 CNI,是 CsA 的一种类似物,具有一个额外的单链碳延伸,该单碳链上具有一个双键(烯键),可以抑制钙调磷酸酶,阻断 IL-2 的表达和T 细胞介导的免疫反应,稳定肾脏足细胞。与传统的 CNI 相比,伏环孢素能更好预测药代动力学和药效学关系(可能不需要治疗药物监测),其效力增加(与 CsA 相比)且代谢谱改善。2021 年 1 月伏环孢素被美国 FDA 顺利批准联合背景免疫抑制治疗方案治疗成人活动性 LN[31]。

伏环孢素在美国获批是基于全球多中心临床研究,其中包括关键Ⅲ期 AURORA 研究和关键Ⅱ期 AURALV 研究。AURORA 研究是一项全球安慰剂对照Ⅲ期研究,数据显示,当联合 MMF 和低剂量口服激素时,与安慰剂相比,伏环孢素显著提高了肾脏缓解率(主要终点:40.8% vs. 22.5%,$P<0.001$)[32]。

(四)生物制剂

近年来,生物制剂也成为治疗 LN 的一大利器,本节中将对目前治疗 LN 的主要生物制剂的研究进行一一阐述(表 2-6)。

1. 利妥昔单抗　尽管 RTX 治疗 LN 的 RCT 研究(LUNAR 试验)未发现免疫抑制剂联合 RTX 治疗增加疗效,但分析发现 B 细胞完全清除、B 细胞完全清除持续时间>71 天和 B细胞完全清除快的患者完全缓解率显著增高。

目前 RTX 治疗 LN 方案并不统一,包括 375mg/m² 体表面积(d1、d8、d15、d22),或1 000mg(d1、d15)等。一项研究对 44 例活动性 LN 患者采用 RTX、MMF 或 IV-CTX 治疗 12个月,RTX 治疗的完全缓解率为 70.6%,而 MMF 和 IV-CTX 治疗组的缓解率分别为 52.9%

和 65.0%[33]。多项小样本开放性研究认为，RTX 可以作为 MMF 或 IV-CTX 治疗无效的难治性 LN 的补救治疗或复发患者的诱导和维持治疗。我国学者汇总分析了 24 项研究共 940 例 LN 使用 RTX 的疗效，RTX 治疗 12 个月的完全缓解率为 35.9%，总缓解率为 73.4%。对照研究中，RTX 治疗能显著增加总缓解率和完全缓解率[34]。在另一项 RTX 治疗抗 C1q 抗体和 ANCA 阳性的重症 LN 的 RCT 研究中发现，RTX 治疗的缓解率显著高于 IV-CTX[35]。

2. **贝利尤单抗**　贝利尤单抗的 BLISS-LN Ⅲ期研究是迄今为止规模最大的 LN 研究，纳入经活检验证的 LN 患者（Ⅲ、Ⅳ、Ⅴ、Ⅲ/Ⅳ+Ⅴ型）。一组给予贝利尤单抗（10mg/kg）+ 标准治疗（激素 +MMF 诱导和维持治疗，或激素 +CTX 诱导 +AZA 维持治疗），另一组给予安慰剂 + 标准治疗。该研究的主要终点即第 104 周的主要疗效肾脏应答（primary efficacy renal response，PERR），包括尿蛋白 / 肌酐比降低至小于 0.7 和 eGFR 不低于预计值 20% 或 eGFR≥60ml/（min·1.73m^2）。结果显示，与安慰剂 + 标准治疗组相比，贝利尤单抗 + 标准治疗组的患者达到并维持 PERR 和完全缓解的比例更高，104 周内肾脏相关事件的发生风险显著减少；在激素使用持续减少的背景下，贝利尤单抗 + 标准治疗组患者肾脏预后得到显著改善，且安全性与标准治疗相当。

既往研究发现，RTX 治疗介导的 B 细胞耗竭后会出现 BlyS 水平升高，可以通过序贯贝利尤单抗抵消增高的 BlyS。目前一些小样本研究表明贝利尤单抗联合 RTX 可用于重症 LN，并取得较好的疗效[36-37]。两项 RCT 用于评估 RTX 和贝利尤单抗序贯治疗在 LN 中疗效，分别是 CALIBRATE 研究和 SYNBIoSe 研究。

3. **依库珠单抗（eculizumab）**　依库珠单抗是第一种被批准用于 aHUS 的一线治疗药物，但目前尚无标准的药物剂量及疗程。值得注意的是，多项临床研究指出依库珠单抗可成功治疗与 LN 相关的 TMA、抗磷脂综合征（antiphospholipid syndrome，APS）或常规治疗（包括血浆置换在内）失败的严重增生性 LN[38-39]。最近的一项研究回顾了 20 例接受依库珠单抗治疗的 SLE 和 / 或 APS 患者，其中 100% 的患者有明显的血常规改善，85% 的患者有明显的肾功能改善[40]。该研究表明，当前免疫抑制疗法无效的伴有 TMA 的 SLE 和 / 或 APS 患者，依库珠单抗可能是未来一个有效的替代治疗方法。英国的一篇荟萃分析纳入了 14 篇研究共 30 例应用依库珠单抗的 LN-TMA 患者，93% 的患者对依库珠单抗治疗有良好的结果，其中 46% 的患者在随访时间中位数为 7 个月时停止治疗且没有复发。3 例患者（10%）报告了与依库珠单抗治疗相关的不良结果。因此，对于难治性 SLE/LN 合并 TMA 的患者，依库珠单抗似乎是一种非常有效的治疗方法。但仍需要更大样本量研究，来进一步证实依库珠单抗在 SLE 及难治性 LN 患者中的疗效及治疗的最佳时机。

4. **奥妥珠单抗**　尽管既往靶向 CD20 的 RTX 和奥瑞利珠单抗（ocrelizumab）在 LN 的 RCT 研究均以失败告终，但 B 细胞耗竭仍被认为是 LN 的治疗策略之一。而 B 细胞耗竭不完全可能是导致治疗无反应的原因。奥妥珠单抗是糖基化的Ⅱ型抗 CD20 单克隆抗体，2013 年批准用于治疗慢性淋巴细胞白血病（chronic lymphocytic leukemia，CLL）。SLE 患者样本数据以及 CLL 中的头对头临床试验证明了奥妥珠单抗对 B 细胞的清除效果优于 RTX。

NOBILITY 和 REGENCY 分别是关于奥妥珠单抗的Ⅱ期和Ⅲ期 RCT 研究，目前发表的Ⅱ期研究共纳入 125 例增生性 LN 患者，分别接受奥妥珠单抗和安慰剂治疗，且均接受激素和 MMF 为背景治疗，在治疗第 52 周，与安慰剂组相比，奥妥珠单抗组患者总体肾脏缓解率、SLE 疾病活动评分以及血清学标志物均得到显著改善。在随访至 104 周时，奥妥珠单抗治疗组的肾脏缓解率仍持续高于对照组,达到试验主要终点,证明该生物制剂具有较高且稳定的 B 细胞清除作用。与安慰剂相比,奥妥珠单抗组的严重不良事件、严重感染或死亡率没有增加。

5. 其他生物制剂的探索

(1) 阿巴西普(abatacept):目前,阿巴西普对 SLE 治疗的临床试验并未得到阳性结果,抗 CD40L 单克隆抗体在 SLE 的Ⅱ期临床试验中也显示无效。但是一项在活动性 LN 患者中进行的多中心、随机、双盲Ⅱ/Ⅲ期临床试验中,阿巴西普、泼尼松、MMF 联合给药,在第 52 周时,达到主要终点。由于其反应良好,目前正在进行一项Ⅲ期、随机、双盲、安慰剂对照的临床试验,以评估阿巴西普在同时接受 MMF 和泼尼松治疗的活动性 LN 患者中的安全性和有效性。

(2) 托珠单抗(tocilizumab):SLE 患者血清、肾脏和皮肤活检中均发现 IL-6 水平升高,且与疾病活动度和血清抗 dsDNA 抗体滴度呈正相关。在狼疮小鼠模型研究中发现抑制 IL-6 可延迟 LN 的发生。托珠单抗是重组人源化抗人 IL-6 受体 IgG1 的单克隆抗体。在一项小型Ⅰ期研究中,应用 4mg/kg 和 8mg/kg 的托珠单抗后,患者抗 dsDNA 抗体水平、血清 IgG 及循环浆细胞数量均有不同程度下降,表明托珠单抗对产生自身抗体的细胞有特殊作用,可能对 SLE 及 LN 的治疗有一定意义。但研究发现患者中性粒细胞减少,感染发生率增加,因此托珠单抗治疗 LN 的有效性及安全性有待进一步研究。

(3) 阿那白滞素:阿那白滞素是重组人 IL-1 受体拮抗剂,开放性临床试验表明其可部分改善关节症状,但易复发,对肌肉疼痛无显著影响,其治疗 LN 的效果尚在研究中。

表 2-6 LN 生物制剂的临床研究进展

药物	靶向分子	出处	研究类型	主要结果
rituximab 利妥昔单抗	CD20	LUNAR 研究	Ⅲ期	主要终点未达到;RTX 组血清补体和抗 dsDNA 抗体水平有显著变化
obinutuzumab 奥妥珠单抗	CD20	NOBILITY 研究 REGWNCY 研究	Ⅱ期 Ⅲ期	Ⅱ期研究未达到肾脏完全应答的主要研究终点;抗 dsDNA 抗体、C3、C4、eGFR 极大改善,持续获益
ocrelizumab 奥瑞利珠单抗	CD20	BELONG 研究	Ⅲ期	因严重感染而提前终止在 SLE 中的研究
belimumab 贝利尤单抗	BAFF	BLISS-LN 研究	Ⅲ期	贝利尤单抗组肾应答和肾脏完全应答改善,FDA 获批治疗 SLE
belimumab 贝利尤单抗	BAFF	CALIBRATE 研究	Ⅲ期	贝利尤单抗联合 RTX 和 CTX 是安全的,可诱导更持久的 B 细胞耗竭,但没有更好地改善临床疗效
abatacept 阿巴西普	CD28 CD80	ACCESS	Ⅲ期	未达到主要终点
anifrolumab 阿尼鲁单抗	IFN-α	TULIP-LN1	Ⅲ期	阿尼鲁单抗基础剂量和强化剂量在 52 周时完全缓解率与安慰剂组无差异
secukinumab 司库奇尤单抗	IL-17	NCT04181762	Ⅲ期	评估在活动性 LN 中的有效性和安全性(结果未发表)

（五）免疫球蛋白冲击治疗

静脉注射免疫球蛋白（IV Immunoglobulin,IVIg）可与 Fc 受体结合,抑制巨噬细胞发挥活化调节作用,并激活补体系统,清除循环免疫复合物,同时抑制致病性自身抗体的生成。对于难治性、重症或合并感染的 LN 患者给予 IVIg 治疗可能改善患者的临床结局。IVIg 在重症 LN 治疗中有较好的耐受性和有效性,常用剂量为 0.4g/(kg·d),通常连续应用 3~5 天,根据患者病情可多次重复应用。

（六）血液净化

1. 血浆置换 血浆置换（plasma exchange,PE）是指将患者血液引至体外,经离心法或膜分离法分离血浆和细胞成分,弃去血浆,而把细胞成分以及所需补充的白蛋白、血浆及平衡液等回输体内,以清除体内致病物质。血浆置换能去除血浆中的抗原抗体、循环免疫复合物、补体、炎性介质、淋巴因子及内皮细胞毒性因子等大分子有害物质,促进单核细胞吞噬功能,从而使血管舒缩和血液稳态失衡得以纠正,改善内脏血液循环,减轻血管炎性损害。对于合并急性重症 LN 患者,通常需要 3~7 次才能稳定病情。一项多变量研究提出对于重症 LN 患者,血浆置换可以作为患者存活的一个独立预测因素[41]。Andreas K 等的回顾性分析指出对于难治性 LN,血浆置换可降低患者肌酐及尿蛋白水平,使患者获益[42]。

对于合并 TTP 的患者,血浆置换作为首选治疗方式;对于灾难性抗磷脂综合征（catastrophic antiphospholipid syndrome,CAPS）,一旦常规治疗无效即可启动血浆置换;对于新生儿心脏狼疮、过敏性紫癜、免疫性血小板减少、硬皮病等患者,尚未有足够的临床证据证明有效。

血浆置换的并发症与常规 HD 相似,包括与血管通路及抗凝剂有关的并发症。此外,与置换有关的并发症还包括体外循环容积过大或回输液胶体渗透压偏低所致低血压、血浆凝血因子不足所致出血、血液成分丢失等。

为更加特异性地清除致病物质,以提高疗效,减少并发症,可采用二重滤过法（double filtration）进行血浆分离。通过两个不同滤器串联排列,由于滤过膜孔径大小不同,可将血浆成分分开,首次滤过时血浆中全部蛋白被分离出来,第二次滤过时由于滤过膜孔径较小,大分子致病物质被滞留并弃去,而白蛋白及小分子物质则顺利通过,然后与血细胞成分一同回输体内。白蛋白分子量为 69 000D,当致病物质分子量大于白蛋白 10 倍时,可采用二重滤过法分离。二重滤过对血浆容量及正常成分改变较小,特异性高,故所用置换液较小,约为常规血浆置换时需补充置换液量的 1/4~1/2,甚至可完全不用。

2. 免疫吸附（immunoadsorption,IAS） 吸附是清除溶质的重要原理之一,始于 20 世纪 50 年代,1979 年 Terman 第一次成功治疗 SLE 及 LN。对于激素、免疫抑制剂及生物制剂治疗效果欠佳的难治性 LN 患者,可选择免疫吸附治疗。血液免疫吸附技术是借助体外循环以及相关的血浆分离、血浆吸附技术去除患者体内致病物质,达到净化血液的目的。免疫吸附方法直接,起效迅速、不良反应少,患者耐受好,可以治疗包括 SLE 在内的多种自身免疫性疾病。Andreas K 等的回顾性分析指出对于难治性 LN,免疫吸附联合免疫抑制剂,可降低患者肌酐、尿蛋白水平,同时降低患者 SLEDAI 评分,提高患者的缓解率[42]。

（七）肾移植

尽管通过积极治疗,临床仍约 20% 的 LN 患者在诊断后的 10 年内可进展为 ESRD,达到肾衰竭的 LN 患者可考虑应用肾脏替代治疗,主要包括透析及肾移植。而与透析治疗相比,肾移植的 LN 患者生存率更高,同时心血管和感染等并发症更少。有研究发现,LN 患者移植后 5 年肾脏的存活率为 81%~91%;在合并 SLE 或不合并 SLE 的患者中,肾移植的失败率相近。导致移植物丢失的主要原因包括急性排斥反应、慢性同种移植肾病和血管血栓形成。合并 APS 会增加同种异体移植物丢失的风险,因此应在移植前进行筛查。传统观点认为,LN 患者在肾移植前需行 3~6 个月的透析以确保疾病处于静止期。然而,一项对 4 700 多例 LN 患者的研究表明,与接受透析少于 3 个月的患者相比,等待透析时间超过 3 个月的患者移植失败的风险增加 2 倍。接受抢先移植的 LN 患者的移植成功率和总生存率较高,并且移植后 LN 复发的风险没有增加。所以,如果符合移植适应证,LN 患者可进行超前移植,而不是通过透析而延迟移植时间[43]。

（八）自体造血干细胞移植

自 1996 年首次报道至今,不断有小规模的研究证实自体造血干细胞移植(autologous hematopoietic stem cell transplantation,auto-HSCT)在 SLE 和 LN 患者中的有效性[44]。Alchi 等[45]回顾性分析 2001—2008 年在欧洲血液和骨髓移植组登记的 28 例 SLE 患者接受 auto-HSCT 治疗,其中 17 例符合 LN。结果发现,auto-HSCT 术后 5 年总生存率为 (81 ± 8)%,无病生存率为 (29 ± 9)%,复发率为 (56 ± 11)%,无复发率为 (15 ± 7)%。该研究指出即使在没有维持治疗的情况下,auto-HSCT 也能重新诱导难治性 SLE 患者的长期临床和血清学缓解。

Huang 等[46]对难治性 LN 患者接受 auto-HSCT 治疗进行单中心队列研究,结果显示 auto-HSCT 相对安全且预后良好,可作为治疗难治性 LN 的一种选择。我国南京大学医学院刘志红院士团队开展了相关研究以评估 auto-HSCT 治疗难治性 LN 的疗效和安全性[46]。该研究共纳入 22 例难治性 LN 患者,用 CTX 和粒细胞集落刺激因子动员外周血干细胞,并在用 CTX 和抗胸腺细胞球蛋白处理后重新输注。试验的主要终点为缓解率,次要终点为存活率和复发率、蛋白尿变化、肾功能和血清免疫学检查,其间记录所有并发症以进行安全性评估。在随访时间中位数 72 个月(60~80 个月)后,有 18 例(82%)患者完全缓解,1 例(5%)患者部分缓解,并且 1 例患者在移植后 12 个月疗效不佳并接受了 PD。5 年总生存率和无病生存率分别为 91% 和 53%。6 例患者在随访过程中出现复发,复发率为 27%。干细胞移植的主要并发症是发热和胃肠道症状。与治疗相关的病死率为 5%(1 例)。该研究结果与既往研究结果相似,auto-HSCT 可以用于难治性 LN。与传统免疫抑制剂治疗相比,auto-HSCT 的早期使用在预防器官衰竭和药物毒性相关并发症方面有显著优势,但仍需要我们衡量移植相关短期死亡风险和移植后复发风险。

（九）间充质干细胞移植

间充质干细胞(mesenchymal stem cell,MSC)是一种多能干细胞,具有免疫调节功能。与健康对照相比,SLE 患者的骨髓中有更多的凋亡 MSC,除了衰老和凋亡增加外,来自 SLE 患者的 BM-MSC 表现出迁移、增殖、分化和免疫调节能力的受损。在小鼠模型和 LN 患者中,同种异体 MSC 可以通过诱导调节性免疫细胞和抑制 Th1、Th17、Tfh 和 B 细胞反应,进而抑制自身免疫并恢复肾脏功能[47]。

在临床试验中,MSC 治疗 LN 的疗效仍存在争议。2009 年南京鼓楼医院孙凌云教授等[48-49]首次报道了同种异体 MSC 应用于难治性 LN 患者的治疗,显示了良好的疗效和安全性。该研究纳入的 4 例非终末期的 LN 患者,接受 CTX 和泼尼松治疗>6 个月,SLEDAI 仍然>8分,经MSC移植治疗后,所有患者在12~18个月内均获得稳定的疾病缓解。这些患者表现出疾病活动性的改善以及血清学标志物和肾功能的改善,表明同种异体MSC移植是治疗难治性LN患者的新希望。但是,在其他不同研究中,MSC的治疗效果存在一定争议。Gu Z等2014年的研究表明,SLE患者的MSC存在细胞结构和功能缺陷,不适宜用于临床治疗[50]。2017年Deng D等的研究报道,MSC对于LN的治疗效果与安慰剂对照组相比无明显改善[51]。

总而言之,MSC在LN中的治疗作用仍有待进一步证实。另外,缺乏MSC的体外分离、扩展、纯化技术,也限制了MSC在临床中的应用。BM-MSC的抽吸是侵入性的,细胞数量有限,需要相当长的时间才能使原始细胞充分扩增。因此,寻找一种新的可用来源的MSC是移植治疗所需要的。

第五节　狼疮性肾炎相关危重并发症的诊治

重症LN患者往往表现为肾病综合征、急慢性肾功能不全,并可快速发展为ESRD。另外,由于肾脏结构及功能的损伤,导致内环境的紊乱,重症LN还可以出现严重并发症,如严重的酸碱失衡、高钾血症、MHT、难以纠正的肾性贫血、CRS、血栓形成等,也是导致患者病情快速进展及死亡的重要因素。及时有效地识别并纠正LN的危重并发症,对于改善患者预后十分关键。本章节将LN患者常见危重并发症的诊治进行阐述。

一、顽固性高钾血症

高钾血症是LN患者伴有急慢性肾功能不全时常见的代谢并发症之一,严重时可危及生命。在我国,通常将血钾>5.5mmol/L定义为高钾血症,但2016年加拿大心血管协会指南、2019年意大利肾脏病协会肾病患者高钾管理指南、2020年KDIGO肾脏病血钾管理专家共识意见等国际指南将高钾血症定义为血钾>5.0mmol/L。结合国内外相关标准,建议将高钾血症分为以下3级:①轻度5.0~5.5mmol/L;②中度>5.5~6.0mmol/L;③重度>6.0mmol/L。分级的目的是对高钾血症进行有针对性的管理。

(一)顽固性高钾血症的原因

1. **摄入/产生过多**　LN患者合并急慢性肾功能不全时,排钾能力下降,当摄入较多富含钾离子的水果蔬菜、含钾药物(如青霉素钾盐等)、输注库存血等可以导致高钾血症。

2. **排泄减少**　当LN患者的eGFR>60ml/(min·1.73m^2)时,高钾血症并不常见,但随着eGFR下降,高钾血症的发生率逐渐升高。在伴有代谢性酸中毒、钾摄入过多或远端肾小管/集合管钾离子分泌受损时,早期GFR下降时也可发生高钾血症。

3. **分布失衡**　LN患者合并肾功能不全时常并发代谢性酸中毒,此时患者细胞H$^+$浓度较高,促使细胞内K$^+$转移到细胞外以维持电荷平衡,从而引起高钾血症。肾小管上皮细胞内外也发生这种离子转移,致使H$^+$-Na$^+$交换加强,而K$^+$-Na$^+$交换减弱,尿钾排出减少,引发高钾血症。

4. **药物影响**　肾素-血管紧张素-醛固酮系统(renin-angiotensin-aldosterone system,RASS)抑制剂、盐皮质激素受体拮抗剂(如螺内酯)、CsA、Tac、肝素、非甾体抗炎药(nonsteroidal anti-inflammatory drug,NSAID)、地高辛和β受体阻滞剂等均可增加高钾血症发生的风险。

（二）顽固性高钾血症的临床表现

1. 心脏症状　高钾血症主要表现为心律失常和心肌收缩受抑制。高钾血症可引起各种心律失常，包括窦性心动过缓、传导阻滞和异位心律失常、致命性心室纤颤及心搏骤停。高钾血症可使心肌收缩力减弱、心脏扩大、心音低弱。

高钾血症可出现典型的特征性心电图（electrocardiogram，ECG）改变且与血钾升高的程度相关，当血钾 5.5~6.5mmol/L 时，ECG 表现为对称性高尖 T 波；血钾 6.5~8.0mmol/L 时，除 T 波高尖外，可出现 PR 间期延长、P 波振幅降低及 QRS 波增宽；血钾>8.0mmol/L 时，可出现 P 波消失、室内传导阻滞、分支阻滞、束支传导阻滞、QRS 轴偏移、QRS 波进行性增宽、窦室传导乃至室颤。临床上具有典型 ECG 表现的高钾血症患者不足 50%，故不可仅依赖 ECG 检查来诊断高钾血症或预测其严重程度。

2. 神经肌肉症状　高钾血症早期常有四肢及口周感觉麻木、极度疲乏、肌肉酸痛和肢体苍白湿冷等症状。血钾浓度达 7.0mmol/L 时可有四肢麻木软瘫，先躯干后四肢，最后影响到呼吸肌，甚至发生窒息。中枢神经系统症状可表现为烦躁不安或神志不清。

3. 其他症状　高钾血症由于引起乙酰胆碱释放增加，故可引起恶心、呕吐和腹痛。

（三）顽固性高钾血症的主要危害

1. 加快肾脏病进展，持续、反复发生的高钾血症较单次高钾血症可明显促使血清肌酐升高或增加 ESRD 的发生风险。

2. 增加心血管相关死亡和全因死亡风险。有研究表明，血钾>5.0mmol/L 与长期不良事件相关；血钾 6.0mmol/L，可使患者死亡风险增加 30 倍。

3. 导致 RAAS 抑制剂减量甚至停药。在 RAAS 抑制剂治疗患者中，轻度高钾血症者（5.1~5.4mmol/L）38% 存在药物减量或停药；中重度高钾血症者（≥5.5mmol/L）47% 存在药物减量或停药。

4. 导致患者紧急住院、心血管事件等诸多不良后果，其中高钾血症患者 6 个月内的住院风险是非高钾血症患者的 2.11 倍，需要重症监护的风险是非高钾血症患者的 4.77 倍，发生室性心律失常风险是 2.29 倍，心搏骤停风险是 3.26 倍。另外，高钾血症严重时需要进行心电监护并采取急救，给患者带来沉重的经济负担。

（四）顽固性高钾血症的治疗

高钾血症的治疗包括急性期治疗和长期管理两部分，急性期高钾血症的治疗目的在于迅速将血钾浓度降至安全水平，避免发生严重并发症；而慢性高钾血症则注重长期管理，预防复发。

1. 急性期治疗　如果患者短期内血钾升高至≥6.0mmol/L 或出现高钾相关性 ECG 异常表现属于高钾血症急危重症，需要紧急处理。立即复查血钾以排除假性高钾血症，进行生命体征以及 ECG 监测。主要的治疗手段包括以下几方面。

（1）稳定心肌：对于有高钾血症伴或不伴 ECG 改变的患者，立即使用静脉钙剂是一线治疗方案。钙离子可迅速对抗钾离子对心肌动作电位的影响，稳定细胞膜电位，使心肌细胞兴奋性恢复正常。常在心电监护下用 10% 葡萄糖酸钙缓慢静脉推注，1~3 分钟起效，持续 30~60 分钟。如未见效，可重复注射。在使用洋地黄类制剂的患者中应谨慎使用钙剂，因高钙血症可能加重对心肌的毒性作用。在这种情况下，可将 10% 葡萄糖酸钙 10ml 加入 5% 葡萄糖溶液 100ml 中，静脉滴注 20~30 分钟，使钙离子有充分时间在细胞内外均匀分布，防止高钙血症。

（2）促进钾离子进入细胞内

1）静脉滴注胰岛素和葡萄糖可以通过促进钾离子向细胞内转运,从而降低血钾浓度。建议使用 25% 葡萄糖液 100~200ml,按每 3~4g 糖加 1IU 普通胰岛素静脉滴注,一般注射后 10~20 分钟起效,高峰为 30~60 分钟,必要时可 3~4 小时重复给药。

2）如果患者合并代谢性酸中毒,可给与 5% 碳酸氢钠 150~250ml 静脉滴注,5~10 分钟内起效,持续约 2 小时,可以纠正酸中毒,碱化血液使钾离子向细胞内转移。钠离子可以拮抗钾离子的心肌毒性,心力衰竭患者需要缓慢滴注并监测心功能。

3）β 受体激动剂可使钾离子转移至细胞内,如 10~20mg 沙丁胺醇喷雾剂能在 30~60 分钟内降低血钾浓度 0.5~1.5mmol/L。此外,β 受体激动剂还可以促进胰岛素释放,增强治疗高钾血症的疗效。

（3）促进钾离子排出体外

1）利尿剂:对严重 CKD 患者肾脏排钾作用有限,但对伴有低肾素低醛固酮血症的患者效果较好。联合袢利尿剂和噻嗪类利尿剂效果更好,但对于血容量不足的患者反而可能降低肾小球滤过率,影响肾功能并加重高钾血症。

2）阳离子交换树脂:通过在结肠中钠离子或钙离子与钾离子的交换,减少钾离子吸收,促进其从粪便中排出。目前临床上常用的有聚苯乙烯磺酸钠(SPS)和聚苯乙烯磺酸钙(CPS),新型离子交换聚合物有 Patiromer,该类药物易引起便秘,并有肠梗阻及肠穿孔风险。

3）新型钾离子结合剂环硅酸锆钠:在全肠道内通过置换钠/氢离子而高选择性地捕获钾离子,减少肠道内钾离子吸收,从而快速有效地降低血钾浓度。

4）透析治疗:是处理严重高钾血症,尤其是 ESRD 已有血管通路患者的首选方案。HD 较腹膜透析(peritoneal dialysis,PD)降钾效果更佳,在血流动力学不稳定的患者,连续性肾脏替代疗法(continuous renal replacement therapy,CRRT)使用更多。4 小时 HD 平均可清除 40~120mmol 钾离子。

2. 长期管理 LN 合并肾功能不全的患者是慢性高钾血症的高危人群,特别是合并糖尿病、心力衰竭、代谢性酸中毒或使用 RAAS 抑制剂治疗等。长期管理的目的是保持血钾处于安全范围内,使患者获得更好的预后。高钾血症的长期管理手段主要包括以下几种。

（1）识别及纠正诱因:对于既往合并高钾血症的 LN 患者避免使用可能引起高钾血症的药物,如 NSAID、RAAS 抑制剂等。但是考虑 RAAS 抑制剂有明确的心肾保护作用,对于合并心力衰竭的 CKD 患者,建议 RAAS 抑制剂联合新型降钾药物(如环硅酸锆钠等)应用,监测并防止高钾血症的发生。

（2）低钾饮食:对于血钾>5.0mmol/L 的患者,限制高钾食物的摄入,禁用低钠盐和平衡盐等特殊食盐,少用酱油等调味品,含钾高的蔬菜在烹饪前应浸泡或焯水去除钾离子。但通常情况下,钾离子存在于多种食物中,患者往往难以识别,且低钾饮食容易导致便秘,影响患者生活质量,依从性差。

（3）药物干预,促进钾离子排出体外:促进钾离子排出体外的药物包括排钾利尿剂、阳离子交换树脂(SPS、CPS)以及新型钾离子结合剂环硅酸锆钠等。ESRD 患者通过透析(HD 及 PD)清除体内钾离子,是维持体内钾平衡的主要治疗方法。

二、严重的酸碱失衡

重症 LN 患者常出现酸碱平衡失调,及时正确认识诊断酸碱失调极为重要,有些酸碱失衡可能是病情危重的主要原因,直接影响患者预后。

(一)酸碱失衡的诊断步骤

判断酸碱平衡紊乱可采用一定的步骤。

第一步,通过 pH 判断是否存在酸血症或碱血症,pH<7.35 诊断酸血症,pH>7.45 诊断碱血症。

第二步,判断导致酸血症或碱血症的原发变化。pH<7.35 时,如果是呼吸性酸中毒应该 $PaCO_2$ 升高,HCO_3^- 代偿性升高;代谢性酸中毒 HCO_3^- 下降,$PaCO_2$ 代偿性下降。pH>7.45 时,如果为呼吸性碱中毒 $PaCO_2$ 下降、HCO_3^- 代偿性下降;代谢性碱中毒 HCO_3^- 升高,$PaCO_2$ 代偿性升高。因此原发酸碱平衡失衡决定 pH 的变化;$PaCO_2$、HCO_3^- 任何一个变量的变化均会引起另一个变量的同向代偿性变化。如果 $PaCO_2$、HCO_3^- 两者反方向变化必有混合性酸碱失衡;或 $PaCO_2$、HCO_3^- 两者明显异常,而 pH 正常,必有混合性酸碱失衡。

第三步,评价是否存在混合性酸碱失衡,根据表 2-7 进行估算,超过代偿范围,则为混合性酸碱失衡。

第四步,评估患者的临床表现和体征,对上述判断进行评价。

表 2-7　混合性酸碱失衡评价表

异常	原发紊乱	代偿改变	代偿范围
呼吸性酸中毒			
急性	$PaCO_2$	HCO_3^-	$PaCO_2$ 每升高 10mmHg HCO_3^- 升高 1mmol/L
慢性	$PaCO_2$	HCO_3^-	$PaCO_2$ 每升高 10mmHg HCO_3^- 升高 3.5mmol/L
呼吸性碱中毒			
急性	$PaCO_2$	HCO_3^-	$PaCO_2$ 每下降 10mmHg HCO_3^- 下降 2mmol/L
慢性	$PaCO_2$	HCO_3^-	$PaCO_2$ 每下降 10mmHg HCO_3^- 下降 5mmol/L
代谢性酸中毒			
HCO_3^-	HCO_3^-	$PaCO_2$	HCO_3^- 每下降 1mmol/L $PaCO_2$ 下降 1.3mmHg
代谢性碱中毒			
HCO_3^-	HCO_3^-	$PaCO_2$	HCO_3^- 每升高 1mmol/L $PaCO_2$ 升高 0.7mmHg

(二)各型酸碱失衡及其临床表现

1. **代谢性碱中毒**　代谢性碱中毒是指由于细胞外液碱增多和 / 或 H^+ 丢失引起的 pH

升高,以血浆 HCO_3^- 原发性增多以及代偿性 $PaCO_2$ 升高为特征,是 LN 最常见的酸碱失衡,与剧烈呕吐、利尿剂应用、大量输入库存血、低钾血症有关。血 pH 高于 7.55 者死亡率为 45%,高于 7.65 者死亡率为 80%。

临床表现:代谢性碱中毒常合并低血容量和低钾血症,患者可出现直立性低血压和乏力等表现。代谢性碱中毒时中枢与周围神经表现异常,症状可与低钙血症相似,如神志混乱、迟钝、易发生癫痫、皮肤感觉异常、肌肉痛性痉挛甚至抽搐。部分代谢性碱中毒没有特征性的临床表现,常被忽视。

2. **呼吸性碱中毒**　呼吸性碱中毒是指其中由于肺通气过度引起 $PaCO_2$ 下降、pH 升高,以血浆 H_2CO_3 浓度原发性减少为特征。任何引起通气量增加的过程可引起呼吸性碱中毒,如呼吸中枢受刺激或精神性过度通气、低氧血症和肺疾患、机体代谢旺盛、人工呼吸机使用不当等。

临床表现:呼吸性碱中毒是危重患者最常见的酸碱失调,并发严重呼吸性碱中毒者预后不良。呼吸性碱中毒的持续时间和严重程度影响其临床表现,但更重要的是与其基础疾病有关。很多心肺疾病患者在早期和中期由于过度通气表现为呼吸性碱中毒。呼吸性碱中毒主要影响神经肌肉系统、心血管系统和呼吸系统。$PaCO_2$ 迅速降低即使无低氧血症也可引起眩晕、神志混乱、癫痫,是由于大脑血流减少所致。急性低碳酸血症在清醒患者对心血管影响很小,但在麻醉和机械通气患者,由于麻醉、正压通气对心率、全身阻力和静脉回流的抑制作用,心排血量和血压降低。低氧血症而血碳酸正常预示很快要发生呼吸衰竭。机械通气常发生呼吸性碱中毒。

3. **代谢性酸中毒**　代谢性酸中毒是指固定酸增多(乳酸或酮酸)和 / 或 HCO_3^- 丢失(肾小管酸中毒及腹泻)引起的 pH 下降,以血浆 HCO_3^- 原发性减少为特征。

临床表现:代谢性酸中毒对呼吸、心脏和中枢神经系统有明显影响。血 pH 降低时呼吸增加,主要是潮气量增加,即库斯莫尔(Kussmaul)呼吸。酸中毒直接抑制心脏的收缩力。酸中毒使周围动脉扩张,中心静脉收缩,由于中心血管的顺应性降低,输入少量盐水后就可能发生肺水肿。酸中毒抑制中枢神经系统功能的表现有头痛、昏睡、木僵和昏迷,还可以出现糖耐量异常。

4. **呼吸性酸中毒**　呼吸性酸中毒是指由于严重的肺部疾病、呼吸肌无力等原因导致的呼气和换气功能障碍,进而导致 CO_2 潴留引起。

临床表现:急性呼吸性酸中毒的症状涉及中枢神经系统、心血管系统和呼吸系统。短时间的严重高碳酸血症,即使 $PaCO_2$ 每分钟升高 3~5mmHg,也不会对生命造成即刻威胁。中枢神经系统症状依赖于高碳酸血症的程度以及其发生速率。中等高碳酸血症,可出现反射增强和扑翼样震颤。$PaCO_2$ 迅速增高时(>60mmHg)出现头痛、不安焦虑、失定向和昏迷。严重呼吸性酸中毒,腱反射降低,肌肉收缩力明显障碍,骨骼肌易疲劳。如果此现象发生在呼吸肌,会导致呼吸衰竭。

慢性呼吸性酸中毒具有同样的高碳酸血症时,症状较少且不严重,细震颤可能是仅有的表现,但当高碳酸血症更严重时,出现神志混乱、记忆力丧失、嗜睡,即 CO_2 麻醉。由于酸血症使血管扩张增加大脑血流量,脑脊液压力增加。呼吸性酸中毒对心血管系统的作用是双相的,开始时心脏收缩力被迅速抑制,后逐渐增加。呼吸性酸中毒引起周围血管扩张,而增加自主神经活性和儿茶酚胺分泌,血管扩张得到改善。

5. 混合性酸碱失衡　常见的双重酸碱平衡紊乱包括:代谢性酸中毒合并呼吸性酸中毒、代谢性碱中毒合并呼吸性碱中毒、代谢性酸中毒合并呼吸性碱中毒、代谢性碱中毒合并呼吸性酸中毒。前两种混合性酸碱平衡紊乱易导致血液 pH 极度偏酸或偏碱,引起严重的临床症状。另外两种混合性的酸碱失衡,临床症状较轻,pH 接近正常。临床上还可出现三重混合性酸碱平衡紊乱,如接受胃肠引流的患者可存在代谢性碱中毒,同时合并败血症导致代谢性酸中毒,由于内毒素的作用,呼吸加快加深,又出现呼吸性碱中毒。

(三) 各型酸碱失衡的治疗

1. 代谢性碱中毒

(1) 治疗原发病:积极治疗原发病,消除引起代谢性碱中毒的原因,包括对引起大量呕吐原发病的积极治疗,合理应用利尿剂、碱性药物,注意血清钾的平衡等。

(2) 补充生理盐水和氯化钾:一些轻度代谢性碱中毒只需要输入生理盐水即可治愈,因生理盐水中的 Cl^- 浓度较血 Cl^- 高,且 pH 较血浆低,有利于纠正代谢性碱中毒。代谢性碱中毒多伴有钾的丢失,缺钾又可以引发代谢性碱中毒,补充 KCl 后 K^+ 进入细胞内将其中的 H^+ 交换出来,有助于纠正碱中毒。因此临床上对代谢性碱中毒患者只要无高钾血症和尿少或无尿,就要积极补钾。

(3) 防治上消化道出血:代谢性碱中毒极易并发上消化道出血,可能与胃肠黏膜缺氧、缺血等因素有关。因此,要常规应用 H2 受体阻断剂预防上消化道出血。

(4) 纠正碱中毒:对于注射生理盐水无效者,可用碳酸酐酶抑制剂乙酰唑胺等。

2. 呼吸性碱中毒

(1) 防治原发病:防治原发病、消除引起肺通气过度的原因是根本措施。

(2) 吸入含 CO_2 气体:对急性呼吸性碱中毒可吸入含 5%CO_2 的混合气体;或嘱患者反复屏气;或用塑料袋套于患者的口鼻上使其反复吸回呼出的 CO_2 以维持血浆 H_2CO_3 浓度。

(3) 纠正低血钙:因碱血症导致游离钙减少,发生低钙血症,有手足搐搦者可静脉注射10% 葡萄糖酸钙进行治疗。

3. 代谢性酸中毒

(1) 防治原发病:积极治疗原发病,肾衰竭引发者应采用透析治疗等。

(2) 纠正水、电解质紊乱:酸中毒时 K^+ 外流往往掩盖了同时存在的低钾血症,酸中毒纠正后 K^+ 返回细胞内可出现明显的低血钾。酸中毒时游离钙增多,酸中毒纠正后游离钙明显减少,有时可以出现手足抽搐。因此在治疗酸中毒时应该注意纠正水和电解质紊乱。

(3) 补碱治疗:轻症酸中毒,经过以上处理措施,往往可以得到纠正,无须补碱。但如果是以上措施并不能完全纠正的严重酸中毒,需要酌情补充碱性药物,常用 5%$NaHCO_3$ 静脉滴注。

补碱量怎么计算?

$$NaHCO_3(mmol)=(24- 实测 HCO_3^-)(mmol/L)\times 0.4 \times 体重(kg)$$

根据上式计算出 $NaHCO_3$ 需要量,根据 $NaHCO_3$ 分子量,再折合成 5%$NaHCO_3$,则有:

$$1mmol\ NaHCO_3=0.084g\ NaHCO_3=1.68ml\ 5\%NaHCO_3$$

一般首先采用计算量的 1/3~1/2 于 2~3 小时内静脉滴注,以后再根据动脉血气分析结果决定是否需要继续补充。

4. 呼吸性酸中毒　急性呼吸性酸中毒多见于上呼吸道急性梗阻、呼吸暂停等,应迅速去除引起通气障碍的原因,改善通气功能,使蓄积的 CO_2 尽快排出,必要时可插管行机械通气。慢性呼吸性酸中毒绝大多数是由于慢性肺部疾病引起的通气功能障碍导致,常伴慢性呼吸衰竭,以治疗原发病为主,包括抗感染、祛痰平喘、低流量吸氧、机械通气等,保持呼吸道通畅,解除 CO_2 潴留。对于呼吸性酸中毒,通过以上治疗,随着 $PaCO_2$ 下降,pH 也随之趋向正常,因此原则上无须补充碱性药物。

临床实际中纠正酸碱失衡常常强调"宁酸勿碱",是因为酸性环境促进氧离曲线右移以及氧的释放,增加周围组织对氧的利用。同时,酸性环境可以刺激呼吸中枢,增加肺泡通气量。如果为患者盲目补碱,会导致氧和血红蛋白解离降低,周围组织氧利用障碍,加重病情。

5. 混合性酸碱失衡　混合性酸碱平衡紊乱多见于重症患者,判断相对困难且治疗矛盾较多,治疗原则是首先稳定血流动力学,如果有容量的丢失应补充容量,纠正电解质紊乱,治疗原发病。由于机体的代偿能力,原发病纠正后,酸碱平衡紊乱会逐渐纠正,酸中毒时补碱的原则同前,使用过程中应密切监测酸碱平衡的变化。

三、严重的肾性贫血

严重贫血是 LN 患者常见的并发症之一。据贫血的机制,分为肾性贫血(renal anaemia,RA)、自身免疫性溶血性贫血(autoimmune hemolytic anemia,AIHA)、纯红细胞再生障碍性贫血(pure-red cell aplasia,PRCA)、再生障碍性贫血(aplastic anemia,AA)、慢性病贫血(anemia of chronic disease,ACD)、缺铁性贫血(iron deficiency anemia,IDA)、叶酸/维生素 B_{12} 缺乏导致的恶性贫血。本篇主要详述肾性贫血的治疗。

贫血的定义为:居住海平面地区的成年人,男性 Hb<130g/L,非妊娠女性 Hb<120g/L,妊娠女性 Hb<110g/L,可诊断贫血;但应考虑患者年龄、种族、居住地的海拔高度对 Hb 的影响。对于 LN 患者合并贫血时,需注意鉴别是否合并造血系统受累,若患者 eGFR≥60ml/(min·1.73m²)时,贫血更可能与其他原因有关。

(一)肾性贫血的发生机制

疾病控制不佳的 LN 患者,进一步发展为 CKD,可引起肾性贫血。肾性贫血的发生机制如下[52]。

1. 促红细胞生成素(erythropoietin,EPO)缺乏　机体的 EPO 主要由肾小管及管旁毛细血管内皮细胞和间质细胞合成分泌,可以抑制骨髓红细胞凋亡、刺激网状红细胞释放进入外周循环,是机体主要的造血生长因子。而 LN 患者 CKD 状态下上述细胞合成 EPO 能力降低,EPO 缺乏导致患者贫血。SLE 患者本身处于高炎症状态,机体内多种炎性因子(如 IL-6、IL-1β 等)的升高,可以抑制肾脏 EPO 的产生。另外有研究发现 20%~50% 的 SLE 患者存在抗 EPO 抗体,其导致 EPO 的清除增加。

2. 铁缺乏　LN 患者的炎症状态下铁调素水平升高,导致铁元素滞留在网状内皮系统细胞内,引起铁利用障碍;同时铁调素升高还可以阻碍胃肠道对铁的吸收。另外,长期激素应用以及 SLE 疾病本身常常导致胃肠道功能紊乱,影响胃肠道对铁的吸收。

3. 营养缺乏　LN 患者 CKD 期由于饮食控制、食欲减退、胃肠道水肿、尿毒症毒素引起分解代谢等导致营养不良,主要包括铁剂、叶酸、维生素 B_{12} 及蛋白质等物质的缺乏,导致贫血。

4. 长期失血　CKD 患者长期频繁抽血检查以及 HD 患者透析后管路残留血液均可以

加重贫血。

5. **尿毒症毒素**　胍类及其衍生物可缩短红细胞寿命,引起血小板功能障碍,导致出血风险增高;酚类及其衍生物和多胺等抑制骨髓造血功能。

（二）肾性贫血的治疗

肾性贫血治疗的 Hb 靶目标为:Hb≥110g/L,但不超过 130g/L,肾性贫血的治疗药物主要包括红细胞生成刺激剂(erythropoiesis-stimulating agent,ESA),铁剂以及低氧诱导因子脯氨酰羟化酶抑制剂(hypoxia-inducible factor prolyl hydroxylase inhibitor,HIF-PHI)三大类药物。

1. **红细胞生成刺激剂治疗**　红细胞生成刺激剂(erythropoiesis-stimulating agent,ESA)治疗的目的是补充 CKD 患者的绝对或相对 EPO 不足,但治疗之前应尽可能纠正铁缺乏及炎症状态等加重肾性贫血的危险因素。

(1) ESA 的主要类型:目前 ESA 主要有以下 3 种类型。第一代主要为重组人红细胞生成素(recombinant human erythropoietin,rHuEPO),为短效 ESA,临床常用剂量为 rHuEPO 每周 50~150U/kg,分 1~3 次给药。第二代 ESA 是达依泊汀 α,为长效 ESA,稳定性更高,常用剂量是 0.45μg/kg,每 1~2 周给药 1 次[53]。第三代为甲氧聚二醇重组人 EPO(methoxy-polyethylene glycol-epoetin beta,MPG-EPO),半衰期更长,常用剂量为 0.6μg/kg,每 2~4 周给药 1 次[54-55]。

(2) ESA 的治疗剂量及调整:临床中根据 CKD 患者 Hb 水平和临床情况决定 ESA 初始治疗剂量。对于轻度贫血的患者,或者既往患有脑血管病、血栓栓塞、癫痫或高血压的患者,应当降低 ESA 的初始剂量。治疗期间根据 Hb 的增长速度适当调整 ESA 的剂量,建议初始治疗时 Hb 的增长速度控制在每个月 10~20g/L,增长过快或过慢可以适当减低或增加 ESA 剂量。当 Hb 达到目标值时,推荐减少 ESA 剂量而非立即停用 ESA。

(3) ESA 常见的不良反应:ESA 可引起血压升高、促进肿瘤生长、增加恶性肿瘤患者血栓栓塞风险,具有以上风险的患者应用 ESA 需谨慎。另外 ESA 还可以导致癫痫、肌痛及输液样反应、多种皮肤反应(如过敏、环形红斑、中毒性表皮坏死松解症等),发生上述情况应立即停用 ESA。

2. **铁剂治疗**

(1) 铁剂适应证与治疗时机:对于 LN 肾性贫血的治疗目前尚无统一指南和规范,本章参考 2022 年发布的《铁剂在慢性肾脏病贫血患者中应用的临床实践指南》。启动铁剂治疗的时机包括:①合并绝对铁缺乏,使用 ESA 前启动铁剂治疗;②合并功能性铁缺乏,启动 ESA 前先给予铁剂,或启动 ESA 的同时给予铁剂。

(2) 铁剂的种类与选择

1) 铁剂的种类:铁剂分为口服铁剂和静脉铁剂两大类。常用的口服铁剂主要为二价铁(亚铁)盐,包括多糖铁复合物、琥珀酸亚铁、硫酸亚铁、乳酸亚铁、富马酸亚铁等;而常用静脉铁剂包括蔗糖铁、右旋糖酐铁和葡萄糖酸铁。

2) 铁剂的选择:①推荐非透析 CKD 和腹透患者优先使用口服铁剂,若口服铁剂不耐受或无效,则转为静脉铁剂;②建议血液透析患者常规选择静脉铁剂治疗,当存在严重活动性感染、过敏等静脉铁剂禁忌证时,可权衡利弊后选用口服铁剂;③合并严重活动性感染的 CKD 患者,不建议使用静脉铁剂。

3. **低氧诱导因子脯氨酰羟化酶抑制剂治疗**　低氧诱导因子脯氨酰羟化酶抑制剂

（hypoxia-inducible factor prolyl hydroxylase inhibitor,HIF-PHI）是一种新型治疗肾性贫血的小分子口服药物。HIF-PHI 促进机体内源性 EPO 生成及受体表达,促进与铁代谢相关蛋白的表达,同时降低铁调素水平,综合调控促进红细胞的生成。目前罗沙司他是中国国家药品监督管理局批准上市的全球第一个 HIF-PHI 类药物,后续也在欧盟获批,为肾性贫血患者提供了一种全新的治疗选择。在非透析及 PD 患者、合并微炎症状态者、铁利用障碍者、对 ESA 反应低下者中,HIF-PHI 具有优势。需要注意的是,CKD 患者使用 HIF-PHI 之前要先评估铁的状态,纠正铁缺乏症。

（1）罗沙司他治疗剂量及调整:基于中国患者的罗沙司他 2 项Ⅲ期临床研究结果,建议透析患者为每次 100mg（<60kg 体重）或 120mg（≥60kg 体重）,非透析患者为每次 70mg（<60kg 体重）或 100mg（≥60kg 体重）,口服给药,每周 3 次[56-57]。另外,建议起始治疗阶段每 2 周进行 1 次 Hb 检测,根据患者当前的 Hb 水平及过去 4 周内 Hb 的变化,每 4 周进行 1 次剂量阶梯调整。若患者 Hb 在 2 周内增加>20g/L 且 Hb>90g/L,则提早降低一个阶梯治疗。剂量阶梯包括 20、40、50、70、100、120、150、200mg;建议最大剂量为 2.5mg/kg,剂量调整方法见表 2-8。

表 2-8　罗沙司他剂量阶梯调整方案

过去 4 周 Hb 变化 /$(g \cdot L^{-1})$	剂量调整时 Hb 水平 /$(g \cdot L^{-1})$			
	<105	105~<120	120~<130	≥130
<-10	增加	增加	无变化	暂停给药,监测 Hb,若<120g/L,降低一个阶梯剂量,恢复给药
-10~10	增加	无变化	降低	
>10	无变化	降低	降低	

注:Hb. 血红蛋白。

（2）HIF-PHI 在特殊人群中的应用

1）老年患者:65 岁以上患者无须调整起始剂量。

2）儿童患者:18 岁以下患者中使用罗沙司他的安全性和有效性尚未确立。

3）肝功能损害患者:轻度或中度肝功能损害患者无须调整起始剂量;对于严重肝功能损害患者,罗沙司他的安全性与有效性日前尚无使用经验。

4）孕妇与哺乳期女性禁用罗沙司他。

（三）肾性贫血治疗低反应的处理

肾性贫血治疗低反应是指合适剂量的 ESA/IF-PHI 治疗后,不能达到和 / 或稳定维持 Hb 靶目标。

1. 肾性贫血治疗低反应的原因　肾性贫血治疗低反应最主要的原因是铁缺乏和 ESA 低反应性。但也包括慢性炎症状态、恶性肿瘤、免疫性疾病的活跃、透析不充分、继发性甲状旁腺功能亢进、铝中毒、营养不良、叶酸或维生素 B_{12} 缺乏、血液系统肿瘤（如多发性骨髓瘤和骨髓增生异常综合征等）、地中海贫血、骨髓纤维化、rHuEPO 抗体引起 PRCA、脾亢进、容量负荷过重、药物相互反应等加重肾性贫血的危险因素及合并其他贫血性疾病。

2. 肾性贫血治疗低反应的对策

（1）纠正铁缺乏:依据铁状态评估结果,对于存在绝对铁缺乏的患者,静脉或口服铁剂治疗,具体治疗详见前述"铁剂治疗";对于血清铁蛋白(serum ferritin,SF)500~800μg/L、存在功能性铁缺乏的患者,可尝试 HIF-PHI 治疗,通过下调铁调素,提高铁剂的利用。

(2)改善 ESA 低反应性:ESA 低反应性指皮下注射 rHuEPO 达到每周 300U/kg(20 000U/周)或静脉注射 rHuEPO 达到每周 500U/kg(30 000U/ 周),治疗 4 个月后,Hb 仍不能达到或维持靶目标值。ESA 低反应性的病因:最常见病因为铁缺乏,其他病因包括合并炎性疾病、慢性失血、甲状旁腺功能亢进、纤维性骨炎、铝中毒、Hb 病、恶性肿瘤、营养不良、溶血、透析不充分、应用 ACEI 或 ARB 类药物、脾功能亢进、rHuEPO 抗体介导的 PRCA、左卡尼汀缺乏等情况。对 ESA 治疗反应低下患者不应简单增加 ESA 剂量,而应对上述病因进行排查和诊断,并针对性给予处理或治疗。

ESA 低反应性的处理:①评估患者 ESA 低反应性的类型,筛查潜在病因,针对特定病因进行治疗;②对于处理和治疗病因疾病后仍存在 ESA 低反应性的患者,建议采用个体化方案进行治疗,并评估 Hb 下降、继续 ESA 治疗和输血治疗的风险;③ ESA 治疗初始和获得性治疗反应低下患者,最大剂量不应高于初始剂量或稳定剂量(基于体重计算)的 2 倍;④评估 ESA 冷链运输和保存的规范性;⑤酌情考虑换用 rHuEPO-β 注射液:rHuEPO-α 和 β 均能有效促进红细胞的生成,但两者也存在一些细微的差异;⑥酌情考虑换用 HIF-PHI 治疗:罗沙司他治疗中国 HD 患者肾性贫血的 ESA 抵抗人群亚组分析中,入组前接受稳定剂量 ESA 治疗但基线 Hb<100g/L 的患者,在罗沙司他治疗 26 周后,94.4% 的患者 Hb≥100g/L,83.3% 的患者达到 Hb≥110g/L[56]。

(3)纠正炎症性贫血:炎症性贫血也被称为慢性病贫血,是 LN 患者常见的贫血原因之一。如何诊断是否为炎症性贫血可以通过临床指标来诊断:当转铁蛋白饱和度(transferrin saturation,TSAT)<20%,SF>100μg/L 可诊断为炎症性贫血;当 TSAT<20%,SF 在 30~100μg/L,可溶性转铁蛋白受体 sTfR/logSF>2 为缺铁性贫血合并炎症性贫血;若可溶性转铁蛋白受体 sTfR/logSF<1 为炎症性贫血。炎症性贫血治疗的主要原则是治疗原发基础疾病。然而当炎症反应呈慢性、很难控制或诊断不明时,输血、静脉补铁和 ESA 可以改善病情。

(4)纠正自身免疫性溶血性贫血:自身免疫性溶血性贫血是 SLE 患者常见合并症,以网织红细胞百分数升高和抗球蛋白试验阳性为诊断主要依据,以激素和 / 或免疫抑制剂治疗为主。

(5)警惕抗 EPO 抗体介导的 PRCA:对于 ESA 治疗过程中出现进行性严重贫血的患者,如满足 Hb 每周 5~10g/L 的速度下降,伴网织红细胞计数<10×10⁹/L,而外周血的血小板和白细胞计数正常,骨髓幼红细胞系列显著减少,甚至完全缺乏,粒细胞和巨核细胞系列增生正常,血清抗 EPO 抗体检测阳性,则可确诊 EPO 抗体介导 PRCA。确诊后应停用所有的 ESA 制剂,必要时输血纠正,也可试用免疫抑制剂、雄激素、大剂量静脉注射丙种球蛋白或血浆置换治疗,最有效的治疗是肾移植。

(6)治疗脾功能亢进:对伴有重度脾功能亢进的 HD 重度贫血患者,可以考虑微创行部分脾动脉栓塞术,可改善红细胞、白细胞和血小板数量减少。

(7)治疗骨髓增生异常综合征:骨髓增生异常综合征是起源于造血干细胞的一组异质性髓系克隆性疾病,特点是髓系细胞分化发育异常,表现为无效造血、造血功能衰竭以及高风险向急性髓系白血病转化。结合骨髓活检和临床表现可进行诊断,可通过免疫抑制剂治疗获得缓解。

四、恶性高血压

（一）MHT 定义

LN 患者常合并高血压，其中 MHT 是最严重的高血压形式。MHT 指具有终末器官急性损害证据的重度高血压（一般 >200/120mmHg），临床表现为血压急剧升高（舒张压 ≥130mmHg），常伴有 TMA 及其他严重并发症，易导致肾功能急速恶化或急性肾衰竭。

（二）MHT 的发生机制

尽管 MHT 的发病机制尚未阐明清楚，但是与 MHT 相关的病理生理过程已经得到部分说明。血压的急剧升高是 MHT 的触发因素之一，血压升高导致肾脏循环障碍，当血压升高超过肾脏自身的调节阈值时，可以导致快速型肾小球硬化，伴有血管内皮病变、血管内凝血和 TMA。肾脏损伤后可以激活肾素 - 血管紧张素系统，进而使全身小动脉平滑肌收缩，促进神经垂体释放血管升压素和催产素，强烈刺激肾上腺皮质分泌醛固酮，促进肾小管重吸收水、钠，兴奋交感神经等多种机制升高血压，加剧肾脏的病理损害和其他器官的血管病变。RAS 刺激交感神经系统，然后通过激活 β_1 受体进一步增加肾素的产生，从而形成一个正反馈回路[58]。除了 RAS 激活和内皮功能障碍，最近研究表明淋巴细胞激活、补体旁路途径活化也可能在 MHT 的发展中起重要作用。

（三）MHT 的临床表现

MHT 的临床表现包括视力障碍、头痛、疲劳、头晕、口渴、视网膜病变、肾衰竭伴不寻常的低钾血症等。全身微循环损伤是 MHT 的病理标志，影响包括脑、心脏、肾脏和视网膜在内的各种器官。MHT 最典型的表现是肾功能障碍和微血管病变。肾脏受累的患者可以出现肾功能不全，出现蛋白尿、血尿及电解质紊乱等。大约一半的 MHT 患者有低钾血症，这反映了肾内缺血引起的肾素分泌增加导致的继发性醛固酮增多症，部分 MHT 患者可以合并较为严重的低钠血症。MHT 是患者发展为 ESRD、较早进入透析状态的重要原因。部分高血压急症患者的血液中发现了炎症、凝血、血小板活化和纤维蛋白溶解的多种标志物。眼底的急性变化包括小动脉痉挛、视网膜水肿、出血、渗出液和视乳头水肿，以及视网膜静脉充血等表现。在 28% 的 MHT 患者中发现合并 TMA，其特征是小血管血栓形成、血管内溶血伴红色碎片血细胞、乳酸脱氢酶升高和血小板消耗，也可出现腹部血管的纤维蛋白样坏死、作为狼疮特征的坏死性血管炎、结节性小动脉炎等。但研究结果发现即使 MHT 患者的血压控制良好，其全因死亡率仍然是普通高血压患者群的 5 倍，是血压正常人群的 13 倍，而 MHT 也是 LN 患者重要的死亡风险之一。

（四）MHT 的降压治疗

MHT 的治疗核心是降压治疗。根据欧洲高血压学会和欧洲心脏病学会 2013 年高血压指南，MHT 的治疗主要是通过静脉给药并根据患者血压情况随时调整药物剂量，避免血压突然下降和过度低血压[59]。急性期降压的治疗目标是将舒张压降至约 110mmHg，之后在 2~3 天内将血压降至 140/90mmHg；另外，建议急性期平均动脉压（mean arterial pressure，MAP）降低不超过 25%，以避免大脑、肾脏灌注不足；在随后的 12~36 小时后将患者的血压控制到 160/90mmHg 以下，之后根据患者的心肾功能选择合适的降压药物，常通过联合用药模式将患者的血压在 2~3 周内降低到正常的范围内。

根据指南，我们需要迅速将 MHT 患者的平均血压降低 20%~25%。专用于即刻降压的药物可分为一线药物（拉贝洛尔和尼卡地平）和替代药物（硝普钠和乌拉地尔），这些药物均为静脉应用，降压迅速，应用时需要严密监测血压水平，及时调整药物浓度。然而，由于MHT 的发生率较低，目前尚没有数据证明这些药物中哪一种疗效最好、安全性最高，另外，这些药物的使用是否会降低患者的发病率和死亡率仍无大样本数据支持。其他可选择药物还包括非二氢吡啶类钙通道阻滞剂（calcium channel blocker，CCB）（地尔硫䓬）、β 受体阻滞剂（美托洛尔、艾司洛尔）、ACEI（依那普利）和中枢 α 受体激动剂（可乐定）等。虽然大多数高血压急症推荐静脉用药，但 ACEI、ARB 和 β 受体阻滞剂的口服治疗对 MHT 也非常有效。降压药物应从小剂量开始应用，严密监测血压，及时调整用药剂量[58]。

1. 即刻降压治疗

（1）拉贝洛尔：拉贝洛尔兼有 α 受体及 β 受体阻滞剂作用，适用于急性高血压事件，初始处方剂量为 2 分钟内静脉注射 20mg，然后继续静脉注射 40~80mg，持续 10 分钟。总剂量不应超过每天 300mg。另一种可选择的用药方式为连续静脉输注，剂量通常为 1~2mg/min，可以逐渐加量至 10mg/min[60]。

（2）尼卡地平：尼卡地平是一种 CCB，通过扩张小动脉从而降低总外周阻力和后负荷，用于 MHT 的治疗。由于尼卡地平可以降低心脏后负荷，不用于晚期主动脉瓣狭窄患者。初始剂量为 5mg/h，每 5~15 分钟可增加 2.5mg/h，最大剂量为 15mg/h[61]。

（3）硝普钠：硝普钠对动脉和静脉平滑肌均有直接扩张作用，降低周围血管阻力，是一种速效、短时、强效的降压药物；同时还可以减轻心脏前后负荷，改善心排血量，减轻瓣膜关闭不全时的血液反流，缓解心力衰竭。药物在开始输注后几乎立即起效并达到作用高峰，静滴停止后作用维持 1~10 分钟。硝普钠的初始剂量为 0.3μg/(kg·min)，可逐渐加量至 10μg/(kg·min)。硝普钠在光照下不稳定，需要使用避光输液器，以避免氰化物中毒。另外需要强调的是，硝普钠禁用于主动脉缩窄或伴有动静脉分流的高血压患者。

（4）乌拉地尔：乌拉地尔是 α 受体阻滞剂，通过扩张小动脉从而降低总外周阻力。对于 MHT 急性期，可给予 10~50mg 快速静脉注射，必要时可在 5 分钟后重复给药。静脉注射后可改为连续静脉输注，用于维持血压水平。输注速率取决于个体患者，初始输注速率为 2mg/min，根据临床反应调整速度，维持量为 6~24mg/h（即 100~400μg/min），最大药物浓度 4mg/ml，治疗的持续时间不应超过 7 天。与尼卡地平类似，乌拉地尔禁用于主动脉瓣狭窄和动静脉分流的患者。

2. 急性期后的降压治疗　除了上述提到的可以即刻快速降低患者血压的药物之外，一些口服降压药物及利尿剂也可以用于 MHT 的长期维持治疗。主要包括 RAAS 阻滞剂[ACEI、ARB、醛固酮拮抗剂（aldosterone antagonist，AA）、直接肾素抑制剂（direct renin inhibitor，DRI）]、CCB、α 受体阻滞剂、β 受体阻滞剂、利尿剂都可以作为 CKD 患者常用的降压药物。

（1）RAAS 阻滞剂：RAAS 阻滞剂包括 ACEI、ARB、AA 和 DRI。

1）ACEI 和 ARB：ACEI 和 ARB 不仅具有降压作用，而且能够降低蛋白尿、保护肾脏、延缓肾功能的减退，一般作为 LN 患者高血压治疗的首选用药。需要强调的是，高血压肾病患者使用 ACEI/ARB 之前必须排除禁忌证如双侧肾动脉狭窄、孤立肾或高钾血症等。由于 ACEI/ARB 对出球小动脉的扩张作用，使用此类药物必然存在降低 GFR 的潜在风险，因此，建议在使用 ACEI/ARB 过程中定期监测血清肌酐和 eGFR，若血清肌酐较基础值升高幅度>

30%需停药或减量使用。

2）AA：AA 主要包括螺内酯、依普利酮和非奈利酮，难治性高血压患者联合降压药物治疗时可以考虑使用 AA。螺内酯可以安全有效地降低接受透析的难治性高血压患者的血压，且不增加血清钾水平。此外螺内酯有雌激素样作用，可能引起男性乳房发育，依普利酮可以避免螺内酯的相关不良反应。

3）DRI：DRI 可以在第一环节阻断 RAS 系统，降低肾素活性，减少血管紧张素Ⅱ（angiotensinⅡ，AngⅡ）和醛固酮的生成。阿利吉仑是第一个经美国 FDA 批准的口服 DRI，但与常规 ACEI/ARB 相比，DRI 是否具有相近或者更好的临床疗效仍需更大样本研究证实。另外，既往研究提示，在 ACEI 或 ARB 基础上使用阿利吉仑，并没有看到明确的肾脏和心血管获益。因此不推荐 DRI 和 ACEI/ARB 联合使用。

（2）CCB：CCB 分为二氢吡啶类和非二氢吡啶类，其肾脏保护作用主要依赖于降压作用。我国临床上用于降压的主要为二氢吡啶类 CCB，其主要经过肝脏排泄，不被 HD 清除，降压疗效强，治疗肾性高血压无绝对禁忌证，适用于老年高血压、单纯收缩期高血压、低肾素活性或低交感活性的高血压。此外，二氢吡啶类 CCB 降压作用不受高盐饮食影响，特别适用于盐敏感性高血压患者。长效二氢吡啶类 CCB 主要有硝苯地平控释片、氨氯地平、左旋氨氯地平、非洛地平缓释片、乐卡地平、拉西地平等。

（3）β受体阻滞剂：虽然不推荐β受体阻滞剂作为高血压初始单药治疗，但适用于合并伴快速性心律失常、交感神经活性增高、冠心病、射血分数降低的心力衰竭患者。常用药物包括比索洛尔、卡维地洛以及持续释放的琥珀酸美托洛尔等。其中卡维地洛在肾衰竭患者中无蓄积，透析清除率几乎为零，高钾血症发生率较低且不增加胰岛素抵抗，常作为首选。长期使用β受体阻滞剂者应遵循撤药递减剂量原则，突然停用容易诱发心绞痛，因此需要缓慢减停，整个过程至少需要 2 周时间。

（4）α受体阻滞剂：α受体阻滞剂可用于难治性高血压患者的联合降压治疗。但在动物研究或 2 型糖尿病患者中尚未显示可延缓肾病进展或持续减少蛋白尿。ALLHAT 研究证实长效α受体阻滞剂多沙唑嗪不能减少心力衰竭患者的心血管事件。此外需要注意的是，由于透析后患者经常发生体位性低血压，特别是接近干体质量的患者，如在此类人群中使用α受体阻滞剂可导致严重的跌倒和骨折，临床需要关注这些问题。临床上常用药物主要包括哌唑嗪、特拉唑嗪、多沙唑嗪等药物。

（5）利尿剂：利尿剂通过利钠排尿、降低容量负荷而发挥降压作用。利尿剂的选择需要根据 eGFR 及作用机制和作用部位，起始应低剂量，利尿过快可导致血容量不足，出现低血压或 eGFR 下降，同时需要监测电解质。根据作用部位，利尿剂可分为碳酸酐酶抑制剂（作用于近端小管）、袢利尿剂（作用于髓袢）、噻嗪类利尿剂（作用于远端小管）和保钾利尿药（作用于集合管和远端小管），其中保钾利尿药又分为盐皮质激素受体阻滞剂（如螺内酯或依普利酮）和上皮钠通道阻滞剂（氨苯蝶啶、阿米洛利等）。利尿剂特别适用于容量负荷过重的 LN 患者，与 ACEI 或 ARB 联用可以降低高钾血症的风险，因此利尿剂常作为联合降压治疗药物。噻嗪类利尿剂（氢氯噻嗪、吲达帕胺等）可用于轻度肾功能不全者［eGFR≥30ml/（min·1.73 m²）］，即 CKD 1~3 期。eGFR<30ml/（min·1.73m²）时，推荐应用袢利尿剂（如呋塞米、托拉塞米、布美他尼等）。保钾利尿剂可应用于 CKD 1~3 期，eGFR<30ml/（min·1.73m²）时慎用，且常与噻嗪类利尿剂及袢利尿剂合用。碳酸酐酶抑制剂利尿作用弱，现已很少作为

利尿剂使用。

（五）CKD 不同分期高血压患者降压药物的使用原则

对于 CKD 1~2 期的患者,推荐使用 ACEI 或 ARB 等具有心肾保护作用的降压药。由于 ACEI/ARB 具有较好的降低蛋白尿的功效,特别适用于显性蛋白尿的患者,使用过程中应动态监测血肌酐,若血肌酐较基础值升高>30%,应评估继续使用的风险。

CKD 3~4 期患者血压不达标的风险较高,联合用药及足剂量用药是高血压管理的合理选择。常用的两药联合方案包括:ACEI 或 ARB+ 二氢吡啶类 CCB、ACEI 或 ARB+ 噻嗪类利尿剂、二氢吡啶类 CCB+ 噻嗪类利尿剂。ACEI 或 ARB 可抑制二氢吡啶类 CCB 引起的 RAAS 激活和下肢水肿等不良反应,二者联合降压效果增强,不良反应减少。ACEI 或 ARB+ 噻嗪类利尿剂有利于控制血压和减少高钾血症等不良反应,是各国高血压指南推荐的联合方案;当 eGFR<30ml/(min·1.73m^2) 时,采用袢利尿剂取代噻嗪类利尿剂。二氢吡啶类 CCB 可引起液体潴留,利尿剂可减轻 CCB 带来的水钠潴留,二者联用有利于 LN 患者的血压控制和减少不良反应。多项临床试验结果显示,ACEI 和 ARB 联用肾衰竭和高钾血症发生风险均增加,低血压发生率也升高,故通常不推荐联合使用 ARB 和 ACEI。

多数难以控制血压的患者可采用 ACEI 或 ARB+CCB+ 噻嗪类利尿剂组成的三药联合方案。研究表明,对于经三联治疗后血压仍不能达标的难治性高血压患者,螺内酯作为第 4 种降压药物,比加用多沙唑嗪、比索洛尔更能显著地降低血压水平,但应警惕高钾血症[62]。经过这一方案足量充分治疗后若血压仍不达标,可以考虑加用 α 受体阻滞剂、β 受体阻滞剂、中枢降压药等,但加用哪种药物疗效最佳尚缺乏充分研究,必须遵循个体化原则,选择适合患者的降压药物。

五、静脉血栓栓塞症

LN 患者由于合并肾病综合征或者 APS,导致其发生静脉血栓栓塞症(venous thromboembolism,VTE)的风险显著升高。LN 患者 VTE 的危险因素包括低白蛋白血症、蛋白尿、低血浆抗凝血酶Ⅲ(AT-Ⅲ)、纤维蛋白原水平升高、纤维蛋白溶解低下、蛋白 C 及其辅因子蛋白 S 的功能活性降低、高血细胞比容、血小板聚集增加、高脂血症和血浆容量减少等[63]。此外,LN 患者因常合并血小板降低、接受抗凝治疗、肾功能不全等因素,其出血风险也不容忽视,这使 LN 合并 VTE 患者的抗凝治疗存在较大的挑战性。

（一）静脉血栓栓塞症的发病机制

高凝状态、血管内皮损伤、血流淤滞是形成 VTE 的三因素。LN 患者并发血栓栓塞症的主要机制有以下几点:①严重低蛋白血症导致肝脏代偿合成白蛋白的同时,合成凝血因子(尤其是Ⅴ、Ⅷ因子)及脂质增加,同时由于抗凝因子分子量小,肝脏代偿合成不足以补充尿中大量丢失,导致抗凝血酶Ⅲ、纤溶酶下降;②血小板数量增加或功能亢进,血小板黏附功能及释放功能增加,加速血液凝固;③长期大量糖皮质激素的应用能刺激血小板生成,使某些凝血因子生成增加,引起高脂血症,降低纤维蛋白溶解及减少肝素释放,因此加重高凝状态;④肾脏疾病时,体内免疫复合物、自身抗体、炎性因子或药物等均可能造成血管内皮损伤,启动内源性和外源性凝血途径而发生血栓;⑤过多使用利尿剂导致血容量减少,加重高凝状态;⑥肾脏病理类型诸如膜性肾病、微小病变性肾病、局灶节段性肾小球硬化者易并发血栓栓塞症。

（二）静脉血栓栓塞症的临床表现

1. **肾静脉血栓**　血清抗心磷脂抗体或狼疮抗凝物阳性者以及伴有肾病综合征的 LN 患者容易发生肾静脉血栓。肾静脉血栓的典型表现为腰腹痛、血尿、蛋白尿、肾功能异常及患肾增大。若血栓形成缓慢、侧支循环逐渐建立，或阻塞程度不严重时，临床症状则较为隐匿。诊断肾静脉血栓的金指标为肾静脉造影，表现为肾静脉充盈缺损，血栓可延伸至下腔静脉。彩色多普勒超声、MRI 和 CT 检查简便易行，对肾静脉主干大血栓诊断亦有一定帮助。

2. **下肢静脉血栓形成**　患者合并下肢静脉血栓形成时最常见的临床表现是一侧肢体的突然肿胀，患侧局部伴有疼痛，行走时加剧，轻者仅在站立时有沉重感。急性起病者患肢肿胀发硬伴疼痛，活动后加重并伴有发热、脉快，血栓部位压痛，远侧肢体或全肢体肿胀，皮肤呈青紫色，皮温降低，足背胫后动脉搏动减弱或消失，或出现静脉性坏疽。血栓伸延至下腔静脉时，则双下肢、臀部、下腹和外生殖器均明显水肿。另外，下肢静脉血栓脱落可致肺栓塞。虽然数字减影血管造影（digital subtraction angiography，DSA）是临床诊断下肢深静脉血栓的金标准，但该检查有创且过程烦琐，且有诱发栓子脱落的风险，临床常将下肢血管彩超作为首选筛查方式，监测 D- 二聚体也有一定的诊断价值。

3. **肺栓塞**　肺栓塞（pulmonary embolism，PE）是 SLE 及 LN 的严重并发症，中国医学科学院北京协和医院发表的一项病例对照研究指出，SLE 患者 PE 的年均发生率为 1.29%，高于所有住院患者（0.347%）。通过多变量分析显示 BMI>25kg/m^2、SLE 病程<1.5 年、低白蛋白血症、hsCRP>3mg/L、APA 阳性、糖皮质激素>0.5mg/（kg·d）是 SLE 患者发生 PE 的独立危险因素，而 HCQ 的使用是 SLE 患者发生 PE 的保护因素。急性肺栓塞中最主要的一类亚型即为肺血栓栓塞症（pulmonary thromboembolism，PTE）。急性 PTE 临床表现多样，最常见的表现为呼吸困难及气促、咳嗽、胸痛、烦躁不安、惊恐甚至濒死感，其他表现还包括咯血、心悸、晕厥、低血压、休克及猝死，当患者临床表现不典型时容易被忽视或误诊。PTE 的严重程度亦有很大差别，从轻者无症状到重者出现血流动力学不稳定，甚或猝死。在诊断过程中，要注意是否存在深静脉血栓形成（deep vein thrombosis，DVT），特别是下肢 DVT。对于怀疑 PTE 的 LN 患者，可以进行一系列实验室检查帮助明确诊断。

（1）D- 二聚体：D- 二聚体对急性 PTE 的诊断灵敏度在 92%~100%，且具有较好的阴性预测价值，若 D- 二聚体<500μg/L，可基本排除急性 PTE。但 D- 二聚体对于诊断 PTE 的阳性预测价值较低，不能用于确诊。

（2）动脉血气分析：急性 PTE 常表现为低氧血症、低碳酸血症和肺泡 - 动脉血氧分压差增大，但部分患者也可正常。

（3）血浆肌钙蛋白、脑利尿钠肽（brain natriuretic peptide，BNP）及 N- 末端脑钠肽前体（N-terminal pro b-type natriuretic peptide，NT-proBNP）：急性 PTE 并发右心功能不全，心室后负荷增加，室壁张力增高，可引起肌钙蛋白及血 BNP、NT-proBNP 水平升高。该指标升高也提示 PTE 预后不良。

（4）心电图：大多数病例表现有非特异性的心电图异常。较为多见的表现包括 V_1~V_4 的 T 波改变和 ST 段异常；部分病例可出现 $S_IQ_{III}T_{III}$ 征（即 I 导联 S 波加深，III 导联出现 Q/q 波及 T 波倒置）；其他心电图改变包括完全或不完全右束支传导阻滞、肺型 P 波、电轴右偏、顺钟向转位等。

（5）心脏彩超和下肢血管彩超：心脏彩超可发现右心室后负荷过重征象，包括出现右室扩大、右心室游离壁运动减低、室间隔平直、三尖瓣反流速度增快、三尖瓣收缩期位移减低等。下肢血管彩超可发现 95% 以上的近端下肢静脉内血栓。

（6）确诊相关的检查：PTE 的确诊检查包括 CT 肺动脉造影（computed tomographic pulmonary angiography，CTPA）、核素肺通气/灌注（V/Q）显像、磁共振肺动脉造影（magnetic resonance pulmonary angiography，MRPA）、肺动脉造影等。其中肺动脉造影是 PTE 诊断的"金标准"，其灵敏度约为 98%，特异度为 95%~98%。但肺动脉造影是一种有创检查，随着 CTPA 的发展和完善，已经逐步替代肺动脉造影成为确诊 PTE 的首选检查。其直接征象为肺动脉内充盈缺损，部分或完全包围在不透光的血流之间，或呈完全充盈缺损，远端血管不显影；间接征象包括肺野楔形、条带状密度增高影或盘状肺不张，中心肺动脉扩张及远端血管分支减少或消失等。

（三）静脉血栓栓塞症的抗凝治疗

对于急性血栓形成、有溶栓指征的患者可以行溶栓治疗，但对于多数患者而言，往往起病隐匿而丧失溶栓指征。但无论溶栓治疗或保守治疗，抗凝均为血栓治疗的基石和关键。由于 CKD 患者的 VTE 发病率高、复发率高且抗凝治疗相关出血风险也较高，在临床工作中需要充分考虑抗凝药物的安全性和有效性。根据抗凝药物的种类，可以分为口服抗凝药物（oral anticoagulant，OAC）和胃肠外抗凝药物。

1. 口服抗凝药物

（1）华法林：华法林是香豆素类抗凝剂的一种，在体内拮抗维生素 K，可以抑制维生素 K 参与的凝血因子 Ⅱ、Ⅶ、Ⅸ、Ⅹ 的合成。由于其代谢通过肝脏细胞色素 P450 酶，不依赖肾脏（仅通过肾脏排泄无活性的代谢产物），所以一直是 CKD、ESRD 患者长期服用抗凝药物的首选。但是，在华法林长期抗凝的过程中，CKD 患者 INR 波动较大（不达标或超标），易出现过度抗凝（INR 异常升高），因此需要频繁监测 INR，维持 INR 在 2~3 的范围。即使在 INR 达标的情况下，合并肾功能不全的 LN 患者也需要警惕出血风险。华法林抗凝发生出血时，可以使用维生素 K、凝血酶原复合物浓缩物、重组因子 Ⅶα 和新鲜冰冻血浆进行拮抗。

（2）直接口服抗凝药物

直接口服抗凝药物（direct oral anticoagulant，DOAC）抑制 Ⅹa 因子或凝血酶，临床上常用的 DOAC 包括利伐沙班、阿哌沙班、艾多沙班、达比加群酯等。不同 DOAC 的代谢途径及在肾脏的清除率不同，对于 LN 患者，需要根据 eGFR 调整用药剂量，具体可见表 2-9。

1）利伐沙班：利伐沙班是口服的直接 Ⅹa 因子抑制剂，通过肝、肾双通道代谢。既往研究提示，CKD 患者利伐沙班血药浓度曲线下面积（area under curve，AUC）随 eGFR 降低而升高，提示利伐沙班在 CKD 患者中有蓄积。因此对于 LN 患者需要根据 eGFR 调整利伐沙班用量[64-65]。透析不能清除利伐沙班，对血浆中利伐沙班的浓度无明显影响，高剂量利伐沙班（15mg/d 及 20mg/d）会导致透析患者出血风险增加；利伐沙班 10mg/d 可能是透析患者较为合适的剂量[66-67]。利伐沙班在透析患者中的有效性和安全性，仍需要更多的 RCT 研究证据。

2）阿哌沙班：阿哌沙班主要通过肝脏的 CYP450 酶和 P 糖蛋白代谢，从胃肠道及肾脏等多种途径排泄，肾脏的排泄量占总清除率的 27%。CKD 患者阿哌沙班血药浓度 AUC 随 eGFR 降低而升高，因此，也需要根据患者 eGFR 的范围调整用剂[68-69]。

　　3）艾多沙班:艾多沙班肾脏可代谢50%,也可以选择性地用于LN合并CKD患者的血栓治疗。在治疗VTE时,初始5~10天胃肠外抗凝,之后序贯使用艾多沙班60mg,1次/d。CKD患者艾多沙班AUC随eGFR降低而升高,因此,同样需要根据患者eGFR的范围调整用药剂量。

　　4）达比加群酯:达比加群酯在体内经过酯酶代谢为具有活性的达比加群,肾脏可清除80%。达比加群酯同样需要根据eGFR调整其治疗剂量。达比加群酯是唯一能被透析有效清除的DOAC,4小时透析能清除体内50%~60%药物。因此,出血时如正在使用达比加群酯抗凝,可采用透析来削弱抗凝作用。透析患者如需抗凝,目前尚不清楚达比加群酯的合适剂量。如果已经服用达比加群酯的患者,在透析后需要补充适当剂量或者换用其他抗凝药物。

表2-9　CKD合并VTE患者口服抗凝药物推荐剂量及监测

抗凝药物	根据eGFR进行剂量调整/$(ml \cdot min^{-1} \cdot 1.73m^{-2})$			
	50~80	30~49	15~29	<15
利伐沙班	无须调整剂量15mg,2次/d	前3周利伐沙班15mg,2次/d,之后维持剂量降低为15mg,1次/d	建议剂量为15mg,1次/d,并监测抗Xa活性或血药浓度	非透析患者,利伐沙班禁用
阿哌沙班	无须调整剂量5mg,2次/d	无须调整剂量5mg,2次/d	减量为2.5mg,2次/d	禁用于非透析患者;透析患者中用法存在争议
艾多沙班	无须调整剂量60mg,1次/d	剂量减量为30mg,1次/d	剂量减量为30mg,1次/d	存在争议
达比加群酯	无须调整剂量150mg,2次/d	减量至110mg,2次/d	说明书建议为禁用	禁用

　　2. 肠外抗凝药物

　　(1)普通肝素:普通肝素(unfractionated heparin,UFH)半衰期短,在严重肾功能不全患者中,停药后其抗凝效果也能在1~4小时内快速消除。同时,UFH可以使用鱼精蛋白快速拮抗。基于以上优点,UFH可用于LN患者合并VTE患者的初始抗凝治疗,需根据活化部分凝血活酶时间(activated partial thromboplastin time,APTT)调整剂量,将APTT维持到基线水平的1.5~2.0倍。UFH需要根据eGFR进行剂量调整,可见表2-10。

　　(2)低分子量肝素:低分子量肝素(low molecular weight heparin,LMWH)主要经肝脏代谢和肾脏排泄。不同分子量的LMWH在肾脏中的清除情况略有不同。随着eGFR下降,LMWH排泄减弱,可能在体内蓄积。尤其是在CKD 4~5期的患者中,需要调整LMWH的剂量。为了保证抗凝疗效,获得最佳治疗效果,建议对CKD 4~5期患者监测抗Xa因子活性[70]。临床中应用的LMWH主要包括依诺肝素、达肝素、那屈肝素、亭扎肝素,各种药物在eGFR不同的患者中的用法用量详见表2-10。

　　LMWH需要皮下注射,一般用于VTE的初始抗凝,在特殊情况下也可用于VTE 3~6个月的长期抗凝。在应用肝素或LMWH的过程中,需要注意肝素诱导的血小板减少症(heparin-induced thrombocytopenia,HIT)的风险。在HD患者中,如果透析设备发生意外管道凝血,这种现象即使发生在血小板下降50%前,也要考虑HIT。严重CKD患者,如果出现HIT,需要停用所有肝素和LMWH,常规也不建议使用磺达肝癸钠,而可以考虑阿加曲班、华法林或阿哌沙班进行抗凝。华法林不建议用作HIT的初始治疗药物,但可以备选作为HIT患者长期抗凝治疗药物。

(3)阿加曲班:阿加曲班是直接凝血酶抑制剂,能可逆地与凝血酶活性位点结合,其抗血栓作用不需要抗凝血酶Ⅲ辅助。阿加曲班在肝脏代谢,16%以原型从尿液排泄。阿加曲班可用于VTE患者,尤其是发生HIT患者的抗凝治疗,需根据eGFR及APTT调整用量,eGFR越低,阿加曲班需要的剂量越小[71]。

(4)磺达肝癸钠:磺达肝癸钠是一种合成的戊糖抗凝剂,其抗凝活性是抗凝血酶Ⅲ介导的对Xa因子选择性抑制结果。磺达肝癸钠64%~77%被肾脏以原型药物形式代谢。在中国,磺达肝癸钠的适应证包括预防DVT以及用于治疗HIT等。如VTE合并CKD患者出现HIT,考虑到肾功能水平对磺达肝癸钠代谢的影响,原则上不建议使用磺达肝癸钠。如需使用,需根据eGFR的水平进行剂量调整。

表 2-10　CKD 合并 VTE 患者肠外抗凝药物推荐剂量及监测

抗凝药物		根据 eGFR 进行剂量调整 /(ml·min^{-1}·1.73m^{-2})			监测指标及目标值范围
		30~40	15~29	<15	
普通肝素		根据 APTT 调整	根据 APTT 调整	剂量减少 1/3:负荷剂量 60IU/kg,维持剂量 12IU/(kg·h),再根据 APTT 调整剂量	APTT 维持到基线水平的 1.5~2.0 倍
LMWH	依诺肝素	无须调整,1mg/kg,2 次 /d	1mg/kg,1 次 /d,根据 Xa 活性调整	不推荐使用,必须应用时根据 Xa 活性调整	抗 Xa 活性,0.6~1.0ng/ml
	达肝素	100IU/kg,2 次 /d 或者 200IU/kg 1 次 /d,连续 1 个月,改为 150IU/kg,1 次 /d	减低剂量,根据 Xa 活性调整	慎用,需减低剂量,根据 Xa 活性调整	抗 Xa 活性,0.5~1.0ng/ml
	那屈肝素	每隔 12 小时,85IU/kg	禁用	禁用	抗 Xa 活性,0.6~1.0ng/ml
	亭扎肝素	175IU/kg,每天 1 次	eGFR<20ml/(min·1.73m^2),需减低剂量,根据 Xa 活性调整	减低剂量,根据 Xa 活性调整	抗 Xa 活性,目标范围不详
阿加曲班		根据 APTT 调整,剂量为 1.2~2.0μg/(kg·min)	根据 APTT 调整,剂量约为 0.8μg/(kg·min)	根据 APTT 调整	APTT
磺达肝癸钠		eGFR 20~50ml/(min·1.73m^2),慎用	eGFR<20ml/(min·1.73m^2),禁用	禁用	抗 Xa 活性,1.5ng/ml

注:LMWH. 低分子量肝素;eGFR. 肾小球滤过率;APTT. 活化部分凝血活酶时间。

（四）结合 eGFR 水平和抗凝阶段选择合适的抗凝药物

LN 患者合并 VTE 的抗凝药物需结合 eGFR 和抗凝阶段进行选择。eGFR≥50ml/（min·1.73m²）的合并 VTE 的 LN 患者，其肾功能正常或仅有轻度下降，在急性 VTE 的初始抗凝阶段，可以选择起效较快的抗凝药物，比如利伐沙班、阿哌沙班、LMWH 或普通肝素；在长期抗凝阶段，考虑到用药的方便性，可选择利伐沙班、阿哌沙班、艾多沙班和达比加群酯等 DOAC 或华法林。

eGFR 30~49ml/（min·1.73m²）合并 VTE 的 LN 患者，该部分患者的肾功能中度减低，抗凝治疗原则上需选用受肾脏功能影响较小的药物。初始抗凝可以选择起效较快的抗凝药物，包括阿哌沙班、利伐沙班、LMWH 或普通肝素；长期抗凝可选择阿哌沙班、利伐沙班、艾多沙班、达比加群酯等 DOAC 或华法林。利伐沙班、艾多沙班和达比加群酯需减量，阿哌沙班和 LMWH 无须常规调整剂量。

eGFR 15~29ml/（min·1.73m²）合并 VTE 的 LN 患者，初始抗凝可以选择普通肝素、低剂量阿哌沙班（2.5mg，2 次 /d）或阿加曲班，慎重选用部分低剂量 LMWH（依诺肝素、达肝素、亭扎肝素）；磺达肝癸钠大部分经肾脏以原型药物代谢，不推荐用于 CKD 4 期患者；达比加群酯禁用于 CKD 4 期患者。长期抗凝可选择华法林或低剂量阿哌沙班、艾多沙班。抗凝过程中，需根据抗 Xa 活性调整 LMWH 和 DOAC 剂量，警惕出血风险和抗凝剂相关肾病的风险。

eGFR<15ml/（min·1.73m²）未透析合并 VTE 的 LN 患者，大多数抗凝药物是禁止使用的。如必须进行抗凝治疗，初始抗凝可以选择普通肝素或阿加曲班，两者均需要根据 APTT 调整剂量，DOAC 和磺达肝癸钠禁用于 CKD 5 期患者；长期抗凝可选择华法林。

因为透析对各种抗凝药物的清除率不同，需仔细筛选，鉴于针对这部分患者的研究相对较少，根据现有研究提示：透析患者初始抗凝可以选择普通肝素、LMWH、低剂量利伐沙班（10mg，1 次 /d）阿哌沙班（2.5mg，2 次 /d）；长期抗凝可选择低剂量利伐沙班（10mg，1 次 /d）、低剂量阿哌沙班（2.5 mg，2 次 /d）或华法林。

六、心肾综合征

CRS 是指心脏或肾脏其中之一的急性或慢性功能障碍引起另一器官的急性或慢性功能障碍，是 LN 患者常见的并发症之一，根据第一驱动因素的不同可以将其分为心 - 肾综合征和肾 - 心综合征。按照疾病急性、慢性和序贯性器官受累，CRS 分为 5 个亚型，分别是：Ⅰ型 CRS——急性心肾综合征，心力衰竭导致急性肾损伤；Ⅱ型 CRS——慢性心肾综合征，慢性心力衰竭导致 CKD；Ⅲ型 CRS——急性肾心综合征，急性肾损伤引起急性心力衰竭；Ⅳ型 CRS——慢性肾心综合征，CKD 引起慢性心力衰竭；Ⅴ型 CRS—继发心肾综合征，导致心力衰竭和肾衰竭的系统过程。

（一）CRS 的病理生理学机制

1. 血流动力学障碍　目前，CRS 的血流动力学障碍机制有低血流灌注机制和高静脉压机制两种。

（1）低血流灌注机制：心力衰竭（heart failure，HF）导致的心输出量（cardiac output，CO）和有效循环液量的减少造成肾血流量（renal blood flow，RBF）减少，肾缺血导致肾单位坏死。此外，RBF 减少促使 RAAS 激活，进一步加重肾组织缺血、坏死引发肾功能不全。

（2）高静脉压机制：HF 患者由于水钠潴留、CO 减少而导致心脏容量负荷增加、肺淤血及中心静脉压（CVP）升高，增加肾后负荷，导致肾小球滤过率降低，并增加钠和水的重吸收，最终导致 HF 持续恶化。

2. 炎症与氧化应激　RAAS 激活剂炎症因子（TNF-α、IL-6、TGF 等）的释放可导致水钠潴留和肾脏纤维化，同时造成左室扩张和功能障碍，导致心室重塑和心肌纤维化。

3. 器官交互损伤学说　"器官交互机制"指不同身体系统之间复杂的生物交流，通过细胞、亚细胞、分子、神经、内分泌和旁分泌因子等多种靶点对另一器官进行反馈调节的作用。在疾病状态下，原发损伤器官的毒细胞信号的启动可导致远处器官的结构和功能受损。特别对于心脏和肾脏系统由于其特殊的动态调节和双向介导机制，使其发挥了重要作用。

（二）CRS 的治疗策略

CRS 的主要治疗原则为改善心、肾功能及防治并发症，治疗方法包括药物治疗（正性肌力、神经激素拮抗剂、利尿剂和血管活性药物）和机械治疗（超滤）。

1. 减轻淤血

（1）利尿剂：作为减轻容量负荷基石药物，其在 CRS 的治疗中发挥着重要作用，它可以显著降低心脏前后负荷从而起到缓解 HF 症状的作用。但大剂量应用可导致利尿剂抵抗的发生。持续输注利尿剂是优化给药的另一种策略。与静脉剂量推注相比，持续输注更持久、更均匀，可防止利尿后钠潴留的发生。另外，联合利尿治疗是抗利尿剂抵抗的重要治疗策略。

（2）超滤：超滤能够在利尿剂抵抗的情况下降低容量负荷，减少低钾血症的发生，减少肾素、血管紧张素和醛固酮的释放，促进钠的排出，能更有效地降低 CRS 患者的容量负荷。

2. 神经激素调节与血管舒张及肌力治疗　托伐普坦是选择性血管加压素 V2 受体拮抗剂，能够在排水的基础上保钠。对于急性心力衰竭和左心室射血分数<40% 的患者，托伐普坦能够降低患者容量负荷而不增加不良事件。

在 CRS 患者中，利钠肽激素系统的内源性生物活性物下降，这为外源性 BNP 给药提供了理论根据。奈西立肽是重组人 BNP，增加利钠肽水平，提高 eGFR 以及抑制 RAAS 激活。奈西立肽具有多种生物活性，包括抑制神经激素通路的激活，扩张动脉和静脉，降低心脏的前后负荷。

正性肌力药物可提高心脏收缩性，对 CRS 患者安全性较差，然而，对于低心排血量综合征的患者，短期选用正性肌力药物，特别是上述策略未能克服利尿剂抵抗。低剂量的多巴胺可改善肾脏灌注和对利尿剂的反应，但是其对于长期预后似乎没有改善。

3. 血管紧张素受体脑啡肽酶抑制剂　沙库巴曲缬沙坦作为首个获批的血管紧张素受体脑啡肽酶抑制剂，是近年来用于治疗 HF 的新型药物。该类药物可以同时阻断血管紧张素受体和脑啡肽酶，起到舒张血管、利尿、抑制交感神经、逆转左心室重塑的作用。

4. β受体阻滞剂　β受体阻滞剂能够改善心力衰竭患者 NYHA 心功能分级，提高射血分数，缓解症状，降低再住院事件，延长寿命。对于不同水平 GFR 的患者，应用美托洛尔均能改善预后。

七、尿毒症期

快速进展型 LN，表现为急性肾衰竭、肾功能急剧恶化（肌酐、尿素氮迅速升高、少尿或无尿）、严重的高血容量、顽固性心力衰竭，对于该类患者，应当采用紧急肾脏替代治疗，使患者度过危险期,为其他治疗创造条件。目前对于急性肾衰竭的 LN 患者,临床多采用肾脏替代治疗,包括 CRRT、HD 及 PD。

(一)连续性肾脏替代疗法

CRRT 是指采用每天连续 24 小时或接近 24 小时的任何一种连续性血液净化技术,以替代受损的肾脏功能,为一组血液净化方法的总称。其主要特点是采用低阻力、高效能滤过器,缓慢和连续(较长时间)地清除溶质及水分。CRRT 治疗由于水和溶质清除缓慢,因此对血流动力学影响小,不易引起透析失衡综合征,并有利于纠正脑水肿;治疗的持续进行则保证能够大量清除溶质和水分,且不易出现溶质反跳现象,最终使内环境保持稳定,有利于疾病恢复。因此 CRRT 临床上适用于伴有血流动力学不稳定、严重水钠潴留、需大量补液、严重高分解代谢状态、严重电解质紊乱等情况的危重患者,包括:①合并上述情况的急性肾损伤,及合并急性颅脑损伤或其他原因导致颅内压增高或脑水肿的急性肾损伤;②合并上述情况的 ESRD。

CRRT 对机体失控的炎症状态具有一定调节作用,因此适用于炎症介导的多种危重病救治,除了快速进展型 LN,还包括全身性炎症反应综合征、急性出血坏死性胰腺炎、多脏器功能障碍综合征、急性呼吸窘迫综合征、脓毒症等。此外,一些非肾脏疾病如挤压综合征、乳酸酸中毒、慢性心力衰竭、肿瘤溶解综合征、肝性脑病、药物或毒物中毒、严重的电解质和酸碱代谢紊乱等也可应用 CRRT 进行治疗。

禁忌证:CRRT 无绝对禁忌证,但存在以下情况时应慎用——包括无法建立合适的血管通路、严重凝血功能障碍、严重活动性出血等,特别是颅内出血者。

CRRT 的抗凝:CRRT 治疗时的抗凝方法与常规 HD 类似。但是由于 CRRT 治疗对象为危重患者,多存在凝血功能异常,因此应用抗凝治疗前,应充分评价患者抗凝后的潜在风险和益处。对无出血风险、无凝血功能受损者,可使用抗凝治疗(与常规 HD 类似);对存在出血风险者,建议首选枸橼酸抗凝;对存在肝素所致血小板减少症患者,推荐使用直接凝血酶抑制剂(如阿加曲班)或 Xa 因子抑制剂。需注意的是由于 CRRT 治疗时间长,因此应用抗凝剂时间长、用量大,故在治疗中应严密监测患者凝血功能,避免发生出血并发症。

(二)血液透析

HD 是一种将血液引出体外,经带有透析器的体外循环装置,血液与透析液通过透析膜进行水和溶质的交换,血液中水和尿毒症毒素包括肌酐、尿素等进入透析液而被清除,透析液中碱基(HCO_3^-)和钙等进入血液,从而达到清除水和尿毒症毒素,维持水、电解质和酸碱平衡目的的血液净化疗法。对于发展为 ESRD 的 LN 患者,HD 是最常用的血液净化方式。

1. 透析指征 对于重症 LN 出现急性肾衰竭的患者,估计肾功能恶化较快且短时间内不能恢复时,可在并发症出现前进行早期透析,有利于维持内环境稳定,为原发病的治疗创造条件。重症 LN 患者,出现下列任何一种情况即可进行透析:①急性肺水肿,对利尿剂无反应;②高钾血症,血钾≥6.5mmol/L;③高分解代谢状态;④无高分解代谢状态,但无尿 2 天或少尿 4 天以上;⑤血 HCO_3^-<12mmol/L 或动脉血 pH<7.2;⑥BUN 21.4~28.6mmol/L(60~80mg/dl)以上或血肌酐≥442μmol/L(5mg/dl);⑦少尿 2 天以上,并伴有下列情况之一:体液过多,如球结膜水肿、胸腔积液、心包积液、心音呈奔马律或中心静脉压升高;持续呕吐;烦躁或嗜睡;血钾≥6mmol/L;心电图有高钾血症表现。

对于重症 LN 合并 ESRD 患者,血液透析能替代部分肾脏排泄功能,从而减轻临床症状,阻止或延缓并发症的进展。透析指征的决定应考虑剩余肾功能状态和临床表现,通常

eGFR<10ml/(min·1.73m²)即可开始血液透析。当有下列情况时,可酌情提前血液透析:严重并发症,经药物治疗等不能有效控制者,如容量过多包括急性心力衰竭、顽固性高血压;高钾血症;代谢性酸中毒;高磷血症;贫血;体重明显下降和营养状态恶化,尤其是伴有恶心、呕吐等。

2. **HD禁忌证**　HD无绝对禁忌证,其相对禁忌证包括:休克或未纠正的低血压、严重活动性出血、严重心脑并发症、非电解质紊乱引起的严重心律失常、精神障碍不能配合等。上述情况如需治疗可选用其他血液净化技术或特殊抗凝方法。

3. **透析血管通路**　对于急性透析患者,首选颈内静脉或股静脉临时插管,必要时也可以选择锁骨下静脉。一般保留2~3周。常见的并发症有血栓形成、血流量不足和感染,长期并发症有血管狭窄。对于长期透析者首选动静脉内瘘,最常选用桡动脉和头静脉,因该部位易于反复穿刺及维护。术后一般内瘘成熟需6~8周,有条件者最好于内瘘建立后3~4个月开始使用。对自身血管无法使用而需长期血液透析的ESRD患者,可进行自身血管移植或选用人造血管。动静脉内瘘引起动静脉短路,可使心脏负荷增加1/10~1/5,因此尽可能在透析前择期做,时机可选择在eGFR<25ml/(min·1.73m²)预计6个月内将进行血液透析治疗时。此外,心功能较差者应谨慎选择,尤其是急性心力衰竭时应避免动静脉内瘘手术。动静脉内瘘常见并发症有窃血综合征,肿胀手综合征,内瘘瘤样扩张和真、假性动脉瘤。

4. **透析并发症及其处理**

(1)急性并发症

1)透析低血压:在透析中常见,多因超滤过多过快引起有效血容量不足所致,也见于严重心律失常、心肌梗死和急性左心力衰竭等。可发生于透析各阶段。一旦出现,轻者应暂停超滤,采取头低脚高位;重者需要适当补液。如由心脏疾病引起应停止透析,并积极治疗原发病。预防措施包括及时调整干体重,减慢超滤速度,延长超滤时间,改用序贯透析,使用钠和钙浓度较高的碳酸氢盐透析液,低温透析,增加透析频率并减少每次超滤量,透析前不用降压药等。

2)高血压:在透析中多见,多于透析开始1~2小时后出现,重者可引发心力衰竭和脑出血。多见于超滤过多或过快、低钠透析或紧张恐惧等。治疗包括调整透析方案、辅以适宜的降压药物治疗等。

3)肌肉痛性痉挛:多出现在透析的中后期,常见原因包括透析低血压、低血容量、超滤速度过快、应用低钠透析液治疗、血电解质紊乱和酸碱失衡等,可根据诱因酌情采取对症措施。

4)心力衰竭:少见,主要见于容量过负荷、顽固高血压、心脏扩大、心功能减退、严重贫血者;或因血液透析中发生严重心律失常、心包炎或填塞、急性心肌梗死而致。除了去除诱因和常规处理外,对容量过多者,可改用单纯超滤,而对非容量过负荷者应中止透析。

5)严重心律失常:在透析中常见,多无症状。血电解质紊乱,酸碱失衡,器质性心脏疾病是常见诱因。常见的有室性期前收缩、非阵发性短阵室性心动过速,多见于服用地高辛又用含钾低于2.0mmol/L透析液时。室上性心动过速和心房颤动多有冠心病基础或由透析低血压所诱发。若心室率不快、无心肌缺血及低血压症状,可不予处理,部分患者可自行复率。严重心律失常需要及时治疗。

(2)远期并发症

1)心脑血管并发症:是透析患者死亡的首要因素,包括左室肥厚、左室功能异常、缺血性心脏病、心力衰竭、外周血管病变、脑卒中等。发病危险因素除传统因素外,还包括贫血、高同型半胱氨酸血症、甲状旁腺功能亢进、氧化应激、慢性炎症、营养不良等尿毒症相关危险因素。防治关键在于充分透析、控制发病危险因素及定期心血管疾病评估,做到早发现早治疗。

2）贫血:贫血原因包括促红素生成不足、红细胞寿命缩短、出血(失血)、慢性炎症、缺铁、继发性甲状旁腺功能亢进等。一般情况下,血红蛋白低于100g/L时即应治疗,治疗目标是使血红蛋白达到110~120g/L。纠正肾性贫血见前述。

3）骨盐和矿物质代谢紊乱:骨盐和矿物质代谢紊乱是常见并发症,主要表现为低钙血症、高磷血症、甲状旁腺激素分泌异常(继发性甲状旁腺功能亢进),以及由此引起的肾性骨病、组织钙化等。治疗的关键是纠正高磷血症,包括控制饮食中磷的摄入、根据血钙水平选用合适的磷结合剂、充分透析等。对于轻中度甲状旁腺功能亢进者可应用活性维生素D治疗,但应密切监测血钙、血磷水平,避免发生高钙血症和高磷血症;有条件者也可应用抑制甲状旁腺激素分泌药物如盐酸西那卡塞等。

4）感染:感染是HD患者的第二位死因。透析患者由于免疫功能低下、营养不良、合并糖尿病、使用临时血管通路、透析液或供液管路污染等因素,易发生感染。治疗关键是应用有效抗生素,同时加强营养补充及相关支持治疗。

5）营养不良:是维持透析患者常见并发症,可增加患者的死亡率和住院率,增加感染风险。主要与营养摄入不足、丢失过多、蛋白质分解代谢增加等有关。应定期对患者的营养状况进行评估,必要时应加强营养支持。

（三）腹膜透析

PD是利用人体腹膜作为生物性透析膜,向腹腔内注入透析液,借助腹膜两侧的毛细血管内血浆及透析液中的溶质化学浓度梯度和渗透压梯度,通过扩散和渗透原理,达到清除毒素、超滤水分、纠正酸中毒和电解质紊乱的治疗目的。PD具有如下优点:技术设备要求低,操作简单,费用相对较低;血流动力学稳定,对残余肾功能的保护优于血液透析;乙型、丙型病毒性肝炎等传染病的交叉感染危险性低;不需要抗凝剂,安全性高,有利于术后患者的治疗,对严重低血压、活动性出血、严重心功能不全和婴幼儿、老年患者尤为适应。

1. PD的适应证　PD适应证较广,有下列情况可优先考虑PD治疗:①有心、脑血管疾病者,如心绞痛、心肌梗死、心肌病、严重心律失常、脑血管意外、反复低血压和顽固性高血压等;②血管条件不佳,预计难以建立动静脉内瘘或反复动静脉造瘘失败;③凝血功能障碍伴明显出血或出血倾向者;④尚存较好的残余肾功能;⑤需要居家治疗,或需要白天工作、上学者以及交通不便的农村偏远地区患者。

2. PD的禁忌证　PD绝对禁忌证包括已证实的腹膜功能丧失或广泛腹部粘连、不可修补的腹部机械缺损、腹部皮肤广泛感染、严重烧伤或其他皮肤疾病的急性期,以及严重的精神障碍和认知功能障碍。腹腔内存在持续引流管时也无法进行PD。

PD的相对禁忌证包括慢性阻塞性肺疾病、呼吸功能障碍、新近的腹部大手术3日内、炎症性或缺血性肠病或反复发作的憩室炎、全身性血管疾病、晚期妊娠、腹腔内巨大肿瘤、局限性腹膜炎等。

3. PD的并发症　常用的PD方式有间歇性PD(intermittent peritoneal dialysis,IPD)和连续性非卧床PD(continuous ambulatory peritoneal dialysis,CAPD)两种。而PD最常见的

并发症即为腹膜炎。当 PD 患者出现腹痛时首先应排除 PD 相关腹膜炎,但即使在确诊腹膜炎的情况下,也应排除急性胆囊炎、急性胰腺炎、急性阑尾炎、消化道溃疡 / 穿孔、肠梗阻、肾绞痛等其他可能引起腹痛的疾病。

一旦 PD 相关腹膜炎诊断明确,应立即开始经验性抗感染治疗,一般选择可以覆盖革兰氏阳性菌和革兰氏阴性菌的广谱抗生素组合。另外推荐腹腔内使用抗生素,可采用连续给药(每次腹透液交换时均加药)或间歇给药(每天或每间隔若干天仅在 1 次腹透液交换时加药)的方式。间歇给药时,加入抗生素的腹透液至少留腹 6 小时。透出液浑浊程度较重时,可在腹透液中添加肝素(500U/L)以避免纤维素凝结阻塞 PD 导管,但需注意抗生素与肝素是否存在配伍禁忌。通常腹膜炎症状在治疗开始后 48 小时内得到改善。在获得透出液微生物培养和药敏试验结果后,应立即据此调整抗生素的使用。抗感染疗程至少需要 2 周,重症或特殊感染需要 3 周甚至更长时间。

第六节　经典病例分享

一、病例摘要

患者男性,26 岁,2021 年 3 月 17 日入院。

主诉: 以"间断发热、乏力伴头痛、头晕半月余、酱油色尿 3 天"为主诉入院。

现病史: 半个月余前无明显诱因出现间断发热,热峰 38.9℃,伴乏力,伴头痛、头晕,偶有心悸,无畏寒、寒战,无胸闷、胸痛,无咳嗽、咳痰,无腹痛、腹泻、恶心、呕吐,无皮疹、脱发、口干、眼干、关节肌肉疼痛等不适,遂就诊于当地市中心医院完善检查。

血常规:Hb 53g/L,PLT 5×10^9/L。

血清生化:总胆红素(TBil)34.5μmol/L、直接胆红素(DBil)12.5μmol/L、间接胆红素(IBil)22μmol/L、肌酐 114μmol/L、铁蛋白>1 500ng/ml;ANA 阳性、抗 Sm 抗体阳性、补体 C3 0.24g/L、补体 C4<0.06g/L。

颅脑 + 胸部 CT:①脑实质 CT 平扫未见明显异常;②两肺 CT 平扫未见明显异常;③双侧腋窝淋巴结增多,部分增大。

颅脑 MRI+MRA:①垂体较薄,请结合临床内分泌检查;②右侧大脑前动脉 A1~2 段局部粗细不均;③脑动脉硬化。

骨髓细胞学检查:①骨髓有核细胞增生活跃;②粒系增生,各阶段比值均稍低;③红系增生,各阶段比值均高,形态大致正常,成熟红细胞大小不等,大红细胞淡区消失,部分小红细胞淡区扩大;④巨核细胞全片见到 350+,多为颗粒巨,未见产板巨核细胞,血小板单个散在少见。

当地医院诊断为"系统性红斑狼疮",给予激素、尿毒清等药物治疗(具体用法及用量不详)。3 天前出现酱油色尿,无尿频、尿急、尿痛。今为求进一步诊治至我院。自发病以来,食欲欠佳,睡眠正常,大便正常,精神正常,体重无减轻。

既往史、个人史、家族史无特殊。

体格检查: 神志清,精神欠佳,颈部及四肢可见散在针尖样大小出血点,面色发黄、巩膜黄染、睑结膜苍白,头发稀疏。全身浅表淋巴结未触及,听诊双肺呼吸音清,无干湿性啰音,心律齐,心脏各瓣膜听诊区未闻及杂音。腹软,无压痛反跳痛,肝脾肋下未触及,肠鸣音正常。脊柱关节活动正常,颜面双下肢无水肿。

二、入院初步诊断

系统性红斑狼疮　重度贫血　血小板减少

三、入院后检查

1. 血常规:Hb 65.0g/L,PLT 10×10⁹/L,白细胞计数(WBC)5.20×10⁹/L,中性粒细胞计数(N%)81.8%,淋巴细胞计数(L%)13.6%,网织红细胞计数(Ret)24.96%。

2. 尿常规:蛋白 2+,红细胞 73 个/HP,白细胞 71 个/HP,细菌 61 个/HP;粪常规:(−)。

3. 生化:尿素 9.40mmol/L,肌酐 117µmol/L,谷丙转氨酶(ALT)26U/L,谷草转氨酶(AST)157U/L,γ-谷氨酰转移酶(GGT)114U/,球蛋白(GLOB)41.3g/L,白蛋白(ALB)33.3g/L,TBil 59.60µmol/L,DBil 15.00µmol/L,Ibil 44.6µmol/L;肌酶谱:LDH 3 494U/L,α-羟基丁酸脱氢酶(α-HBDH)2 669U/L,肌酸激酶同工酶(CK-MB)35.90U/L;NT-proBNP 3 597.0pg/ml。

4. 血凝试验:APTT 22.80 秒,D-二聚体 2.17mg/L,纤维蛋白(原)降解产物 23.23mg/L,余正常。

5. 传染病:HbsAg(−)、HbsAb(+)、HbeAg(−)、HbeAb(−)、HbcAb(−);抗-HIV(−)、抗-HCV(−)、抗-TP(−)。

6. 尿蛋白定量:尿点式总蛋白 1.04g/g;24 小时尿蛋白定量 1.60g。

7. 感染相关指标:T-SPOT、EBV-DNA、CMV-DNA(−)。

8. 免疫相关指标:ANA 1∶3 200,抗 RNP 抗体阳性,抗 Sm 抗体强阳性,抗 nRNP/Sm 抗体强阳性;ANCA 四项阴性;APA 阴性;补体 C3 0.24g/L,C4<0.05g/L,红细胞沉降率(ESR)66.00mm/h,C 反应蛋白(CRP)2.3mg/L。

9. 淋巴细胞免疫分析:辅助性 T 淋巴细胞 27%,总淋巴细胞绝对计数 1 350 个/µl,辅助性 T 淋巴细胞绝对计数 338 个/µl,NK 淋巴细胞绝对计数 112 个/µl。

10. 血小板抗体检测:2+。

11. 抗球蛋白试验:阳性。

12. 外周血破碎红细胞计数:21%。

13. ADAMTS13 活性检测:5%。

14. ECG:正常范围心电图。

15. 彩色多普勒超声检查:甲状腺右侧叶囊实性结节(TI-RADS 分级 3 级),左侧颈部淋巴结肿大,左室收缩功能低限值 55%,少量心包积液,肝弥漫性回声改变(脂肪肝),脾大,膀胱沉积物,双下肢静脉未见异常。

16. CT:胸部 CT 左肺上叶小肺大疱,左肺上叶轻微炎症,心包少量积液;头颅 CT 未见明显异常。

四、肾脏病理活检

患者入院后,因血小板较低,未立即进行肾脏穿刺活检。经治疗后患者血小板升高至>80×10⁹/L 时,行肾穿刺活检,病理结果见图 2-8。

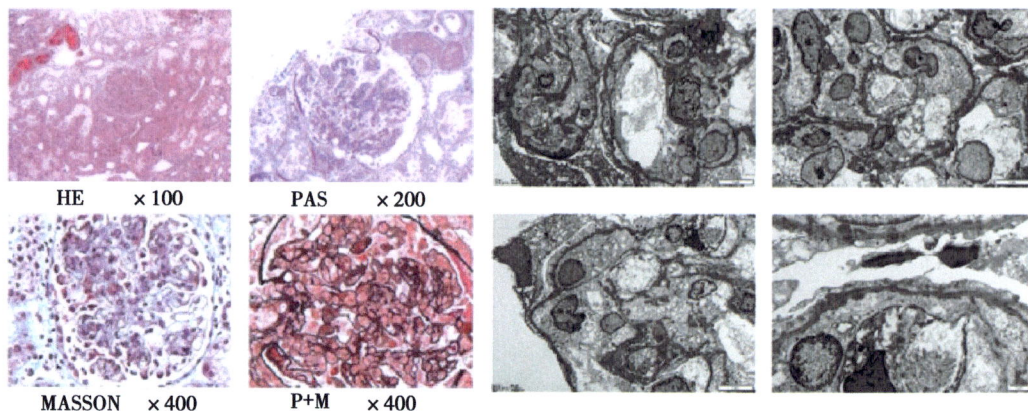

图 2-8　患者肾脏活检光学显微镜（左）、电子显微镜（右）病理

光学显微镜：肾小球体积增大，系膜细胞和内皮细胞增生，上皮下、基底膜内、系膜区嗜复红细胞沉积，其中可见一细胞新月体；肾小管可见上皮细胞空泡、颗粒变性，可见少量蛋白及红细胞管型，多灶状咖管腔扩张、细胞低平、刷状缘脱落。主要诊断：毛细血管内增生性LN，分型为Ⅳ型 LN，AI/CI 8/0。

电子显微镜：肾小球系膜细胞和基质细胞轻度增生，节段内皮细胞增生，基底膜弥漫增厚，阶段内疏松层增宽，上皮下、内皮下及系膜区电子致密物沉积，上皮足突弥漫性融合；肾小管上皮细胞空泡变性，溶酶体增多，部分微绒毛脱落。次要诊断：血栓性微血管病肾损害。

五、修正诊断

主要临床诊断：①系统性红斑狼疮，狼疮性肾炎；②血栓性血小板减少性紫癜；③中度贫血；④脾大；⑤甲状腺结节；⑥心包积液。诊断依据如下。

1. SLE 及 LN 的诊断依据　根据 2019 年 EULAR/ACR 制定的 SLE 分类诊断标准，符合入围标准，且评分≥10 分，即分类诊断为 SLE。该患者符合：①血小板减少，溶血性贫血（计4 分）；② C3 和 C4 下降（计 4 分）；③患者抗 Sm 抗体阳性（计 6 分）；④患者尿蛋白>0.5g/24h（计 4 分），总计 18 分，符合 SLE 的诊断。

2. TTP 诊断依据

（1）具备 TTP 的临床表现：发热；MAHA（包括 LDH 及胆红素升高、贫血、破碎红细胞明显增多等）；血小板减少；神经精神症状；肾损伤。

（2）血浆 ADAMTS13 活性显著降低。

六、诊治经过及随访

1. 激素：2021.03.18—2021.03.20 "甲泼尼龙 0.5g/d，静脉滴注"冲击治疗三天后序贯为足量激素"甲泼尼龙 80mg，每天一次，静脉滴注"（2021.03.21—2021.03.23）；2021.3.24 开始给予"甲泼尼龙 12 片（48mg），每天一次，口服"。

2. HCQ 0.2g，每天两次，口服。

3. 免疫抑制剂：MMF 1.0g，每天两次，口服。

4. 血浆置换：2021.03.18—2021.03.23 共进行血浆置换 6 次。

5. 减少蛋白尿：缬沙坦 80mg，每天两次，口服。

6. 预防出血（卡洛磺钠针 80mg，每天一次 + 白眉蛇毒血凝酶针 1KU，每天一次）；输注悬浮红细胞纠正贫血；补钙；护胃。

患者治疗期间的主要实验室指标变化详见图 2-9。

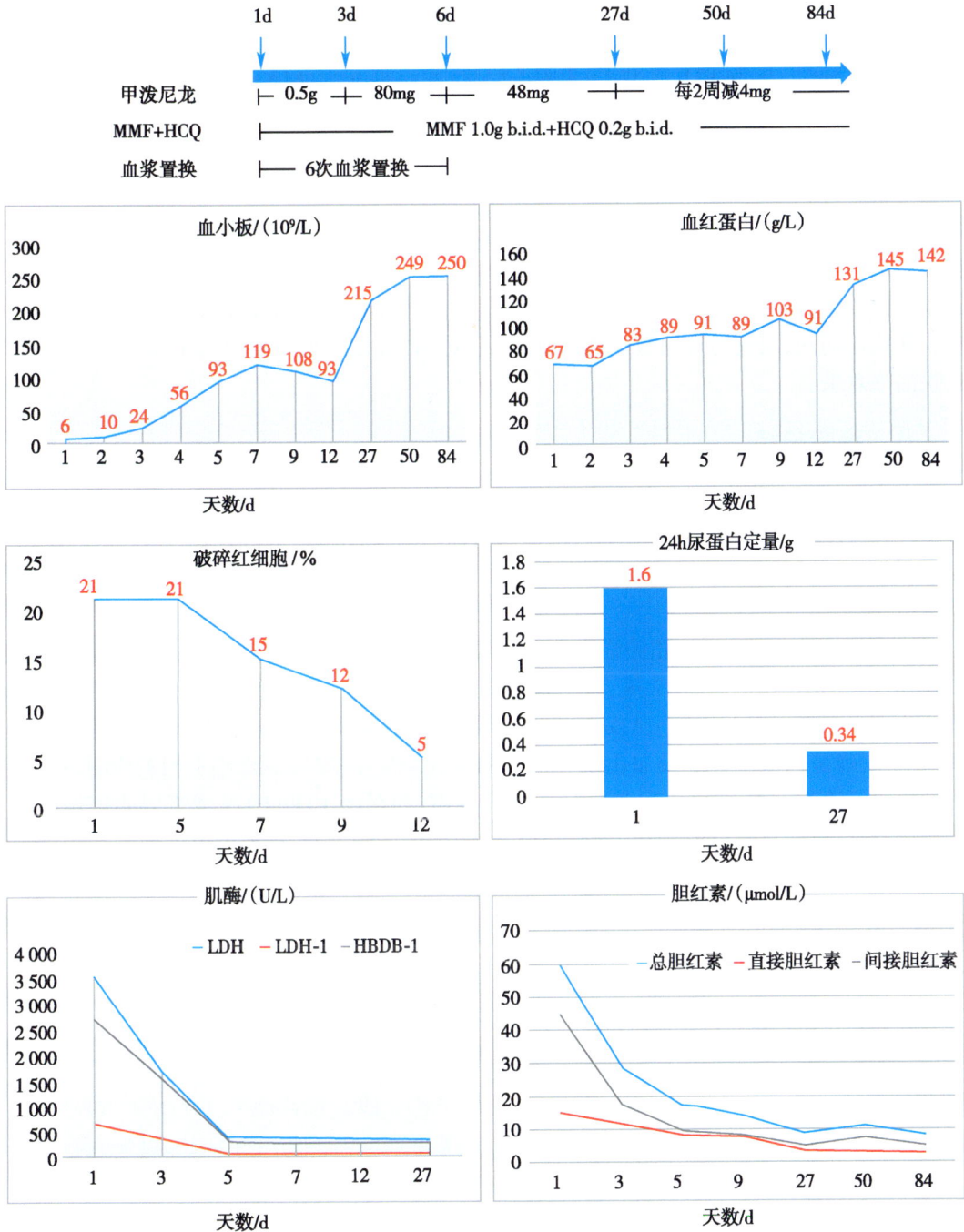

图 2-9　患者治疗期间复查结果变化图

七、分析讨论

根据 2019 年 EULAR/ACR 制定的 SLE 分类诊断标准,该患者 SLE 诊断明确。患者以血小板降低、溶血性贫血、LN 为主要临床表现,属于重症 LN,同时外周血破碎红细胞显著升高,应考虑患者是否合并 TMA。而 TMA 常继发于 SLE、APS、系统性硬化症等结缔组织病,以及 MHT、HELLP 综合征等。LN 并发 TMA 相比于单纯 LN 患者病情更重,预后差,须早期干预。LN 继发的 TMA 主要包括继发性 TTP 和继发型 aHUS。

结合该病例,具备 TTP 典型"五联征"症状:血小板减少、MAHA、精神神经症状、发热及急性肾损伤;另外 ADAMTS13 活性明显降低(<10%)也是 TTP 特异性诊断指标之一,肾脏病理结果也进一步支持了临床诊断,所以该患者"SLE 继发 TTP"诊断成立。

TTP 常持续进展,逐渐发生神经功能恶化、心肌缺血、肾功能不全,死亡率极高。SLE 获得性 TTP 一旦诊断成立,尽快给予血浆置换是该病治疗的关键。除了血浆置换,激素及免疫抑制剂为 SLE 继发 TTP 的基础治疗。该患者病情进展迅速,出现肾脏、神经系统、心脏等多系统受累,所以给予激素冲击治疗 3 天,序贯以足量激素治疗;免疫抑制剂选择 MMF 治疗。在治疗期间,通过对外周破碎红细胞、血小板、血红蛋白、肾功能、LDH 等指标的监测来反映治疗效果。

八、经验总结

在实际临床工作中,TTP 的发生可能无特异性,且不同患者的首发症状可能不尽相同。在 TTP 早期,可能仅仅表现为血小板减少及贫血。需要注意的是,临床上即使由于某些外在原因导致暂时缺乏 TTP 的诊断性检查时,根据患者病情危重情况,应先拟诊 TTP 并开始及时治疗。

当 SLE 患者出现 TMA 相关临床表现时需详细回顾病史,进行细致的体格检查,停用可疑药物,尽快完善血常规、尿常规、血细胞形态学、肝肾功能、抗球蛋白试验等实验室检查以进一步明确诊断,同时积极行 ADAMTS13 活性、抗 ADAMTS13 抗体、抗 CFH 抗体水平检测,尽快明确是否存在 TTP 及 aHUS,还应行 HIV、CMV、EBV 等病毒感染相关检测,另外需明确患者是否有合并 APS、SSc 等疾病。治疗方面,如疑诊 TTP/aHUS 或难以明确病因,患者病情持续进展时应立即行血浆置换治疗,给予糖皮质激素及 RTX 等免疫抑制剂治疗,必要时行透析等支持治疗,同时积极治疗病毒感染及其他可导致 TMA 的并发症。SLE 并发 TMA 的病因、发病机制复杂,临床表现多样,预后不佳,准确识别病因及积极的个体化治疗对改善患者预后、提高生存质量具有重要意义。

附表 2-1　ISN/RPS 狼疮性肾炎的病理分型(2003 版)

病理分型	分类标准
I 型(轻微系膜病变 LN)	肾小球形态学正常,免疫荧光系膜区可见免疫复合物沉积,不伴肾损伤的临床症状
II 型(系膜增生性 LN)	系膜细胞增生或基质增加,伴系膜区免疫沉积物;电子显微镜或免疫荧光可见孤立性上皮下或内皮下沉积物
III 型(局灶增生性 LN)	50% 以下肾小球表现为毛细血管内或血管外节段或球性细胞增生,伴局灶内皮下免疫复合物沉积,伴或不伴系膜改变

续表

病理分型	分类标准
IV型(弥漫增生性 LN)	50% 以上肾小球表现为毛细血管内或血管外节段或球性细胞增生,伴弥漫内皮下免疫沉积物沉积,伴或不伴系膜改变
V型(膜性 LN)	光学显微镜和免疫荧光或电子显微镜检查显示球性或节段上皮下免疫沉积物,伴或不伴系膜病变
VI型(晚期硬化性 LN)	90% 以上肾小球球性硬化,残余肾小球无活动性病变

注:LN.狼疮性肾炎;III型或IV型 LN 如果光学显微镜、免疫荧光或电子显微镜提示肾小球上皮侧有广泛(>50% 血管袢)免疫沉积物,诊断为III+V型 LN 或IV+V型 LN。

附表 2-2　ISN/RPS 狼疮性肾炎的病理分型(2003 版 vs. 2018 版)

分型	2003 版	2018 版
I型	轻微系膜性 LN。光学显微镜下无异常,免疫荧光及电子显微镜下可以看到轻微系膜区免疫复合物沉积	同前
II型	系膜增生性 LN。光学显微镜下可见肾小球系膜细胞增生、系膜基质增多;免疫荧光复合物沉积局限于系膜区	新增"系膜细胞增多"定义:1 个系膜区有≥4 个系膜细胞
III型	局灶增生性 LN。内皮细胞增生,免疫荧光下复合物沉积于内皮下,局灶节段性或球性病变,少于 50% 的肾小球受累 III(A):活动性病变,局灶增生性 LN III(A/C):活动性和慢性病变 III(C):慢性非活动性病变	1. 取消非定量的(A)、(C)与(A/C) 2. 对肾小球损伤程度进一步细致量化:新月体>Bowma 囊周长的 10%(细胞型新月体,>75% 细胞,<25% 纤维基质;纤维细胞型新月体,25%~75% 细胞和纤维蛋白,其余为纤维基质;纤维型新月体,>75% 纤维基质,<25% 细胞) 3. 取消了IV型节段性(S)与球性(G)亚组分型 4. 对活动与慢性病变采用 NIH 量化评分标准:AI(活动性指数)0~24 分;CI(慢性指数)0~12 分 5. 新增了对肾小管间质病变的评估
IV型	弥漫增生性 LN。内皮细胞增生,免疫荧光下复合物沉积于内皮下,弥漫节段性(IV-S)或球性(IV-G)病变,超过 50% 肾小球受累 IV-S(A),IV-G(A):活动性病变 IV-S(A/C),IV-G(A/C):活动性和慢性病变 IV-S(C),IV-G(C):慢性非活动性病变	不再区分IV-G 和IV-S 两个亚型
V型	膜性 LN。球性或节段性基底膜增厚、上皮下免疫沉积物沉积;可能会合并III级或IV级	同前
VI型	硬化性 LN。90% 以上的肾小球硬化,无活动性病变	方案未定,可能去除VI型或用一个界定值纳入慢性化IV型

附表 2-3 修订版 NIH 狼疮性肾炎活动性及慢性指数评分标准[23]

病变指标	定义	计分/分
活动性（AI）指数		
毛细血管内细胞增多	毛细血管内细胞增多：<25%（1+），25%~50%（2+），>50%（3+）	0~3
中性粒细胞浸润/核碎裂	中性粒细胞浸润和/或核碎裂：<25%（1+），25%~50%（2+），>50%（3+）	0~3
纤维素样坏死	肾小球纤维素样坏死：<25%（1+），25%~50%（2+），>50%（3+）	（0~3）×2
内皮下沉积物	肾小球白金耳病变和/或透明血栓：<25%（1+），25%~50%（2+），>50%（3+）	0~3
细胞/纤维细胞新月体	细胞和/或纤维细胞性新月体：<25%（1+），25%~50%（2+），>50%（3+）	（0~3）×2
间质炎细胞浸润	皮质区间质白细胞浸润：<25%（1+），25%~50%（2+），>50%（3+）	0~3
AI 总分		0~24
慢性（CI）指数		
肾小球硬化	球性和/或节段硬化肾小球：<25%（1+），25%~50%（2+），>50%（3+）	0~3
纤维性新月体	纤维性新月体的肾小球：<25%（1+），25%~50%（2+），>50%（3+）	0~3
肾小管萎缩	皮质区肾小管萎缩：<25%（1+），25%~50%（2+），>50%（3+）	0~3
间质纤维化	皮质区间质纤维化：<25%（1+），25%~50%（2+），>50%（3+）	0~3
CI 总分		0~12

注：表中 % 指肾小球病变指标占肾小球的比例，或肾小管间质指标占肾小管/间质的比例。纤维素样坏死和新月体的评分加倍。NIH. 美国国立卫生研究院。

参考文献

1. HOU J H，ZHU H X，ZHOU M L，et al.Changes in the spectrum of kidney diseases：An analysis of 40,759 biopsy-proven cases from 2003 to 2014 in China.Kidney Dis（Basel），2018，4（1）：10-19.

2. LI R，SUN J，REN L M，et al.Epidemiology of eight common rheumatic diseases in China：A large-scale cross-sectional survey in Beijing.Rheumatology（Oxford），2012，51（4）：721-729.

3. YAP D Y，CHAN T M.Lupus nephritis in Asia：Clinical features and management.Kidney Dis（Basel），2015，1（2）：100-109.

4. FLORES-MENDOZA G，SANSÓN S P，RODRÍGUEZ-CASTRO S，et al.Mechanisms of tissue injury in lupus nephritis.Trends Mol Med，2018，24（4）：364-378.

5. BIRMINGHAM D J，HEBERT L A.The complement system in lupus nephritis.Semin Nephrol，2015，35（5）：444-454.

6. MOSAAD Y M，HAMMAD A，FAWZY Z，et al.C1q rs292001 polymorphism and C1q antibodies in juvenile lupus and their relation to lupus nephritis.Clin Exp Immunol，2015，182（1）：23-34.

7. TILSTRA J S，AVERY L，MENK A V，et al.Kidney-infiltrating T cells in murine lupus nephritis are

metabolically and functionally exhausted.J Clin Invest,2018,128(11):4884-4897.

8. KISHIMOTO D,KIRINO Y,TAMURA M,et al.Dysregulated heme oxygenase-1(low)M2-like macrophages augment lupus nephritis via Bach1 induced by type Ⅰ interferons.Arthritis Res Ther,2018,20(1):64.

9. HIGASHI C,KAWAJI A,TSUDA N,et al.The novel Nrf2 inducer TFM-735 ameliorates experimental autoimmune encephalomyelitis in mice.Eur J Pharmacol,2017,802:76-84.

10. IMAIZUMI T,HAYAKARI R,MATSUMIYA T,et al.Chloroquine attenuates TLR3/IFN-β signaling in cultured normal human mesangial cells:A possible protective effect against renal damage in lupus nephritis.Mod Rheumatol,2017,27(6):1004-1009.

11. ZHENG N,WANG D,MING H,et al.BAFF promotes proliferation of human mesangial cells through interaction with BAFF-R.BMC Nephrol,2015,16:72.

12. ZHEN Y,LEE I J,FINKELMAN F D,et al.Targeted inhibition of Axl receptor tyrosine kinase ameliorates anti-GBM-induced lupus-like nephritis.J Autoimmun,2018,93:37-44.

13. YUNG S,NG C Y,AU K Y,et al.Binding of anti-dsDNA antibodies to proximal tubular epithelial cells contributes to renal tubulointerstitial inflammation.Clin Sci(Lond),2017,131(1):49-67.

14. YUNG S,NG C Y,HO S K,et al.Anti-dsDNA antibody induces soluble fibronectin secretion by proximal renal tubular epithelial cells and downstream increase of TGF-β1 and collagen synthesis.J Autoimmun,2015,58:111-122.

15. QI Y Y,ZHOU X J,CHENG F J,et al.Increased autophagy is cytoprotective against podocyte injury induced by antibody and interferon-α in lupus nephritis.Ann Rheum Dis,2018,77(12):1799-1809.

16. MARTIN-RODRIGUEZ S,REVERTER J C,TÀSSIES D,et al.Reduced ADAMTS13 activity is associated with thrombotic risk in systemic lupus erythematosus.Lupus,2015,24(11):1143-1149.

17. GEORGE J N,NESTER C M.Syndromes of thrombotic microangiopathy.N Engl J Med,2014,371(7):654-666.

18. MEJIA-VILET J M,ZHANG X L,CRUZ C,et al.Urinary soluble CD163:A novel noninvasive biomarker of activity for lupus nephritis.J Am Soc Nephrol,2020,31(6):1335-1347.

19. KOK H,VAN DEN HOOGEN L,VAN ROON J,et al.Systemic and local granzyme B levels are associated with disease activity,kidney damage and interferon signature in systemic lupus erythematosus.Rheumatology(Oxford,England),2017,56(12):2129-2134.

20. HAHN B,MCMAHON M,WILKINSON A,et al.American College of Rheumatology guidelines for screening,treatment,and management of lupus nephritis.Arthritis Care Res(Hoboken),2012,64(6):797-808.

21. LUCIANO R L,MOECKEL G W.Update on the native kidney biopsy:Core curriculum 2019.Am J Kidney Dis,2019,73(3):404-415.

22. HAMASAKI K,MIMURA T,KANDA H,et al.Systemic lupus erythematosus and thrombotic thrombocytopenic purpura:A case report and literature review.Clin Rheumatol,2003,22(4/5):355-358.

23. BAJEMA I,WILHELMUS S,ALPERS C,et al.Revision of the International Society of Nephrology/Renal Pathology Society classification for lupus nephritis:Clarification of definitions,and modified National Institutes of Health activity and chronicity indices.Kidney Int,2018,93(4):789-796.

24. 中国狼疮肾炎诊断和治疗指南编写组.中国狼疮肾炎诊断和治疗指南.中华医学杂志,2019,99(44):3441-3455.

25. KIM J W,KIM Y Y,LEE H,et al.Risk of rctinal toxicity in longterm users of hydroxychloroquine.J Rheumatol,2017,44(11):1674-1679.

26. ZHENG Z,ZHANG H,PENG X,et al.Effect of tacrolimus vs intravenous cyclophosphamide on complete or partial response in patients with lupus nephritis:A randomized clinical trial.JAMA Network Open,2022,5(3): e224492.

27. LI Q Y,YU F,ZHOU F D,et al.Plasmapheresis is associated with better renal outcomes in lupus nephritis patients with thrombotic microangiopathy:A case series study.Medicine(Baltimore),2016,95(18):e3595.

28. SUN F,WANG X,WU W,et al.TMA secondary to SLE:Rituximab improves overall but not renal survival.Clin Rheumatol,2018,37(1):213-218.

29. MOK C C,TO C H,YU K L,et al.Combined low-dose mycophenolate mofetil and tacrolimus for lupus nephritis with suboptimal response to standard therapy:A 12-month prospective study.Lupus,2013,22(11): 1135-1141.

30. CORTÉS-HERNÁNDEZ J,TORRES-SALIDO M T,MEDRANO A S,et al.Long-term outcomes: Mycophenolate mofetil treatment for lupus nephritis with addition of tacrolimus for resistant cases.Nephrol Dial Transplant,2010,25(12):3939-3948.

31. HEO Y A.Voclosporin:First Approval.Drugs,2021,81(5):605-610.

32. ROVIN B H,TENG Y K O,GINZLER E M,et al.Efficacy and safety of voclosporin versus placebo for lupus nephritis(AURORA 1):A double-blind,randomised,multicentre,placebo-controlled,phase 3 trial.Lancet, 2021,397(10289):2070-2080.

33. MORONI G,RAFFIOTTA F,TREZZI B,et al.Rituximab vs mycophenolate and vs cyclophosphamide pulses for induction therapy of active lupus nephritis:A clinical observational study.Rheumatology(Oxford), 2014,53(9):1570-1577.

34. ZHONG Z,LI H,ZHONG H,et al.Clinical efficacy and safety of rituximab in lupus nephritis.Drug Des Devel Ther,2019,13:845-856.

35. ZHANG J,ZHAO Z,HU X.Effect of rituximab on serum levels of anti-C1q and antineutrophil cytoplasmic autoantibodies in refractory severe lupus nephritis.Cell Biochem Biophys,2015,72(1):197-201.

36. KRAAIJ T,KAMERLING S W A,DE ROOIJ E N M,et al.The NET-effect of combining rituximab with belimumab in severe systemic lupus erythematosus.J Autoimmun,2018,91:45-54.

37. KRAAIJ T,ARENDS E J,VAN DAM L S,et al.Long-term effects of combined B-cell immunomodulation with rituximab and belimumab in severe,refractory systemic lupus erythematosus:2-year results.Nephrol Dial Transplant,2021,36(8):1474-1483.

38. EL-HUSSEINI A,HANNAN S,AWAD A,et al.Thrombotic microangiopathy in systemic lupus erythematosus:Efficacy of eculizumab.Am J Kidney Dis,2015,65(1):127-130.

39. SCIASCIA S,RADIN M,YAZDANY J,et al.Expanding the therapeutic options for renal involvement in lupus:Eculizumab,available evidence.Rheumatol Int,2017,37(8):1249-1255.

40. DE HOLANDA M I,PÔRTO L C,WAGNER T,et al.Use of eculizumab in a systemic lupus erythemathosus patient presenting thrombotic microangiopathy and heterozygous deletion in CFHR1-CFHR3.A case report and systematic review.Clin Rheumatol,2017,36(12):2859-2867.

41. SU Y J,CHIU W C,HSU C Y,et al.Lower in-hospital mortality with plasma exchange than plasmapheresis in a subgroup analysis of 374 lupus patients.Biomed Res Int,2018,2018:9707932.

42. KRONBICHLER A,BREZINA B,QUINTANA L F,et al.Efficacy of plasma exchange and immunoadsorption in systemic lupus erythematosus and antiphospholipid syndrome:A systematic review.Autoimmun Rev,2016,15(1):38-49.

43. PARIKH S V,ALMAANI S,BRODSKY S,et al.Update on lupus nephritis:Core curriculum 2020.Am J

Kidney Dis,2020,76(2):265-281.

44. MARMONT A M,VAN LINT M T,GUALANDI F,et al.Autologous marrow stem cell transplantation for severe systemic lupus erythematosus of long duration.Lupus,1997,6(6):545-548.

45. ALCHI B,JAYNE D,LABOPIN M,et al.Autologous haematopoietic stem cell transplantation for systemic lupus erythematosus:Data from the European Group for Blood and Marrow Transplantation registry.Lupus, 2013,22(3):245-253.

46. HUANG X,CHEN W,REN G,et al.Autologous hematopoietic stem cell transplantation for refractory lupus nephritis.Clin J Am Soc Nephrol,2019,14(5):719-727.

47. LI W,CHEN W,SUN L.An update for mesenchymal stem cell therapy in lupus nephritis.Kidney diseases (Basel,Switzerland),2021,7(2):79-89.

48. SUN L,AKIYAMA K,ZHANG H,et al.Mesenchymal stem cell transplantation reverses multiorgan dysfunction in systemic lupus erythematosus mice and humans.Stem Cells,2009,27(6):1421-1432.

49. SUN L,WANG D,LIANG J,et al.Umbilical cord mesenchymal stem cell transplantation in severe and refractory systemic lupus erythematosus.Arthritis Rheum,2010,62(8):2467-2475.

50. GU Z,TAN W,FENG G,et al.Wnt/β-catenin signaling mediates the senescence of bone marrow-mesenchymal stem cells from systemic lupus erythematosus patients through the p53/p21 pathway.Mol Cell Biochem,2014,387(1/2):27-37.

51. DENG D,ZHANG P,GUO Y,et al.A randomised double-blind,placebo-controlled trial of allogeneic umbilical cord-derived mesenchymal stem cell for lupus nephritis.Ann Rheum Dis,2017,76(8):1436-1439.

52. LI Z L,TU Y,LIU B C.Treatment of renal anemia with roxadustat:Advantages and achievement.Kidney Dis (Basel),2020,6(2):65-73.

53. SINHA S D,BANDI V K,BHEEMAREDDY B R,et al.Efficacy,tolerability and safety of darbepoetin alfa injection for the treatment of anemia associated with chronic kidney disease(CKD)undergoing dialysis:A randomized,phase-Ⅲ trial.BMC Nephrol,2019,20(1):90.

54. ROGER S D,JASSAL S V,WOODWARD M C,et al.A randomised single-blind study to improve health-related quality of life by treating anaemia of chronic kidney disease with Aranesp®(darbepoetin alfa)in older people:STIMULATE.Int Urol Nephrol,2014,46(2):469-475.

55. FURUKAWA T,OKADA K,ABE M,et al.Randomized controlled trial of darbepoetin α versus continuous erythropoietin receptor activator injected subcutaneously once every four weeks in patients with chronic kidney disease at the pre-dialysis stage.Int J Mol Sci,2015,16(12):30181-30189.

56. CHEN N,HAO C,LIU B C,et al.Roxadustat treatment for anemia in patients undergoing long-term dialysis.N Engl J Med,2019,381(11):1011-1022.

57. CHEN N,HAO C,PENG X,et al.Roxadustat for anemia in patients with kidney disease not receiving dialysis.N Engl J Med,2019,381(11):1001-1010.

58. LEWEK J,BIELECKA-DĄBROWA A,et al.Pharmacological management of malignant hypertension.Expert Opin Pharmacother,2020,21(10):1189-1192.

59. MANCIA G,FAGARD R,NARKIEWICZ K,et al.2013 ESH/ESC guidelines for the management of arterial hypertension:The task force for the management of arterial hypertension of the European Society of Hypertension(ESH)and of the European Society of Cardiology(ESC).J Hypertens,2013,31(7):1281-1357.

60. MACCARTHY E P,BLOOMFIELD S S.Labetalol:A review of its pharmacology,pharmacokinetics,clinical uses and adverse effects.Pharmacotherapy,1983,3(4):193-219.

61. WALLIN J D,FLETCHER E,RAM C V,et al.Intravenous nicardipine for the treatment of severe

hypertension.A double-blind,placebo-controlled multicenter trial.Arch Intern Med,1989,149(12):2662-2669.

62. WILLIAMS B,MACDONALD T M,MORANT S,et al.Spironolactone versus placebo,bisoprolol,and doxazosin to determine the optimal treatment for drug-resistant hypertension(PATHWAY-2):A randomised, double-blind,crossover trial.Lancet,2015,386(10008):2059-2068.

63. SKALOVA S,MINXOVA L,LUKES A,et al.Renal vein thrombosis with pulmonary embolism:First manifestation of lupus nephritis.J Paediatr Child Health,2011,47(5):315-316.

64. MUECK W,LENSING A W,AGNELLI G,et al.Rivaroxaban:Population pharmacokinetic analyses in patients treated for acute deep-vein thrombosis and exposure simulations in patients with atrial fibrillation treated for stroke prevention.Clin Pharmacokinet,2011,50(10):675-686.

65. DE VRIESE A S,CALUWÉ R,BAILLEUL E,et al.Dose-finding study of rivaroxaban in hemodialysis patients.Am J Kidney Dis,2015,66(1):91-98.

66. DE VRIESE A S,CALUWÉ R,PYFFEROEN L,et al.Multicenter randomized controlled trial of vitamin K antagonist replacement by rivaroxaban with or without vitamin K2 in hemodialysis patients with atrial fibrillation:The Valkyrie study.J Am Soc Nephrol,2020,31(1):186-196.

67. CHAN K E,EDELMAN E R,WENGER J B,et al.Dabigatran and rivaroxaban use in atrial fibrillation patients on hemodialysis.Circulation,2015,131(11):972-979.

68. NUTESCU E A,BURNETT A,FANIKOS J,et al.Pharmacology of anticoagulants used in the treatment of venous thromboembolism.J Thromb Thrombolysis,2016,41(1):15-31.

69. STEFFEL J,VERHAMME P,POTPARA T S,et al.The 2018 European Heart Rhythm Association practical guide on the use of non-vitamin K antagonist oral anticoagulants in patients with atrial fibrillation:Executive summary.Kardiol Pol,2018,76(9):1283-1298.

70. HUGHES S,SZEKI I,NASH M J,et al.Anticoagulation in chronic kidney disease patients-the practical aspects.Clin Kidney J,2014,7(5):442-449.

71. KLINGELE M,BOMBERG H,LERNER-GRÄBER A,et al.Use of argatroban:Experiences in continuous renal replacement therapy in critically ill patients after cardiac surgery.J Thorac Cardiovasc Surg,2014,147(6):1918-1924.

第三章 重症狼疮血液系统受累

赵 清 王 婧 万志红
顾问 谢其冰

第一节 引 言

血液系统受累是系统性红斑狼疮(systemic lupus erythematosus,SLE)的常见表现,可以反映疾病严重程度[1],临床上可分为贫血、白细胞减少、血小板减少、骨髓病变等多种受损类型[2]。其中轻症患者经过激素、免疫抑制剂等治疗,病情可以较快恢复。但是部分危重症狼疮患者可出现严重的血液系统受累,危及患者生命,如严重的贫血可以导致机体脑组织缺血、缺氧,诱发贫血性心脏病及心力衰竭等;粒细胞缺乏可以导致患者合并重症感染及脓毒血症等;血小板降低难以纠正的患者自发出血风险较高;合并血栓性血小板减少性紫癜(thrombotic thrombocytopenic purpura,TTP)的患者可以出现肾脏、神经系统受累,死亡率较高。因此及早识别危重症狼疮的血液系统表现,并采取有效治疗策略,对改善预后、降低死亡率至关重要[3]。

第二节 重症狼疮血液系统受累的实验室检查

一、血液系统受累的相关检查

(一)血常规

1. **贫血** 贫血指人体循环的红细胞容量减少。贫血是 SLE 患者血液系统受累最常见的表现。血红蛋白(hemoglobin,Hb)是评估贫血的标准。国内贫血的诊断标准为:在海平面地区,男性<120g/L,女性<110g/L,妊娠妇女<100g/L。贫血的分级:极重度贫血,IIb≤30g/L;重度贫血,Hb 为 31~60g/L;中度贫血,Hb 为 61~90g/L;轻度贫血 Hb 为 90g/L 至正常参考值下限。严重贫血影响患者全身多脏器功能,甚至导致脑组织供氧不足、引发心力衰竭等。

2. **血小板减少** 轻度的血小板减少可见于 50% 的 SLE 患者,严重的血小板减少多见于合并继发免疫性血小板减少症(immune thrombocytopenia,ITP)和TTP的患者。临床上当血小板计数在(20~50)×10^9/L 时,一般无出血表现,仅有出血时间延长。当血小板计数<20×10^9/L 时,可出现自发性出血,如皮肤黏膜紫癜、瘀点、鼻出血、牙龈出血,有些患者可发生胃肠道出血、血尿、阴道出血,甚至致命性的颅内出血。

3. **白细胞减少** 白细胞减少可见于 50% 的 SLE 患者,表现为淋巴细胞减少和 / 或中性粒细胞减少。淋巴细胞减少也可能是激素或其他免疫抑制剂治疗的不良反应。

4. **外周血细胞形态** 外周血细胞形态分析有助于贫血的分类,而且又能从中发现异形红细胞。红细胞大小不均、小型红细胞增多且中央苍白区扩大,可诊断为低色素性贫血。

球形红细胞增多,见于遗传性球形红细胞增多症和自身免疫性溶血性贫血(autoimmune hemolytic anemia,AIHA)。椭圆形红细胞增多见于遗传性椭圆形红细胞增多症等,镰形红细胞见于镰状细胞贫血,口形红细胞见于遗传性口形红细胞增多症等,靶形红细胞常见于珠蛋白生成障碍性贫血。其他异形红细胞,如梨形、哑铃形、三角形甚至红细胞碎片,则提示微血管病性溶血性贫血(microangiopathic hemolytic anemia,MAHA)的可能性。泪滴状红细胞可见于骨髓纤维化。当外周血出现大量原始及幼稚细胞,则需要警惕白血病等造血系统恶性肿瘤。

5. 网织红细胞计数　网织红细胞(reticulocyte,Ret)是晚幼红细胞脱核后尚未完全成熟的红细胞。Ret 在骨髓停留 2~3 天,在外周血停留 1 天后变为成熟红细胞。Ret 是反映骨髓红系增生情况的重要指标,是临床鉴别红系增生不良性贫血(Ret 减少)和溶血性贫血(Ret 增多)最简单的方法。

(二)贫血的相关检查

1. 促红细胞生成素(erythropoietin,EPO)　EPO 又称红细胞刺激因子、促红素,是由肾皮质近曲小管管周细胞分泌的由 166 个氨基酸组成的糖蛋白,可刺激红细胞生成。肾脏是 SLE 最易受累的器官之一,狼疮性肾炎的患者,肾小管周围间质纤维母细胞样细胞在慢性肾脏病状态下转化为肌成纤维细胞,合成 EPO 的能力丧失,导致 EPO 生成减少,进而导致肾性贫血(renal anaemia,RA)。目前已可以开展 EPO 的临床检测,用于评估患者的贫血原因。

2. 铁代谢的评估　铁代谢的相关指标常用于缺铁性贫血的诊断。在缺铁性贫血时,血清铁<8.95μmol/L,总铁结合力(total iron-binding capacity,TIBC)>64.44μmol/L,转铁蛋白饱和度(transferrin saturation,TS)%<15%。血清铁蛋白(serum ferritin,SF)可作为贮存铁缺乏的指标,诊断单纯性缺铁一般认为 SF<20ng/ml 表示贮存铁减少,<12ng/ml 为贮存铁耗尽。SF 是反映铁缺乏较为灵敏的指标,但 SF 易受感染、炎症、结缔组织病、肿瘤和肝脏疾病的影响而升高。

3. 溶血性疾病检查　检测血管内溶血的试验有:游离 Hb 测定、血浆结合珠蛋白测定、含铁血黄素尿试验(Rous 试验);检测阵发性睡眠性血红蛋白尿的试验有:酸溶血试验、蔗糖溶血试验;检测遗传性球形红细胞增多症的试验有:渗透脆性试验;高铁血红蛋白还原试验阳性见于红细胞葡萄糖 -6- 磷酸脱氢酶缺乏;抗球蛋白试验(Coombs 试验)及冷凝集素试验阳性见于 AIHA。

(三)血小板减少相关的检查

1. 抗血小板抗体检测　血小板具有复杂的抗原系统,包括与其他组织或细胞所共有的抗原,如 ABO 血型系统抗原和人类白细胞抗原(human leukocyte antigen,HLA);血小板特异性抗原(human platelet antigen,HPA);与单核 / 巨噬细胞及有核红细胞共有的 GPIV/CD36 抗原等。

抗血小板抗体对免疫性血小板减少症(immune thrombocytopenia,ITP)有较高的特异度,但不能区分原发与继发 ITP。51.7%~63.5%ITP 患者血小板抗体为阳性。ITP 的发病机制主要是血小板抗体介导血小板破坏及减少。继发 ITP 是一类与免疫系统紊乱相关的自身免疫性疾病,常见于 SLE 患者中。

2. 血小板生成素　血小板生成素(thrombopoietin,TPO)是一种主要由肝脏细胞产生的肽类细胞因子,可以与骨髓中巨核细胞上 TPO 受体(TPO-R)结合,通过 JAK-STAT 信号通路诱导巨核细胞的成熟和分化,是血小板生成过程中最重要的调节剂。

在骨髓衰竭状态下[如再生障碍性贫血(aplastic anemia,AA)]或在清髓性化疗后,血清 TPO 浓度可增加至正常水平的 10~20 倍;ITP 患者的 TPO 水平仅略高于正常水平;另外,TPO 水平可预测 ITP 患者使用 TPO 受体激动剂的效果。但目前 TPO 尚未成为临床常用检测指标,其临床检测意义有待进一步证实。

3. **抗磷脂抗体(antiphospholipid antibody,APA)** SLE 是继发性抗磷脂综合征(antiphospholipid syndrome,APS)最常见的原因,以血栓形成、不良妊娠和血小板减少为特征,伴有持续的 APA 阳性。所以对于合并血小板减少的 SLE 患者,需要筛查 APA(详见"抗磷脂综合征"章节)。

二、生物学标志物

(一)TRAF6

TRAF6 是肿瘤坏死因子(tumor necrosis factor,TNF)和 Toll 样受体通路中的信号分子。TRAF6 可通过 ELISA 方法进行测定,可作为 ITP 患者的生物学标志物,TRAF6 水平越高,糖皮质激素治疗反应可能越差。

(二)ADAMTS13 活性测定

ADAMTS13 活性用于 TTP 的诊断,ADAMTS13 活性低于 5% 时考虑遗传性 TTP;ADAMTS13 活性低于 10% 且自身抗体阳性时提示获得性 TTP;ADAMTS13 活性大于 10% 时,考虑为其他原因导致的血栓微血管病,如溶血性尿毒综合征(heomlytic uremic syndrome,HUS)或者补体介导的血栓性微血管病。

三、骨髓检查

骨髓检查包括骨髓穿刺涂片及骨髓活检,是临床常用的诊断技术,对诊断骨髓增生异常综合征、原发/继发骨髓纤维化、AA 等有重要意义。SLE 患者除出现外周血液系统损害如白细胞减少、溶血性贫血及血小板减少等情况外,部分患者亦可发现骨髓异常,包括骨髓增生低下、骨髓纤维化、AA、噬血现象以及红系造血异常等。SLE 患者骨髓受累后,提示血液系统损害更加严重,需要积极治疗。因此骨髓检查对于血液系统受累的 SLE 患者意义重大。骨髓活检的绝对禁忌证是存在严重血友病、严重弥散性血管内凝血和其他严重的出血性疾病,血小板减少无论严重与否都不是绝对禁忌证,可在操作前输注血小板,保证血小板大于 $20 \times 10^9/L$。

第三节　重症狼疮血液系统受累的临床特征及治疗进展

SLE 患者血液系统损害比较常见,表现形式多样,除了贫血、白细胞减少及血小板减少外,还可以表现为噬血细胞综合征(hemophagocytic syndrome,HPS)、骨髓增生异常等。其中严重溶血性贫血、重度白细胞减少及急性 HIT 可能威胁患者生命。对于以血液系统损害为首发表现的 SLE 患者,临床医师应提高警惕,避免误诊为单纯的血液病或其他疾病。本文对 SLE 患者血液系统受累的临床表现及治疗进展进行阐述。

一、狼疮相关重症贫血

贫血是 SLE 患者血液系统损害最常见表现，绝大多数患者表现为轻到中度贫血，治疗反应较好。但部分危重患者贫血程度较重、治疗反应不佳，出现心脏、神经系统、消化系统等多系统脏器功能不全。根据贫血的机制，分为 AIHA、SLE 相关再生障碍性贫血（systemic lupus erythematosus associated aplastic anemia，SLEAAA）、慢性病贫血（anemia of chronic disease，ACD）、肾性贫血（renal anaemia，RA）和缺铁性贫血（iron deficiency anemia，IDA）等，其中 ACD、RA 和 IDA 属于非免疫性贫血。本节中将对不同类型贫血进行具体阐述。

（一）SLE 合并非免疫性贫血

1. SLE 合并非免疫性贫血的机制

（1）ACD：SLE 合并 ACD 非常普遍，主要因为慢性炎症抑制红细胞生成，又称为"炎症性贫血"，一般为轻度贫血，50% 的患者 Hb<80g/L。主要发生机制包括：①铁代谢异常导致铁利用过低，不能利用游离铁合成 Hb；② EPO 生成减少；③骨髓对 EPO 反应能力变弱；④红细胞存活时间缩短。ACD 通常是一种轻度的正常红细胞性贫血。在这种类型的贫血中，Ret 计数一般正常或者靠近低限，不会极度降低，可能同时合并失血或药物原因。

（2）IDA：IDA 是 SLE 常见的贫血类型之一，与铁的吸收、转运障碍及丢失有关。IDA 发生机制包括：①长期服用非甾体抗炎药及糖皮质激素，致消化道黏膜损伤，铁吸收障碍；②消化道黏膜损伤和女性患者月经过多导致慢性失血。

（3）RA 详见本书第二章。

2. SLE 合并非免疫性贫血的临床表现

（1）ACD：ACD 是 SLE 中最常见的贫血，患者红细胞多呈正细胞、正色素性，Ret 计数往往正常或者接近低限，血清铁含量降低，总铁结合力正常或轻度降低，转铁蛋白饱和度降低，但骨髓细胞学检查通常正常，骨髓铁含量也正常，说明铁储备量充足。导致慢性病贫血的主要病因为铁代谢异常，患者肠道的铁吸收常常增加，但吸收的铁并未参与合成血红蛋白，而是储存在肝脏、脾脏，导致铁的利用率低。同时，大多数患者的血浆铁转换率增高，骨髓活性降低和红细胞寿命缩短也是造成贫血的原因。慢性病贫血发展缓慢，若突然出现贫血程度加重应考虑其他因素的参与，如失血。

（2）IDA：SLE 患者发生 IDA 者并不少见。患者红细胞呈小细胞、低色素性，血清铁含量降低，总铁结合力上升。骨髓铁染色是评估铁储备的金标准，IDA 时骨髓可染铁消失，铁粒幼细胞<15%，复杂病例有鉴别意义，但因为是有创操作，难以广泛开展。结合可溶性转铁蛋白受体、铁蛋白、铁调素水平有助于鉴别 ACD 和 IDA。

3. SLE 合并非免疫性贫血的治疗　首先应加强 SLE 基础病的治疗，排查并纠正其他病因，合并铁缺乏的患者需要补铁，临床多选择口服铁剂进行治疗，包括多糖铁复合物、琥珀酸亚铁、富马酸亚铁、硫酸亚铁、葡萄糖酸亚铁、蛋白琥珀酸铁口服溶液等，配合维生素 C 口服。口服铁剂仅有约 10% 在肠道被吸收，餐后服药会导致铁剂生物利用度下降。IDA 推荐每日补铁剂 100~200mg，2~3 周起效，需要坚持服药 2~3 个月甚至更长时间，直至铁蛋白>50ng/ml 才能停药，避免停药后病情反复。消化道不耐受者，可以选择静脉补铁。对于重度贫血（Hb<60g/L）严重影响生理机能的患者，可考虑输血治疗，对于老年和心功能不全患者输血指征可适当放宽。

（二）SLE 合并 AIHA

1. AIHA 的机制　AIHA 指通过补体依赖性或非依赖性抗体诱导的血细胞损伤。红细胞自身抗体分为两大类：①IgG 或 IgA 型的"温"抗体，在 37℃时与红细胞结合，②IgM 型"冷"抗体，其特征是在 20~25℃与红细胞结合，当温度升高到 35℃或更高时解离。最常见的 AIHA 形式是温抗体 AIHA，由 IgG 和 / 或补体与红细胞上的抗原结合介导发生。大多数 SLE 合并 AIHA 是由温或混合（温和冷）抗体引起的。补体在不同类型抗体诱导红细胞破坏途径中的作用不同，温抗体途径不完全依赖补体激活，而冷抗体途径主要依赖补体激活。目前认为这些自身抗体的产生可能是继发于 SLE 患者免疫调节缺陷。自身抗体包被的红细胞破坏主要通过脾脏、肝脏等器官中的单核巨噬细胞系统吞噬消化。自身抗体与红细胞结合后，抗体的 Fc 段与脾脏巨噬细胞上的 Fc 受体结合，导致红细胞被破坏并从循环中清除。巨噬细胞吞噬部分红细胞膜后，剩余部分的红细胞呈球形状态逃逸回循环系统。球形红细胞不易变形，这使得它们在通过脾脏时更容易进一步破碎和破坏[4]。在 AIHA 中，APA 与补体激活和红细胞裂解有关。研究发现，AIHA 患者 APS 的发生率明显高于无 AIHA 患者[5]。

2. AIHA 的临床表现　AIHA 在 SLE 中并不少见，约有 7%~15% 的患者出现，2%~6% 的 SLE 患者 AIHA 为首发表现。患者常出现血清非结合胆红素增高、乳酸脱氢酶增高、Ret 计数增高和血清结合珠蛋白降低，Coombs 试验多呈阳性。但需要注意的是，在 SLE 患者中，18%~65% 的患者 Coombs 试验阳性，但没有发生溶血性贫血。

（1）温抗体型 AIHA：SLE 患者的 AIHA 以温抗体型为主，溶血的部位主要位于脾脏。被 IgG 包被的红细胞形态发生变化，失去典型的双凹圆盘状结构，经过脾脏血窦时与具有 Fc 段受体的脾脏巨噬细胞及补体结合后被破坏。临床表现多为乏力、眩晕、发热、脾大，溶血速度较快时还可出现黄疸、血红蛋白尿等表现。贫血为正细胞、正色素性，伴 Ret 增多及结合珠蛋白水平降低。外周血涂片可见红细胞大小不等，并可见有核红细胞、多染性红细胞、点彩红细胞和 Howell-Jolly 小体。骨髓细胞学检查呈现红细胞代偿性增生。

（2）混合型 AIHA：SLE 合并 AIHA 的患者中，存在 IgG 温抗体型和冷凝集素两种抗体的患者，这些患者通常溶血程度较重，糖皮质激素治疗有效。

（3）若外周血涂片出现破碎红细胞，需考虑是否出现 MAHA。若患者出现 MAHA、血小板减少要考虑 HUS、TTP、HELLP 综合征（妊娠期 / 产后出现：溶血，转氨酶及乳酸脱氢酶升高，血小板减少）。

3. AIHA 的治疗

（1）病因治疗：加强 SLE 原发病的治疗，停用可疑药物，如抗生素、解热镇痛药、非甾体抗炎药、抗肿瘤药等，同时要排查引起溶血性贫血的继发因素，如感染（败血症、疟疾等）、机械性损伤、大面积烧伤、代谢因素（葡萄糖 -6- 磷酸脱氢酶缺乏、丙酮酸激酶缺乏）等。

（2）控制溶血发作：初始治疗取决于贫血的严重程度。重度贫血患者可能需要输血和血流动力学支持。病情稳定后，则需要减少溶血和阻止抗体生成的治疗方法。自身抗体的半衰期为 2~3 周，因此，即使治疗立即阻止了自身抗体的生成，溶血也会持续 2~3 周。持续溶血的患者一般需补充叶酸，同时需要预防静脉血栓栓塞症。复发 AIHA 的治疗与初次发作相似，但宜优先采取初次发作时治疗有效的措施。

1）糖皮质激素：首选治疗，有效率 80% 以上。常用泼尼松 1~1.5mg/（kg·d）口服，急性溶血者可用地塞米松、甲泼尼龙等静脉滴注。糖皮质激素初始剂量应维持 3~4 周，至血细胞比容大于 0.3 或 Hb 水平稳定于 100g/L 以上时考虑减量。减量速度酌情而定,一般每周减 5~10mg,小剂量泼尼松(5~10mg/d)至少维持 36 个月。对于合并糖尿病的患者可以加快激素减量速度。在减量过程中需要监测血常规、Ret 计数、乳酸脱氢酶等指标。监测频率取决于贫血的严重程度,通常每周监测 1~2 次,Hb 水平恢复稳定后可延长检测时间。若使用推荐剂量治疗 4 周仍未达到上述疗效,应考虑应用二线药物。足量糖皮质激素治疗 3 周病情无改善,视为激素治疗无效。通常,对于重症患者糖皮质激素与利妥昔单抗(rituximab,RTX)的联合治疗比单用糖皮质激素更有效。

2)RTX:是一种直接针对 B 淋巴细胞表面 CD20 抗原的单克隆抗体,可以特异性地清除 B 淋巴细胞,包括产生红细胞自身抗体的淋巴细胞,用于治疗 AIHA。标准用法:375mg/(m²·周),连续 4 周,一年有效率 80%~100%。一项 2013 年的试验将 64 例新诊断的温抗体型 AIHA 成人患者随机分为两组,一组单用泼尼松[1.5mg/(kg·d),治疗 2 周后逐渐减量],一组采用泼尼松 +RTX[375mg/(m²·周),使用 4 周][6]。与泼尼松单药治疗组相比,联合治疗组在 12 个月有效率更高(36% vs. 75%),疗效在最初 6 个月持续存在,甚至在完成治疗后亦如此。疗效持续至少 36 个月,两组缓解率分别为 45% 和 70%;联合治疗组的无复发生存率也更高;两组的不良事件相似。一项 2017 年的试验将 32 例温抗体型 AIHA 成人患者随机分为两组,一组单用泼尼松[1.0mg/(kg·d),治疗 2 周后逐渐减量],一组采用泼尼松 +RTX(一次 1 000mg,输注 2 次,输注间隔为 2 周)[7]。其结果与上述 2013 年试验相似,12 个月时的有效率分别为 31% 与 75%,24 个月时为 19% 与 63%;联合治疗组的不良反应更少,单药治疗组共 6 例患者死亡,联合治疗组没有死亡。一项 2013 年的前瞻性单组研究中,18 例温抗体型 AIHA 成人患者接受了短疗程的口服泼尼松联合低剂量 RTX(每周 100mg,共 4 周),结果提示有效,且疗效持续至少 36 个月,患者对此方案耐受良好[8]。RTX 应用时需要监测 B 淋巴细胞水平以及药物相关并发症,包括输注反应、感染、长期免疫抑制、乙肝病毒感染再激活和进行性多灶性白质脑病等,严重的不良反应可危及患者生命。

3)补体系统:作为 AIHA 中一个新兴的治疗靶点,它在血管内和血管外介导的溶血中都起着核心作用。①依库珠单抗(eculizumab)是一种靶向补体蛋白 C5 的单克隆抗体。它阻断了补体末端途径的激活和攻膜复合物的形成。依库珠单抗目前已获 FDA 批准用于治疗阵发性睡眠性血红蛋白尿症(paroxysmal nocturnal hemoglobinuria,PNH)和非典型溶血性尿毒综合征(aHUS)患者。有病例报道用依库珠单抗治疗难治性 AIHA 有效[9],也有报道依库珠单抗序贯 RTX 治疗难治性 AIHA 取得良好效果[10]。推测依库珠单抗可作为改善难治性 AIHA 的短期疗法,它可能抑制血管内成分,改善溶血的整体严重程度,而 RTX 可能是有效长期疗法,这种新型的治疗模式有待进一步探索。②苏替莫单抗(sutimlimab)是一种靶向作用于 C1 的人源化单克隆抗体,可能减少 C3b 介导的血管外溶血,在 2022 年获批用于治疗冷凝集素病。③pegcetacoplan(APL-2)是一种 C3 抑制剂,2021 年 5 月美国 FDA 已批准用于治疗初治的成人 PNH。一项关于 pegcetacoplan 治疗 AIHA 患者的研究显示,该药物对 2 例冷凝集素病患者有效,目前正在进行Ⅱ期临床研究。

4)造血干细胞移植(hematopoietic stem cell transplantation,HSCT):HSCT 治疗 AIHA 仅限于小样本及个案报道。

(3)免疫抑制剂的应用

1)环磷酰胺(cyclophosphamide,CTX):CTX 的口服剂量为 50~100mg/d 或 1~2mg/(kg·d)

或脉冲式静脉给药,常用剂量包括:CTX 0.5~1.0g/m^2 体表面积,每 3~4 周 1 次或者 600mg 静滴,每 2 周 1 次等。CTX 的副作用包括骨髓抑制、感染、继发恶性肿瘤和生殖毒性。

2)环孢素(cyclosporin A,CsA):CsA 治疗 AIHA 已广泛应用,起始多以 3mg/(kg·d)给药,维持血药浓度(谷浓度)不低于 150~200μg/L。CsA 的不良反应包括齿龈 / 毛发增生、高血压、胆红素增高、肾功能损伤等。由于 CsA 需要达到有效血药浓度后才起效,建议初期与糖皮质激素联合应用。根据血液学反应和肾脏功能调整后续用量。

3)硫唑嘌呤(azathioprine,AZA):常用剂量为 2~2.5mg/(kg·d),毒性可能低于长疗程应用的 CTX。但硫嘌呤甲基转移酶(thiopurine methyltransferase,TPMT)缺乏会增加骨髓毒性的风险,需在开始治疗前检测排查。若无法测试,则应从 50mg/d 开始治疗,在无中性粒细胞减少的情况下逐渐增加至 150mg/d。

4)吗替麦考酚酯(mycophenolate mofetil,MMF):用药数周至数月才能起效,因此常用于溶血病情稳定的患者。初始剂量为口服 0.5g~1.0g/d,可逐渐增加至 1.0~2.0g/d。

(4)脾切除:尽管目前尚无比较脾切除术与其他方法疗效的随机试验,但当糖皮质激素和 RTX 应用均无效时,可采用脾切除术。脾切除术与药物治疗的风险有显著差异,因此选择时务必医患共同决策。患者有权了解脾切除术是一项永久性手术,其可能的疗效以及术后并发症。合并脾边缘区淋巴瘤的患者可能尤其适合脾切除术。脾切除术在 AIHA 患者中的有效率与糖皮质激素相近。脾切除术不适合下列情况:自身免疫性淋巴细胞增生综合征(autoimmune lymphoproliferative syndrome,ALPS)、冷凝集素病和阵发性睡眠性血红蛋白尿症。脾切除术后感染的发生率会增高,其他并发症包括静脉血栓、肺栓塞、肺动脉高压等。

(5)其他药物及治疗

1)达那唑:达那唑 200mg,每天 3 次,可能有效,但在难治性病例中似乎效果不明显。该药物应用的禁忌证是存在雄激素依赖性肿瘤疾病,及肝、肾、心功能损害的患者。

2)大剂量静脉注射免疫球蛋白(intravenous immunoglobulin,IVIg):严重溶血的患者,免疫球蛋白应被视为紧急救治药物,常用剂量为 0.4g/(kg·d),连续应用 3~5 天。同时应考虑联合其他治疗(如免疫抑制剂等)。

3)输血:贫血较重者应输注洗涤红细胞,且速度应缓慢。重度贫血(Hb<60g/L)和 / 或 Hb 快速下降引起的血流动力学不稳定属于急危重症,输血延迟可能危及生命。需要立即建立静脉通路进行补液治疗,并提供呼吸和循环支持。立即联系血库,应告知血库或输血机构患者的重要病史,包括既往妊娠和输血史,因为两种情况均可诱导同种异体抗体的产生。若通过标准血型和抗体筛查方案配血困难,血库无法找到交叉配型相容的血液时(许多患者都会面临此问题)[11],也需向此类患者提供同型血液,但要减慢输血速度(一般 3~4 小时输完),输血过程中密切监测输血反应,尤其是最初的 30~60 分钟。如果输血依赖性溶血持续存在,可加用 IVIg 联合治疗。

(三)狼疮相关再生障碍性贫血

1. **SLEAAA 的发生机制**　SLEAAA 的发病率较低,其发病机制目前尚不清楚,可能与以下原因有关:① SLE 是一种自身免疫性疾病,骨髓可能是免疫系统攻击的靶器官之一。SLE 患者体内存在多种自身抗体,其中可能存在抗造血干细胞的抗体。已经发现 SLEAAA 患者血清中存在抑制骨髓细胞红系爆式集落形成单位(burst-forming unit-erythroid,BFU-E)和粒细胞单核细胞集落生成单位(colony-forming unit-granulocyte/monocyte,CFU-GM)的自身抗体。AA 是主要由 T 细胞介导的自身免疫性疾病。而在 SLE 患者中,同样存在调节性 T 细胞(regulatory T cell,Treg)细胞/Th17 细胞比值下降、辅助性 T 细胞(Th)/抑制性 T 细胞(Ts)比值降低的现象,另外,SLE 患者 Ts 细胞活性明显升高,异常活化的 CD8$^+$ T 细胞抑制造血干细胞的增殖分化。②一部分 SLEAAA 患者可能因服用治疗 SLE 药物所致。如硫唑嘌呤、甲氨蝶呤过量引起的骨髓造血功能障碍。

2. SLEAAA 的临床表现　SLEAAA 是一种罕见的造血干细胞疾病,其特征是全血细胞减少和骨髓发育不全,可能危及生命。SLEAAA 患者病死率为 15.9%,与 AA 报道病死率基本一致。SLEAAA 患者女性多见,男女比例为 1∶8。SLEAAA 主要症状包括发热、乏力和出血,与 AA 无明显区别。SLEAAA 出现白细胞总数、中性粒细胞绝对值、淋巴细胞绝对值较 AA 均偏低,骨髓淋巴细胞比例较 AA 偏高,骨髓红系比例较 AA 患者偏低。在临床上,针对 SLE 合并血细胞减少的患者,若血细胞减少较轻,且无发热、乏力和出血等症状时,很少进行骨髓穿刺检查,因此,大部分 SLEAAA 患者被单纯诊断为 SLE 合并血细胞减少。也有人认为 SLEAAA 与 SLE 相关骨髓纤维化的区别并不明确,都可视为 SLE 的一种临床表现,可定义为自身免疫性 AA 或自身免疫性骨髓纤维化[12]。对于 SLEAAA 患者与 AA 患者,其骨髓病理均表现增生低下和非造血组织增生,目前尚不能通过骨髓病理活检区分。少数 SLE 患者可发生纯红细胞再生障碍(pure red cell aplasia,PRCA),临床表现为严重的正细胞、正色素性贫血,Ret 减少,骨髓细胞学检查显示红细胞增生低下。引起 PRCA 的病因可能与自身免疫相关,包括红细胞自身抗体产生、红细胞生成抑制、T 细胞参与的细胞免疫等。诊断本病需要排除人微小病毒 DNA 感染引起的红细胞发育不良。

3. SLEAAA 的治疗　目前尚无明确的治疗方案,可参照 AA 的治疗方案。也有报道应用糖皮质激素与免疫抑制剂治疗获得成功的案例[13]。RTX 及血浆置换(plasma exchange,PE)以及干细胞移植也可以作为治疗的选择[14]。PRCA 的治疗可选用 EPO、免疫抑制剂等。

二、狼疮相关血小板减少

血小板减少也是 SLE 常见的血液系统损害的表现之一,患病率 10%~40%。SLE 血小板减少分为急性型及慢性型:急性型起病急,血小板计数很低,有危及生命的出血风险,常与疾病活动有关,对糖皮质激素治疗有反应;慢性型更常见,有时甚至在疾病其他方面相对稳定的情况下也会出现,与疾病活动的关系不大,对糖皮质激素治疗反应通常较差。血小板减少已经成为影响 SLE 患者生存预后的独立危险因素之一。

多种原因导致 SLE 患者出现血小板降低,常见病因包括合并继发性 ITP、TTP 或肝素诱导的血小板减少症(heparin induced thrombocytopenia,HIT)。如临床症状表现为反复动静脉栓塞,应进行抗心磷脂抗体(anticardiolipin antibody,ACA)、狼疮抗凝物(lupus anticoagulant,LA)和抗 β_2 糖蛋白 I(β_2 GPI)抗体检测[15]。如临床症状有血小板减少、微血管病性溶血、神经系统症状、发热、肾功能损害,应进行 vWF 裂解酶 ADAMTS13 活性和 ADAMTS13 抑制物检测,明确是否合并 TTP[16]。若患者近 3 个月有肝素类药物暴露史,且 HIT 的评分系统(4T's 评分)≥3 分,建议进行 HIT 抗体检测[17]。另外,SLE 治疗中所用的免疫抑制剂亦可引起骨髓抑制导致血小板减少。在本节中,我们就 ITP、TTP 和 HIT 进行重点阐述。

(一)继发免疫性血小板减少症

ITP 分为原发 ITP 和继发 ITP,继发 ITP 的发病常与感染、自身免疫性疾病、淋巴细胞增殖性疾病等有关。SLE 是导致继发 ITP 的重要原因之一,7%~30% 的 SLE 患者出现继发 ITP,本章以 SLE-ITP 表述。

1. SLE-ITP 发生机制　SLE 患者出现继发 ITP 由多因素参与,包括抗血小板抗体、免疫细胞的调节、APA 以及感染、药物等。

(1) 抗血小板抗体:55% 的 SLE 患者存在抗血小板抗体,这类致病性抗体导致血小板破坏。常见的抗血小板抗体包括 GPⅡb/Ⅲa、GPⅠbα、GPⅠb/Ⅸ、PAIgG 和抗 CD40L 抗体。这些抗体与血小板结合,并通过 Fc-γ 受体(FcγR)介导的巨噬细胞吞噬作用导致血小板的破坏。此外,免疫复合物沉积在血小板上,激活经典补体途径直接破坏血小板。补体还通过调理作用介导巨噬细胞吞噬作用。研究发现,大约三分之一的 SLE-ITP 患者血清 C3 和 C4 水平较低,这与 ITP 的严重程度相关。低补体血症是 SLE-ITP 复发的危险因素。

(2) 免疫细胞的调节:SLE 患者体内 B 细胞异常活化并分化为浆细胞,分泌抗血小板抗体,进而导致血小板破坏。另外,SLE-ITP 患者血清中 B 细胞活化因子(B cell activating factor,BAFF) 水平升高,骨髓中 BAFF 和增殖诱导配体(a proliferation inducing ligand,APRIL) 过度激活,导致长寿命浆细胞的水平升高。因此靶向 B 细胞的 RTX 以及靶向 BAFF 的贝利尤单抗可以治疗难治性 SLE-ITP。而抑制 BAFF/APRIL 信号激活的泰它西普也在尝试用于难治性 SLE-ITP 的治疗,但仍需更加规范的临床药物试验进一步评估疗效。

SLE-ITP 患者循环中 CD8[+] T 细胞数量及细胞毒性明显增加。CD8[+] T 细胞通过多种途径参与血小板的破坏。首先,CD8[+] T 细胞表面表达的各种分子(如 MHCI、CD86 和 CD40),可以与血小板相互作用进而诱导血小板凋亡。CD8[+] T 细胞还表达唾液酸酶,促进肝脏细胞清除血小板。因此 CD8[+] T 可能是治疗难治性 SLE-ITP 潜在靶点。

另外,滤泡辅助性 T 细胞(follicular helper T cell,Tfh)通过促进 B 细胞成熟和抗血小板抗体的产生参与 SLE-ITP 的发生。此外,SLE-ITP 患者 Treg 细胞的数量和功能均显著降低,Th17/Treg 细胞比例失衡,可能参与 SLE-ITP 的发生[18]。

(3) APA:APA 也参与了血小板减少的发生。它们与血小板非特异性结合,通过增强 FcγR 介导的吞噬作用、激活补体通路和诱导异常血小板凋亡来促进血小板减少症[19]。需要注意的是 SLE-ITP 可以分为合并 APS 者和未合并 APS 者,两类患者的临床特征不同,本章节中主要关注未合并 APS 的 SLE-ITP 患者。

(4) 其他因素:随着血小板老化,末端唾液酸会逐渐从表面流失。研究发现,SLE 患者血浆以及抗血小板抗体可以诱导血小板末端唾液酸残基的清除,导致去唾液酸化的血小板向肝脏运输和清除增加。除了血小板数量减少,SLE 患者还表现出自身免疫介导的血小板功能缺陷[20]。另外,由于 SLE 患者长期应用激素及免疫抑制剂,感染风险较高,合并重症感染时也可以引起血小板减少。血小板减少也可能是 AZA、CTX 等免疫抑制剂治疗副作用。

2. SLE-ITP 的临床表现　ITP 可以在 SLE 患病前数月至数年出现,而有一些 SLE 患者以 ITP 为首发症状;另有部分 ITP 出现在 SLE 诊断之后。既往研究发现约有 3%~15% 的 ITP 患者发展为 SLE,特别是伴有高滴度 ANA 和抗 SSA/Ro 抗体阳性的患者[21]。但也有学者认为在诊断 ITP 时,单独升高的 ANA 不能预测是否发展为 SLE,但是该指标与 ITP 病程慢性化相关[22]。

SLE 患者的血小板异常包括数量异常和质量异常。SLE 合并继发 ITP 的临床表现取决于血小板数量,以皮肤、黏膜出血为主要表现,常反复发作,脾脏一般不大或轻度增大。临床上当血小板计数在 $(20~50) \times 10^9/L$ 时,一般无出血表现,仅有出血时间延长。当血小板计数

少于 $20 \times 10^9/L$ 时,则可出现自发性出血,如明显的皮肤黏膜紫癜、瘀点、鼻出血、牙龈出血,有些患者可发生胃肠道、泌尿生殖道出血,甚至中枢神经系统的出血。典型的骨髓细胞学检查表现为巨核细胞增多,产板型巨核细胞减少或缺如(成熟障碍);少数患者出现巨核细胞减少(增殖障碍)。血清中抗血小板抗体 PAIgG 等可明显增高,但增高程度与血小板数量及出血严重程度并不平行,血小板寿命亦缩短。需注意慢性轻度血小板减少可能是 APS 的特征性表现。SLE 患者伴发的血小板异常还表现为血小板黏附、聚集及释放功能的异常,实验室检查可见出血时间延长和体外血小板功能检查异常。

3. **SLE-ITP 的治疗**　尽早去除或控制引起血小板减少的诱因,尽快控制疾病活动是治疗的前提。对于高度可疑或确诊的 HIT 患者,应停用一切肝素类药物,并改用非肝素类抗凝药,如阿加曲班或比伐芦定[23]。目前尚无针对 SLE-ITP 的诊疗指南,当前的治疗经验主要来源于临床研究及原发 ITP 治疗的相关指南。血小板计数大于 $50 \times 10^9/L$ 时,无需强化治疗,可参考轻中度 SLE 患者治疗方案选择激素及羟氯喹(HCQ)治疗。

(1)紧急治疗:ITP 患者发生危及生命的出血(如颅内出血)或需要急症手术时,应迅速提升血小板计数至安全水平。可给予 IVIg $1g/(kg·d)$,1 天或连用 2 天,静脉甲泼尼龙 1 000mg/d,连用 3 天和重组人血小板生成素(recombinant human thrombopoietin,rhTPO) $300U/(kg·d)$皮下注射治疗。上述措施可单用或联合应用,并及时予以血小板输注。

输注血小板:血小板减少导致出血风险增加或已经出血时可进行血小板输注。我国临床实践中常用的血小板制剂有 3 种。从 200ml 全血中分离制备的血小板为 1 单位浓缩血小板,其浓度及纯度高,血小板含量 2.0×10^{10} 个,一般需多袋联合使用。两袋及两袋以上的浓缩血小板汇集在同一血袋内的血小板制剂为混合浓缩血小板,血小板含量≥$2.0 \times 10^{10} \times$ 混合单位数。采用血细胞分离机从单个献血者循环血液中采集得到的血小板为单采血小板,也叫机采血小板,其纯度高,1 个单位单采血小板含量≥2.5×10^{11} 个。与浓缩血小板相比,单采血小板可降低同种免疫反应的发生率。

血小板输注可用于预防和治疗血小板减少或血小板功能缺陷患者的出血,通常分为两种类型:预防性输注(血小板数低或功能障碍,但无出血)和治疗性输注(血小板数低或功能障碍,有出血表现)[24]。如果不发生致命性出血,输血后紫癜(post-transfusion purpura, PTP)、TTP、HUS 和 HIT 患者禁止预防性输注血小板。对于输血相关指征可详见表 3-1[25]。

表 3-1　ITP 患者血小板输注条件及指征

指征	输注条件
病情稳定的非出血患者	推荐 PLT≤$10 \times 10^9/L$ 时进行输注
病情不稳定(如伴有发热或感染等)	推荐 PLT<$20 \times 10^9/L$ 时进行输注
拟行中心静脉导管置入术、侵入性操作和手术	推荐 PLT<$20 \times 10^9/L$ 时进行输注
正在进行体外生命支持(ECLS)治疗	推荐 PLT<$50 \times 10^9/L$ 时进行输注
择期诊断性腰椎穿刺和非神经轴索手术	推荐 PLT<$50 \times 10^9/L$ 时进行输注
拟行椎管内麻醉	推荐 PLT≤$80 \times 10^9/L$ 时开始输注
拟行神经外科或眼科手术	推荐 PLT≤$100 \times 10^9/L$ 时开始输注

注:PLT. 血小板。

血小板输注剂量应遵循个体化输血原则,根据患者体重、脾功能、其他消耗因素综合考虑,一般一次输注 1 个单采剂量或相当剂量的浓缩血小板,致命的严重出血可以≥2 个单采剂量。输注后根据效果评估及时调整,以达到预期效果的最低剂量输注及维持为原则。输注 1 个单位血小板,理论上可使成人(70kg)的血小板升高(4~8)× 10^9/L。正在接受抗血小板治疗的患者因出血导致血小板减少后,其病死率、出血量和手术率都明显上升[26]。因此,接受抗血小板药物治疗的患者如果出现持续出血并发生血小板功能障碍甚至血小板减少,建议输注血小板[27]。接受抗血小板药物治疗的患者如果因为脑出血需接受手术治疗,建议输注血小板[28]。接受抗血小板药物治疗的患者发生脑出血但不需要手术治疗时,无须输注血小板[29]。

(2) 一线治疗

1)糖皮质激素:糖皮质激素是 ITP 的一线治疗药物。糖皮质激素治疗不同原因导致的血小板减少采用的方案有所不同。使用糖皮质激素治疗 ITP 通常推荐口服给药,可使用泼尼松 1mg/(kg·d),稳定后剂量逐渐减少到 5~10mg/d,维持 3~6 个月。如减量过程中出现血小板降低则以最小量持续治疗。若泼尼松治疗 4 周后无反应,应迅速减量至停用。也可选择地塞米松口服,40mg/d,持续 4 天,无效者 2 周后重复 1 次[30]。地塞米松 40mg/d 持续 4 天这一方案可用于治疗复发性或难治性 ITP,也可作为一线治疗的替代方案。大剂量地塞米松提高血小板计数可能耗时更短,但总体疗效是否优于甲泼尼龙尚无定论。

2)IVIg:IVIg 作为 ITP 的一线治疗手段,对 70%~80% 的 ITP 有效。IVIg 可竞争性抑制抗原提呈细胞与 T 细胞的结合,阻断活化的 Fcγ 受体(FcγRs),上调抑制性受体 FcγRⅡb,抑制补体级联反应,中和病理性自身抗体和致病性细胞因子,发挥调节免疫平衡的作用[31]。IVIg 常用剂量可选择 400mg/(kg·d),连续 5 天;或 1g/(kg·d),使用 1~2 天。IVIg 治疗 ITP 的反应时间优于糖皮质激素,通常为 24~48 小时,故常用于 ITP 合并大出血、ITP 需紧急侵入性手术准备时和难治性 ITP 患者。对常规抗凝治疗效果不明显的 HIT,大剂量 IVIg 的治疗可能有效[32]。

3)RTX:标准剂量为 375mg/m²,每周 1 次,共 4 次;亦可采用小剂量方案:每次 100mg,每周 1 次,共 4 次,或者每两周 200mg,共 2 次,用于难治性 SLE-ITP 的二线治疗。

4)免疫抑制剂:免疫抑制剂可作为二线治疗方案用于常规治疗无效的 ITP 患者[33]。常用的免疫抑制剂包括长春新碱(VCR)、CsA、CTX、氯喹、AZA、雷公藤多苷、达那唑等。因为免疫抑制剂不良反应大,目前多在常规治疗无效时采用,治疗方案也需个体化制定。同时,联合免疫抑制剂使用可减少糖皮质激素的用量。

5)艾曲泊帕:TPO 是一种主要由肝脏细胞产生的肽类细胞因子,TPO 与 TPO 受体(TPO-R)结合后,通过 JAK-STAT 信号通路诱导巨核细胞的成熟和分化,是血小板生成过程中最重要的调节剂。研究发现 SLE 患者可以产生抗血小板抗体、抗 TPO 抗体以及抗 TPO-R 的自身抗体,这可能是 SLE 患者血小板减少的重要机制。产生抗 TPO-R 抗体的 SLE 患者更容易发生 HIT,且这类患者往往对糖皮质激素和免疫球蛋白的治疗反应较差,对于这类难治性血小板减少的患者,可以尝试应用血小板受体激动剂——艾曲泊帕。

艾曲泊帕是一种第二代 TPO-R 激动剂,其与内源性 TPO 结合位点不同,不与其竞争受体并协同 TPO 发挥作用,也不会产生继发性抗体。艾曲泊帕方便、安全、有效,主要用于 ITP、AA、丙型病毒肝炎导致的血小板减少等。而目前发表的多项病例研究中发现,对于 SLE 合并 ITP 的患者,艾曲泊帕显示出优越的治疗效果。艾曲泊帕起始用量为 25mg 或 50mg,肝功能不全者应以 25mg 为起始剂量,用药期间注意监测肝功能。总体来说,艾曲泊帕起效快,不良事件发生率低,是难治性 HIT 的一种有效治疗方式。

6)脾切除:脾切除可去除血小板、红细胞破坏的主要场所,用于难治性 ITP 的治疗[34]。脾切除术的选择时机:规范使用激素治疗无效且应用大于 6 个月;激素治疗有效但需大剂量激素维持;具有使用糖皮质激素禁忌证。手术治疗的主要并发症是出血和继发感染。采用腹腔镜微创手术是减少并发症的有效方法[35]。应严格谨慎应用脾切除术治疗血小板减少。

(二)血栓性血小板减少性紫癜

经典的血栓性微血管病(thrombotic microangiopathy,TMA)包括 TTP 和 HUS,TTP 是较为少见的临床危重症。TTP 可以分为遗传性 TTP(congenital TTP,cTTP)和获得性 TTP。遗传性 TTP 又称为先天性 TTP,占所有 TTP 的 5%,而获得性 TTP 可能继发于自身免疫性疾病、感染、肿瘤、骨髓移植、药物、妊娠等。SLE 是获得性 TTP 的常见原因之一。在本节中我们重点介绍 SLE 相关的获得性 TTP。

1. **TTP发生机制**　TTP是一种血栓性微血管病,血液系统表现为溶血和血小板减少,也是 SLE 中的 MAHA 的主要形式。遗传性 TTP 由 *ADAMTS13* 突变导致的血浆 ADAMTS13 活性的严重缺乏引起[36];获得性 TTP 更常见,是由于血浆中存在抑制 ADAMTS13 活性的自身抗体,称为免疫介导的 TTP(immune-mediated TTP,iTTP)。获得性 TTP 的发生至少要有两个必要条件:①广泛的微血管内皮细胞损伤;②血管性血友病因子裂解酶(ADAMTS13)的缺乏或活性降低(<10%)。

TTP 的发展与 vWF 密切相关。vWF 常以多聚体形式存在于血浆中,诱导血小板在血管损伤处形成血栓。vWF 的活性取决于多聚体的大小,其中活性最大的是超聚体 vWF(ULvWF)。ADAMTS13 通过对 vWF 多聚体的切割防止其诱导的血小板过度聚集和血栓形成,从而发挥维持出凝血平衡的作用。ADAMTS13 功能缺陷与 TTP 的发生相关。SLE 患者 ADAMTS13 活性严重缺陷,这与抗 ADAMTS13 IgG 抗体密切相关[37]。抗 ADAMTS13 抗体形成导致 ADAMTS13 活性降低,不能将 ULvWF 裂解为无活性片段,ULvWF 持续存在于血管内可导致血小板聚集形成微血管血栓,引发 TTP[38]。

补体系统激活也参与了急性 TTP 的发病[39]。ULvWF 多聚体促进补体替代途径的激活。vWF 是补体 C3b 裂解和失活的辅助因子,参与调节补体替代途径的激活。这一调节过程取决于 vWF 多聚体的大小,较小的生理 vWF 多聚体增强 C3b 的裂解,而 ULvWF 多聚体失去此功能。研究表明 ULvWF 多聚体的存在与更高水平的 sC5b-9、C3a 和 C5a 之间存在相关性[40]。在动物模型中的研究发现,仅具有 *ADAMTS13* 突变(*Adamts13*[-/-])或补体因子 H(CFH)功能突变(*cfh*[W/R])的小鼠仍然无 TTP 的相关症状,但同时具有 *Adamts13*[-/-] 和 *cfh*[W/R] 的小鼠可以出现 TTP 的相关表现。小鼠模型的研究进一步证明了 ADAMTS13 缺乏和补体失调协同促进 TTP 的发生[41]。

2. **TTP 的临床特征及诊断**

(1) TTP 的临床特点:TTP 的临床特点为"五联征",分别是发热、血小板减少性紫癜、MAHA、神经症状以及肾功能受损。早期可能只表现为贫血、出血,容易漏诊。患者也可能有非特异性前驱全身症状,包括疲劳和不适。MAHA 应具有溶血的血清学证据,包括结合珠蛋白减少、间接胆红素增加和 Ret 增多,尤其是乳酸脱氢酶可能升高,这反映了溶血和组织缺血。在外周血涂片标志性的发现是红细胞破碎,形成分裂细胞,血小板明显减少;也可能存在有核红细胞[42]。合并 TTP 的 SLE 患者常伴有关节痛、胸膜炎、胸腔积液、脾大及血清球蛋白增高。约 60% 的患者会出现神经系统症状,包括头痛、单侧肢体偏瘫、昏迷、癫痫等,约 25% 会出现心肌缺血,甚至心肌梗死,约 35% 会出现肠系膜缺血。急性肾损伤的发生率 10%~27%,表现为镜下血尿、蛋白尿。

　　血浆 ADAMTS13 活性小于 10IU/dl(通常为正常 ADAMTS13 活性的 10%)是 TTP 的标志;当血浆 ADAMTS13 活性大于 10IU/dl 时,应考虑其他类型的 TMA[43]。随着临床医师对 TTP 诊断意识的提高,对高度怀疑且具有血液学特征(即在器官功能障碍之前)的患者,检测 ADAMTS13 活性对 TTP 的早期诊断有很大的帮助。但 ADAMTS13 活性测定法目前尚未被广泛应用。因此,可以通过已经建立的评分系统来预测是否存在严重 ADAMTS13 缺乏症,从而达到对 TTP 的早期诊断。目前较为常用的评估 ADAMTS13 缺乏的评分系统主要包括 2010 年法国评分、2013 年 Bentley 评分和 2017 年 PLASMIC 评分系统,具体评分细则详见表 3-2、表 3-3、表 3-4[44]。但需要说明的是,没有任何评分系统可以替代 ADAMTS13 活性测定。

表 3-2　2010 年法国评分(多变量分析患者特征与 ADAMTS13 缺乏的相关性)

患者特征	OR	95% CI	P	分数 / 分
PLT≤30 × 10^9/L	23.4	8.8~62.5	<0.001	1
肌酐≤200μmol/L	9.1	3.4~24.2	<0.001	1
抗核抗体阳性	2.8	1.0~8.0	<0.005	1

注:2~3 分:ADAMTS13 缺乏风险高;1 分:ADAMTS13 缺乏风险中等;0 分:ADAMTS13 缺乏风险低。

表 3-3　2013 年 Bentley 评分

评分内容	分数 / 分
PLT>35 × 10^9/L	−30
Ret 计数>3%	+21
D- 二聚体>4.0μg/ml	−10
肌酐>2.0mg/dl	−11.5
间接胆红素>1.5μg/ml	+20.5

注:<20 分:严重 ADAMTS13 缺乏风险率 0%;20~30 分:严重 ADAMTS13 缺乏风险率 40%;>30 分:严重 ADAMTS13 缺乏风险率 100%。

表 3-4　2017 年 PLASMIC 评分

评分内容	分数 / 分
PLT<30 × 10^9/L	1
溶血参数(以下任一个:Ret 计数>2.5%;间接胆红素>34.2μmol/L;无触珠蛋白)	1
国际标准化比值<1.5	1
肌酐<176.8μmol/L(2mg/dl)	1
平均红细胞体积<90fl	1
在过去一年中没有活动性肿瘤或癌症治疗	1
没有骨髓或实体器官移植史	1

注:6~7 分:严重 ADAMTS13 缺乏风险高;5 分:严重 ADAMTS13 缺乏风险中等;0~4 分:严重 ADAMTS13 缺乏风险低。

（2）TTP 的诊断：①具备典型"五联征"或具备 MAHA、血小板减少、神经精神症状的"三联征"表现。但并非所有患者均具备以上典型临床表现，部分患者神经精神症状不显著，在发现 MAHA、血小板减少时，需要警惕 TTP。②血细胞及生化指标改变：贫血、血小板计数显著降低，尤其是外周血涂片中破碎红细胞>1%；血清游离血红蛋白增高；血清乳酸脱氢酶明显升高。③血浆 ADAMTS13 活性显著降低（<10%）。④排除 HUS、弥散性血管内凝血（disseminated intravascular coagulation，DIC）、HELLP 综合征、Evans 综合征、灾难性抗磷脂综合征等疾病。

3. TTP 的治疗　TTP 是 SLE 一种危重症血液系统受累表现，往往起病急骤，早期诊断及治疗是 TTP 抢救成功的关键。获得性 TTP 病死率高达 90%，必须尽早诊断以优化患者预后。到目前为止，血浆置换、糖皮质激素是 TTP 的主要一线治疗方法。RTX 和卡帕珠单抗视为一线治疗策略的一部分[45]。

（1）血浆置换：由于 ADAMTS13 可裂解 ULvWF 多聚体，防止微血栓形成，而 TTP 患者 ADAMTS13 缺乏，所以给予新鲜冷冻血浆的血浆置换治疗可提供大量功能性 ADAMTS13，是 TTP 治疗的基石[46]。早期血浆置换的时机把握是治疗 TTP 成败的独立预测因子，但此治疗方法是否能有效去除抗 ADAMTS13 自身抗体尚不明确。不推荐应用人血白蛋白替代血浆置换，因为人血白蛋白不能补充 ADAMTS13。如果实施血浆置换困难时，单独使用血浆输注也可起到一定的效果，但往往会诱发过敏反应，效果不佳。建议每天一次应用新鲜冰冻血浆（fresh frozen plasma，FFP）进行血浆置换。FFP 的用量是患者循环血浆体积的 1.0~1.5 倍，循环血浆体积可用下面的公式进行估算。循环血浆体积（ml）= 体重（kg）×70（ml/kg）×（1−Hct）。

（2）糖皮质激素：糖皮质激素与早期血浆置换联合是 TTP 的一线治疗[47]。糖皮质激素可以静脉或口服给药，两种方式的优越性尚无定论。对于老年患者或有糖尿病或严重感染的患者，应考虑应用较低剂量的糖皮质激素。

在接受血浆置换的同时，为抑制抗 ADAMTS13 抗体形成，可加用足量的泼尼松[1mg/（kg·d）]，对严重的 TTP 患者可考虑甲泼尼龙冲击治疗，甲泼尼 1 000mg/d，持续 3 天，随后根据病情（血小板计数和 ADAMTS13 活性测试结果），逐渐减少泼尼松剂量，初始剂量[1mg/（kg·d）]维持 2 周，然后迅速降低至 0.5mg/（kg·d），之后以每周 2.5~5mg 的速度逐渐减量，注意监测血小板计数和 ADAMTS13 活性。

（3）RTX：RTX 通过消耗 B 淋巴细胞抑制抗 ADAMTS13 自身抗体的产生，被广泛用于难治性 TTP 的治疗。一项非随机前瞻性Ⅱ期试验显示出其在 TTP 治疗中的安全性和有效性；此外，该试验和其他观察性队列研究表明，在急性期给予 RTX 可减少复发[41]。最近的一项荟萃分析表明，在急性 iTTP 发作期间给予 RTX 可以同时降低病死率和复发率[46]。RTX 的起效时间大约为 10~14 天，早期使用可降低疾病严重程度、降低病死率、预防病情加重和复发[47]。所以，目前建议将 RTX 纳入所有严重 TTP 患者的一线治疗[48]。关于 RTX 治疗 TTP 的最佳剂量和时间尚无定论。RTX 的标准剂量为每周 375mg/m²，共 4 次，推荐用于 iTTP 初始发作和复发发作的急性期。小型前瞻性试验和回顾性研究提示低剂量 RTX（100~200mg/周）与标准剂量组疗效相当，且花费更低、输注时间更少、毒性风险更小[49]，但尚未广泛推广。

（4）卡帕珠单抗（caplacizumab）：卡帕珠单抗是一种强效选择性双价抗 vWF 纳米抗体，

它能阻断 ULvWF 与血小板的相互作用,可作为重症 TTP 的一线治疗药物[50]。卡帕珠单抗的应用仅限于已检测并明确 ADAMTS13 活性缺乏的患者。

在Ⅱ期 TITAN[51]和Ⅲ期 HERCULES[34]临床试验中,与安慰剂相比,卡帕珠单抗联合血浆置换及免疫抑制剂显著提高血小板恢复的速度,同时降低 TTP 恶化或死亡比例。初始剂量是在第一次血浆置换之前静脉给药 10mg,然后每天 10mg 皮下给药。卡帕珠单抗具有较好的耐受性和安全性,最常见的副作用是轻微出血,但通常很容易得到控制。卡帕珠单抗通过阻断微血管血栓形成,可以减少组织缺血,有效阻断 TTP 引起的器官损伤;但仍需要同时联合免疫抑制治疗,因为该疗法无法纠正 ADAMTS13 的功能缺陷。因此,该药治疗通常持续到 ADAMTS13 活性恢复。卡帕珠单抗已于 2018 年 8 月获得欧洲药品管理局的批准,用于治疗成人获得性 TTP。美国食品药品监督管理局于 2019 年 2 月批准了卡帕珠单抗用于治疗获得性 TTP。

(5)其他免疫抑制剂及治疗:研究发现 CTX、长春新碱、CsA 治疗 TTP 是有效的。2017年日本指南推荐 CTX 500mg/次,方案限于单剂量,因为大剂量可引起骨髓抑制;长春新碱也可提供快速、有效和持续的临床和生物学反应,静脉注射长春新碱 1mg/次,方案限于单剂量,因为多剂量可能导致神经毒性和骨髓抑制;口服 CsA 4mg/(kg·d),分两次给药,应监测CsA 的血药浓度以维持在 100~200ng/ml 的谷值水平[52]。既往,脾切除术和大剂量免疫球蛋白常用于治疗难治性或复发性 TTP 患者。目前这些治疗措施已被 RTX 治疗取代。若应用多种治疗方法仍无效的患者,可选择挽救性脾切除术。脾切除术是所有一线和二线治疗失败后的最后一种治疗方法。

三、狼疮相关白细胞减少

SLE 患者血液系统受累时常表现为白细胞减少,而白细胞减少包括中性粒细胞减少、淋巴细胞减少或两者共存。SLE 患者的白细胞减少与疾病活动、感染、免疫抑制剂应用及并发血液系统疾病有关,这些不同情况之间鉴别诊断通常很困难。

(一)白细胞减少发生机制

1. **中性粒细胞减少机制**　骨髓是产生中性粒细胞的唯一场所,中性粒细胞在骨髓中的生成分为增殖池和储存池。中性粒细胞进入组织或炎症部位,以细胞凋亡及被巨噬细胞吞噬的形式清除。体液和细胞免疫机制都可能参与中性粒细胞减少的发生。其可能的机制主要包括:①SLE 患者外周血中存在抗中性粒细胞抗体,与补体结合介导中性粒细胞破坏;②SLE 患者骨髓的 CFU-GM 减少,导致中性粒细胞生成减少;③中性粒细胞吞噬功能和氧化代谢紊乱[50],肿瘤坏死因子相关凋亡诱导配体诱导中性粒细胞凋亡增加[54];④边缘池和脾池改变,中性粒细胞边缘化增加;⑤某些药物的应用,如 CTX、AZA、MTX 等,可以导致中性粒细胞水平下降;⑥SLE 患者感染风险较高,合并重度感染时中性粒细胞数量及功能均下降[55]。

2. **淋巴细胞减少机制**　淋巴细胞减少在 SLE 中很常见,10% 的病例中可出现严重的淋巴细胞减少(<500/ml),主要以 T 淋巴细胞亚群和 B 淋巴细胞亚群减少为主,其中 CD4+ T细胞亚群受到的影响更大。淋巴细胞减少的发生机制较为复杂,包括淋巴细胞抗体、细胞凋亡过多、T 细胞对补体介导的细胞溶解易感性增加,以及淋巴生成障碍和淋巴细胞隔离等。其中淋巴细胞抗体是一组异质性的自身抗体,主要介导补体作用和细胞毒作用影响淋巴细

胞。研究发现,活动期 SLE 患者体内的淋巴细胞抗体显著高于稳定期的 SLE 患者。另外,淋巴细胞凋亡增加也是其减少的原因之一。

（二）白细胞减少的临床表现

白细胞减少是 SLE 患者常见的血液系统受累表现,发生率仅次于贫血。随着 SLE 患者年龄的增加,淋巴细胞减少症的发生频率也逐渐升高。大约 50%~60% 的 SLE 患者的白细胞少于 $4.5 \times 10^9/L$,17% 的患者白细胞少于 $4.0 \times 10^9/L$,不过严重的白细胞减少并不多见。白细胞减少与 SLE 疾病活动、药物治疗、自身抗体及骨髓功能下降有关。已发现抗 dsDNA 抗体和抗 Ro 抗体与淋巴细胞减少相关。白细胞减少时,中性粒细胞和淋巴细胞计数均可减少,但非分叶核粒细胞计数可能增加。

1. **中性粒细胞减少**　中性粒细胞减少是指中性粒细胞绝对值小于 $1.5 \times 10^9/L$,中性粒细胞绝对值小于 $0.5 \times 10^9/L$ 称为粒细胞缺乏症。严重的中性粒细胞减少与骨髓细胞和早幼粒细胞以及成熟细胞上存在 IgG 有关。SLE 患者中性粒细胞的前体细胞（CFU-C）显著减少,CFU-C 的数量低于非中性粒细胞减少的患者,这表明骨髓 CFU-C 的降低在 SLE 的中性粒细胞减少中起作用。对于合并中性粒细胞减少的 SLE 患者,必须考虑药物副作用的问题,特别是免疫抑制剂,警惕严重感染的发生,在急重症病例中可能需要进行骨髓穿刺和活检鉴别。

2. **淋巴细胞减少**　大约 70%~80% 的 SLE 患者淋巴细胞计数减少,淋巴细胞绝对值一般小于 $1.5 \times 10^9/L$,尤其是 Th 细胞和 Ts 细胞降低更明显。淋巴细胞绝对值减少与疾病活动性及狼疮脑病相关,也可能是激素或其他免疫抑制剂治疗的不良反应。淋巴细胞计数小于 $1.0 \times 10^9/L$ 是发生严重感染的危险因素,绝大多数感染属于细菌类型,但需要与药物应用及疾病活动相鉴别。

（三）白细胞减少的治疗

1. **病因治疗**　对可疑药物或其他致病因素,应立即停药或停止接触。SLE 引起的白细胞减少者应使用糖皮质激素及免疫抑制剂积极治疗原发病,病情缓解或控制后,白细胞可恢复正常。

2. **感染防治**　中性粒细胞轻度减少者（$\geq 1.0 \times 10^9/L$）一般不需特殊预防措施。中度减少者[$(0.5~1.0) \times 10^9/L$]感染风险增加,应注意预防感染,减少出入公共场所,保持卫生,去除慢性感染灶。粒细胞缺乏者极易发生严重感染,应采取无菌隔离措施。感染者需行病原学检查,以明确感染类型和部位。在致病菌尚未明确之前,可经验性应用覆盖革兰氏阴性菌和革兰氏阳性菌的广谱抗生素治疗,待病原和药敏结果出来后再调整用药,若 3~5 天无效,可加用抗真菌治疗,病毒感染可加用抗病毒药物。IVIg 有助于重症感染的控制。

3. **中性粒细胞减少症治疗**　合并中性粒细胞减少的患者可应用重组人集落刺激因子,促进中性粒细胞增殖和释放,并增强其吞噬杀菌及趋化功能。目前临床常用的是重组人粒细胞集落刺激因子（recombinant human granulocyte colony stimulating factor,rhG-CSF）和重组人粒细胞 - 巨噬细胞集落刺激因子（recombinant human granulocyte macrophage colony stimulating factor,rhGM-CSF）。rhG-CSF 较 rhGM-CSF 作用强而快,常用剂量为 2~10μg/(kg·d),其常见的副作用有发热、肌肉骨骼酸痛、皮疹等。另外可应用 B 族维生素（如维生素 B_4、B_6）、鲨肝醇、利可君等药物促进粒细胞生成。SLE 合并严重的中性粒细胞减少可应用 rhG-CSF 联合甲泼尼龙冲击治疗。

4. **淋巴细胞减少症治疗**　迄今为止,尚无针对 SLE 的淋巴细胞减少的具体治疗建议。当淋巴细胞计数小于 0.5×10^9/L 且抗 SSA/Ro 抗体阳性时,可能与疾病活动特别是狼疮脑病相关,需要积极治疗原发病[56]。建议合并淋巴细胞减少的 SLE 患者接种流感疫苗预防感染的发生。也有研究提示淋巴细胞减少的患者可考虑进行肺孢子虫病的预防性治疗[57]。

四、狼疮相关噬血细胞综合征

噬血细胞综合征又称噬血细胞性淋巴组织细胞增多症(hemophagocytic lymphohistocytosis, HLH),是一种罕见的、危及生命的疾病,其特征是细胞毒性淋巴细胞和巨噬细胞过度活化,导致细胞因子介导的组织损伤和多器官功能障碍。根据病因不同,主要分为原发性(pHLH)和继发性(sHLH)。sHLH 与各种潜在疾病相关,多由感染、肿瘤、风湿性疾病等病因导致,通常无家族病史或已知的基因缺陷。其中继发于风湿性疾病的 HLH 亦被称为巨噬细胞活化综合征(macrophage activation syndrome, MAS),SLE 是 MAS 的常见原因之一。此外,全身性幼年特发性关节炎(systemic juvenile idiopathic arthritis, sJIA)和成人斯蒂尔病(adult onset still's disease, AOSD)也是常见病因。MAS 是风湿免疫性疾病的高危并发症,常需要风湿免疫科、血液科、重症医学科等多学科密切合作,一旦诊治延误则会进展为多器官功能衰竭并危及生命。

(一)狼疮继发 MAS 的发生机制

在 sHLH 中,自身免疫病的患病率为 2%~5%,其中 SLE 患者发生 MAS 的比率为 2.4%。MAS 急性发作最常见的诱因是患者基础风湿病的高度活动,导致免疫稳态破坏和免疫系统异常激活。因此,MAS 常发生于疾病初发或者患者自行停药导致疾病复发时。感染是 MAS 发病的另一个重要诱因,尤其是 EB 病毒和巨细胞病毒感染,而其他病原菌感染(细菌、真菌、寄生虫等)也可诱发 MAS。

SLE 相关 MAS 的可能机制包括:①自身抗体介导的造血细胞吞噬作用;②免疫复合物沉积在造血前体细胞上;③机体免疫系统不断受到刺激,导致引起全身炎症反应的细胞因子过度分泌,包括 IL-1、IL-6、IFN-γ 和 TNF-α,产生细胞因子风暴。自身抗体和免疫复合物以及细胞因子均可激活巨噬细胞,促使其发挥吞噬作用。

(二)狼疮继发 MAS 的分类诊断标准

日前 SLE 相关 MAS 的诊断标准主要参考 2004 年新 HLH 治疗方案(HLH-2004)的分类诊断标准,符合以下两条标准中任何一条时可以诊断 HLH。

1. 分子诊断符合 HLH:存在目前已知的 HLH 相关致病基因,如 *PRF1*、*UNC13D*、*STX11*、*STXBP2*、*Rab27a*、*LYST*、*SH2D1A*、*BIRC4*、*ITK*、*AP3β1*、*MAGT1*、*CD27* 等病理性突变。

2. 符合以下 8 条指标中的 5 条:①发热:体温>38.5 ℃,持续>7 天;②脾大;③血细胞减少(累及外周血两系或三系):Hb<90g/L,血小板计数<100×10^9/L,中性粒细胞计数<1.0×10^9/L 且非骨髓造血功能减低所致;④高甘油三酯血症和 / 或低纤维蛋白原血症:甘油三酯>3mmol/L 或高于同年龄的 3 个标准差,纤维蛋白原<1.5g/L 或低于同年龄的 3 个标准差;⑤在骨髓、脾脏、肝脏或淋巴结里找到噬血细胞;⑥血清铁蛋白升高:铁蛋白≥500μg/L;⑦ NK 细胞活性降低或缺如;⑧ sCD25(可溶性白细胞介素 -2 受体)升高。

对于自身免疫病相关的 HLH,临床上采用第二条诊断标准。但是 MAS 的部分指标在病程早期可能存在"假性正常化"现象,临床医师不应等待满足诊断标准而推迟诊断,正确判断病情、及时治疗十分重要。

（三）狼疮继发 MAS 的临床表现

MAS 主要临床表现为长期高热、肝脾肿大、血细胞减少、淋巴结病、黄疸和神经系统症状（如脑神经麻痹或癫痫发作），此外，部分患者还可出现呼吸、心血管、肾脏等系统受累的症状。

1. **神经系统**　神经系统表现可为 HLH 首发临床表现，也可在 HLH 病程中发生：①症状/体征：表现为精神和/或神经系统症状（如易激惹、意识改变、癫痫、惊厥、脑膜刺激征、共济失调、偏瘫等）；②中枢神经系统影像学异常：头颅 MRI 提示脑实质或脑膜异常；③脑脊液异常：脑脊液细胞增多和/或蛋白质升高。HLH 患者出现上述一项或多项异常时，需考虑诊断 CNS-HLH。所有疑似 CNS-HLH 的患者都建议进行头颅影像学检查和腰椎穿刺脑脊液检测。

2. **血液系统**　出血是 MAS 的常见表现，可表现为自发性出血、皮肤瘀斑，其原因可能是与纤维蛋白原过度降解导致的低纤维蛋白原血症以及非骨髓衰竭的血小板减少有关，这要与 DIC 相鉴别。但是，MAS 发展过程中，也可以并发 DIC、肝衰竭，一旦出现 DIC、肝衰竭，出血将更加严重。

3. **呼吸系统**　重症 MAS 患者可出现呼吸困难和低氧血症，肺部影像学出现弥漫性浸润影，符合急性呼吸窘迫综合征（acute respiratory distress syndrome，ARDS）表现，危及生命，可能需要机械通气支持。

4. **心血管系统**　MAS 早期可因发热等全身炎症反应导致心率增加和血压升高，重症 MAS 患者病程后期可因心肌病变出现心力衰竭和多种心律失常，伴顽固性低血压，血流动力学监测呈低排低阻性休克，可能需要使用一种或多种血管活性药维持循环稳定。

5. **肾脏系统**　许多患者存在肾功能下降，甚至进展为肾衰竭，需要持续床旁肾脏替代治疗。患者还可因抗利尿激素分泌失调综合征（syndrome of inappropriate secretion of antidiuretic hormone，SIADH）出现稀释性低钠血症。

（四）狼疮继发 MAS 的实验室检查

MAS 其特征性的实验室指标包括高甘油三酯血症、血清铁蛋白显著增高、乳酸脱氢酶增高、血清可溶性 IL-2 受体（即 sCD25）增高、转氨酶升高、高胆红素血症和低纤维蛋白原血症。另外，MAS 患者体内巨噬细胞、NK 细胞、CTL 持续活化，可以产生"细胞因子风暴"，是导致病情进展的重要原因。因此可以对患者血浆中多种细胞因子的水平进行检测，主要包括 IFN-γ、TNF-α、IL-6、IL-10、IL-12 和 IL-18 等。

骨髓活检是诊断此病的关键，组织病理通常显示活化的组织细胞或巨噬细胞吞噬白细胞、红细胞、血小板及其前体。在淋巴结、脾脏和肝脏的组织活检中也可出现类似变化。如果初始标本上没有这些发现，则应重复进行病理活检。但需要注意的是，虽然噬血现象可以作为 MAS 的标志并支持其诊断，但并非所有 MAS 患者的骨髓涂片都能发现噬血现象。因此噬血现象不是诊断 MAS 的必要条件，不能因未发现噬血现象否认 MAS，也不应仅凭噬血现象确诊 MAS[58]。

（五）狼疮继发 MAS 治疗

1. **HLH 的初始特异化治疗**　对于首发表现即为 MAS，或在大剂量糖皮质激素治疗中出现病情恶化 MAS 患者，推荐尽早采用 1994 年国际组织细胞协会制定的 HLH 治疗方案

(HLH-1994)进行治疗。2004 年方案(HLH-2004)在原有的基础上有部分更新。

HLH-1994 方案适用于各种类型 HLH 的一线诱导治疗。8 周诱导治疗包括依托泊苷(etoposide,VP-16)和地塞米松,以及鞘内注射甲氨蝶呤和地塞米松。HLH-1994 方案:VP-16 150mg/m²,1 周 2 次,第 1~2 周;150mg/m²,1 周 1 次,第 3~8 周。地塞米松:10mg/(m²·d),第 1~2 周;5mg/(m²·d),第 3~4 周;2.5mg/(m²·d),第 5~6 周;1.25mg/(m²·d),第 7~8 周。基于年龄调整的 VP-16 使用剂量已逐步得到认可:15 岁以下患者 75~150mg/m²;15~39 岁患者 75~100mg/m²;40 岁及以上患者 50~75mg/m²。HLH-2004 方案推荐从治疗初始就同时加用 CsA,HLH-1994 方案中则是在 8 周诱导治疗后才加入 CsA。根据前瞻性临床研究结果和国际组织细胞协会推荐意见,HLH-1994 方案为首选诱导方案。CsA 剂量为 6mg/(kg·d),分 2~3 次给药,目标谷浓度为 200μg/L。部分轻型 HLH 和风湿免疫性疾病相关 HLH 可以单纯应用糖皮质激素冲击治疗。一些特殊病原体(如杜氏利什曼原虫、布鲁氏菌等)感染相关 HLH 患者可以通过针对病原体的治疗后获得缓解,而无须加用免疫调节药物及细胞毒性药物。

应用 HLH-1994 方案治疗的患者,如果最初疗效良好,之后在化疗减量过程中恶化,重新给予原药物治疗通常可以获得成功。如果是在诱导治疗阶段发生临床状况恶化,也要寻找是否存在影响患者的临床状态或诱发 MAS 加重的新发诱因,尤其是机会性感染等,监测疾病指标对于区分病情加重与感染或治疗相关毒性特别有用。如果采用该方案治疗 2~3 周内无缓解,如临床状态和疾病指标未改善,应考虑挽救性治疗。

治疗疗程:诱导治疗并不意味着必须给予 8 周的治疗。大部分继发性 HLH 患者应根据患者的具体情况评估病情,在达到完全的临床缓解后做出是否停止 HLH 治疗的决策,以及在原发病明确后及时转入原发病治疗。

2. **挽救性治疗** 初始诱导治疗后 2 周应进行疗效评估,未能达到部分缓解(partial response,PR)及以上疗效的难治性 HLH 患者建议尽早接受挽救治疗。复发性 HLH 指治疗后达到 PR 及以上疗效的患者再次出现 HLH 活动,可以采用原方案重复或采用与初始诱导治疗不同的挽救治疗方案。

(1) DEP 方案:一种由脂质体多柔比星、依托泊苷和甲泼尼龙组成的联合治疗方案,成人难治性 HLH 总缓解率达到 76.2%,其中完全缓解率为 27%。起始剂量为脂质体多柔比星 25mg/(m²·d),第 1 天。依托泊苷 100mg/(m²·d),第 1 天(年龄剂量调整原则参照 HLH-1994 诱导方案)。甲泼尼龙 2mg/(kg·d),第 1~3 天;0.2mg/(kg·d),第 4~14 天(风湿免疫性疾病相关 HLH 可予更高剂量甲泼尼龙维持治疗)。该方案每 2 周重复一次。针对难治性 EBV-HLH,可在 DEP 方案基础上联合培门冬酶或左旋门冬酰胺酶(L-DEP 方案):培门冬酶的推荐剂量为 1 800U/(m²·d),第 3 天,也可使用等效的左旋门冬酰胺酶。培门冬酶的使用时间间隔为 28 天,即可交替采用 DEP 和 L-DEP 方案。

(2) 芦可替尼(ruxolitinib):一种 JAK1/2 抑制剂。根据体重(≤10kg、≤20kg 或 >20kg),推荐剂量分别为 2.5mg、5mg 或 10mg,2 次/d。此外,芦可替尼联合糖皮质激素、芦可替尼联合 HLH-1994 方案或芦可替尼联合 DEP 方案可能进一步提高疗效。

(3) 依马利尤单抗(emapalumab):一种 IFN-γ 的单克隆抗体,能有效中和 IFN-γ 且控制过度炎症反应。依马利尤单抗起始剂量为 1mg/kg,3 天一次,根据临床和药代动力学评估调整剂量,随后剂量可递增至 3mg/kg,6mg/kg,最大 10mg/kg。治疗时间初步设计为 8 周,可根据实际情况延长（等待接受造血干细胞移植）或缩短（不短于 4 周）。可与地塞米松联用，地塞米松剂量为 5~10mg/(m² · d)，依马利尤单抗给药前 1 天开始，可根据患者情况评估减量。

（4）其他：主要为细胞因子靶向治疗及免疫治疗，例如 CD52 单抗（阿伦单抗）、IL-1 受体拮抗剂（阿那白滞素）等。可根据医师经验及患者状况进行个体化选择。

3. 其他治疗

（1）托珠单抗为重组人源化抗 IL-6 受体单克隆抗体，对治疗 AOSD 引发的 MAS 有效，可较好改善炎症相关症状和实验室指标，但单药治疗不能诱导 MAS 临床缓解，需联合其他治疗方案。托珠单抗对继发于 SLE 的 MAS 患者治疗效果有待进一步验证。血浆置换可清除炎症介质，调节免疫，促进淋巴细胞功能恢复，适用于危重症患者，推荐隔日一次，至少治疗 3 次。

（2）异基因造血干细胞移植（allogeneic hematopoietic stem cell transplantation, allo-HSCT）的指征是已证实为原发性 HLH 患者，风湿免疫性疾病相关 HLH 患者并不推荐。

4. 支持治疗

（1）感染：HLH 患者支持治疗的原则与异基因造血干细胞移植的标准相似，包括真菌感染及肺孢子虫病的预防、中性粒细胞减少的预防和补充免疫球蛋白等。新出现的发热症状，需鉴别 HLH 进展及感染，开始经验性广谱抗生素治疗。

（2）出血：HLH 患者因血小板减少和凝血功能异常，存在自发性出血的高风险。支持治疗目标是维持血小板计数>50 × 10⁹/L 以及凝血检查相对正常。对于出血患者应输注血小板、凝血酶原复合物和新鲜冰冻血浆，必要时补充活化Ⅶ因子。促血小板生成药物包括 rhTPO 和艾曲泊帕等，也可用于提高血小板计数水平。

（3）脏器功能：由于药物毒性及炎症反应，HLH 患者可能出现肝脏、肾脏和心脏等多脏器功能不全。治疗期间严密监测脏器功能，对症支持治疗。血浆置换及持续肾替代疗法可改善器官功能，提高重症 HLH 的总体生存率。

五、狼疮相关骨髓异常

（一）狼疮相关骨髓异常的发生机制

骨髓（bone marrow, BM）内含有强大分化潜能的造血干细胞。在骨髓特定的微环境中，造血干细胞可分化为不同的造血祖细胞，最终不同的祖细胞分别发育为红细胞系、粒细胞系、单核 / 巨噬细胞系、巨核细胞系、淋巴细胞系和 DC 前体细胞。骨髓是 B 细胞分化和成熟的场所。而非 T 非 B 的第三类淋巴细胞前体也在骨髓内增殖、分化和成熟。骨髓内还含成熟的 T 细胞和产生抗体的 B 细胞，是发生免疫应答的场所。因此，骨髓兼有中枢和外周免疫器官的功能。

SLE 患者的免疫失调可能会扰乱骨髓微环境的形态和功能，严重影响 BM 造血。自身反应性淋巴细胞和促炎介质主要与 BM 损伤有关，这些因素抑制 BM 基质细胞的造血支持能力并加速造血干细胞或祖细胞的细胞凋亡。然而，BM 损伤在 SLE 中的确切机制尚不清楚，可能涉及多种因素，包括自身抗体、免疫复合物、T 细胞和细胞因子。

有研究发现，较健康对照组，活动性 SLE 患者的骨髓 CD34⁺ 造血祖细胞减少，与祖细胞表面促凋亡分子 Fas 高表达相关。SLE 患者的单核细胞活性减弱、凋亡增强，促进 BM 成纤维细胞生成的造血生长因子不足。

红细胞生成异常和巨核细胞异型性常见于血细胞减少的 SLE 患者,同时伴有 BM 结构的破坏。SLE 中 BM 坏死改变与血管变化相关,表现为血窦扩张。SLE 中 Hb 的水平与 BM 中未成熟前体的异常定位相关。严重中性粒细胞减少的 SLE 患者骨髓集落形成单位的数量偏低,这表明此类患者的骨髓发育受到抑制。这种抑制作用是否由细胞免疫、自身抗体效应或 BM 微环境的特定变化介导尚不清楚。SLE 中 PRCA 和骨髓纤维化的病例报告很多。在 PRCA 的 SLE 患者体内发现补体依赖性和 / 或非依赖性自身抗体,可抑制 BM 祖细胞中红细胞 / 粒细胞集落的形成。

骨髓中的造血干细胞祖细胞受到与凋亡细胞产物相关的内源性 TLR 激动剂的刺激后,产生细胞因子来维持和增强骨髓中的记忆 T 细胞,而来自受刺激 T 细胞的细胞因子反过来增强造血干细胞祖细胞。造血干细胞祖细胞、巨核细胞祖细胞和记忆 T 细胞相互作用产生的细胞因子可能对骨髓中的 B 细胞也有影响[59]。

Ⅰ型干扰素(Ⅰ型 IFN)也是 SLE 骨髓损伤的潜在因素[60]。此外,不同研究报道 BM 衍生的内皮祖细胞(endothelial progenitor cell,EPC)水平显著下降,由此推测 EPC 作为祖细胞的一个亚群,可参与血管修复和预防血管损伤。而 IFN-α 在很大程度上影响了 EPC 表型和正常功能[61]。

(二)狼疮相关骨髓异常的临床表现

SLE 相关骨髓异常可表现为单系或多系细胞计数降低,SLE 患者通常需要骨髓活检来区分外周血细胞减少和骨髓异常导致的血细胞减少。关于 SLE 患者的骨髓组织病理学损伤的描述尚不明确。有研究发现,SLE 患者的骨髓活检显示基质的组织学变化,与 MDS 的骨髓表现不同,这表明基质改变是 SLE 骨髓病理学的特征。SLE 的骨髓变化主要表现是骨髓坏死、骨髓细胞不足和间质变化(如骨髓间质水肿和纤维化及血管变化)。SLE 患者骨髓出现发育不良,其骨髓微结构紊乱的表现是小梁区域中的红细胞和巨核细胞前体紊乱,以及幼稚前体细胞异常定位(abnormal localization of immature precursor,ALIP)。SLE 患者可伴有骨髓增生低下,但合并骨髓纤维化的情况少见。骨髓纤维化表现为不同程度的血细胞减少和 / 或增多,外周血出现幼红、幼粒细胞、泪滴形红细胞。骨髓纤维化和髓外造血,常导致肝脾肿大。其常见症状有贫血和脾大的压迫症状,如乏力、食欲减退、左上腹疼痛等。骨髓纤维化的发生与 SLE 病程长短无关,此类患者 ANA、抗 dsDNA 抗体和狼疮细胞检查常为阳性。骨髓纤维化可能与中性粒细胞和巨噬细胞释放的胶原酶水平降低导致胶原代谢改变,造成纤维细胞增殖,胶原合成增加有关[62]。

(三)狼疮相关骨髓异常的治疗

目前关于 SLE 相关骨髓异常的治疗方案尚没有定论。有学者认为骨髓基质细胞的靶向治疗将可能有利于疾病的恢复。联合异基因骨髓基质细胞的自体或异基因造血干细胞移植将从根本上纠正 SLE 患者骨髓基质细胞缺陷,一方面有利于疾病的长期缓解,另一方面,由于正常骨髓基质细胞对淋巴细胞增殖的抑制效应,移植物抗宿主病(graft-versus-host disease,GVHD)以及复发的可能性降低,造血干细胞移植的安全性及有效率提高。有学者报道自身免疫病患者的多能干细胞的增殖不受基质细胞的 MHC 限制,故可研究异体骨髓基质细胞联合自体外周血干细胞的移植治疗 SLE 的可行性,以提高部分难治复发型 SLE 的临床疗效[63]。脐带间充质干细胞(umbilical cord mesenchymal stem cell,UC-MSC)移植治疗难治性 SLE 也有较好的效果[64]。

六、狼疮相关淋巴增生性疾病及脾脏改变

大约 50% 的 SLE 患者伴有淋巴结肿大。淋巴结肿大多出现在 SLE 活动期，儿童较成年人多见。淋巴结肿大以腋窝部、颈部最为多见，其次为腹股沟、肠系膜和气管支气管区，肿大的淋巴结质软、无粘连、无压痛，约米粒大小至直径 3~4cm。肿大淋巴结的组织病理学特点是弥漫反应性过度增生、程度不等的凝固性坏死，并出现伴有浆细胞增多的生发中心及数量不等的免疫母细胞。在坏死区域见到苏木素小体是 SLE 淋巴结的特征性改变。SLE 的淋巴结改变需与坏死性淋巴结炎相鉴别，后者淋巴结的病理学特点是副皮质区坏死，单核细胞浸润而无中性粒细胞和浆细胞浸润。SLE 的淋巴结病变偶见 Castleman 病的组织学特点。另有文献指出 SLE 淋巴结病变还存在非典型淋巴组织增生的特征[65]。这些异常可能代表良性淋巴结肿大和典型淋巴瘤之间的中间阶段。SLE 淋巴结病变的鉴别诊断包括感染和/或淋巴增生性疾病，需要行淋巴结活检才能确诊。

不同研究表明，9%~46% 的 SLE 患者有脾大，特别是疾病活动期较为常见[66]。病理检查可见脾脏滤泡动脉出现同心的胶原纤维硬化环，形成洋葱皮样改变，这是动脉炎的晚期表现，病变可进一步发展为钙化的纤维素样结节。此外，也可发现血管周围纤维化、脾脏部分梗死以及脾动脉瘤。

七、狼疮相关恶性疾病

自身免疫病与血液系统恶性肿瘤的风险增加有关，包括非霍奇金淋巴瘤、霍奇金淋巴瘤、骨髓恶性肿瘤和骨髓增生异常综合征。SLE 患者发生实体肿瘤的概率明显升高，如乳腺癌、妇科肿瘤、甲状腺癌、肺癌和肝癌。SLE 与急性髓系白血病的关联也有报道，虽然预后差，但使用干细胞治疗可实现长期的临床缓解。

慢性免疫刺激和免疫调节异常可能是骨髓肿瘤和自身免疫病的共同特征。NF-κB 是促炎基因诱导的主要介质，与自身免疫病和白血病有关[67]。活化的白细胞和吞噬细胞产生高反应性氧化物是触发急性髓系白血病另一个重要的分子机制。慢性炎性疾病患者癌症发生率高可能与 NF-κB 的促肿瘤作用相关。

尽管免疫抑制药物可能与 SLE 患者的恶性肿瘤风险增加有关，但确切的致癌机制不清。狼疮和各种恶性肿瘤可能具有共同的致病背景，包括遗传影响、病毒感染因素、激素因素及生活方式。不成比例的自身体液免疫反应、细胞周期调节异常、NK 细胞和 CD8[+] T 细胞的功能异常可能起作用。

第四节　经典病例分享

一、病例摘要

患者杨某，女，49 岁。

主诉：颜面部及躯干皮疹伴血小板减少 3 个月余。

现病史：3 个月余前室外干农活后出现颜面部及躯干部散在红色皮疹，皮疹主要分布于双侧面颊、鼻梁、颈前区和背部，部分连接成片，未显著高出皮肤表面，伴瘙痒，伴乏力、脱发、

反复口腔溃疡,应用"卤米松软膏"等药物涂抹后皮疹稍好转。约 1 周后洗牙时发现牙龈出血不止,至当地医院就诊,血常规检查结果回示:WBC 5.86×10^{12}/L,Hb 117 g/L,PLT 3×10^9/L,当地医院给予"地塞米松 20mg,每日 1 次,静脉应用"、输注血小板、升血小板(具体用药方案不详)等治疗后血小板升高至 70×10^9/L,出院后口服"泼尼松片 30mg 每天 1 次"治疗。2 天前查血常规示 PLT 20×10^9/L,遂就诊我院。自发病以来,食欲正常,睡眠正常,大小便正常,精神正常。

既往史、婚姻史、月经生育史、家族史无特殊。

体格检查:神志清晰,自由体位。面颊、鼻梁、颈前区和背部可见暗红色皮疹,部分连接成片,未显著高出皮肤表面,无破溃、渗液、脱屑等,下肢可见皮肤紫癜。全身浅表淋巴结未触及肿大。心肺听诊未见明显异常。腹软,无压痛、反跳痛,肝脾肋下未触及肿大,双下肢无水肿。

二、入院初步诊断

系统性红斑狼疮

三、入院后相关检查

1. 血常规:WBC 3.15×10^9/L,Hb 132g/L,PLT 3×10^9/L。

2. 尿常规:尿蛋白阴性;红细胞阴性。

3. 肝肾功能:谷丙转氨酶(ALT)35U/L,谷草转氨酶(AST)39U/L,白蛋白(Alb)40g/L,球蛋白(Glob)25g/L,血肌酐(Scr)73μmol/L。

4. 炎症指标及免疫球蛋白亚类分析:红细胞沉降率(ESR)34mm/h,C 反应蛋白(CRP)15mg/L,C3 0.78g/L,C4 0.11g/L,IgG、IgA、IgM 均未见异常。

5. 自身抗体:ANA1∶1 000,抗 dsDNA 抗体 +++,抗 Sm 抗体 +,抗 SSA 抗体 +,ACA-IgG 238CU,ACA-IgA>352CU,ACA-IgM 52CU,抗β$_2$GPⅠ IgG 396.1CU,抗 β$_2$GPⅠ IgA>512CU,抗 β$_2$GPⅠ IgM 54.4CU,狼疮抗凝物归一化率 1.7。

6. 抗血小板抗体阳性,Coombs 试验阴性。

7. 骨髓穿刺涂片示:①涂片、染色良好,取材尚可,髓小粒(±),脂肪滴(+),骨髓增生尚活跃,粒红比 =3.9∶1;②粒系占 66.8%,中性分叶核粒细胞比值增高,余各阶段粒细胞比值减低或缺如,形态大致正常,嗜酸细胞、嗜碱细胞可见;③红系占 17.2%,成熟红细胞大小基本一致,血红蛋白充盈可;④淋巴细胞、单核细胞形态未见明显异常,浆细胞可见;⑤全片见巨核细胞 30 个,分类 25 个,其中颗粒巨 22 个,裸核巨 3 个,血小板少见。

骨髓活检提示:①倾向免疫性血小板减少;②未见幼稚细胞增多,巨核细胞未见明显病态造血,暂不支持 MDS、急性白血病的组织形态学改变。

8. 肺部 CT:双下肺轻微慢性炎症,心影稍大。

9. 彩超:心脏彩超示心房心室结构正常,肺动脉压 25mmHg,未见心包积液。肾脏彩超未见异常。脾脏未见明显增大。

四、诊断

根据 2019 年 EULAR/ACR 制定的 SLE 分类诊断标准,符合入围标准,且评分≥10 分,即分类诊断为 SLE。该患者符合：①血小板减少（计 4 分）；②抗磷脂抗体（APA）阳性（计 2 分）；③补体 C3 和 C4 下降（计 4 分）；④患者抗 dsDNA 抗体阳性（计 6 分），总计 16 分，符合 SLE 的诊断。

另外，根据 SLEDAI-2000 疾病活动度评分，该患者有皮疹（2 分），脱发（2 分），口腔溃疡（2 分），补体降低（2 分），抗 dsDNA 抗体阳性（2 分），血小板减少（1 分），共计 11 分，为中度活动。

五、诊治经过及随访

（一）初步治疗

1. 糖皮质激素：甲泼尼龙 80mg/d，静脉滴注，因治疗反应不佳，4 天后改为甲泼尼龙 500mg/d，冲击治疗 3 天，冲击治疗后序贯甲泼尼龙 40mg/d，口服。

2. 免疫抑制剂：环孢素 100mg，每天 2 次，口服。

3. 预防出血：卡络磺钠 80mg，每天 1 次，静脉滴注；酚磺乙胺 2g 每天 1 次，静脉滴注。

4. 纠正血小板降低：申请输注集采血小板；艾曲泊帕 25mg/d，口服，5 天后加量至 50mg/d。

5. 其他：质子泵抑制剂预防消化道出血、预防骨质疏松、预防感染等治疗。

该患者给予激素冲击、联合艾曲泊帕、环孢素等治疗后，血小板未见显著升高（图 3-1）。

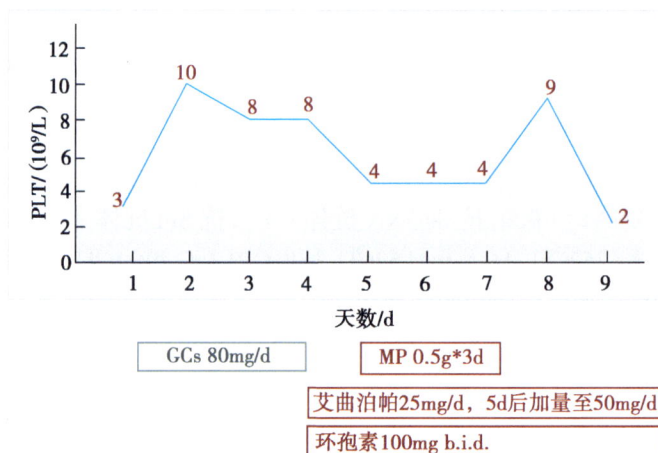

图 3-1 患者血小板变化情况

（二）病情变化

该患者给予大剂量激素冲击，联合免疫抑制剂、艾曲泊帕等治疗效果后，血小板仍未见显著升高，考虑为难治性 ITP 患者。根据 ITP 诊疗治疗及目前相关临床研究，对于该类难治性 ITP 患者，可以尝试 RTX 治疗。该患者除 ITP 外无其他重要脏器受累，给予小剂量 RTX 治疗，即每周 100mg，连用 4 周（图 3-2）。

（三）治疗后随访

患者给予 4 次 RTX 治疗（分别于 10d，17d，24d，31d 给予 RTX 100mg）后，血小板水平获得持续性改善。出院后，对该患者进行随访，在激素逐步减量的过程中，也未出现血小板再次降低（表 3-5）。

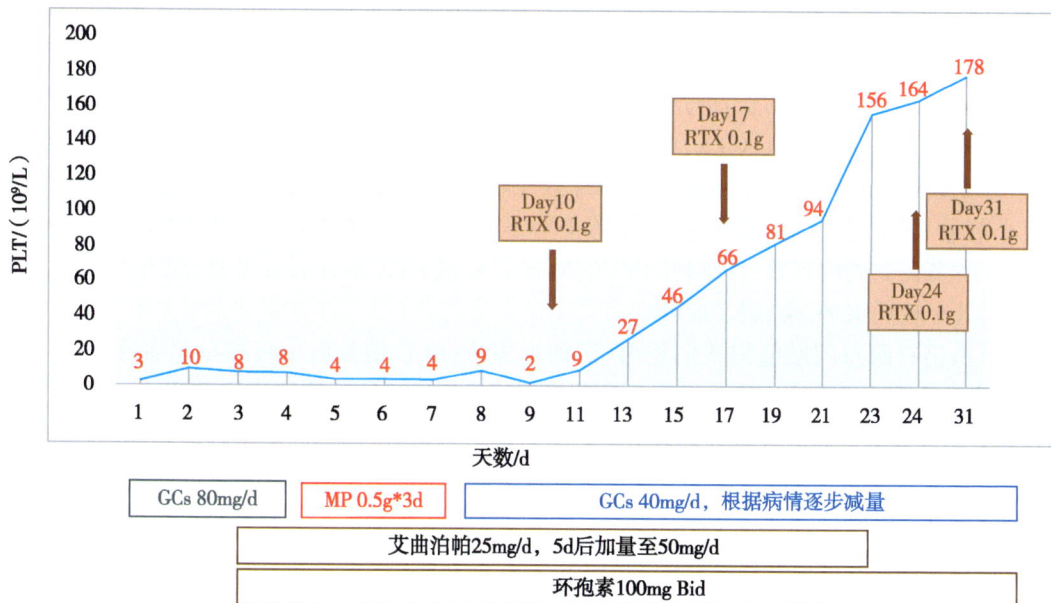

图 3-2　患者经 RTX 治疗后血小板的变化情况

表 3-5　该患者的激素用量及血小板计数的随访结果

随访	41d	65d	93d
泼尼松剂量 /mg	25	15	7.5
PLT/$(10^9 \cdot L^{-1})$	193	179	202

六、分析与讨论

根据中国系统性红斑狼疮研究协作组（CSTAR）的数据，SLE 最常受累的系统分别为皮肤、血液和肾脏，血小板减少是 SLE 常见的临床表现。对于出现血小板减少的 SLE 患者，仍需要对血小板减少的其他原因进行鉴别。常见原因主要包括：①与自身抗体相关，如抗血小板膜糖蛋白抗体、抗 SSB 抗体参与血小板破坏，抗 TPO 受体抗体导致血小板分化成熟障碍等；②合并继发性 APS，APA 导致血小板破坏过多；③合并 TTP；④合并 MAS；⑤其他原因：包括重症感染，药物引起的骨髓抑制，脾功能亢进等。结合该患者的临床症状和实验室检查结果，血小板减少主要考虑为原发病 SLE 导致，同时，该患者 APA 阳性，抗血小板抗体阳性，可能进一步导致血小板破坏过多、对激素反应不佳。

血小板减少是 SLE 常见的临床表现，目前的治疗仍是参考 ITP 的诊治流程。对于 SLE 相关血小板减少患者，治疗前应首先进行病情评估，若 PLT≥30×10^9/L 且无明显的出血风险，则主要是加强原发病的治疗。若 PLT<10×10^9/L 伴严重出血或出血风险较高，则需要紧急进行血小板输注、大剂量激素、IVIg 等药物治疗。大剂量激素、IVIg 仍是目前的一线治疗方案，但是这两种方案各有弊端。激素作为 SLE 基础治疗药物，大剂量长期应用副作用不容小觑，会影响患者血糖、血脂、血压等水平，感染风险较高，甚至导致严重的股骨头坏死；

另外,部分患者激素抵抗,治疗反应较差。而 IVIg 副作用少,3~5 天即可起效,70%~80% 患者有效,但其费用较高昂,给患者带来沉重的经济负担;另外,由于 IVIg 在体内约 4 周的时间代谢完毕,因此 IVIg 的长期疗效并不乐观。除以上方案外,促血小板生成药物(rhTPO,如艾曲泊帕)、免疫抑制剂(CTX、CsA、MMF、AzA)、RTX、脾切除术均可作为二线治疗方案。其中,RTX 对 SLE 相关血小板减少的治疗效果在多项研究中得到肯定,而且相较于标准剂量,小剂量 RTX 同样取得较好的疗效,感染等不良反应发生率更低。RTX 治疗 SLE 相关血小板减少多在 2 周内起效,且维持时间较长,研究发现 RTX 治疗后 6 个月,患者外周 B 淋巴细胞仍处于较低水平,疾病长期缓解。

但是仍有两点问题值得我们思考:①研究发现,SLE 相关血小板减少患者在停用 RTX 后,仍有较大部分患者出现疾病复发,复发后治疗方案的制定,值得进一步思考。②本文中的患者 APA 阳性,需要后续长期随访,警惕血栓事件的发生。前文我们提到 30%~40% 的 SLE 患者合并 APA 阳性,其中 1/3 合并继发性 APS,此部分患者血小板处于活化状态,但是由于合并血小板减少,抗血小板及抗凝药不能及时应用,反而导致患者血栓风险增加。所以,当 PLT$>50\times10^9$/L 或血栓风险较高的 APS 患者,需要权衡利弊,及时给予预防血栓治疗。

参考文献

1. COSTA PIRES T,CAPARROS-RUIZ R,GASPAR P,et al.Prevalence and outcome of thrombocytopenia in systemic lupus erythematous:Single-centre cohort analysis.Clin Exp Rheumatol,2021,39(3):601-605.

2. GAUIRAN D T V,CHENG P,PAGADUAN C R P,et al.Autoimmune-associated hemophagocytosis and myelofibrosis in a newly diagnosed lupus patient:Case report and literature review.Case Rep Hematol,2019,2019:3879148.

3. MIRANDA-HERNANDEZ D,CRUZ-REYES C,MONSEBAIZ-MORA C,et al.Active haematological manifestations of systemic lupus erythematosus lupus are associated with a high rate of in-hospital mortality.Lupus,2017,26(6):640-645.

4. BERENTSEN S,SUNDIC T.Red blood cell destruction in autoimmune hemolytic anemia:Role of complement and potential new targets for therapy.Biomed Res Int,2015,2015:363278.

5. AMES P R J,MERASHLI M,BUCCI T,et al.Antiphospholipid antibodies and autoimmune haemolytic anaemia:A systematic review and meta-analysis.Int J Mol Sci,2020,21(11):4120.

6. BIRGENS H,FREDERIKSEN H,HASSELBALCH H C,et al.A phase Ⅲ randomized trial comparing glucocorticoid monotherapy versus glucocorticoid and rituximab in patients with autoimmune haemolytic anaemia.Br J Haematol,2013,163(3):393-399.

7. MICHEL M,TERRIOU L,ROUDOT-THORAVAL F,et al.A randomized and double-blind controlled trial evaluating the safety and efficacy of rituximab for warm auto-immune hemolytic anemia in adults(the RAIHA study).Am J Hematol,2017,92(1):23-27.

8. BARCELLINI W,ZAJA F,ZANINONI A,et al.Sustained response to low-dose rituximab in idiopathic autoimmune hemolytic anemia.Eur J Haematol,2013,91(6):546-551.

9. NEAVE L,WILSON A J,LISSACK M,et al.Severe refractory idiopathic warm autoimmune haemolytic anaemia responsive to complement inhibition with eculizumab.BMJ Case Rep,2018,11(1):e226429.

10. CHAO M P,HONG J,KUNDER C,et al.Refractory warm IgM-mediated autoimmune hemolytic anemia associated with Churg-Strauss syndrome responsive to eculizumab and rituximab.Am J Hematol,2015,90(1):78-81.

11. BRODSKY R A.Warm autoimmune hemolytic anemia.N Engl J Med,2019,381(7):647-654.

12. CHALAYER E,FFRENCH M,CATHEBRAS P.Bone marrow fibrosis as a feature of systemic lupus erythematosus:A case report and literature review.Springerplus,2014,3:349.

13. MINNEMA M C,FIJNHEER R,DE GROOT P G,et al.Extremely high levels of von Willebrand factor antigen and of procoagulant factor Ⅷ found in multiple myeloma patients are associated with activity status but not with thalidomide treatment.J Thromb Haemost,2003,1(3):445-449.

14. ALISHIRI G H,SABURI A,BAYAT N,et al.The initial presentation of systemic lupus erythematosis with aplastic anemia successfully treated with rituximab.Clin Rheumatol,2012,31(2):381-384.

15. LIMPER M,DE LEEUW K,LELY A T,et al.Diagnosing and treating antiphospholipid syndrome:A consensus paper.Neth J Med,2019,77(3):98-108.

16. LEVI M,SCULLY M,SINGER M.The role of ADAMTS-13 in the coagulopathy of sepsis.J Thromb Haemost,2018,16(4):646-651.

17. SHANTSILA E,LIP G Y H,CHONG B H.Heparin-induced thrombocytopenia:A contemporary clinical approach to diagnosis and management.Chest,2009,135(6):1651-1664.

18. JIANG Y,CHEN Y J,MA S L,et al.Systemic lupus erythematosus-complicating immune thrombocytopenia:From pathogenesis to treatment.J Autoimmun,2022,132:102887.

19. SUCKER C,MICHIELS J J,ZOTZ R B.Causes,etiology and diagnosis of acquired von Willebrand disease:A prospective diagnostic workup to establish the most effective therapeutic strategies.Acta Haematol,2009,121(2/3):177-182.

20. FANOURIAKIS A,BERTSIAS G,BOUMPAS D T.Population-based studies in systemic lupus erythematosus:Immune thrombocytopenic purpura or'blood-dominant'lupus?.Ann Rheum Dis,2020,79(6):683-684.

21. ALTINTAS A,OZEL A,OKUR N,et al.Prevalence and clinical significance of elevated antinuclear antibody test in children and adult patients with idiopathic thrombocytopenic purpura.J Thromb Thrombolysis,2007,24(2):163-168.

22. MOULIS G,PALMARO A,MONTASTRUC J L,et al.Epidemiology of incident immune thrombocytopenia:A nationwide population-based study in France.Blood,2014,124(22):3308-3315.

23. CUKER A,AREPALLY G M,CHONG B H,et al.American Society of Hematology 2018 guidelines for management of venous thromboembolism:Heparin-induced thrombocytopenia.Blood Adv,2018,2(22):3360-3392.

24. ESTCOURT L J,BIRCHALL J,ALLARD S,et al.Guidelines for the use of platelet transfusions.Br J Haematol,2017,176(3):365-394.

25. ANDERSON D,ALI K,BLANCHETTE V,et al.Guidelines on the use of intravenous immune globulin for hematologic conditions.Transfus Med Rev,2007,21(2Suppl1):9-56.

26. CONTI A,RENZI N,MOLESTI D,et al.Short and long-term mortality of patients presenting with bleeding events to the Emergency Department.Am J Emerg Med,2017,35(12):1867-1872.

27. HANSSON E C,SHAMS HAKIMI C,ASTROM-OLSSON K,et al.Effects of ex vivo platelet supplementation on platelet aggregability in blood samples from patients treated with acetylsalicylic acid,clopidogrel,or ticagrelor.Br J Anaesth,2014,112(3):570-575.

28. MARTIN A C,BERNDT C,CALMETTE L,et al.The effectiveness of platelet supplementation for the reversal of ticagrelor-induced inhibition of platelet aggregation:An in-vitro study.Eur J Anaesthesiol,2016,33(5):361-367.

29. BLUMBERG N,CHOLETTE J M,SCHMIDT A E,et al.Management of platelet disorders and platelet transfusions in ICU patients.Transfus Med Rev,2017,31(4):252-257.

30. Chinese Society of Internal Medicine,Chinese Medical Association,WANG J X,et al.[Expert consensus for diagnosis and treatment of thrombocytopenia in China].Zhonghua Nei Ke Za Zhi,2020,59(7):498-510.

31. WITKOWSKI M,WITKOWSKA M,ROBAK T.Autoimmune thrombocytopenia:Current treatment options in adults with a focus on novel drugs.Eur J Haematol,2019,103(6):531-541.

32. IRANI M,SIEGAL E,JELLA A,et al.Use of intravenous immunoglobulin G to treat spontaneous heparin-induced thrombocytopenia.Transfusion,2019,59(3):931-934.

33. HILL A,HILL Q A.Autoimmune hemolytic anemia.Hematology Am Soc Hematol Educ Program,2018, 2018(1):382-389.

34. SCULLY M,CATALAND S R,PEYVANDI F,et al.Caplacizumab treatment for acquired thrombotic thrombocytopenic purpura.N Engl J Med,2019,380(4):335-346.

35. AGCAOGLU O,AKSAKAL N,TUKENMEZ M,et al.Is laparoscopic splenectomy safe in patients with immune thrombocytopenic purpura and very low platelet count?A single-institution experience.Ann Ital Chir,2019,90:417-420.

36. SCULLY M,CATALAND S,COPPO P,et al.Consensus on the standardization of terminology in thrombotic thrombocytopenic purpura and related thrombotic microangiopathies.J Thromb Haemost,2017,15(2):312-322.

37. THOMAS M R,DE GROOT R,SCULLY M A,et al.Pathogenicity of anti-ADAMTS13 autoantibodies in acquired thrombotic thrombocytopenic purpura.EBioMedicine,2015,2(8):942-952.

38. SHATZEL J J,TAYLOR J A.Syndromes of thrombotic microangiopathy.Med Clin North Am,2017,101(2): 395-415.

39. GEORGE J N,NESTER C M.Syndromes of thrombotic microangiopathy.N Engl J Med,2014,371(7):654-666.

40. ZHENG L,ZHANG D,CAO W,et al.Synergistic effects of ADAMTS13 deficiency and complement activation in pathogenesis of thrombotic microangiopathy.Blood,2019,134(13):1095-1105.

41. SUKUMAR S,LAMMLE B,CATALAND S R.Thrombotic thrombocytopenic purpura:Pathophysiology, diagnosis,and management.J Clin Med,2021,10(3):536.

42. AZOULAY E,BAUER P R,MARIOTTE E,et al.Expert statement on the ICU management of patients with thrombotic thrombocytopenic purpura.Intensive Care Med,2019,45(11):1518-1539.

43. SAHA M,MCDANIEL J K,ZHENG X L.Thrombotic thrombocytopenic purpura:Oathogenesis,diagnosis and potential novel therapeutics.J Thromb Haemost,2017,15(10):1889-1900.

44. JOLY B S,COPPO P,VEYRADIER A.Thrombotic thrombocytopenic purpura.Blood,2017,129(21):2836-2846.

45. COPPO P,French Reference Center for Thrombotic Microangiopathies.Management of thrombotic thrombocytopenic purpura.Transfus Clin Biol,2017,24(3):148-153.

46. OWATTANAPANICH W,WONGPRASERT C,ROTCHANAPANYA W,et al.Comparison of the long-term remission of rituximab and conventional treatment for acquired thrombotic thrombocytopenic purpura:A systematic review and meta-analysis.Clin Appl Thromb Hemost,2019,25:1076029618825309.

47. WESTWOOD J P,WEBSTER H,MCGUCKIN S,et al.Rituximab for thrombotic thrombocytopenic purpura:Benefit of early administration during acute episodes and use of prophylaxis to prevent relapse.J Thromb Haemost,2013,11(3):481-490.

48. COPPO P, French Reference Center for Thrombotic Microangiopathies. Treatment of autoimmune thrombotic thrombocytopenic purpura in the more severe forms. Transfus Apher Sci, 2017, 56 (1): 52-56.

49. BENHAMOU Y, PAINTAUD G, AZOULAY E, et al. Efficacy of a rituximab regimen based on B cell depletion in thrombotic thrombocytopenic purpura with suboptimal response to standard treatment: Results of a phase Ⅱ, multicenter noncomparative study. Am J Hematol, 2016, 91 (12): 1246-1251.

50. REDDY M S, HOFMANN S, SHEN Y M, et al. Comparison of low fixed dose versus standard-dose rituximab to treat thrombotic thrombocytopenic purpura in the acute phase and preemptively during remission. Transfus Apher Sci, 2020, 59 (6): 102885.

51. PEYVANDI F, SCULLY M, KREMER HOVINGA J A, et al. Caplacizumab reduces the frequency of major thromboembolic events, exacerbations and death in patients with acquired thrombotic thrombocytopenic purpura. J Thromb Haemost, 2017, 15 (7): 1448-1452.

52. MATSUMOTO M, FUJIMURA Y, WADA H, et al. Diagnostic and treatment guidelines for thrombotic thrombocytopenic purpura (TTP)2017 in Japan. Int J Hematol, 2017, 106 (1): 3-15.

53. NIU Y, SENGUPTA M, TITOV A A, et al. The PBX1 lupus susceptibility gene regulates CD44 expression. Mol Immunol, 2017, 85: 148-154.

54. BAI Y, TONG Y, LIU Y, et al. Self-dsDNA in the pathogenesis of systemic lupus erythematosus. Clin Exp Immunol, 2018, 191 (1): 1-10.

55. MEYER A, GUFFROY A, BLAISON G, et al. Systemic lupus erythematosus and neutropaenia: A hallmark of haematological manifestations. Lupus Sci Med, 2020, 7 (1): e000399.

56. LU R, ROBERTSON J M, BRUNER B F, et al. Multiple autoantibodies display association with lymphopenia, proteinuria, and cellular casts in a large, ethnically diverse SLE patient cohort. Autoimmune Dis, 2012, 2012: 819634.

57. VANANUVAT P, SUWANNALAI P, SUNGKANUPARPH S, et al. Primary prophylaxis for Pneumocystis jirovecii pneumonia in patients with connective tissue diseases. Semin Arthritis Rheum, 2011, 41 (3): 497-502.

58. HORNE A, VON BAHR GREENWOOD T, CHIANG S C C, et al. Efficacy of moderately dosed etoposide in macrophage activation syndrome-hemophagocytic lymphohistiocytosis. J Rheumatol, 2021, 48 (10): 1596-1602.

59. CHEN C I, ZHANG L, DATTA S K. Hematopoietic stem and multipotent progenitor cells produce IL-17, IL-21 and other cytokines in response to TLR signals associated with late apoptotic products and augment memory Th17 and Tc17 cells in the bone marrow of normal and lupus mice. Clin Immunol, 2016, 162: 9-26.

60. HOUSSIAU F A, THANOU A, MAZUR M, et al. IFN-alpha kinoid in systemic lupus erythematosus: results from a phase Ⅱb, randomised, placebo-controlled study. Ann rheum dis, 2020, 79 (3): 347-355.

61. DING X, XIANG W, HE X. IFN-I mediates dysfunction of endothelial progenitor cells in atherosclerosis of systemic lupus erythematosus. Front Immunol, 2020, 11: 581385.

62. USKUDAR CANSU D, USKUDAR TEKE H, ISIKSOY S, et al. Bone marrow as a target organ of systemic lupus erythematosus: Analysis of cases with myelofibrosis. Int J Rheum Dis, 2018, 21 (5): 1049-1059.

63. BURT R K, BALABANOV R, HAN X, et al. Autologous nonmyeloablative hematopoietic stem cell transplantation for neuromyelitis optica. Neurology, 2019, 93 (18): e1732-e1741.

64. WANG D, NIU L, FENG X, et al. Long-term safety of umbilical cord mesenchymal stem cells transplantation for systemic lupus erythematosus: A 6-year follow-up study. Clin Exp Med, 2017, 17 (3): 333-340.

65. KOJIMA M, MOTOORI T, ASANO S, et al. Histological diversity of reactive and atypical proliferative

lymph node lesions in systemic lupus erythematosus patients.Pathol Res Pract,2007,203(6):423-431.

66. RIVEROS FRUTOS A,CASAS I,RUA-FIGUEROA I,et al.Systemic lupus erythematosus in Spanish males:A study of the Spanish Rheumatology Society Lupus Registry(RELESSER)cohort.Lupus,2017,26(7):698-706.

67. LIU T,ZHANG L,JOO D,et al.NF-kappaB signaling in inflammation.Signal Transduct Target Ther,2017,2:17023.

第四章 重症狼疮脑病

马海军
顾问：孙凌云

第一节 引　言

狼疮脑病又称神经精神狼疮（neuropsychiatric systemic lupus erythematosus，NPSLE），主要发生于 SLE 的活动期。NPSLE 的患病率约为 21%~95%[1-2]，是 SLE 患者最严重的并发症之一。

NPSLE 的临床表现复杂多样，从细微的认知功能障碍到急性精神错乱状态、精神疾病、癫痫发作和脑卒中等，表现不一，异质性很高。美国风湿病学会（American College of Rheumatology，ACR）于 1999 年提出了 NPSLE 的分类定义及标准[3]。SLE 患者的神经精神综合征（neuropsychiatric events，NP）被划分为中枢性神经精神狼疮（包括头痛、癫痫样发作、无菌性脑膜炎、脑血管疾病、认知减退、运动障碍、急性精神错乱状态、焦虑症、情绪障碍、精神病、脱髓鞘综合征和脊髓病，共计 12 种）和外周性神经精神狼疮[包括自主神经病、单神经病、脑神经病变、神经丛病、多发性神经病、吉兰-巴雷综合征（Guillain-Barré syndrome，GBS）和重症肌无力，共计 7 种]，同时中枢性神经精神狼疮综合征又可分为局灶性（包括脑血管疾病、运动障碍、脊髓病和癫痫）和弥漫性 NPSLE（包括无菌性脑膜炎、脱髓鞘综合征、头痛、急性精神错乱状态、焦虑障碍、认知功能障碍、情绪障碍和精神病）。近年来，随着我们对 NPSLE 认识的不断深入，其他中枢神经系统（central nervous system，CNS）表现，如视神经脊髓炎（neuromyelitis optica，NMO）、可逆性后部脑病综合征（posterior reversible encephalopathy syndrome，PRES），也逐渐被认为与 SLE 相关[4]。

NPSLE 的确切病因及发病机制尚未完全明确，目前认为与机体的基因易感性、血栓形成、血脑屏障（blood-brain barrier，BBB）破坏、自身抗体和细胞因子介导的免疫炎症反应等密切相关。同时，NPSLE 的诊断也面临很大挑战，患者的某些症状可能由治疗药物（如糖皮质激素）或共患病（如高血压、糖尿病、血脂异常）等引起，因此，诊断往往需综合患者的临床表现、实验室及影像学检查，并排除其他病因的可能。唯有如此，我们才能在临床实践中准确辨别出 SLE 患者的 NP 症状是否由狼疮自身的病变引起[5-8]。

尽管大多数 NP 事件及时治疗后可能达到缓解，但与普通人群以及无 NP 并发症的 SLE 患者相比，NPSLE 患者的死亡率更高，仅次于狼疮性肾炎（lupus nephritis，LN）[9]。但是相较于 SLE 及 LN，针对 NPSLE 的随机对照试验（randomized controlled trial，RCT）研究较为缺乏，治疗上除了常规的糖皮质激素联合免疫抑制剂及对症处理外，利妥昔单抗（rituximab，RTX）显示出了一定的疗效[10]。在本章节中，我们将结合最新的研究进展，从 NPSLE 的发病机制、辅助检查及诊治策略几个方面进行详细阐述。

第二节 狼疮脑病的病因和发病机制

NPSLE 的发病是多种因素共同作用的结果[5,10]，遗传因素、血管病变、BBB 功能障碍、炎症因子和自身抗体介导的神经元损伤等均参与了 NPSLE 的发病。NPSLE 的主要病理基础为广泛的微血栓和血管炎所致受累组织的变性、水肿、软化甚至坏死。

一、基因易感性

尽管 SLE 被认为具有很强的遗传易感倾向，但由于存在明显的临床异质性以及缺乏特异性的诊断标准，NPSLE 的遗传易感位点难以精准定位。然而，在几项有关 SLE 患者的全基因组关联研究中，发现了几个风险等位基因的单核苷酸多态性(single nucleotide polymorphism, SNP)位点，这些 SNP 位点在 NPSLE 患者中比在一般 SLE 人群中更常见，且其中一些多态性位点与特定的 NPSLE 综合征相关。AI-Rayes 等[11]发现，NPSLE 患者中载脂蛋白 E(apolipoprotein E, ApoE)ε2 及 ε4 等位基因的频率明显高于正常对照组，且 ApoE ε4 等位基因可能与重症肌无力及精神分裂症的发病有关。值得注意的是，最近的研究发现，三素修复核酸外切酶 1(three prime repair exonuclease 1, TREX)基因的 rs11797 位点与 NPSLE 的发病相关[12]，而且，TREX1 缺陷小鼠将出现Ⅰ型干扰素(interferon, IFN)的高表达及致命性的自身免疫反应，这与 SLE 的发病机制非常相似[13]。Koga 等[14]在日本 SLE 患者中研究评估了 8 个易感基因(包括 HLA-DRB1、IRF5、STAT4、BLK、TNFAIP3、TNIP1、FCGR2B 和 TNFSF13)的 SNP 累积效应，结果发现，与对照组 SLE 患者相比，携带 10 个或以上风险等位基因的 SLE 患者出现神经系统受累的风险约增加 2 倍。

二、血管内血栓形成

抗磷脂抗体(antiphospholipid antibody, APA)、免疫复合物和补体激活引起的颅内大/小血管的缺血性损伤与局灶性(如脑卒中)和弥漫性(如认知功能障碍)NP 事件相关。在 NPSLE 患者中，APA 介导的血管内血栓形成、血管炎症及内皮细胞活化后的促凝作用，均与脑梗死的发生相关。抗磷脂综合征(antiphospholipid syndrome, APS)常继发于 SLE，大约 20%~30% 的 SLE 患者携带与血栓风险增加相关的中高风险 APA。APA 引起血栓栓塞的病理生理机制是在 β_2 糖蛋白Ⅰ(β_2-glycoproteinⅠ, β_2 GPⅠ)存在的情况下，APA 与心磷脂结合，诱发内皮细胞及血小板活化、纤溶作用减弱及蛋白 C 活性降低，同时激活补体，最终导致促凝与抗凝失衡。APA 介导的血栓可引起中小血管病变，包括脑梗死、短暂性脑缺血发作(transient ischemic attack, TIA)、心源性脑栓塞(栓子可能源于 Libman-Sacks 疣状心内膜炎的瓣膜赘生物)。除了 APA 介导的颅内中小血管血栓形成外，神经病理学研究表明，SLE 患者存在以内皮增生和纤维素样坏死为特征的微血管病变。Cohen 等[15]对 SLE 患者的尸检脑组织研究发现，约 31% 的 NPSLE 患者出现小血管炎，且发现补体经典通路的 C1q 和 C4d 分子以及膜攻击复合物 C5b-9 在微血栓相关的微血管系统中的沉积。Magro-Checa 等[16]的研究发现，血清补体 C3 及 AP50 下降与弥漫性 NPSLE 相关，且低补体血症在并发精神病、认知功能障碍、头痛的 SLE 患者中更明显。

三、血脑屏障破坏

BBB 在毛细血管水平上提供了大脑和血液循环之间的结构和功能界面,确保大脑内环境稳定,对神经血管单元的完整性至关重要[17]。BBB 结构的改变和通透性的增加对 NPSLE 的发病具有重要影响。在 BBB 受损的前提下,神经毒性自身抗体可以来自血液循环中的自身抗体向 CNS 的迁移或者在 CNS 内原位产生。多种自身抗体如抗 N- 甲基 -D- 天冬氨酸受体(N-methyl-D-aspartate acid receptor,NMDAR)抗体、抗核糖体 P 蛋白抗体、抗微管相关蛋白 2(microtubule-associated protein 2,MAP2)抗体、抗 U1RNP 抗体、抗水通道蛋白 4(aquaporin 4,AQP4)抗体、抗内皮细胞抗体(anti-endothelial cell antibody,AECA),均与 NPSLE 的发生密切相关。外周血来源透过受损 BBB 的自身抗体和 CNS 原位产生的鞘内自身抗体,可以直接与靶细胞表面的抗原结合引起神经元功能障碍。在体内实验中,侧脑室注射抗神经元抗体可导致动物模型的记忆力缺陷、癫痫发作和神经病理改变[18-20]。

除了自身抗体以外,炎症因子亦在 NPSLE 的发病过程中发挥了重要作用。NPSLE 患者脑脊液中可以检测出多种细胞因子,包括干扰素 -α(interferon-α,IFN-α)、白细胞介素 -2(interleukin-2,IL-2)、IL-6、IL-8 和 IL-10,这些炎症介质的水平在 NPSLE 活动期升高,而在治疗后则下降[21]。另外,有学者报道补体系统在导致 BBB 的损伤中亦发挥重要作用[22]。

第三节　狼疮脑病的相关辅助检查

一、脑脊液的实验室检查

腰椎穿刺术是 NPSLE 诊治过程中一种侵入性的检查方式,临床应用较为广泛。通过腰椎穿刺对脑脊液进行检测对 NPSLE 具有重要的诊断价值,分析脑脊液中的细胞数量、细胞类型和变化情况,结合患者的临床表现、影像学检查和其他实验室检查结果等,可为 NPSLE 的诊断、鉴别诊断、治疗效果和预后评估提供重要依据。同时,通过腰椎穿刺还可以鞘内注射甲氨蝶呤和地塞米松以达到治疗 NPSLE 的目的。

(一)脑脊液的常规、生化及细胞学检查

1. **压力**　正常成人卧位时脑脊液压力为 0.78~1.76kPa(约 80~180mmH₂O),随呼吸波动在 10mmH₂O 之内。儿童压力为 0.4~1.0kPa(约 40~100mmH₂O)。脑脊液压力增高可见于化脓性脑膜炎、结核性脑膜炎等颅内炎症性病变,脑肿瘤、脑出血、静脉窦血栓等非炎症性病变以及高血压、动脉硬化等颅外因素。脑脊液压力减低则主要见于蛛网膜下腔阻塞、脑脊液漏及脑脊液分泌减少等因素。

2. **颜色**　正常脑脊液为无色透明液体,CNS 发生感染、出血、肿瘤时,脑脊液颜色可发生变化,不同颜色的脑脊液反映一定的疾病。

(1)红色:常因出血引起,主要见于穿刺损伤、蛛网膜下腔或脑室出血。

(2)黄色:又称黄变症,常因脑脊液中含有变性血红蛋白、胆红素或蛋白量异常增高引起,见于蛛网膜下腔出血。血清中胆红素超过 256μmol/L 或脑脊液中胆红素超过 8.6μmol/L 时,可使脑脊液黄染。椎管阻塞(如髓外肿瘤)时,脑脊液蛋白质含量升高(>1.5g/L)而呈黄色。

(3)白色:多因白细胞增多所致,常见于脑膜炎球菌、肺炎球菌、溶血性链球菌引起的化脓性脑膜炎。

（4）绿色：见于铜绿假单胞菌性脑膜炎、急性肺炎球菌性脑膜炎等。

（5）褐色：见于脑膜黑色素肉瘤、黑色素瘤等。

3. **透明度**　正常脑脊液清晰透明，化脓性脑膜炎时由于脑脊液细胞数极度增高，使脑脊液外观呈乳白色浑浊；结核性脑膜炎患者的脑脊液细胞数中度增高，外观呈毛玻璃样浑浊；病毒性脑膜炎、流行性乙型脑炎、CNS 梅毒等患者的脑脊液细胞数仅轻度增高，外观透明或微浊。

4. **凝固物**　正常脑脊液无凝块，放置 24 小时后不形成薄膜。当有炎症渗出时（急性化脓性脑膜炎、结核性脑膜炎等），因纤维蛋白原及细胞数增加，可使脑脊液形成凝块或薄膜。蛛网膜下腔阻塞时，由于阻塞远端脑脊液蛋白质含量常高达 15g/L，使脑脊液呈黄色胶胨状。

5. **蛋白质**　正常脑脊液蛋白定性为阴性或弱阳性。脑脊液蛋白质阳性或含量增高见于下列情况：①化脓性脑膜炎、结核性脑膜炎、病毒性和真菌性脑炎等脑组织和脑膜炎症性病变；②神经根病变如 GBS，常有蛋白 - 细胞分离现象；③脊髓肿瘤、转移癌、粘连性蛛网膜炎等椎管内梗阻性疾病。

6. **葡萄糖**　健康成人脑脊液葡萄糖浓度仅为血糖的 50%~80%，约 2.5~4.4mmol/L。脑脊液葡萄糖浓度降低见于急性化脓性脑膜炎、结核性脑膜炎、真菌性脑膜炎、脑寄生虫病、神经梅毒等感染性疾病以及脑肿瘤、低血糖等。脑脊液葡萄糖浓度增高见于脑出血、糖尿病、饱餐或静脉注射葡萄糖后等情况。

7. **氯化物**　健康成人脑脊液氯化物的参考范围约 120~130mmol/L。脑脊液氯化物浓度降低见于：①细菌或真菌感染，特别是化脓性、结核性及隐球菌性脑膜炎的急性期、慢性感染的急性发作期，氯化物与葡萄糖同时降低，其中以结核性脑膜炎脑脊液氯化物降低最为明显，在细菌性脑膜炎的后期，由于脑膜有明显的炎症浸润或粘连，局部有氯化物附着，使脑脊液氯化物降低，并伴有蛋白质明显增高；②呕吐、肾上腺皮质功能减退症患者，由于血氯降低，其脑脊液氯化物浓度亦降低。脑脊液氯化物浓度增高则主要见于尿毒症、肾炎、心力衰竭、病毒性脑膜炎或脑炎患者。

8. **乳酸脱氢酶**　脑脊液乳酸脱氢酶（lactate dehydrogenase，LDH）活性增高主要见于：①感染，特别是细菌性脑膜炎，而病毒性脑膜炎脑脊液 LDH 多正常或轻度增高，因此，LDH 可作为鉴别细菌性和病毒性脑膜炎的重要指标；②脑梗死、脑出血、蛛网膜下腔出血的急性期；③脑肿瘤的进展期 LDH 明显升高，缓解期或经过治疗后疗效较好者 LDH 明显降低或恢复正常；④脱髓鞘病，特别是多发性硬化（multiple sclerosis，MS）的急性期或病情加重期。

9. **细胞学检查**　成人脑脊液的白细胞计数不高于 8×10^6/L，多为淋巴细胞及单核细胞，淋巴细胞约占 70%，偶见内皮细胞。脑脊液中不同的细胞类型及数目、比例所代表的临床意义不同[23]，大体总结如下。

（1）红细胞：正常脑脊液中不存在红细胞。脑脊液中出现红细胞，见于各种原因引起的出血，如脑出血、蛛网膜下腔出血及腰椎穿刺损伤出血等。

（2）淋巴细胞：正常脑脊液中有少量的淋巴细胞，当发生病毒性脑膜炎或其他 CNS 感染性疾病、免疫性疾病和肿瘤时，可出现淋巴细胞比例增多，伴有核细胞计数正常或显著升高。

（3）浆细胞：正常脑脊液中不存在浆细胞。浆细胞的出现，提示体液免疫反应的存在。

（4）单核细胞：正常脑脊液中有少量的单核细胞，形态与外周血中的单核细胞相似。疾病状态下,单核细胞受到抗原或各种理化因素的刺激时,形态会发生变化,表现为胞体、胞核增大,胞膜不规整,可有瘤状突起,胞质着色加深,胞质出现多个空泡,称为激活的单核细胞。

（5）中性粒细胞:正常脑脊液中不存在中性粒细胞。中性粒细胞的出现提示机体存在炎症反应,常见于各种 CNS 感染,无诊断特异性;也可见于颅脑外伤、颅脑术后、肿瘤、脑出血、蛛网膜下腔出血等。

（6）嗜酸性粒细胞:正常脑脊液中不存在嗜酸性粒细胞。嗜酸性粒细胞的数量或比例明显增多时,提示机体存在过敏反应或寄生虫感染的可能。

（7）嗜碱性粒细胞:正常脑脊液中不存在嗜碱性粒细胞,它的出现提示存在过敏反应,可见于各种炎症、异物反应、寄生虫感染等,无诊断特异性。

（8）吞噬细胞:正常脑脊液中不存在吞噬细胞。红细胞、含铁血黄素及胆红素吞噬细胞的出现提示陈旧性出血。吞噬细胞还可吞噬变性的白细胞和病原体等。

（9）肿瘤细胞:脑脊液中的肿瘤细胞来源于 CNS 原发性肿瘤和继发性肿瘤。

（二）脑脊液的病原学检查

当疑诊颅内感染时,需要行脑脊液的病原学检查,包括细菌涂片、细菌培养、墨汁染色查新型隐球菌、抗酸染色查结核分枝杆菌、病毒学及寄生虫检查等。近年来,宏基因组学第二代测序(metagenomic next-generation sequencing,mNGS)的广泛应用大大提高了颅内感染病原体的检出率。脑脊液 mNGS 的灵敏度及特异度较高,但是对于最终给出的病原学报告(包括病原菌、序列数、相对丰度等)的解读需要注意以下几点[24]。

1. 如果脑脊液 mNGS 检测到的具有神经侵袭性的病原体(如肺炎球菌、脑膜炎奈瑟菌、单纯疱疹病毒 1 型 /2 型,水痘 - 带状疱疹病毒等)与患者的临床症状高度符合,则可以被认为是确定的责任病原体。

2. 当脑脊液中检测出非人体定植菌且环境中不常见的微生物(如单核细胞增生性李斯特菌、猪带绦虫、广州管圆线虫、阿米巴等),有可能是责任病原体,因此阳性报告就应该考虑其致病可能。

3. 某些微生物(如结核分枝杆菌、隐球菌、诺卡菌、单核细胞增生性李斯特菌)的生长特点和结构特点导致其核酸提取难度大,检测出的特异性序列可能较少,但仍应考虑其致病可能。

4. 部分 DNA 病毒(如 EB 病毒等)可在 CNS 潜伏,阳性结果需要综合临床病情来判断其是潜伏感染、病毒携带状态还是活动性感染。

5. 报告微生物有可能来源于环境污染或者腰椎穿刺点附近皮肤定植微生物(如表皮葡萄球菌、痤疮丙酸杆菌、马拉色菌等),但是在人体免疫功能受损时,某些定植微生物有可能是致病菌。

6. 对于免疫功能缺陷的患者,如果发生 CNS 机会性感染(John Cunningham 病毒、隐球菌、弓形虫等),且临床表现不典型,要高度重视报告微生物的致病可能。

二、生物标志物

（一）自身抗体

SLE 患者的基本特征是体内出现大量自身抗体[25],在发病机制中我们谈到多种自身抗体与 NPSLE 的发病密切相关,本部分将对其中主要的致病抗体的临床意义进行重点阐述。

1. APA APA 包括狼疮抗凝物(lupus anticoagulant,LA)、抗心磷脂抗体(anticardiolipin antibody,ACA) 和抗 β_2 GPI 抗体，是 NPSLE 的一个高危风险因素。与 SLE 患者相比，NPSLE 患者血清 APA 的阳性率更高[26]，且大多数归因于 APA 的 NPSLE 表现被认为是大脑区域性缺血事件的并发症[27]。值得注意的是，除了与血栓形成相关的 NPSLE，APA 还与其他非血栓性 NPSLE 相关，包括如癫痫发作、舞蹈症、认知功能障碍和脊髓病等[9]。体内研究发现，将来自并发 CNS 受累的 APS 患者的 APA 通过脑室内注射可诱导模型小鼠出现认知缺陷[28]，这些结果提示 APA 除了具有促血栓效应外，还有其他的致病作用。

2. **抗 NMDAR 抗体** NMDAR 是一种跨膜离子通道型谷氨酸受体，抗 NMDAR 抗体主要分为抗 NR1 型和抗 NR2 型。Lauvsnes 等[29]的研究发现，脑脊液中的抗 NR2 抗体与 SLE 患者的运动功能障碍及视觉空间处理功能受损相关，而 Nestor 等[30]报道，抗 NR2 抗体与 SLE 患者和模型小鼠的空间记忆障碍相关。Wang 等[31]利用原代脑微血管内皮细胞构建体外 BBB 模型进行研究，发现 NPSLE 患者的抗 NR2 抗体可通过损伤 BBB 进入大脑，这些结果提示抗 NR2 抗体可能通过神经毒性广泛参与 NPSLE 的发病。然而，亦有研究显示抗 NMDAR 抗体的血清水平与 NPSLE 患者的病情活动度并不平行，且有相当一部分非 NPSLE 患者的血清抗 NMDAR 抗体阳性[9]。

3. **抗核糖体 P 蛋白抗体** 抗核糖体 P 蛋白抗体对 SLE 高度特异，在 46% 的 SLE 患者中存在[9]。血清抗核糖体 P 蛋白抗体与弥漫性 NPSLE 患者的不良预后显著相关[32]。已知抗核糖体 P 蛋白抗体与三种核糖体磷蛋白(P1、P2 和 P0)的羧基末端结合，结合位点称为 P 表位[9]。抗核糖体 P 蛋白抗体可与神经元表面 P 抗原(neuronal surface pantigen,NSPA)发生交叉反应。P 抗原是一种大的胞膜蛋白，仅在神经元中发现，作为泛素连接酶，在突触区调节 NMDAR 的功能。NSPA 还参与海马体中与记忆相关的突触传递和突触的可塑性，并介导抗核糖体 P 蛋白抗体对这些过程的损伤作用[33]。体外研究发现，抗核糖体 P 蛋白抗体可促进人外周血来源的单核细胞产生 TNF-α，后者可能通过损伤 BBB 使外周血自身抗体侵入 CNS，进而导致神经元损伤。临床研究发现，高滴度的抗核糖体 P 蛋白抗体与一系列 NPSLE 的临床表现相关，包括精神性疾病、癫痫发作、昏迷、横贯性脊髓炎和无菌性脑膜炎等。动物研究发现，将 SLE 患者来源的抗核糖体 P 蛋白抗体通过侧脑室注射给非自身免疫病小鼠，可诱发实验性抑郁症，且免疫组织化学检测发现，这些抗体与海马、扣带回皮质和梨状叶皮质的神经元结合，而这些区域均属于边缘系统，与情绪有关。另外，有研究发现侧脑室注射抗核糖体 P 蛋白抗体可损伤实验小鼠的嗅觉功能，提示自身抗体和神经功能之间存在相互联系[9]。

4. **抗 AQP4 抗体** AQP4 在血管周围的星形胶质细胞足突上表达。抗 AQP4 抗体具有星形胶质细胞毒性，特别是在视神经和脊髓白质结构中，被认为是 NMO 发病机制的基础[9]。NMO 和 SLE 某种程度上可重叠存在，因为一些 NMO 患者可发展为 SLE，且少数 SLE 患者可并发 NMO 样典型的脱髓鞘病变。近来的一项研究发现，NPSLE 患者中有 3% 检测到抗 AQP4 抗体阳性[34]。更为重要的是，在脱髓鞘病变的 NPSLE 患者中，有 27% 的患者抗 AQP4 抗体阳性。但是，有研究发现部分 SLE 患者长期抗 AQP4 抗体阳性，却并没有出现 NMO 或任何其他神经症状[35]。类似于其他自身抗体，抗 AQP4 抗体必须穿透 BBB 以诱导损伤。

5. AECA 60% 以上的 NPSLE 患者体内存在 AECA，且与精神病和抑郁症相关[9]。

AECA 除了诱导内皮细胞分泌各种细胞因子,如 IL-6 和 IL-8 外,还诱导内皮细胞表达黏附分子,从而增强白细胞滚动和对血管壁的黏附。内皮细胞的这种激活可能导致脑血管病,进而介导 SLE 患者的 NP 症状。

6. **抗 MAP2 抗体** MAP2 是一种仅在神经元中发现的细胞骨架蛋白。在 NPSLE 患者的血清中发现了抗 MAP2 抗体,尽管抗 MAP2 抗体阴性的患者亦可发生 NPSLE,但 SLE 患者脑脊液抗 MAP2 抗体阳性与神经症状的出现密切相关[36]。

7. **抗上池蛋白(suprabasin,SBSN)抗体** 上池蛋白是一种在复层上皮中特异性分泌的蛋白[9]。在一项旨在鉴定循环免疫复合物靶抗原的蛋白质组学研究中,研究者将 NPSLE、无 NP 症状的 SLE、MS 和特发性脑积水患者的脑脊液进行了比较,结果发现 NPSLE 患者的抗 SBSN 抗体滴度高于上述其他组的患者。在体外,星形胶质细胞暴露于抗 SBSN 抗体可激活衰老和自噬途径,这可能有助于解释该抗体介导 NP 症状发病的机制[37]。

8. **抗 3- 磷酸甘油醛脱氢酶(glyceraldehyde 3-phosphate dehydrogenase,GAPDH)抗体** 研究发现,抗 GAPDH 抗体在 SLE 患者的血清中显著升高,尤其是在 NPSLE 患者中,并与疾病活动程度相关[38]。

9. **抗 Sm 抗体** 在急性精神错乱状态的 SLE 患者中,血清抗 Sm 抗体水平随着脑脊液中白蛋白和血清白蛋白比值的增加而显著升高,即使抗 NR2 抗体和抗核糖体 P 蛋白抗体不升高,这提示抗 Sm 抗体可能具有损伤 BBB 的作用。结构分析表明,抗 Sm 抗体和抗核糖体 P 蛋白抗体具有共同的克隆型决定簇,具有共同的 B 细胞克隆起源,因此,与抗核糖体 P 蛋白抗体类似,抗 Sm 抗体可能具有一定的致病作用[39]。

10. **抗泛素羧基末端水解酶 L1(ubiquitin carboxy-terminal hydrolase L1,UCH-L1)抗体** UCH-L1 是一种去泛素化酶,可产生泛素单体,同时还具有稳定细胞内泛素单体的作用。研究发现 NPSLE 患者脑脊液抗 UCH-L1 抗体显著升高,且与多个器官受累及血清抗 UCH-L1 抗体水平呈显著正相关[40]。

11. **抗神经元脑胞质(brain cytoplasmic,BC)核糖核酸抗体** Muslimov 等[41]的研究发现,NPSLE 患者来源的抗神经元 BC RNA 抗体可阻止神经元胞内的 BC RNA 向突触 - 树突结构域的迁移,这有助于解释 BC RNA 表达缺陷的模型实验小鼠出现癫痫发作和认知障碍的机制,提示该抗体可能与 NPSLE 的发病相关。

（二）炎症介质

除了自身抗体,近年来的研究发现血液和 / 或脑脊液中的一些蛋白分子可以反映神经系统的炎症并对 NPSLE 的诊断有一定的提示作用。由于 BBB 结构受损和通透性增加与 NPSLE 的发病密切相关,因此能够反映 BBB 完整性改变的分子可能是 NPSLE 的生物标志物。NPSLE 患者脑脊液中的白蛋白、触珠蛋白、β_2 微球蛋白水平以及 α_2 巨球蛋白的脑脊液 / 血清比值显著升高[42];另外,下列多种炎症介质也被认为对疾病的诊治有一定的临床意义。

1. **S100 钙结合蛋白 B(S100 calcium binding protein B,S100B)** S100B 主要由星形胶质细胞产生,而当血清中发现 S100B 时表明 BBB 受损。研究发现 SLE 患者血清中的 S100B 中显著升高,尤其是在 NPLSE 患者中更是如此[43]。此外,血清 S100B 和周围神经病变密切相关,提示 S100B 可作为 NPSLE 患者颅脑及周围神经损伤的一种生物标志物。

2. **脑源性神经营养因子(brain-derived neurotrophic factor,BDNF)** BDNF 主要在 CNS 产生,参与记忆和学习等过程。近年的研究发现,血清 BDNF 水平有助于鉴别区分

NPSLE 及激素诱导的精神障碍,提示血清 BDNF 具有潜在的生物标志物作用,但遗憾的是,其他有关 NPSLE 与 BDNF 的研究未能取得一致性的结论[44]。

3. 中性粒细胞明胶酶相关脂质运载蛋白(neutrophil gelatinase-associated lipocalin,NGAL)　NGAL 又称脂质运载蛋白 2(lipocalin-2,LCN2),属于脂质运载蛋白家族的成员之一。NGAL 可形成 NGAL- 铁载体 - 铁复合物,作为机体固有免疫中一种重要的铁转运蛋白,参与介导炎症反应及肾脏损害。研究发现 NGAL 不仅可作为急性肾损伤及 LN 的标志物,且与非 NPSLE 患者相比,NAGL 在 NPSLE 患者脑脊液中的水平明显升高,有望成为 NPSLE 的一项新型生物标志物[45]。

4. 骨桥蛋白(osteopontin,OPN)　OPN 是一种细胞外基质糖蛋白,由巨噬细胞和 T 细胞等多种细胞产生。OPN 可以促进 T 细胞增殖、分化并抑制 B 细胞凋亡,参与自身免疫及炎症反应。研究表明,OPN 蛋白在 SLE 患者中高表达,同时,与非 NPSLE 患者相比,OPN 在 NPSLE 患者脑脊液中的水平明显升高,且治疗后 OPN 浓度降低[46],提示 OPN 可作为评估 NPSLE 疾病活动及疗效的生物标志物。

需要指出的是,上述分子在 NPSLE 发病中的具体作用机制仍有待确定,但鉴于它们与疾病的相关性,其可能有很好的应用前景。脑脊液比血清更能反映 CNS 环境,但需要侵入性的采集方法,相较而言,血清容易采集,可能更适合疾病的规律监测。

三、影像学检查

(一)磁共振成像

磁共振成像(magnetic resonance imaging,MRI)是 NPSLE 患者的首选影像学检查,尽管高达 50% 的患者没有明显的异常。

1. 常规 MRI(conventional MRI,cMRI)　cMRI 可清晰显示脑结构与形态的变化,是目前诊断 NPSLE 的首选影像检查技术[47]。约 19%~75% 的 SLE 患者 cMRI 扫描结果异常,多表现为脑炎样改变、脑萎缩、脑梗死、脑白质脱髓鞘等,病灶多分布于大脑皮质下白质及基底核区。但是需要注意的是,cMRI 显示的脑形态学改变与患者临床 NP 症状的相关度并不高[48],约 50% 伴有 NP 症状的 SLE 患者 cMRI 扫描可显示为正常,而 20%~50% 无 NP 症状的 SLE 患者在 T_2 加权成像(T_2 weighted imaging,T_2WI)或液体衰减反转恢复(fluid attenuated inversion recovery,FLAIR)序列上表现为皮质下白质高信号。尽管 cMRI 对 NPSLE 的诊断缺乏灵敏度和特异度,但是 MRI 可用于排除脑膜炎、静脉窦血栓及 PRES 等病因。

2. 定量 MRI(quantitative MRI,qMRI)　由于 cMRI 结果缺乏特异性,一些研究集中于 qMRI 技术,以研究脑实质的微结构变化。在 qMRI 成像技术中,弥散张量成像(diffusion tensor imaging,DTI)是一种探测水分子的微观运动的成像技术,通常情况下水分子运动具有各向异性,更倾向于沿着白质纤维束方向运动(弥散),而很少沿着垂直于白质纤维束的方向运动,病理条件下,由于组织结构的变化,水分子的各向异性丧失,扩散率增加。常用的 DTI 指标包括分数各向异性(fractional anisotropy,FA)、平均扩散率(mean diffusivity,MD)、径向扩散率(radial diffusivity,RD)和轴向扩散率(axial diffusivity,AD),用于获取、分析和量化白质的弥散特性,反映与疾病相关的白质组织微结构的变化。Silvagni 等[47]发现,SLE 患者在病程早期即可出现白质组织微结构的受损,表现为扩散率的增加。

3. 功能 MRI(functional MRI,fMRI)　fMRI 是研究 NPSLE 的一种新兴检查,其原理是

利用 MRI 来测量神经元活动所引发的血流动力学改变。它通过测量氧合血红蛋白或血氧水平依赖（blood-oxygen-level dependent，BOLD）信号的变化所代表的神经元代谢来间接反映大脑功能。Barraclough 等[49]指出，SLE 患者正常的认知表现通常与解剖学相关区域的更强 BOLD 信号相关，并涉及更多的神经元活动区域，这可能反映了代偿过程。随着个体认知能力达到"阈值"，认知任务复杂性的增加会导致行为表现和 BOLD 反应的下降。在认知受损的患者中，这个阈值要低得多。另一种评估受试者大脑健康的方法是使用 fMRI 进行静息态脑功能网络分析。静息态 fMRI 可用于检测执行特定认知或行为功能的空间上不同的大脑区域之间的联系。NPSLE 患者在各种已建立的网络中表现出连通性降低，包括与整体大脑功能效率相关的默认模式网络（default mode network，DMN）、执行网络以及 DMN 和执行网络之间的连接[50]。相比之下，与健康对照组相比，SLE 患者的额叶 - 顶叶皮质的功能连接性更强，这表明 SLE 患者需要额外的神经网络来维持认知功能[51]。

近来 Barraclough 等[52]通过 fMRI 探讨了 SLE 患者认知功能的改变以及与炎症和脑功能及结构变化的关系。结果显示，与健康对照相比，SLE 患者的持续注意力受损。DMN 衰减不良可能会导致 SLE 患者的认知障碍，另外，IL-6 和血管细胞黏附分子（vascular cell adhesion molecule-1，VCAM-1）水平升高与 DMN 衰减不良及尾状核区 BOLD 信号降低相关。Papadaki 等[53]通过对包括 NPSLE 在内的 76 例 SLE 患者及 31 例健康对照进行 cMRI 及动态磁敏感增强灌注成像（dynamic susceptibility contrast-enhanced perfusion MRI，DSC-MRI），结果发现 NPSLE 患者的大脑白质呈现明显低灌注水平，但 cMRI 检查并未发现明显异常。因此，作者指出将 DSC-MRI 与 cMRI 检查相结合有助于提高 NPSLE 的诊断。

（二）脑血管造影

脑血管造影可以提供良好的脑灌注和代谢图像，具有简便快捷、血管图像清晰等优点，包括计算机断层扫描血管造影（computer tomography angiography，CTA）、磁共振血管造影（magnetic resonance angiography，MRA）及磁共振静脉造影（magnetic resonance venography，MRV）等。与 CTA 相比，MRA 更具有无创性、安全性，无须注射对比剂。需要指出的是，尽管脑血管造影可以显示血管形态和血流动力学的异常和分布，但由 SLE 导致的真正意义上的 CNS 血管炎罕见，且受累血管可能低于血管造影的分辨率，所以血管造影有一定的局限性，血管炎的金标准是组织病理学检查。

Abda 等[54]的研究发现，71.43% 的原发性 NPSLE 患者出现头颅 MRI 异常改变，最常见的异常是皮质下和脑室周围白质以及灰质和白质交界处的高信号，而 MRA 检查发现，4 例缺血性脑梗死和 1 例出血性脑梗死患者的大脑中动脉呈现出了与血管炎受累区域一致的串珠样病变及管腔狭窄。Nishigaichi 等[55]报告了 1 例 SLE 并发脑梗死的患者，最初认为是由于心血管危险因素导致的动脉粥样硬化，后经 MRA 检查发现脑动脉局灶性狭窄，脑动脉增强 MRI 显示狭窄处血管壁呈现增强信号，从而诊断为脑动脉炎。

（三）正电子发射断层扫描

正电子发射断层扫描（positron emission tomography，PET）利用湮没辐射和正电子准直技术在活体内检测显像剂的空间分布情况及动态变化，可用于评估局部脑代谢及其与临床参数的相关性。在 NPSLE 相关研究中，PET 可评估包括脑内葡萄糖代谢、氧消耗及脑血流量在内的多种指标，对亚临床 NPSLE、早期功能性脑损害的诊断灵敏度显著高于 MRI。值得注意的是，伴发癫痫的 SLE 患者头颅 cMRI 检查无异常，但 PET 扫描可显示颞叶氟代脱氧葡萄糖的代谢异常,为癫痫发生提供了影像证据,同时也提示 PET 与 MRI 的结合可能有助于 NPSLE 的早期诊断、病情监测及治疗评估[56]。

(四)单光子发射计算机断层扫描

PET 是最客观的脑功能神经影像测量方法,但获取途径和成本限制了它的普遍适用性。单光子发射计算机断层扫描(single photon emission computed tomography,SPECT)通过检测细胞的生物学活动可对器官病变定位和定性,可用于分析 NPSLE 患者脑血流量的改变,并评估疾病的活动程度。有研究者发现 NPSLE 患者 SPECT 结果表现为脑血流量降低,并与临床 NP 症状如抑郁、记忆损害等相关,但其相关程度的特异度较低,故在 NPSLE 诊断应用中较之其他影像学手段无明显优势。但也有学者认为 SPECT 比 MRI 更灵敏,MRI 未见异常的患者行 SPECT 检查可发现多个脑区存在低灌注,并可用于随访评估治疗效果。值得注意的是,约 50% 没有 NP 临床表现的 SLE 患者呈现 SPECT 扫描异常[5],但这些异常的意义尚不清楚。因此,有关 SPECT 在 NPLSE 患者中的临床应用价值尚需进一步探讨。

四、功能学检查

(一)脑电图

脑电图(electroencephalogram,EEG)检查能直接反映脑细胞功能状态,不仅能明确 SLE 有无脑损害,而且可反映病程早期的脑功能异常,对 NPSLE 的早期诊断、疗效观察以及预后判断有重要价值。

Rodríguez-Valdés 等[57]在对 30 例 SLE 患儿 EEG 的视觉脑电分析中发现,44.5% 的 SLE 患儿存在 EEG 改变,在 NPSLE 患儿中,76.9% 的患儿出现了 EEG 的改变。窄带谱分析显示,与标准值相比,SLE 患儿的慢波频率(θ 和 δ)显著增加,但在 NPSLE 患儿则出现了快波频率(α 和 β)的显著增加。作者指出窄带谱分析可以协助确诊 NPSLE,慢波频率的异常可能是 CNS 受累的早期标志。Glanz 等[58]的研究发现,20 例因不同的 NP 症状而接受 EEG 检查的成人女性 SLE 患者中,14 例检查结果异常,且有 12 例患者的 EEG 异常改变定位于左侧颞区。进一步的定量 EEG 分析发现,有 16 例患者的 θ 和 δ 慢波主要影响左侧大脑半球,这提示 SLE 患者出现 NP 表现时累及左侧大脑半球的可能性更高。此外,有研究报道 EEG 结果有助于区分 NPSLE 相关的精神病与类固醇相关的精神病。然而,值得注意的是,只有 60% 的 NPSLE 患者发现存在 EEG 异常表现。因此,EEG 正常不能排除 SLE 所致 CNS 病变的存在。

(二)肌电图

SLE 合并周围神经病的基本病理改变是神经纤维的髓鞘脱失及轴索变性。肌电图(electromyogram,EMG)检查有助于确定感觉和运动障碍的程度,并可对病变的分布范围进行评估。尽管 SLE 患者可以并发周围神经系统损伤,但有关 SLE 患者 EMG 特征的研究报道并不多。Cavallasca 等[59]报道一例 SLE 合并慢性炎性脱髓鞘性多发性神经病(chronic inflammatory demyelinating polyneuropathy,CIDP)的 EMG 特点:远端潜伏期延长,传导速度降低,诱发动作电位时间离散,这与脱髓鞘多神经病变一致。CIDP 的神经病变通常是多根且对称的,可累及近端和远端肌肉。Gao 等[60]报告了一例以 GBS 为首发临床表现的 SLE 患者,神经系统检查示四肢对称、松弛性瘫痪,手套、袜套状感觉丧失,脑脊液检查显示蛋白细胞分离,EMG 显示脱髓鞘多神经病变,从而确定了 GBS 的诊断。

第四节　危重狼疮脑病的临床特征及治疗策略

目前 NPSLE 的诊断主要基于 1999 年 ACR 发表的分类定义及标准[3]（见本章引言部分）。为了增加 NPSLE 的诊断特异度，2001 年系统性红斑狼疮国际协作组（Systemic Lupus International Collaborating Clinics，SLICC）建议排除一些症状轻微、特异性较低的 NP 症状，如头痛、情绪障碍、焦虑、轻度认知障碍以及无电生理学异常的多发性神经病，排除这些症状后，NPSLE 的患病率下降了 50%，同时诊断特异度从 46% 增加到 93%。为进一步提高 NPSLE 的诊断及治疗水平，2010 年欧洲抗风湿病联盟（European League Against Rheumatism，EULAR）发布了一份有关 NPSLE 患者临床管理的推荐建议[61]。目前，仍有许多研究在不断更新有关众多 NPSLE 临床亚型的管理策略，详述如下。

一、狼疮性头痛

SLE 患者头痛的发生率约 24%~72%[62]。尽管"狼疮性头痛"的概念已经被提出，但国内外学者对 SLE 和头痛之间的关联仍存在争议。一方面，大多数研究发现头痛在 SLE 患者和健康对照组中的发病率相似，普通人群中高达 40% 的人每年至少出现一次严重头痛[5]。另一方面，目前无法检测到与 SLE 相关的典型头痛模式，也没有发现可以解释 SLE 患者头痛起源的致病机制。有学者建议，临床诊断应充分排除可能导致 SLE 患者出现头痛的其他替代病因（如颅内静脉窦血栓形成、蛛网膜下腔出血和无菌性脑膜炎等）。

ACR 对 SLE 患者的头痛分为以下五类：偏头痛（migraine）、紧张性头痛（tension headache）、丛集性头痛（cluster headache）、颅内高压性头痛（headache from intracranial hypertension）和顽固性头痛（intractable headache），其他未分类但已报道的与 SLE 相关的头痛原因包括 PRES 以及与脑积水相关的头痛。目前尚不清楚 SLE 患者头痛的具体发病机制，可能与炎性因子、血管损伤、神经元损伤、多灶性脑梗死、血管周围小胶质细胞的增生及 APA 等有关。

对于合并狼疮性头痛的患者，首先需要对症治疗，头痛症状相对较轻的 NPSLE 患者，可应用非甾体抗炎药（nonsteroidal anti-inflammatory drug，NSAID）来缓解症状性疼痛和治疗特定的偏头痛[4]。然而，头痛症状严重的 NPSLE 患者或对 NSAID 治疗反应不佳的患者需应用免疫抑制和 / 或抗血栓药物治疗。有研究表明，贝利尤单抗（belimumab）可能对 NPSLE 的头痛症状有效[63]。

二、脱髓鞘综合征

尽管 CNS 脱髓鞘疾病在 SLE 患者中的发病率较低，但伴发此类疾病的 SLE 患者中约有 40% 以脱髓鞘综合征（demyelinating syndrome，DS）为首发临床表现[6]。多数情况下，DS 只表现为神经系统症状，很难将该病与 MS 和视神经脊髓炎谱系疾病（neuromyelitis optica spectrum disorder，NMOSD）区分开来。因此，SLE 并发 DS 的诊断需要基于患者的临床症状、影像学和实验室检查进行综合分析，诊断难度较高。

在 SLE、APS、MS 以及脑梗死等患者的头颅 MRI 检查结果中，都可以观察到小的多灶性脱髓鞘病变，但细长的卵圆形病变"Dawson 手指征"以及"黑洞征"则是 MS 典型的头颅 MRI 征象。同样，不伴发 SLE 症状的脱髓鞘病变和脑脊液蛋白电泳出现寡克隆条带也支持

MS 的诊断。有研究报道,某些临床特征如肾脏受累、网织红细胞增多、皮疹、关节炎、肌痛、头痛、脑膜炎、颅内静脉窦血栓形成、脑血管意外、复发性自然流产或血栓事件等有助于 SLE 或 APS 的诊断而非 MS。ANA 阳性往往提示 SLE,但需注意的是,2.5%~81% 的 MS 患者亦可出现 ANA 阳性[6]。

有学者指出在 SLE 患者伴发的脱髓鞘疾病亚型中,有 50% 符合 NMOSD 的标准,在 SLE 合并脱髓鞘疾病的患者中,有多达 27% 的患者出现抗 AQP4 抗体,而在抗 AQP4 抗体阴性的患者中,有多达 18% 的患者出现抗髓鞘少突胶质细胞糖蛋白(myelin oligodendrocyte glycoprotein,MOG)抗体[6]。

由于脱髓鞘疾病是导致年轻患者残疾的主要原因,因此积极有效的治疗非常重要。SLE 伴发脱髓鞘疾病的诱导治疗宜采用大剂量糖皮质激素冲击(如甲泼尼龙 500~1 000mg/d,3~5 天)或联合环磷酰胺(CTX)冲击(如 0.5~1g/m^2 体表面积,每月 1 次),糖皮质激素减量维持阶段可联用低毒性免疫抑制剂如 AZA[如 2mg/(kg·d)]等治疗,难治性病例可选择血浆置换(如 40~60ml/kg 或 1~1.5 倍血浆容量,每日或隔日 1 次)、静脉注射免疫球蛋白(intravenous immunoglobulin,IVIg)冲击[如 0.4g/(kg·d),5 天或 1g/(kg·d),2 天]和 RTX(如 375mg/m^2 体表面积,每周 1 次,2~4 次或 500mg,每周 1 次,共 4 次或 1g,两周 1 次,共 2 次)治疗[4,61]。需要注意的是,许多伴或不伴 APA 阳性的 SLE 患者头颅 MRI 检查发现脑白质有高信号病变,可能有脱髓鞘因素的参与,但由于这些病变通常没有症状,此时上述免疫抑制治疗是不必要的[64]。

三、认知障碍

认知障碍又称神经认知障碍,主要反映了复杂注意力、执行能力、学习和记忆能力、语言功能(听、说、读、写)、视空间能力、感知运动功能及社会认知的障碍。大多数 SLE 患者出现轻度至中度认知障碍,患病率约为 14%~95%,通常表现为良性病程,只有 3%~5% 的 SLE 患者会出现严重的认知障碍[6]。认知障碍既可视为 NPSLE 的一个亚类,也可能是受到包括其他 NP 综合征在内由多种因素共同影响从而导致的一种大脑功能状态。与严重认知缺陷相关的因素包括高血压、APA 阳性、器官累积损伤、脑卒中以及 MRI 提示存在与神经心理测试相关联的损伤[6]。

虽然大多数横断面研究没有发现认知障碍与 SLE 病情活动度或皮质类固醇之间的关联,但在疾病高度活动的 SLE 患者中,认知障碍更为常见。与其他 NPSLE 综合征的归因情况类似,SLE 患者的认知障碍也可能由非 SLE 因素引起,这些促成因素或相关因素包括疼痛、情绪障碍、疲劳及治疗药物等。

目前没有针对 SLE 相关的认知障碍的简单筛查试验,大多数神经心理学测试对轻度但有临床意义的认知障碍的诊断灵敏度较低。因此,迫切需要建立统一规范的神经心理学评估方法以用于诊断和评估 SLE 患者的认知障碍。值得注意的是,在认知状态标准化临床筛查测试中,蒙特利尔认知评估量表(montreal cognitive assessment,MoCA)在评价 SLE 患者认知方面显示出了较好的应用前景[65]。此外,ACR 提出了 1 小时神经心理学测试用来诊断 SLE 患者的认知功能障碍,其诊断灵敏度及特异度分别为 80% 及 81%[6],但由于其时间要求以及专业培训需求很高,限制了其在临床实践中的应用。

目前尚没有被广泛批准可用于治疗认知障碍的特定药物和方法,因此,管理策略主要是治疗共病或改善症状。美金刚是 NMDAR 拮抗药,可非竞争性阻滞 NMDAR,降低谷氨酸引起的 NMDAR 过度兴奋,防止细胞凋亡,改善记忆,是新一代改善认知功能的药物,已获批用于治疗中重度至重度阿尔茨海默病患者,但遗憾的是美金刚对 NPSLE 患者的认知障碍未能取得显著的治疗效果[6]。

四、精神障碍

精神障碍包括精神病、情绪障碍及焦虑。Hanly 等[66]的研究发现,约 1.53% 的 SLE 患者在发病后将出现精神病事件,且在疾病早期出现更为频繁,通常预后良好[6]。相比之下,情绪障碍在 SLE 患者中则较为常见(12.7%)[67],但该 NP 事件的发生与患者的 SLE 疾病活动评分(SLE Disease Activity Index,SLEDAI)、累积器官损伤评分(SLICC/ACR-Damage Index,SDI)及自身抗体并无显著关联。值得指出的是,焦虑症在 SLE 患者中更为常见,其患病率约为 37%[6],但在日常临床实践中很难辨别它是否是由 SLE 疾病本身引起。

目前尚没有充分的证据支持某种血清标志物检测或某项影像学检查在上述精神障碍的诊断中发挥明确显著的效用。早前的一项研究通过对 1 537 例 SLE 患者的荟萃分析发现,抗核糖体 P 蛋白抗体检测对诊断包括精神病及情绪障碍等在内的多个 NP 事件的作用有限[6]。但是,如前文所述,抗核糖体 P 蛋白抗体与 NPSLE 的发病密切相关,因此,狼疮特异性自身抗体的临床诊断意义值得继续探讨。此外,EULAR 对 NPSLE 的管理推荐指出,头颅 MRI 对狼疮性精神病具有中等的灵敏度(50%~70%)和特异度(40%~67%),当出现额外的神经症状或体征时应予以考虑。对于重症患者,脑 SPECT 检查可发现脑灌注不足的存在,且临床缓解期的残余低灌注与将来的病情复发相关[61]。

糖皮质激素和免疫抑制剂可考虑用于 SLE 相关精神病,尤其是在疾病活动的情况下[6],两者联用(通常是 CTX 诱导,随后用 AZA 维持)可显著改善病情(60%~80% 患者对治疗有反应),但是可能会有高达 50% 的患者出现复发[61]。在难治性病例中,RTX 可迅速改善精神症状[61]。大多数精神疾病发作在 2~4 周内消失,只有 20% 的 SLE 患者发展为慢性轻度精神障碍,通常可根据精神疾病的症状,联合抗精神病药、抗抑郁药和抗焦虑药等治疗,疗程应个体化并定期评估治疗效果[68]。

五、癫痫发作

癫痫发作是 NPSLE 常见的亚型之一,全身性和局灶性癫痫发作发生在 4.6%~8.3% 的成年 SLE 患者中,但在儿童期起病的 SLE 和非洲裔 SLE 患者中更常见[5]。癫痫发作可以是活动性 SLE 患者多系统受累的一组症状,抑或是作为某些 SLE 患者孤立的神经系统事件出现。SLE 患者癫痫发作的形式可能是强直 - 阵挛发作(67%~88%),也可能是不太常见的简单部分性发作或复杂部分性发作,通常在病程早期首次出现,12%~43% 患者会在第一年出现复发。高疾病活动度与癫痫发作的间隔时间缩短相关[6]。

癫痫发作的机制可能与脑梗死、炎症介质和自身抗体等有关。有研究指出癫痫发作与 APA 有关[5],已知 APA 抗体可伴发微血管病、动脉血栓和脑梗死。Ho 等[26]的荟萃分析发现,SLE 患者的癫痫发作与脑脊液抗神经元抗体和抗核糖体 P 蛋白抗体阳性存在显著强相关。Kampylafka 等[69]对 10 例表现癫痫发作的 SLE 患者的血清进行了检测,结果发现待检血清并未在原代海马神经元细胞上显色,且血清抗谷氨酸脱羧酶(glutamic acid decarboxylase,

GAD）抗体、抗 NMDAR 抗体、抗 α- 氨基 -3- 羟基 -5- 甲基 -4- 异噁唑丙酸受体 1/2（α-amino-3-hydroxy-5-methyl-4-isoxazolepropionic acid receptors 1/2，AMPAR1/2）抗体、抗 γ- 氨基丁酸 B 型受体（gamma-aminobutyric acid B receptor，GABABR）抗体及抗电压门控钾离子通道（voltage-gated potassium channel，VGKC）复合物抗体等神经元抗体检测均阴性，研究者指出 SLE 患者的癫痫发作不能只归因于抗神经元抗体的单一作用，需要更大规模的研究来进一步探讨自身抗体对癫痫发作的影响。

脑 MRI 可以识别引起癫痫发作的结构异常，如脑萎缩和脑白质病变。EEG 异常在伴有癫痫发作的 SLE 患者中很常见（60%~70%），但典型的癫痫样 EEG 模式仅出现在 24%~50% 的患者中，可预测癫痫复发（阳性预测值 73%，阴性预测值 79%）[61]。脑脊液检查可以排除感染等病因。

对于并发癫痫的 SLE 患者，治疗措施主要包括针对原发病的治疗和癫痫发作的治疗。目前尚缺乏抗癫痫药物在 SLE 患者中的 RCT 研究。对于单一或罕见癫痫发作的患者，抗癫痫药物治疗是不必要的，除非患者存在以下提示复发的高风险特征：间隔 24 小时发生两次及以上无明显诱因的癫痫发作、严重颅脑损伤、与癫痫发作有关的脑 MRI 结构异常、局灶性神经体征、部分癫痫发作和癫痫样 EEG 等。值得指出的是，观察性队列研究表明，与非 SLE 原因相比，SLE 引起的癫痫发作的预后更好，复发率更低，抗癫痫药物的停药率较高，且对患者健康相关生活质量评分（health-related quality of life，HRQol）无明显影响[63]。

癫痫持续状态（status epilepticus，SE）是一种临床急危重症，具有较高的致死、致残风险，各发作类型的癫痫均可发生持续状态，但临床以强直 - 阵挛发作持续状态最常见。2015 年中国抗癫痫协会癫痫诊疗指南中对于惊厥性 SE 用药意见为：首选地西泮静脉注射或咪达唑仑肌内注射，观察 5 分钟可重复一次，若仍有发作，推荐使用丙戊酸或苯巴比妥静脉滴注，若仍有发作可改为咪达唑仑静脉滴注，同时需持续脑电监测。若 EEG 示广泛暴发抑制后仍不能控制，患者可能发展为难治性 SE，可升级为丙泊酚或硫喷妥钠麻醉药静脉滴注并加用口服抗癫痫药物，持续至最后一次临床发作或 EEG 痫样放电后继续予麻醉治疗 12~24 小时后逐渐减量停药。

如果癫痫发作归因于 SLE 所致的炎症状态或 SLE 病情复发时，需要加强原发病的治疗，常规选择糖皮质激素联合免疫抑制剂治疗。对于难治性患者，甲泼尼龙冲击（1g×3 天）联合 CTX 冲击（0.75g/m² 体表面积，每月 1 次）治疗，可取得较好的治疗效果[6]。值得一提的是，前瞻性队列研究报告了服用抗疟药的 SLE 患者的癫痫发作风险较低，且在调整了潜在的混杂变量后仍提示抗疟药具有显著的保护作用，研究者指出这可能与抗疟药的抗炎和抗血栓特性有关[5]。

六、脑血管病

脑血管病（cerebrovascular disease，CVD）是 SLE 最常见的 NP 事件之一，发生在 3%~20% 的患者中，病死率高达 15%[6]。脑卒中和 TIA 是最常见的 CVD 类型[5]。

在 SLE 病程早期阶段，脑血管事件的发生通常与动脉粥样硬化的经典危险因素无关，最常见的原因是 SLE 病情活动及 APA 相关的血管内血栓形成等[5]。据报道，在儿童期发病的 SLE 患者中，与仅患有 SLE 的儿童相比，并发 APS 的 SLE 儿童的 CVD 患病率显著增加[6]。

然而在 SLE 确诊 8~9 年以后,动脉粥样硬化可能是此阶段的 SLE 患者并发诸多脑血管事件的主要原因[5],因为此时大多数 SLE 患者的病情因积极治疗而趋于稳定,并发 APS 的患者多已接受长期抗凝治疗。有研究报道 SLE 患者冠状动脉粥样硬化的患病率比对照人群高5~10 倍[5]。最近 Magro-Checa 等[70]的研究发现,APA(特别是 LA)、较高的 SDI 评分以及动脉粥样硬化的危险因素(高血压等)与 SLE 患者出现腔隙性脑梗死等缺血性病变密切相关。

值得注意的是,SLE 患者可并发 Libman-Sacks 心内膜炎,进而通过血栓栓塞机制导致CVD。目前已发现,Libman-Sacks 心内膜炎与 SLE 患者的脑微血栓、脑低灌注、缺血性脑损伤、脑卒中 /TIA、神经认知功能障碍及死亡的风险增高有关[6]。

此外,尽管罕见(<1%),CNS 血管炎是 SLE 患者并发缺血性卒中的另一种可能病因。其诊断极具挑战性,临床特征包括脑 MRI 上提示双侧梗死伴脑膜强化、脑脊液改变、炎症标志物升高以及血管造影提示受累的血管病变。一旦确诊,通常需给予糖皮质激素、CTX 和人免疫球蛋白等药物联合治疗[6]。

急性缺血性卒中的治疗原则与非 SLE 患者相似,应仔细对患者进行评估,确定是否具有溶栓或手术的指征。APA 阳性的 SLE 患者的缺血性卒中的一级预防,建议具有高风险APA 特征的患者预防性使用低剂量阿司匹林[6],高风险 APA 特征指 LA 间隔至少 12 周,出现 2 次或以上阳性,或存在 2 种或 3 种 APA 阳性,或存在持续高滴度的 APA。缺血性卒中的二级预防包括严格控制心血管危险因素、抗血小板治疗和必要时行颈动脉内膜剥脱术。慢性口服抗凝治疗适用于既往脑卒中且 APA 持续呈中高滴度阳性的 SLE 患者,首选维生素 K 拮抗剂(双香豆素 / 华法林),也可以选用低分子量肝素(low molecular weight heparin,LMWH)。迄今为止,没有证据表明直接口服抗凝剂(direct oral anticoagulant,DOAC)对SLE 并继发性 APS 患者有效。相关临床研究提示,在接受 DOAC 治疗的 APS 患者中,仍可出现动脉血栓事件复发,因此不建议将这些药物用于治疗此类患者的动脉事件[6]。但如果患者存在维生素 K 拮抗剂过敏或相关禁忌,或者治疗后不能保持稳定国际标准化比值(international normalized ratio,INR),仍出现反复静脉血栓形成(而非动脉事件),则可以考虑应用 DOAC 治疗。SLE 并继发性 APS 的患者,如果合并脑卒中,并且正在抗凝治疗以避免复发(二级血栓预防),推荐的 INR 目标值通常为 2~3。对于应用维生素 K 拮抗剂治疗仍出现复发性动脉血栓的患者,应评估有无其他潜在诱因,可通过增加抗凝剂量(INR 3~4),或维持 INR 2~3 但联合使用低剂量阿司匹林,或改用 LMWH。同时可考虑使用羟氯喹(HCQ)或他汀类药物以进一步辅助治疗。

七、重症肌无力

重症肌无力(myasthenia gravis,MG)是一种罕见的 NPSLE 亚型,部分患者 MG 的临床表现可早于 SLE 的诊断。临床回顾性研究发现,7.7% 的女性 MG 患者符合 SLE 的分类诊断标准[6]。

SLE 患者并发 MG 的确切机制尚不清楚,免疫、遗传、激素水平及环境因素可能都有参与。有研究指出 HCQ 治疗可导致眼部症状和对称性肌肉无力、诱发 MG,因为抗疟药直接影响神经肌肉接头,可导致神经肌肉病,肌活检显示肌肉纤维萎缩。因此,当 SLE 患者表现肌无力且停用 HCQ 后肌无力症状持续存在时,应认真排查 MG 的可能。值得指出的是,对于以 MG 症状首发的 SLE 患者来说,临床观察及模型小鼠的研究都发现,胸腺切除可能是

SLE 的诱发因素,这与中枢免疫耐受丧失、调节性 T 细胞(regulatory T cell,Treg)功能障碍以及自身抗体产生等有关。

MG 患者全身的骨骼肌均可受累,表现为波动性无力和易疲劳性,症状呈"晨轻暮重",活动后加重,休息后可减轻。眼外肌最常受累,表现为对称或非对称性上睑下垂和 / 或双眼复视。此外,面肌、咀嚼肌、咽喉肌、呼吸肌等均可受累,出现相应症状[71]。部分患者短期内可出现病情迅速进展,发生肌无力危象。EMG 和抗乙酰胆碱受体抗体检测有助于诊断。

MG 的治疗一般常用胆碱酯酶抑制剂溴吡斯的明,但部分 SLE 并发 MG 的患者对溴吡斯的明的治疗反应不佳,免疫抑制剂如吗替麦考酚酯(MMF)及 mTOR 抑制剂等治疗可能有效,但仍需大样本临床试验进一步证实疗效。对于病情进展较快,出现肌无力危象的患者,早期可给予 IVIg 冲击治疗[如 0.4g/(kg·d),5 天]或血浆置换(1.0~1.5 倍血浆容量,在 10~14 天内进行 3~6 次)[71]。

八、炎性脱髓鞘性多神经根神经病

炎性脱髓鞘性多神经根神经病的临床特征是对称性多发性周围神经病,可以是急性炎症性脱髓鞘性多发性神经病(acute inflammatory demyelinating polyradiculoneuropathy, AIDP),又称 GBS,也可以表现为 CIDP,后者指病程持续或复发超过 8 周。AIDP 及 CIDP 组织学表现为脱髓鞘,偶尔有髓鞘再形成[6]。GBS 已被 ACR 的 1999 年 NPSLE 分类标准收录为周围神经病的亚型之一,但鉴于 CIDP 在 SLE 患者中更为普遍[6],有学者指出应将 CIDP 纳入 NPSLE 的分类标准。AIDP 及 CIDP 的诊断均需要结合患者的临床表现、神经电生理及脑脊液的检查[6]。

SLE 患者并发上述疾病的治疗基于糖皮质激素,如果治疗反应不佳,可应用 IVIg、免疫抑制剂和血浆置换[6]。值得注意的是,下列因素往往提示 IVIg 治疗的预期效果较好:早期治疗、四肢受累、上肢反射减退、正中神经运动传导速度减慢、内脏器官受累以及多种抗体阳性[6]。

九、急性精神错乱状态

急性精神错乱状态(acute confusional state,ACS)又称"器质性脑病综合征",与谵妄状态相似,但更为严重。研究发现,脑脊液 IL-6、IgG 指数、抗 NR2 抗体以及抗 Sm 抗体的水平与 ACS 的发病相关[6]。ACS 的主要临床特征是急性发作的意识改变,伴保持、集中或定向注意力障碍。据报道,4%~7% 的 SLE 患者的 ACS 可进展为觉醒水平的严重降低或昏迷[5],此时需高度警惕是否合并 CNS 感染、代谢紊乱及高血压脑病。

对于疑诊为 ACS 的患者,EEG 检查有助于发现潜在的癫痫症。若患者有局灶性神经体征、头部损伤史、恶性肿瘤史、发热史,或初步临床评估未发现明显的并发症原因,则需要进行头颅 MRI 检查,必要时行脑 SPECT 检查。腰椎穿刺有助于排除感染。

治疗上一方面强调针对 SLE 原发病的治疗,通常对糖皮质激素和传统免疫抑制剂的联合治疗反应良好。难治性患者的治疗可选择 CTX 冲击、RTX、IVIg 和血浆置换[6]。另一方面,氟哌啶醇或非典型抗精神病药物,如利培酮,可能有效,但仅在其他干预措施对控制激越无效且排除了 ACS 的潜在病因后应用[61]。

十、颅内静脉窦血栓形成

SLE 患者不仅可以合并脑动脉缺血性事件,还可并发颅内静脉窦血栓形成(cerebral venous sinus thrombosis,CVST)。CVST 是一种特殊类型的脑血管病,罕见,据报道患病率低于 1%[6]。

CVST 与 SLE 病情活动以及继发 APS 密切相关[6]。CVST 多呈亚急性或慢性隐匿起病,除海绵窦血栓外,其临床症状缺乏特异性,主要症状是头痛,但也可出现恶心或呕吐、癫痫发作、眼睑或结膜水肿、视物模糊、复视和/或精神状态改变,容易漏诊或误诊。最易受累的静脉窦是横窦。MRV 或 CT 静脉造影是常用的诊断 CVST 的重要影像学检查。图 4-1 为一例合并 CVST 的 SLE 患者的脑 MRV 图像。

SLE 合并 CVST 的治疗,除了应用糖皮质激素联合免疫抑制剂(如 CTX、MMF 等)控制病情活动以外,对于合并颅内高压者,可采用脱水降颅内压治疗,但应防止过度脱水导致血液浓缩等因素从而加重 CVST 病情。针对静脉窦血栓形成的管理策略还包括抗凝、溶栓及外科治疗等[72-73]。

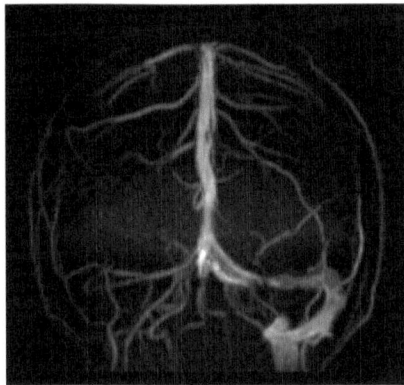

图 4-1　SLE 合并静脉窦血栓
20 岁的女性 SLE 患者合并静脉窦血栓
形成,脑 MRV 示右侧横窦、乙状窦较
对侧纤细并局部显影浅淡。

对于神志清的 CVST 患者,在排除禁忌证后,急性期可应用普通肝素或 LMWH 抗凝治疗。与普通肝素相比,按体重剂量调整的 LMWH 皮下注射可能更为安全有效,成人常用剂量为 90~100AXaIU/kg(AXaIU:抗活化 Xa 因子单位),每日 2 次皮下注射。急性期抗凝治疗后,一般应继续口服抗凝药物,常用药物为维生素 K 拮抗剂华法林,INR 目标值为 2~3,口服抗凝治疗的持续时间应根据患者的遗传因素、诱因、复发情况以及可能的出血风险等综合考虑。对于昏迷或虽进行抗凝治疗但病情不断恶化的患者,在排除禁忌证后,可考虑使用溶栓或取栓治疗。小规模病例系列研究支持静脉窦接触性溶栓治疗,可应用尿激酶 50 万~150 万 U/d,静脉滴注,2~4 次/d,3~7 天,具体用药时间应通过评估患者临床症状的改善情况并结合影像学检查是否证实静脉窦基本通畅来确定。

对慢性血栓导致的静脉窦狭窄和颅内高压患者,也可以考虑行狭窄部位静脉窦内支架术。但是外科手术干预措施对于 SLE 并发 CVST 的长期疗效和安全性目前缺乏有力证据,仍需进一步研究。

十一、可逆性后部脑病综合征

PRES 又称为可逆性后部白质脑病综合征,在 SLE 患者中的罹患率较低(<1%)。PRES 的临床症状多为一过性,主要表现为脑病、癫痫发作、头痛、视觉障碍或局灶性神经功能受损[6]。头颅 MRI 显示大脑白质后部的血管源性水肿,通常双侧对称,但是在部分病例中,PRES 的病变并不局限于大脑白质后部。图 4-2 为一例合并 PRES 的 SLE 患者的脑 MRI 的影像学表现。

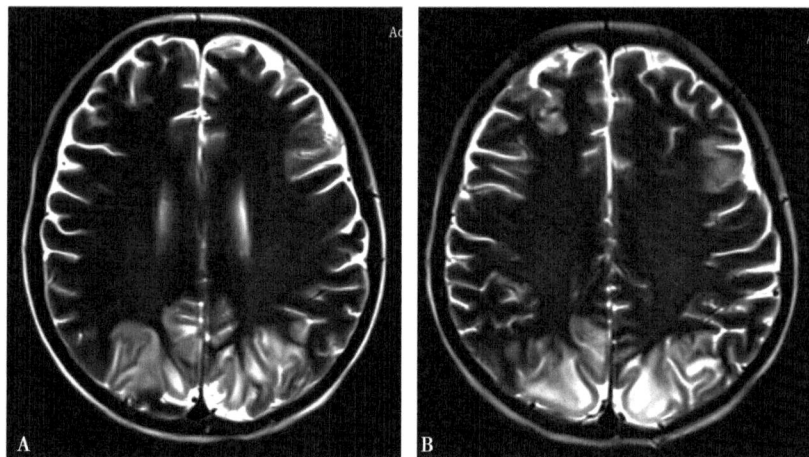

图 4-2　SLE 合并可逆性后部白质脑综合征

37 岁女性 SLE 患者,合并Ⅳ型 LN,治疗期间出现头痛、癫痫发作,入院后完善头颅 MRI,
显示双侧额顶叶、左侧颞叶、双侧小脑半球长 T_2 信号。

SLE 患者并发 PRES 的确切机制仍不清楚,发病的危险因素包括高血压、SLE 病情活动、肾功能不全、外周血淋巴细胞减少和血脂异常等[6]。研究表明 SLE 并发 PRES 可能与脑血流自动调节功能障碍有关,引起血管扩张和过度灌注,进而导致 BBB 破坏和血管源性水肿[6]。

通过正确治疗和控制高血压,SLE 患者并发 PRES 的预后通常较好[6]。在伴有 SLE 病情活动的情况下,需应用糖皮质激素及免疫抑制剂治疗。然而,值得一提的是,有研究报道,SLE 患者应用大剂量糖皮质激素及 CTX 治疗后出现了 PRES 的症状[6],且大剂量糖皮质激素可能是预后不良因素,需要谨慎使用。

十二、周围神经病变

据报道,周围神经病变(peripheral neuropathy,PN)见于 1.5%~14% 的 SLE 患者,且约 2/3 可归因于 SLE 疾病本身[6]。PN 最常见的类型是多发性神经病,表现为远端对称性感觉或感觉运动性多发性神经病。单发或多发性单神经病亦是常见的 PN 类型。值得一提的是,尽管 ACR 的 1999 年 NPSLE 分类标准未包括小纤维神经病(small fibre neuropathy,SFN),但 SFN 在 SLE 患者中并不少见。

PN 的常见临床症状包括肌无力、麻木感及患处疼痛[6]。下肢最常受累的神经是腓肠神经和腓总神经,上肢最常受累的是正中神经和尺神经。除了 SLE 以及 SLE 多器官受累(如肾衰竭、肝衰竭)外,营养缺乏、药物副作用[类固醇诱导的糖尿病,抗疟药、硫唑嘌呤(AZA)等]及酗酒等多种因素均可导致患者出现 PN[74],因此,在临床诊治中需要对病因进行鉴别。Florica 等[74]的研究发现,与没有并发 PN 的 SLE 患者相比,伴有 PN 的 SLE 患者在诊断时年龄更大,更多地累及 CNS,SLEDAI 评分更高,更有可能接受糖皮质激素、免疫抑制剂治疗。

EMG 是诊断 PN 的必要检查[6]。神经传导检查可以识别单神经病,区分多发性单神经病和多发性神经病,区分轴突病变和脱髓鞘病变。脑脊液分析有助于鉴别炎症性脱髓鞘多神经根神经病。一般较少需要活检来确定诊断。如果电生理检查正常,SFN 可通过皮肤活检确诊。当存在局灶性神经病变体征、步态障碍、视觉或泌尿系统障碍、腱反射增强和/或肌肉张力改变时,应通过影像学检查了解有无 CNS 受累[61]。

迄今为止,还缺乏关于 PN 治疗的大规模 RCT 研究。在治疗上首先要除外糖尿病、药物和维生素缺乏等其他因素导致的 PN,并在可能的情况下予以积极纠正[6]。归因于 SLE 的 PN 病变,单独应用糖皮质激素或联合免疫抑制剂(如 CTX、AZA、MMF 等)治疗已取得良好效果,IVIg、血浆置换和 RTX 可用于病情严重的 PN 患者。

十三、进行性多灶性白质脑病

进行性多灶性白质脑病(progressive multifocal leukoenephalopathy,PML)是一种由 John Cunningham(JC)病毒感染引起的 CNS 脱髓鞘病变,常见于免疫抑制患者,是 SLE 患者罕见的并发症,致死率极高。脑活检可确诊 PML,腰椎穿刺脑脊液 JC 病毒检测阳性、头颅 MRI T_2 相及 FLAIR 序列出现典型的高信号病变都支持 PML 诊断[6]。

PML 的治疗管理非常复杂,一方面需要抗病毒治疗,另一方面应避免使用引起淋巴细胞减少的免疫抑制剂,但需警惕停药可能导致 SLE 病情活动或复发。最近,国内石穿等[75]报道了一例 SLE 合并 PML 的病例,该患者在确诊 SLE 后长期接受糖皮质激素、免疫抑制剂治疗,后出现双眼视物模糊进行性加重,头颅 MRI 发现以双侧顶枕叶为主的异常信号,腰椎穿刺常规病原学检查阴性,考虑 NPSLE,给予糖皮质激素冲击治疗后,患者病情仍持续恶化,复查影像学检查提示原颅内异常信号范围增大,脑脊液高通量测序检出 JC 病毒,临床诊断 SLE 并 PML,逐渐下调免疫抑制治疗强度后患者临床症状渐趋于稳定。研究者指出,长期接受免疫抑制治疗的结缔组织病患者,出现新发 CNS 病变且不易用原发病解释时,应注意 PML 的可能。

RTX 是治疗难治性 NPSLE 的常用药物,但是近年来,RTX 治疗后导致 PML 的个案报道日益增多。Carson 等[76]总结了 57 例应用 RTX 后出现 PML 的病例,平均发病年龄为 61 岁,首次应用 RTX 到确诊 PML 的时间中位数为 5.5 个月,从 PML 确诊到死亡的时间中位数为 2 个月,病死率高达 90%。RTX 导致 PML 的发病机制可能与 B 细胞缺乏后的免疫缺陷状态有关,临床治疗中需要警惕这一潜在的不良反应。图 4-3 例 38 岁男性 SLE 患者合并 PML 的头颅 MRI 改变,该患者长期接受糖皮质激素、免疫抑制剂治疗,在 RTX 治疗后颅内病变加重,MRI 可见脑桥和双侧小脑中脚的片状高信号(FLAIR 及 T_2),该患者脑脊液 PCR 检测出 JC 病毒。

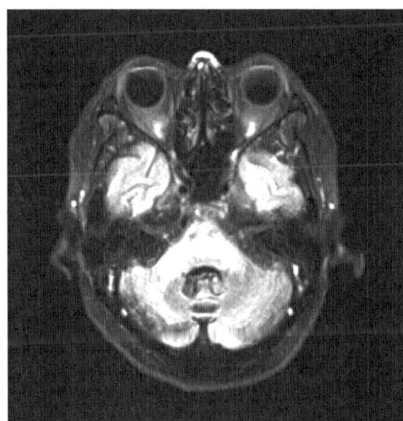

图 4-3　SLE 患者合并 PML 的头颅 MRI

十四、运动障碍

SLE 患者并发运动障碍(movement disorder)通常包括舞蹈症、帕金森综合征、共济失调等[6]。舞蹈症是 SLE 患者中最常见的运动障碍,患病率约 1%~4%[6],在儿童或青少年时期高发,以女性患病为主,常在疾病的早期出现,有时可以早于 SLE 的诊断数年。舞蹈症的发病机制尚不清楚,但可能与自身抗体与基底核富含脂质的区域直接结合,引起神经元去极化,导致神经元损伤有关[6]。舞蹈症的诊断应基于患者的临床表现,头颅 MRI 检查通常是正常的,但必须排除其他器质性疾病的可能。多巴胺拮抗剂、免疫抑制剂(如AZA、CTX)、IVIg、抗血小板药物和/或抗凝治疗、血浆置换可能有助于改善狼疮性舞蹈症患者的症状[6,61]。

十五、无菌性脑膜炎

无菌性脑膜炎是 SLE 罕见的 NP 亚型之一,见于约 0.6%~2% 的 SLE 患者,它可以由SLE 本身引起,也可能是患者对某些治疗药物的免疫反应,特别是 NSAID 或免疫抑制剂[6]。临床特征是发热、头痛和脑膜刺激征,脑脊液检查显示淋巴细胞或多形核细胞增多,微生物学检查为阴性。

SLE 并发无菌性脑膜炎的诊断,必须注意排除感染性脑膜炎(细菌性、分枝杆菌性、病毒性、真菌性和寄生虫性)、蛛网膜下腔出血和恶性肿瘤(白血病、淋巴瘤或癌),同时应与 CNS血管炎鉴别。

SLE 患者无菌性脑膜炎的治疗需要高剂量糖皮质激素,激素减量过程中,可联用免疫抑制剂以维持病情缓解。

十六、脑神经病变

脑神经病变(cranial neuropathy)见于约 1.7%~2.4% 的 SLE 患者[6],可为一对或多对脑神经同时受累,较常累及第Ⅲ、Ⅳ、Ⅴ、Ⅵ、Ⅶ和Ⅷ对脑神经[6,61]。头颅 MRI 检查有助于诊断。治疗上需要应用大剂量糖皮质激素及免疫抑制剂治疗(如静脉甲泼尼龙冲击、静脉CTX 冲击),如果患者的 APA 检测阳性,且对免疫抑制治疗的反应较差,则需要进行抗凝治疗[6,61]。

十七、特发性颅内压增高症

据报道,大约 1% 的 SLE 患者可并发特发性颅内压增高症(idiopathic intracranial hypertension,IIH)[6],临床表现包括体位性头痛、恶心、呕吐、视神经乳头水肿、视觉障碍等。IIH 的确切病理机制尚未完全清楚,发病可能与糖皮质激素减量、高凝状态、SLE 病情活动及抗 Ro 抗体等相关[6]。根据 Dandy 标准,IIH 的诊断需要结合患者的临床症状、头颅影像学检查和脑脊液分析等综合判断[6]。SLE 并发 IIH 的患者一般预后良好,大剂量糖皮质激素是主要的治疗方法[6],静脉注射乙酰唑胺或甘露醇可用于降低颅内压,严重的病例可能需要脑脊液分流术治疗。

第五节　狼疮脑病的治疗进展

SLE 的基础研究促进了靶向 B 细胞、T 细胞及细胞因子等免疫疗法的发展。目前,鉴于NPSLE 仍然具有很强的临床异质性及在症状归因、发病机制方面存在诸多挑战,同时由于重症 NPSLE 患者通常被排除在 SLE 的新药临床试验之外,从而导致治疗 NPSLE 的药物研究步履维艰。但是,近年来通过对 SLE 致病机制的深入探索及动物模型的实验研究,有力推动了 NPSLE 治疗方案的不断进步。

一、补体抑制剂

BBB 是由脑毛细血管内皮细胞、基底膜、周细胞及星形胶质细胞等共同构成的屏障系统,调节可溶性分子和细胞进入脑实质。BBB 结构的完整与否对 NPSLE 的发病具有重要的影响。自身抗体、补体、细胞因子、趋化因子以及微生物等介质对 BBB 的损伤作用不容忽视[4]。

据报道,C5 过度激活影响狼疮模型小鼠 BBB 的结构及功能的完整性,选择性补体 C5aR 拮抗剂治疗可减轻模型小鼠的 CNS 狼疮样表现[4]。此外,可溶性补体抑制剂(Crry-Ig)通过抑制补体经典和替代途径的激活,从而发挥对模型小鼠实验性 CNS 狼疮的治疗作用[4]。此外,补体在微血管的损伤中亦发挥一定的致病作用,C3 和 C5 缺陷小鼠对 APA 诱导的血栓形成和内皮细胞激活具有抵抗性,这表明补体替代途径激活在 APA 介导的血栓形成中具有重要的作用[4]。基于上述发现,有学者指出,阻断末端补体成分 C5a 和 C5b-9 产生的人源化单克隆抗体依库珠单抗(eculizumab)可能是未来用于治疗 NPSLE 的候选药物[4]。

二、I型干扰素拮抗剂

阿尼鲁单抗(anifroluma)是一种全人源化单克隆抗体,可结合I型 IFN 受体并阻断所有I型 IFN 的活性。一项为期 48 周的针对中重度活动性 SLE 的大型国际多中心Ⅲ期 RCT 研究 TULIP-2 的结果显示,与安慰剂对照组相比,阿尼鲁单抗可显著促进治疗组患者狼疮综合评价指数的改善[77]。2020 年 7 月 30 日,美国 FDA 批准阿尼鲁单抗用于正在接受标准治疗的中重度成人 SLE 的治疗。阿尼鲁单抗于 2021 年 3 月在国内取得临床获批,适应证为中度至重度活动性 SLE。遗憾的是,在 TULIP-2 的研究中排除了活动性重症 LN 及 NPSLE 患者,因此,阿尼鲁单抗在 NPSLE 患者治疗中的作用尚不清楚。值得注意的是,Zeng 等[78]在 NZB/NZW F1 狼疮模型小鼠中的研究发现,静脉注射表达 IFN-α 的腺病毒可以加重 NZB/NZW F1 小鼠的行为异常,包括焦虑样行为、抑郁样行为及认知功能受损等精神障碍表型,研究者指出,IFN-α 参与 NPSLE 的发病。因此,未来靶向抑制I型 IFN 可能会在 NPSLE 的治疗中发挥一定的作用,特别是对于那些具有I型 IFN 高表达特征的 NPSLE 患者。

三、小分子靶向药物

布鲁顿酪氨酸激酶(Bruton's tyrosine kinase,BTK)在 B 细胞的发育、增殖和分化中发挥重要作用,同时参与巨噬细胞 Fc 受体和 Toll 样受体介导的信号转导,抑制 BTK 可改善狼疮模型小鼠的肾脏损伤[9]。此外,在 MRL/lpr 狼疮模型小鼠中,应用高选择性 BTK 抑制剂治疗可显著减少脉络丛淋巴细胞及巨噬细胞的浸润,并改善狼疮模型小鼠的认知功能[9]。值得注意的是,BTK 抑制剂伊布替尼(ibrutinib)已经被批准用于慢性淋巴细胞白血病等血液病的临床治疗[9]。目前正在进行有关 BTK 抑制剂治疗 SLE 患者的早期临床试验。

另一个小分子抑制剂是巨噬细胞集落刺激因子 -1 受体（colony stimulating factor-1 receptor，CSF-1R）抑制剂。CSF-1R 是巨噬细胞和小胶质细胞的重要调节因子，该受体介导的信号转导对巨噬细胞和小胶质细胞的发育、存活、功能和激活至关重要[9]。研究者发现在 MRL/lpr 狼疮模型小鼠中，应用选择性 CSF-1R 抑制剂 GW2580 治疗可降低模型小鼠脑组织中促炎细胞因子 TNF、IL-12p70、IL-1β、IL-10 以及 IL-27 的表达，并减轻了狼疮鼠的抑郁样行为[79]。由于类似的药物 PLX3397 已经用于癌症患者的临床试验，有学者指出，对 CSF-1R 具有单特异性的激酶抑制剂 GW2580 有望将来用于 NPSLE 的治疗。

四、自体造血干细胞移植

自体造血干细胞移植（autologous hematopoietic stem cell transplantation，auto-HSCT）可以作为难治性 SLE 患者的挽救治疗方式之一，对于病情危重且对常规免疫抑制治疗无反应的患者，auto-HSCT 可以通过重建受者的免疫系统实现持续的临床和免疫缓解，通常外周血是造血干细胞的优选来源。

Burt 等[80]的研究评估了非清髓性 auto-HSCT 对重症难治性 SLE 患者的治疗安全性，研究共纳入了 50 例 SLE 患者。其中，32 例受试者存在 CNS 受累的临床表现（包括癫痫发作、精神病、下肢轻瘫、头痛、无菌性脑膜炎、局灶性神经功能缺损、短暂性脑缺血发作、横贯性脊髓炎），且 18 例 SLE 患者主要是由于 CNS 受累接受了 auto-HSCT 治疗。尽管没有关于 NPSLE 患者预后的详细报告，但移植患者在 auto-HSCT 治疗后，病情活动显著改善，5 年总生存率达 84%，5 年无病生存率达 50%。Alchi 等[81]的研究回顾分析了 auto-HSCT 对 2001 年至 2008 年间在欧洲血液和骨髓移植协会登记的 SLE 患者的治疗有效性和安全性，有完整资料的患者共计 28 例，其中有 12 例患者在确诊时伴发神经系统疾病。结果显示，SLE 患者移植后 5 年总生存率为 81%，5 年无病生存率为 29%，伴发神经系统受累的 SLE 患者在 auto-HSCT 治疗后的 3 年无病生存率为 38%。此外，其他学者也报道了 auto-HSCT 治疗 NPSLE 可达到长期临床缓解，但结果仅限于病例报告或小型回顾性病例系列研究。

auto-HSCT 与短期死亡风险增加相关，在大多数情况下归因于感染性并发症或病情复发，移植相关死亡率约 0~25%。此外，与其他自身免疫性疾病相比，SLE 患者移植后 100 天以及移植后 5 年的死亡率最高，因此，在这些患者中优化风险效益比非常重要[4]。对于传统免疫抑制治疗无效的重症 NPSLE 患者，尽管 auto-HSCT 已被用作挽救性治疗，但仍需进行更多的临床试验研究，以进一步评估 auto-HSCT 对 NPSLE 患者的治疗疗效及安全性。

五、间充质干细胞移植

研究发现，间充质干细胞（mesenchymal stem cell，MSC）具有低免疫原性及强大的免疫调节功能。目前，间充质干细胞移植（mesenchymal stem cell transplantation，MSCT）已被用于治疗移植物抗宿主病及 SLE 等自身免疫病，并取得了较好的临床疗效。MSCT 的确切作用机制还不十分清楚，可能与 MSC 分泌多种免疫抑制分子、抑制补体的过度活化等有关[82]。

同时,MSC 来源的外泌体具有显著的免疫调节活性,可抑制 T 细胞的增殖、抑制 B 细胞的增殖及抗体的产生、上调 Treg 细胞及 IL-10 的产生,而且外泌体可穿过 BBB,显示出良好的治疗潜能。由于 SLE 患者自体骨髓 MSC 存在结构及功能异常,因此,《异体间充质干细胞治疗系统性红斑狼疮专家共识》推荐使用正常的异体 MSC 治疗 SLE[83],移植适应证为中重度 SLE,尤其是有肾脏、血液、肺脏、皮肤等器官受累的活动性 SLE 患者,移植前不推荐应用 CTX 预处理。同时,该共识特别指出,对于有 CNS 受累的 SLE 患者,MSC 输注后可通过复查脑脊液及头颅 MRI 等评估移植疗效。异体 MSC 治疗重症难治性 SLE 的有效率达60%,使重症难治性 SLE 患者 5 年病死率从原来的 35%~45% 降至 16%,且迄今为止未观察到移植相关的严重不良反应。尽管尚未有基于 MSCT 治疗 NPSLE 患者的 RCT 研究,但已有 MSCT 治疗多种神经系统疾病(包括脑梗死、脑出血、多发性硬化等)相关的临床试验报道。结合 MSCT 在 SLE 的临床治疗试验中显示出的良好治疗效果及安全性,MSCT 有望在NPSLE 的治疗中发挥一定的积极作用。

六、神经保护药物

神经保护剂是 NPSLE 治疗策略中一个不断发展的领域,旨在防止免疫或其他因素引起的脑损伤,纠正有缺陷的神经元细胞和 / 或诱导受损神经系统的再生及恢复[68]。候选药物包括钙通道阻滞剂、钠通道阻滞剂、谷氨酸盐抑制剂、氮氧化物抑制剂和自由基清除剂。近期有研究指出血管紧张素转换酶(angiotensin-converting enzyme,ACE)可以通过调节脑功能及炎症反应而参与 NPSLE 的发病[68]。Nocito 等[84]在 MRL/lpr 狼疮模型小鼠的研究中发现,腹腔注射血管紧张素转换酶抑制剂(angiotensin-converting enzyme inhibitor,ACEI)卡托普利治疗,可显著降低 MRL/lpr 小鼠脑组织 I 型 IFN 刺激基因的表达,显著抑制小胶质细胞活化并减少 CNS 内 IgG 的沉积,进而改善模型小鼠的抑郁样行为。已知小胶质细胞是 CNS的主要抗原提呈细胞,在 BBB 功能调节、塑造脑回路及突触修剪中发挥重要作用。有趣的是,SLE 患者的血清可诱导小胶质细胞活化。显然,深入研究 ACEI 如何预防或逆转小胶质细胞的活化,将为 ACEI 类药物未来作为候选神经保护剂用于治疗 NPSLE 患者提供更多的证据及支持。

第六节　经典病例分享

一、病例摘要

患者,女,55 岁,以"发热 5 月余,加重半月"为主诉入院。

现病史:5 个月余前无明显诱因出现发热,热峰 39.0℃,无明显伴随症状,在当地诊所给予输液治疗 3 天后体温下降(具体药物不详),但停药后发热仍反复,体温波动在 38.0℃左右,自行口服退热药物后体温可降至正常,约 20 小时后体温复升。半个月前无明显诱因发热较前加重,热峰较前升高,波动在 39.0℃左右,伴寒战、胸闷、乏力、肌肉酸痛、腹胀,在当地对症处理,效差。1 周前就诊于当地医院,查血常规:白细胞计数 2.68×10^9/L,血红蛋白79g/L,血小板计数 51×10^9/L,中性粒细胞绝对值 2.10×10^9/L;直接抗人球蛋白试验阳性;

红细胞沉降率 82mm/h；尿常规：蛋白 +，隐血 +；自身抗体谱：抗核抗体阳性，抗 ds-DNA 抗体 +++，抗 SSA 抗体 ++，抗 RO-52 抗体 ++，抗着丝点抗体 +，抗核小体抗体 +++，抗组蛋白抗体 +++；外周血淋巴细胞亚群：淋巴细胞计数 394.00 个 /μl，CD3$^+$ 总 T 细胞计数 293.00 个 /μl，CD4$^+$ 辅助 / 诱导 T 细胞计数 171.00 个 /μl，CD8$^+$ 抑制 / 杀伤 T 细胞计数 120.00 个 /μl，CD19$^+$ B 淋巴细胞计数 55.00 个 /μl，CD16$^+$ CD56$^+$ 自然杀伤细胞计数 24.00 个 /μl；头颅及胸部 CT：①颅内平扫未见明显异常；②颈部及腋窝多发肿大淋巴结；③甲状腺体积增大，胸内甲状腺肿，建议超声检查；④右肺中叶、左肺舌叶、双肺下叶部分实变、片絮及索条，考虑炎性病变；⑤双侧少量胸腔积液；腹部 CT：①腹腔少量积液，腹膜增厚；②肝内多发略低密度影，考虑血管瘤；③双肾囊肿；④腹膜后散在肿大淋巴结。当地诊断为"系统性红斑狼疮"，先后给予头孢哌酮钠舒巴坦钠、亚胺培南西司他丁抗感染，地塞米松磷酸钠抗炎等治疗，上述症状较前部分好转，今为进一步诊治就诊于我院。

既往史、个人史及家族史均无特殊。

入院查体：体温(T)36.5℃；脉搏(P)78 次 /min；呼吸(R)19 次 /min；血压(BP)124/81mmHg。贫血貌，听诊双肺呼吸音粗糙，右下肺呼吸音较低，余体格检查未见明显异常。

二、入院初步诊断

系统性红斑狼疮
肺部感染

三、入院相关检查

1. 血常规：白细胞计数 2.9×10^9/L，血红蛋白 69g/L，血小板计数 46×10^9/L；尿常规：蛋白弱阳性，隐血 2+，红细胞 21/μl，白细胞 6/μl；

2. 24 小时尿蛋白定量 0.86g。

3. 血清生化：总蛋白 55.7g/L，白蛋白 22.8g/L，球蛋白 32.9g/L。

4. 凝血六项：活化部分凝血活酶时间(APTT)39.1 秒，纤维蛋白降解产物(FDP)12.9μg/ml，D-二聚体 4.6μg/ml。

5. 血小板抗体(HPA)：阳性。

6. Treg 细胞 / 外周血 CD4$^+$ T 淋巴细胞：1.44%。

7. 自身抗体：ANA 滴度 1∶640 阳性，1∶2 560 弱阳性；p-ANCA、c-ANCA、抗 MPO 及抗 PR3 抗体均未见异常。

8. 红细胞沉降率(ESR)7mm/h；C 反应蛋白(CRP)7.25mg/L；IgG 21.3g/L，IgA 5.49g/L，IgM 1.09g/L，C3 0.27 g/L，C4 0.07g/L。

9. 常规心电图：正常心电图。

10. 心脏彩超：EF 67%，主动脉瓣、二尖瓣关闭不全(轻度)，心包积液，估测肺动脉压 19mmHg。

11. 胸部 CT 平扫(图 4-4)：提示两肺感染性病变及两侧胸腔积；左肺上叶磨玻璃小结节；心脏稍大，心包积液，冠状动脉钙化灶；肝脏多发略低密度灶；脾脏稍增大；腹水；甲状腺病变。

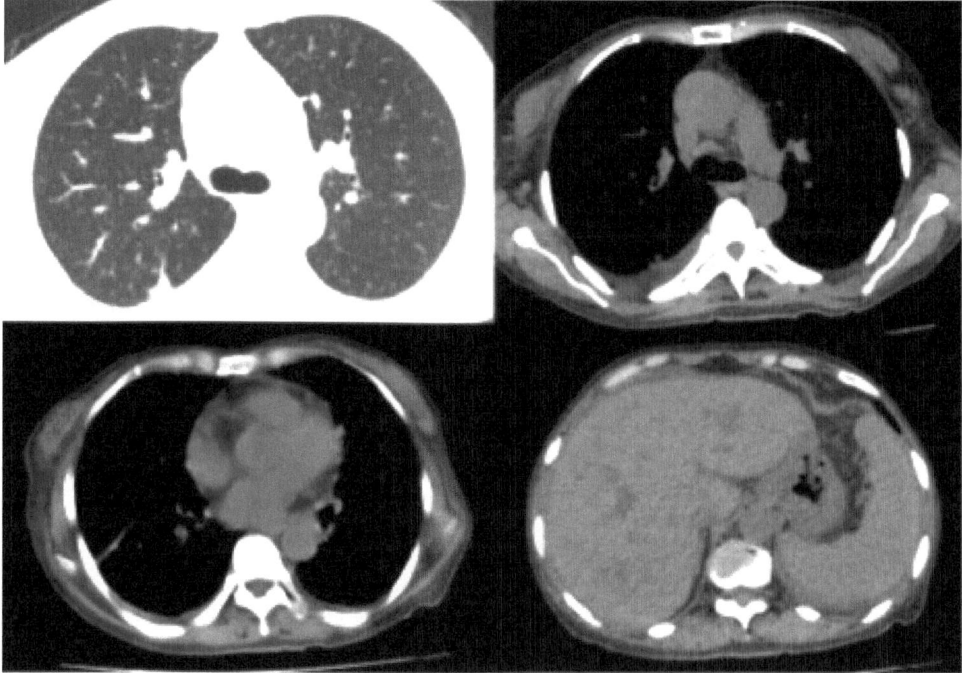

图 4-4　胸部 CT 平扫

四、初步诊断

系统性红斑狼疮　狼疮性肾炎
肺部感染

五、入院后治疗经过

入院后给予激素(甲泼尼龙 40mg/d)、抗感染以及对症处理等治疗,入院第 4 天激素加量至甲泼尼龙 80mg/d,患者体温正常,一般情况趋于好转。

入院 5 天后患者凌晨突发头部、颈部剧烈疼痛,测血压 180/120mmHg,给予硝苯地平片 10mg 舌下含化后血压渐降至 137/82mmHg 左右,但颈部剧烈疼痛未缓解,查体:神志清,精神差,痛苦面容,双侧瞳孔等大等圆,直径约 3mm,对光反射灵敏,四肢肌力Ⅳ级,颈项强直,克尼格征、布鲁辛斯基征阳性,双侧巴宾斯基征阴性。急查头颅 CT 结果回示:蛛网膜下腔出血并脑底池及脑室积血(图 4-5),脑动脉 CTA 提示未发现明显动脉瘤(图 4-6)。遂给予尼莫地平解痉、抑酸护胃、20% 甘露醇注射液降颅内压、氨甲环酸止血、人血白蛋白纠正低蛋白血症及减轻脑水肿等治疗。此后患者头痛有所减轻,精神状态部分好转,但仍间断发热,头痛症状时轻时重,复查血小板波计数动于(38~45)×10^9/L,间断输注冰冻血浆、人血白蛋白及血小板治疗,同时调整药物为"甲泼尼龙 120mg/d 联合环孢素胶囊(CsA)75mg/d"以进一步控制狼疮病情活动。患者体温逐渐控制正常,头痛症状渐趋减轻。其间行腰椎穿刺术,见黄褐色脑脊液,留取标本送检后,给予注射用甲氨蝶呤 5mg 及地塞米松注射液 5mg 鞘内注射。脑脊液检查回示:结核分枝杆菌 IgG 抗体阴性。脑脊液生化:氯 119.7mmol/L,葡萄糖 1.16mmol/L。脑脊液常规:颜色黄褐色,考虑蛛网膜下腔出血后积血未完全吸收,另外查脑脊液 IgG 149mg/L,结合患者严重低补体血症、高球蛋白血症、血液系统受累,考虑与原发病病情活动、血管炎有关,为 SLE 所致 CNS 受累的表现。

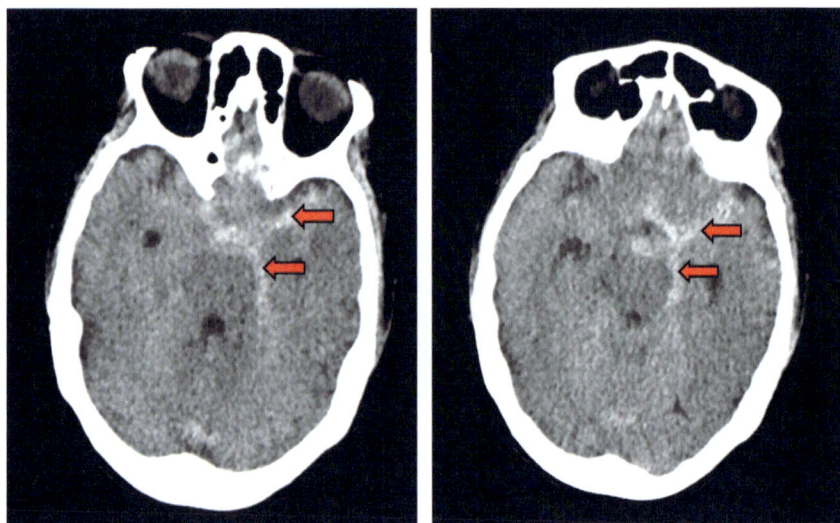

图 4-5 患者头颅 CT
鞍上池、环池及左外侧裂内可见血样高密度影(红色箭头)。

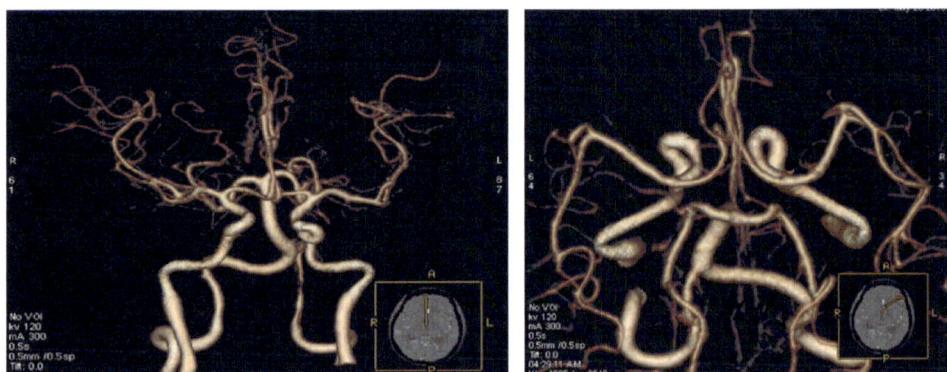

图 4-6 脑动脉 CTA
脑内动脉未见明显动脉瘤。

后复查血小板计数降至 26×10⁹/L,淋巴细胞亚群回示:淋巴细胞计数 405.05 个 /μl,总 T 淋巴细胞计数 382.07 个 /μl,CD3⁺CD8⁺ 淋巴细胞计数 141.55 个 /μl,CD3⁺CD4⁺ 淋巴细胞计数 217.89 个 /μl,CD19⁺ B 淋巴细胞计数 6.73 个 /μl,CD56⁺ NK 细胞计数 8.08 个 /μl。治疗上为避免病情因免疫制剂过强而出现感染加重,暂停用 CsA,应用“重组人 IL-2 100 万 IU,隔日一次、皮下注射”治疗原发病,其间出现间断高热,时间均与应用小剂量 IL-2 治疗相关,考虑药物不良反应遂停用。但此后复查血常规回示:白细胞计数 4.2×10⁹/L,血红蛋白 87g/L,血小板计数 5×10⁹/L,再次调整糖皮质激素剂量,改为甲泼尼龙注射液 0.5g×3 天冲击治疗,冲击后复查血小板计数:12×10⁹/L,再次加用 CsA 75mg/d 治疗。1 周后再次给予甲泼尼龙注射液 0.5g×3 天冲击治疗,后甲泼尼龙减为 40mg/d 维持应用并逐渐减量至 32mg/d,

复查结果回示:血白细胞计数 3.9×10⁹/L,血红蛋白 85g/L,血小板计数 51×10⁹/L;颅脑平扫回示:与之前图像对比,脑沟、脑裂及脑池内血样密度影未见显示,两侧侧脑室后角内积血基本消失(图 4-7)。患者仍有轻度头痛,无发热、咳嗽、咳痰,无明显胸闷气促。鉴于患者颅内出血已逐渐吸收,血小板平稳回升,病情趋于平稳,应患者需要,办理出院(血细胞变化参见图 4-8)。

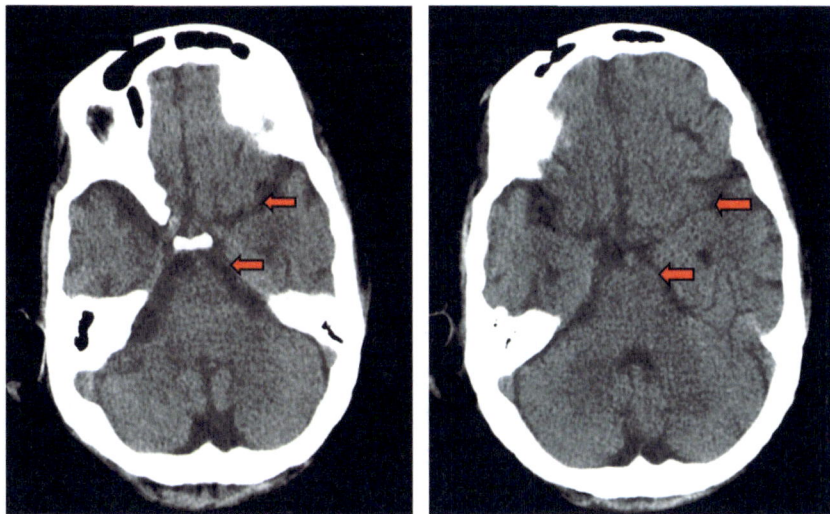

图 4-7　头颅 CT
原有鞍上池、环池及左外侧裂内的血样密度影已吸收。

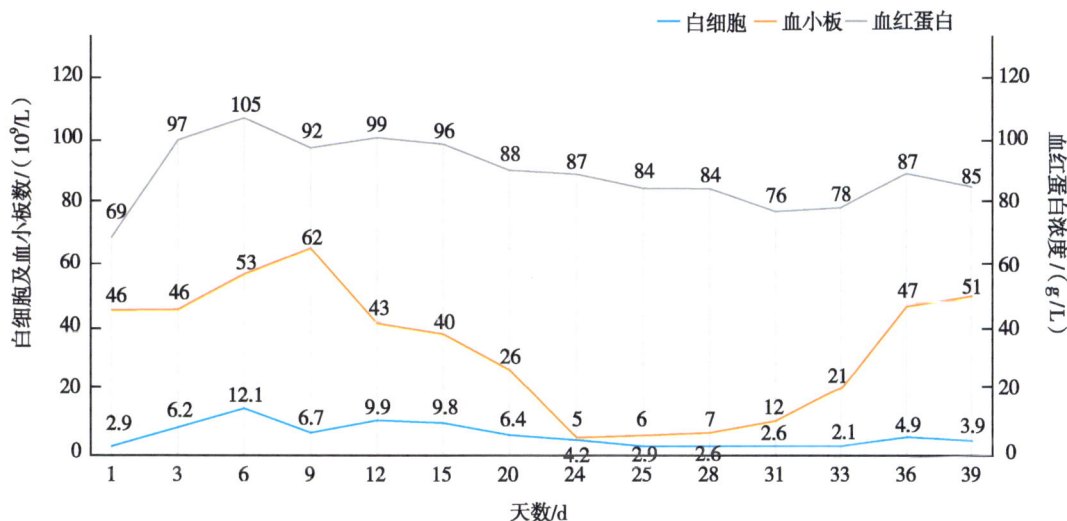

图 4-8　患者治疗期间外周血白细胞、血红蛋白及血小板的变化

出院诊断:①系统性红斑狼疮,狼疮脑病,蛛网膜下腔出血,狼疮性肾炎;②肺部感染;③低 T₃ 综合征。

患者出院后返回居住地,规律于当地医院复查相关指标,电话随访患者诉头痛症状逐渐减轻,血小板回升至正常水平,尿蛋白转阴,未再复查头颅相关影像学检查。目前患者一般情况良好,日常活动正常,逐渐减量糖皮质激素。

六、分析讨论

本例患者为中年女性,既往无皮疹、关节肿痛、口腔溃疡、光过敏等 SLE 常见的临床表现,以发热起病,随后发现血细胞减少、蛋白尿、多浆膜腔积液,且在治疗过程中突发蛛网膜下腔出血,查抗核抗体及抗 ds-DNA 抗体等多种自身抗体阳性,血清补体 C3、C4 明显下降。根据 2019 年 EULAR/ACR 联合发布的 SLE 分类标准,该患者评分达 25 分,故 SLE NPSLE LN 诊断明确。患者受累脏器多,病情危重,根据 SLEDAI-2000 评分标准,该患者评分达 19 分,属于重度病情活动。另外患者合并严重肺部感染,其间多次调整抗感染治疗方案,在积极控制感染的同时根据病情适时调整糖皮质激素剂量,最终经甲泼尼龙冲击、小剂量 IL-2、CsA 及积极对症处理等治疗后,患者病情逐渐趋于好转。

NPSLE 是 SLE 累及神经精神系统所致的临床综合征,其中脑血管意外包括脑血栓、脑梗死和脑出血。本例患者出现的蛛网膜下腔出血(subarachnoid hemorrhage,SAH)属于脑血管意外中的一种。SAH 是血液从破裂的血管直接破入蛛网膜下腔,约 80% 的自发性 SAH 为脑动脉瘤破裂,后者多因脑动脉管壁局部先天性缺陷及在管腔内压力增高的基础上引起的囊性膨出,最终确定诊断有赖于脑血管造影。SAH 的少见病因包括脑动静畸形、动静脉瘘、血小板减少、凝血异常及血管炎等,脑底动脉环及其分支的动脉瘤破裂出血是青壮年原发性 SAH 最常见的原因。对于 SLE 并发 SAH 的患者来说,应尽可能完善血管影像学检查,该例患者在发病时首先完善了脑动脉 CTA 检查,未显示动脉瘤,因患者血小板始终处于较低水平,家属未同意行脑血管造影检查。SLE 的病理基础为血管炎,主要是小血管内膜增生、内膜下纤维蛋白样物质沉积,血管壁变性、坏死,最终血管管腔闭塞导致闭塞性动脉炎和神经组织的变性坏死和液化,血管炎可能是促使 SLE 患者发生血管瘤或加速血管瘤破裂的因素。同时,部分 SLE 患者可出现 APA,而后者可伴发血小板或凝血酶原减少,这些因素使得患者发生出血事件并导致神经系统受累的可能性增加。此外,局灶性血管炎可能导致罕见部位的罕见动脉瘤。本例患者病程中血小板始终处于较低水平,SLE 发生血小板减少的机制包括产生抗血小板抗体、应用免疫抑制剂及骨髓巨核细胞成熟障碍等。SLE 并发血小板减少可诱发或加重机体的出血风险,积极纠正 SLE 患者的血小板减少意义重大。再者,SAH 的危险因素,如动脉粥样硬化和高血压恰好是 SLE 的相关并发症。SLE 的治疗药物主要包括糖皮质激素和免疫抑制剂,而这些药物的副作用可引起高血压,进而可导致动脉瘤形成和破裂,这可能也是 SLE 患者合并 SAH 的原因之一。

目前对于 SLE 合并 SAH 的治疗管理还不完善,高度依赖于引起出血的潜在病变和患者的临床情况。对于普通 NPSLE 患者,如急性、弥漫性神经系统损害者,使用免疫抑制剂和血浆置换治疗可获得一定疗效,但对于以脑出血为主要表现的 NPSLE 患者,少量出血可以保守治疗,控制血压平稳和积极纠正凝血功能异常是治疗的关键。该例患者并发 SAH 的原因可能与 SLE 病情活动密切相关,故治疗上及时调整了糖皮质激素的剂量,适时联用了免疫调节剂、免疫抑制剂,并在血小板进行性下降时给予了大剂量甲泼尼龙冲击治疗,效果颇为显著。

七、经验总结

SAH 是 SLE 患者少见但严重的 CNS 受累表现,要注意及时完善脑动脉影像学检查,这有助于鉴别或排除常见部位脑动脉瘤破裂,同时应仔细检查有无罕见部位动脉瘤的可能。另外,SLE 患者可表现为 SAH 但没有动脉瘤的迹象,需警惕是否合并其他并发症,如血小板减少等,可能这些是动脉瘤以外的 SAH 病因。同时为了预防 SLE 患者发生 SAH,积极控制 SLE 的病情活动及并发症尤为重要,且需严格控制心脑血管危险因素(如高血压、高胆固醇血症等)。总之,SLE 并发 SAH 较为少见,预后不良且病死率高,在临床工作中需通过影像学检查及腰椎穿刺及早诊断,治疗上需兼顾 SLE 原发病的控制及 SAH 的治疗,以最大可能提高及改善患者预后。

参考文献

1. HAN X,XU T,DING C,et al.Neuronal NR4A1 deficiency drives complement-coordinated synaptic stripping by microglia in a mouse model of lupus.Signal Transduct Target Ther,2022,7(1):50.

2. HANLY J G.Diagnosis and management of neuropsychiatric SLE.Nat Rev Rheumatol,2014,10(6):338-347.

3. LIANG M H,CORZILLIUS M,BAE S C,et al.The American College of Rheumatology nomenclature and case definitions for neuropsychiatric lupus syndromes.Arthritis Rheum,1999,42(4):599-608.

4. MAGRO-CHECA C,ZIRKZEE E J,HUIZINGA T W,et al.Management of neuropsychiatric systemic lupus erythematosus:Current approaches and future perspectives.Drugs,2016,76(4):459-483.

5. HANLY J G,INANÇ M.The neurology of lupus.J Neurological Sci,2021,424:117419.

6. CARRIÓN-BARBERÀ I,SALMAN-MONTE T C,VÍLCHEZ-OYA F,et al.Neuropsychiatric involvement in systemic lupus erythematosus:A review.Autoimmun Rev,2021,20(4):102780.

7. BORTOLUZZI A,SCIRÈ C A,BOMBARDIERI S,et al.Development and validation of a new algorithm for attribution of neuropsychiatric events in systemic lupus erythematosus.Rheumatol,2015,54(5):891-898.

8. HANLY J G,GORDON C,BAE S C,et al.Neuropsychiatric events in systemic lupus erythematosus:Predictors of occurrence and resolution in a longitudinal analysis of an international inception cohort.Arthritis Rheumatol,2021,73(12):2293-2302.

9. SCHWARTZ N,STOCK A D,PUTTERMAN C.Neuropsychiatric lupus:New mechanistic insights and future treatment directions.Nat Rev Rheumatol,2019,15(3):137-152.

10. SARWAR S,MOHAMED A S,ROGERS S,et al.Neuropsychiatric systemic lupus erythematosus:A 2021 update on diagnosis,management,and current challenges.Cureus,2021,13(9):e17969.

11. AL-RAYES H,HURAIB G,JULKHUF S,et al.Apolipoprotein E gene polymorphisms in Saudi patients with systemic lupus erythematosus.Clin Med Insights Arthritis Musculoskelet Disord,2016,9:81-87.

12. FREDI M,BIANCHI M,ANDREOLI L,et al.Typing TREX1 gene in patients with systemic lupus erythematosus.Reumatismo,2015,67(1):1-7.

13. XIAO N,WEI J,XU S,et al.cGAS activation causes lupus-like autoimmune disorders in a TREX1 mutant mouse model.J Autoimmun,2019,100:84-94.

14. KOGA M,KAWASAKI A,ITO I,et al.Cumulative association of eight susceptibility genes with systemic lupus erythematosus in a Japanese female population.J Hum Genet,2011,56(7):503-507.

15. COHEN D,RIJNINK E C,NABUURS R J,et al.Brain histopathology in patients with systemic lupus erythematosus:Identification of lesions associated with clinical neuropsychiatric lupus syndromes and the role of complement.Rheumatol,2017,56(1):77-86.

16. MAGRO-CHECA C,SCHAARENBURG R A,BEAART H J,et al.Complement levels and anti-C1q autoantibodies in patients with neuropsychiatric systemic lupus erythematosus.Lupus,2016,25(8):878-888.

17. STOCK A D,GELB S,PASTERNAK O,et al.The blood brain barrier and neuropsychiatric lupus:New perspectives in light of advances in understanding the neuroimmune interface.Autoimmun Rev,2017,16(6): 612-619.

18. BRAVO-ZEHNDER M,TOLEDO E M,SEGOVIA-MIRANDA F,et al.Anti-ribosomal P protein autoantibodies from patients with neuropsychiatric lupus impair memory in mice.Arthritis Rheumatol,2015, 67(1):204-214.

19. TARASCHENKO O,FOX H S,PITTOCK S J,et al.A mouse model of seizures in anti-N-methyl-d-aspartate receptor encephalitis.Epilepsia,2019,60(3):452-463.

20. KATZAV A,SOLODEEV I,BRODSKY O,et al.Induction of autoimmune depression in mice by anti-ribosomal P antibodies via the limbic system.Arthritis Rheum,2007,56(3):938-948.

21. FRAGOSO-LOYO H,ATISHA-FREGOSO Y,LLORENTE L,et al.Inflammatory profile in cerebrospinal fluid of patients with headache as a manifestation of neuropsychiatric systemic lupus erythematosus.Rheumatol,2013,52(12):2218-2222.

22. MAHAJAN S D,TUTINO V M,REDAE Y,et al.C5a induces caspase-dependent apoptosis in brain vascular endothelial cells in experimental lupus.Immunology,2016,148(4):407-419.

23. 柏世玉,曹科,窦心灵,等.脑脊液细胞形态学检验中国专家共识(2020).现代检验医学杂志,2020,35(6): 9-11.

24. 中华医学会神经病学分会感染性疾病与脑脊液细胞学学组.中枢神经系统感染性疾病的脑脊液宏基因组学第二代测序应用专家共识.中华神经科杂志,2021,54(12):1234-1240.

25. INGLESE F,KANT I M J,MONAHAN R C,et al.Different phenotypes of neuropsychiatric systemic lupus erythematosus are related to a distinct pattern of structural changes on brain MRI.Eur Radiol,2021,31(11): 8208-8217.

26. HO R C,THIAGHU C,ONG H,et al.A meta-analysis of serum and cerebrospinal fluid autoantibodies in neuropsychiatric systemic lupus erythematosus.Autoimmun Rev,2016,15(2):124-138.

27. BOROWOY A M,POPE J E,SILVERMAN E,et al.Neuropsychiatric lupus:The prevalence and autoantibody associations depend on the definition:results from the 1000 faces of lupus cohort.Semin Arthritis Rheum,2012,42(2):179-185.

28. KATZAV A,BEN-ZIV T,BLANK M,et al.Antibody-specific behavioral effects:Intracerebroventricular injection of antiphospholipid antibodies induces hyperactive behavior while anti-ribosomal-P antibodies induces depression and smell deficits in mice.J Neuroimmunol,2014,272:10-15.

29. LAUVSNES M B,TJENSVOLL A B,MARONI S S,et al.The blood-brain barrier,TWEAK, and neuropsychiatric involvement in human systemic lupus erythematosus and primary Sjögren's syndrome.Lupus,2018,27(13):2101-2111.

30. NESTOR J,ARINUMA Y,HUERTA T S,et al.Lupus antibodies induce behavioral changes mediated by microglia and blocked by ACE inhibitors.J Experimental Med,2018,215(10):2554-2566.

31. WANG J Y,ZHAO Y H,ZHANG J H,et al.Anti-N-methyl-d-aspartic acid receptor 2(anti-NR2)antibody in neuropsychiatric lupus serum damages the blood-brain barrier and enters the brain.Med Sci Monit,2019,25: 532-539.

32. ARINUMA Y,KIKUCHI H,HIROHATA S.Anti-ribosomal P protein antibodies influence mortality of patients with diffuse psychiatric/neuropsychological syndromes in systemic lupus erythematous involving a severe form of the disease.Mod Rheumatol,2019,29(4):612-618.

33. SEGOVIA-MIRANDA F,SERRANO F,DYRDA A,et al.Pathogenicity of lupus anti-ribosomal P

antibodies：Role of cross-reacting neuronal surface P antigen in glutamatergic transmission and plasticity in a mouse model.Arthritis Rheumatol,2015,67(6):1598-1610.

34. MADER S,JEGANATHAN V,ARINUMA Y,et al.Understanding the antibody repertoire in neuropsychiatric systemic lupus erythematosus and neuromyelitis optica spectrum disorder：Do they share common targets?.Arthritis Rheumatol,2018,70(2):277-286.

35. ALEXOPOULOS H,KAMPYLAFKA E I,FOUKA P,et al.Anti-aquaporin-4 autoantibodies in systemic lupus erythematosus persist for years and induce astrocytic cytotoxicity but not CNS disease.J Neuroimmunol,2015,289:8-11.

36. YAMADA Y,NOZAWA K,NAKANO S,et al.Antibodies to microtubule-associated protein-2 in the cerebrospinal fluid are a useful diagnostic biomarker for neuropsychiatric systemic lupus erythematosus.Mod Rheumatol,2016,26(4):562-568.

37. ICHINOSE K,OHYAMA K,FURUKAWA K,et al.Novel anti-suprabasin antibodies may contribute to the pathogenesis of neuropsychiatric systemic lupus erythematosus.Clin Immunol,2018,193:123-130.

38. SUN J,LI X,ZHOU H,et al.Anti-GAPDH autoantibody is associated with increased disease activity and intracranial pressure in systemic lupus erythematosus.J Immunol Res,2019,2019:7430780.

39. AL KINDI M A,COLELLA A D,BEROUKAS D,et al.Lupus anti-ribosomal P autoantibody proteomes express convergent biclonal signatures.Clin Exp Immunol,2016,184(1):29-35.

40. LI X,SUN J,MU R,et al.The clinical significance of ubiquitin carboxyl hydrolase L1 and its autoantibody in neuropsychiatric systemic lupus erythematosus.Clin Exp Rheumatol,2019,37(3):474-480.

41. MUSLIMOV I A,IACOANGELI A,EOM T,et al.Neuronal BC RNA transport impairments caused by systemic lupus erythematosus autoantibodies.J Neurosci,2019,39(39):7759-7777.

42. PEDROZA-DÍAZ J,CHAVARRIA L T P,VAHOS M C H,et al.Proteomic analysis of cerebrospinal fluid：A search for biomarkers of neuropsychiatric systemic lupus erythematosus.Curr Proteomics,2019,16(2):110-118.

43. NORIS-GARCÍA E,ARCE S,NARDIN P,et al.Peripheral levels of brain-derived neurotrophic factor and S100B in neuropsychiatric systemic lupus erythematous.Lupus,2018,27(13):2041-2049.

44. ALESSI H,DUTRA L A,MARIA L A,et al.Serum BDNF and cognitive dysfunction in SLE：Findings from a cohort of 111 patients.Clin Rheumatol,2022,41(2):421-428.

45. MIKE E V,MAKINDE H M,GULINELLO M,et al.Lipocalin-2 is a pathogenic determinant and biomarker of neuropsychiatric lupus.J Autoimmun,2019,96:59-73.

46. KITAGORI K,YOSHIFUJI H,OKU T,et al.Utility of osteopontin in cerebrospinal fluid as a diagnostic marker for neuropsychiatric systemic lupus erythematosus.Lupus,2019,28(3):414-422.

47. SILVAGNI E,INGLESE F,BORTOLUZZI A,et al.Longitudinal changes in cerebral white matter microstructure in newly diagnosed systemic lupus erythematosus patients.Rheumatol,2021,60(6):2678-2687.

48. MACKAY M,TANG C C,VO A.Advanced neuroimaging in neuropsychiatric systemic lupus erythematosus.Curr Opin Neurol,2020,33(3):353-361.

49. BARRACLOUGH M,ELLIOTT R,MCKIE S,et al.Cognitive dysfunction and functional magnetic resonance imaging in systemic lupus erythematosus.Lupus,2015,24(12):1239-1247.

50. NYSTEDT J,MANNFOLK P,JÖNSEN A,et al.Functional connectivity changes in core resting state networks are associated with cognitive performance in systemic lupus erythematosus.J Comp Neurol,2019,527(11):1837-1856.

51. NYSTEDT J,MANNFOLK P,JÖNSEN A,et al.Functional connectivity changes in systemic lupus erythematosus:A resting-state study.Brain Connect,2018,8(4):220-234.

52. BARRACLOUGH M,MCKIE S,PARKER B,et al.Altered cognitive function in systemic lupus erythematosus and associations with inflammation and functional and structural brain changes.Ann Rheum Dis,2019,78(7):934-940.

53. PAPADAKI E,FANOURIAKIS A,KAVROULAKIS E,et al.Neuropsychiatric lupus or not?Cerebral hypoperfusion by perfusion-weighted MRI in normal-appearing white matter in primary neuropsychiatric lupus erythematosus.Ann Rheum Dis,2018,77(3):441-448.

54. ABDA E A,SELIM Z I,RADWAN M E,et al.Markers of acute neuropsychiatric systemic lupus erythematosus:A multidisciplinary evaluation.Rheumatol Int,2013,33(5):1243-1253.

55. NISHIGAICHI A,OIWA H,HOSOKAWA Y,et al.A case of systemic lupus erythematosus associated with cerebral arteritis:A case report and case-based literature review.Nagoya J Med Sci,2020,82(4):807-814.

56. MAURO D,BARBAGALLO G,D ANGELO S,et al.Role of positron emission tomography for central nervous system involvement in systemic autoimmune diseases:Status and perspectives.Curr Med Chem,2018,25(26):3096-3104.

57. RODRÍGUEZ-VALDÉS R,AGUILAR-FABRÉ L,RICARDO-GARCELL J,et al.Análisis espectral del electroencefalograma en niños con lupus eritematoso sistémico.Rev Neurol,2005,40(5):265-268.

58. GLANZ B I,LAOPRASERT P,SCHUR P H,et al.Lateralized EEG findings in patients with neuropsychiatric manifestations of systemic lupus erythematosus.Clin Electroencephalogr,2001,32(1):14-19.

59. CAVALLASCA J A,COUSILLAS J E.Numbness and weakness in a patient with systemic lupus erythematosus.Am J Med,2021,134(1):e53-e54.

60. GAO Z,LI X,PENG T,et al.Systemic lupus erythematosus with Guillian-Barre syndrome:A case report and literature review.Med,2018,97(25):e11160.

61. BERTSIAS G K,IOANNIDIS J P,ARINGER M,et al.EULAR recommendations for the management of systemic lupus erythematosus with neuropsychiatric manifestations:Report of a task force of the EULAR standing committee for clinical affairs.Ann Rheum Dis,2010,69(12):2074-2082.

62. BADRY R,GAMAL R M.Different types of headache in patients with systemic lupus erythematosus.Int J Neurosci,2015,125(5):357-360.

63. GOVONI M,HANLY J G.The management of neuropsychiatric lupus in the 21st century:Still so many unmet needs?.Rheumatol,2020,59(Suppl5):v52-v62.

64. KAICHI Y,KAKEDA S,MORIYA J,et al.Brain MR findings in patients with systemic lupus erythematosus with and without antiphospholipid antibody syndrome.Am J Neuroradiol,2014,35(1):100-105.

65. CHALHOUB N E,LUGGEN M E.Screening for cognitive dysfunction in systemic lupus erythematosus:The Montreal Cognitive Assessment Questionnaire and the Informant Questionnaire on Cognitive Decline in the elderly.Lupus,2019,28(1):51-58.

66. HANLY J G,LI Q,SU L,et al.Psychosis in systemic lupus erythematosus:Results from an international inception cohort study.Arthritis Rheumatol,2019,71(2):281-289.

67. HANLY J G,SU L,UROWITZ M B,et al.Mood disorders in systemic lupus erythematosus:Results from an international inception cohort study.Arthritis Rheumatol,2015,67(7):1837-1847.

68. NIKOLOPOULOS D,FANOURIAKIS A,BERTSIAS G.Treatment of neuropsychiatric systemic lupus erythematosus:Clinical challenges and future perspectives.Expert Rev Clin Immunol,2021,17(4):317-330.

69. KAMPYLAFKA E I,ALEXOPOULOS H,FOUKA P,et al.Epileptic syndrome in systemic lupus

erythematosus and neuronal autoantibody associations.Lupus,2016,25(11):1260-1265.

70. MAGRO-CHECA C,KUMAR S,RAMIRO S,et al.Are serum autoantibodies associated with brain changes in systemic lupus erythematosus? MRI data from the Leiden NP-SLE cohort.Lupus,2019,28(1):94-103.

71. 中国免疫学会神经免疫分会.中国重症肌无力诊断和治疗指南（2020版）.中国神经免疫学和神经病学杂志,2021,28(1):1-12.

72. 中华医学会神经病学分会,中华医学会神经病学分会脑血管病学组.中国颅内静脉血栓形成诊断和治疗指南2019.中华神经科杂志,2020,53(9):648-663.

73. 中华人民共和国国家卫生健康委员会.中国颅内静脉和静脉窦血栓形成诊疗指导规范（2021年版）.全科医学临床与教育,2022,20(1):4-7.

74. FLORICA B,AGHDASSI E,SU J,et al.Peripheral neuropathy in patients with systemic lupus erythematosus.Semin Arthritis Rheum,2011,41(2):203-211.

75. 石穿,张上珠,范思远,等.系统性红斑狼疮合并进行性多灶性白质脑病一例.中华风湿病学杂志,2019,23(6):416-418.

76. CARSON K R,EVENS A M,RICHEY E A,et al.Progressive multifocal leukoencephalopathy after rituximab therapy in HIV-negative patients:A report of 57 cases from the Research on Adverse Drug Events and Reports project.Blood,2009,113(20):4834-4840.

77. MORAND E F,FURIE R,TANAKA Y,et al.Trial of anifrolumab in active systemic lupus erythematosus.N Eng J Med,2020,382(3):211-221.

78. ZENG J,MENG X,ZHOU P,et al.Interferon-α exacerbates neuropsychiatric phenotypes in lupus-prone mice.Arthritis Res Ther,2019,21(1):205.

79. CHALMERS S A,WEN J,SHUM J,et al.CSF-1R inhibition attenuates renal and neuropsychiatric disease in murine lupus.Clin Immunol,2017,185:100-108.

80. BURT R K,TRAYNOR A,STATKUTE L,et al.Nonmyeloablative hematopoietic stem cell transplantation for systemic lupus erythematosus.JAMA,2006,295(5):527-535.

81. ALCHI B,JAYNE D,LABOPIN M,et al.Autologous haematopoietic stem cell transplantation for systemic lupus erythematosus:Data from the European Group for Blood and Marrow Transplantation registry.Lupus,2013,22(3):245-253.

82. MA H,LIU C,SHI B,et al.Mesenchymal stem cells control complement C5 activation by factor H in lupus nephritis.EBioMed,2018,32:21-30.

83. 中华医学会风湿病学分会,中国医际协会临床新技术应用专业委员会.异体间充质干细胞治疗系统性红斑狼疮专家共识.中华风湿病学杂志,2022,26(1):1-8.

84. NOCITO C,LUBINSKY C,HAND M,et al.Centrally acting angiotensin-converting enzyme inhibitor suppresses type Ⅰ interferon responses and decreases inflammation in the periphery and the CNS in lupus-prone mice.Front Immunol,2020,11:573677.

第五章　重症狼疮呼吸系统受累

马海军　王晨琼
顾问：徐作军

第一节　引　言

系统性红斑狼疮（systemic lupus erythematosus，SLE）常常表现为多系统受累，据统计，约 50%~70% 的患者可以出现呼吸系统受累，而 4%~5% 的患者以呼吸系统受累为疾病首发表现。SLE 患者呼吸系统的每个部位均可累及，包括上呼吸道、下呼吸道、血管、胸膜、肺实质及呼吸肌等，但是如何早期识别快速进展性的重症肺部疾病，仍是 SLE 患者诊治中面临的一大难题。本章节主要对 SLE 胸膜和肺实质受累的实验室检查、临床表现和治疗进展进行阐述，主要包括以下几种疾病类型：胸膜受累（胸膜炎及胸腔积液）、弥漫性肺泡出血（diffuse alveolar hemorrhage，DAH）、肺动脉高压（pulmonary arterial hypertension，PAH）、间质性肺病（interstitial lung disease，ILD）和肺栓塞（pulmonary embolism，PE），对 SLE 相关肺疾病领域的危重症话题进行深入讨论。

第二节　SLE 呼吸系统受累的实验室检查

一、常规检查

常规检查包括：①动脉血气分析：可以评估患者的氧合状态，识别低氧血症，评估呼吸功能受损的程度并指导治疗；②对于考虑肺部感染的患者，可行痰培养、咽拭子等病原学检查；同时完善 G/GM 试验、T-SPOT、病毒相关检查寻找感染证据；③ SLE 的相关检查：可以评估 SLE 的疾病活动程度（详见总论）。

二、生物标志物

有效的生物标志物可以用于早期诊断、病情监测以及预测复发。近年来，除了 SLE 特异的血清学标志物外，反映肺间质纤维化的生物标志物成为研究热点，这里我们将新近发现的具有临床预测价值的生物标志物进行简述。

（一）唾液酸化糖链抗原 -6

唾液酸化糖链抗原 -6（Krebs von den Lungen 6，KL-6）能促进成纤维细胞迁移、增殖，并抑制其凋亡。研究发现 KL-6 在特发性肺纤维化（idiopathic pulmonary fibrosis，IPF）、结缔组织病相关间质性肺病（connective tissue disease-associated interstitial lung disease，CTD-ILD）、过敏性肺炎、肺泡蛋白沉积症等间质性肺病中均有高表达。CTD-ILD 患者血清升高的 KL-6 水平与高分辨率计算机体层成像（high-resolution computed tomography，HRCT）的影像病

理分级呈正相关,与用力肺活量(forced vital capacity,FVC)、肺一氧化碳弥散量(diffusion capacity of the lung for carbon monoxide,DLCO)呈负相关[1]。血清 KL-6 可以反映 CTD-ILD 的严重程度[2]。

（二）趋化因子配体 18

趋化因子配体 18(chemokine ligand 18,CCL18)是来源于 M2 型肺泡巨噬细胞的趋化因子,能促进肺成纤维细胞产生胶原。研究发现特发性肺间质纤维化(idiopathic pulmonary fibrosis,IPF)患者急性加重期支气管肺泡灌洗液(bronchoalveolar lavage fluid,BALF)中 CCL18 含量较稳定期 IPF 增加,且在 IPF 急性加重期间,BALF 中 CCL18 水平呈升高趋势,可在一定程度上评估病情。在 CTD-ILD 患者的 BALF 中,也发现 CCL18 水平升高,且与疾病严重程度呈正相关。

（三）表面活性蛋白

肺表面活性物质主要由磷脂和表面活性蛋白(surfactant protein,SP)组成,SP 有 SP-A、SP-B、SP-C 和 SP-D 4 种亚型,主要由Ⅱ型肺泡上皮细胞分泌,其中 SP-B、SP-C 为小分子疏水性表面活性蛋白,主要参与肺泡表面张力的调节,SP-A、SP-D 为大分子疏水性表面活性蛋白,主要与机体免疫功能和炎症调节相关。研究显示 IPF 患者 BALF 中 SP-D 水平低于结节病患者,但血清 SP-A 和 SP-D 浓度高于结节病患者,SP-D 浓度的变化比 SP-A 更为明显,因此 IPF 的诊断可能需要多个标志物联合诊断。

（四）骨膜蛋白

骨膜蛋白(periostin)是一种细胞外基质蛋白,可作为慢性过敏性疾病的介质,存在于纤维化病变区域。BALF 中的骨膜蛋白水平被认为是 IPF 的一种新型生物标志物。有学者发现骨膜蛋白与 CTD-ILD 相关,但是该指标在 SLE 相关间质性肺病(SLE-ILD)中的诊断及预测价值仍需要进一步验证。

（五）富含血浆半胱氨酸 61

富含血浆半胱氨酸 61(Cyr 61)是半胱氨酸家族中的一种蛋白质,参与细胞增殖、迁移、黏附、存活及分化等多个生物学过程。SLE 合并 PAH 的患者血浆 Cyr 61 水平明显升高,循环 Cyr 61 升高不仅可以作为 SLE 合并 PAH 的独立预测因素,还与 SLE-PAH 患者的长期预后有关[3]。

三、肺功能的评估

肺功能测试(pulmonary function test,PFT)主要包括肺容量及肺通气功能测定、肺换气功能测定、呼吸调节功能测定、肺循环功能测定,为评估气道、肺实质功能或疾病的严重程度提供了可重复和可量化的检测方法。临床上以肺通气功能测定及肺换气功能测定为主,支气管舒张试验、支气管激发试验、心肺运动试验亦较常用。

PFT 常用于 ILD 的严重程度评估、治疗效果监测及预后判断。ILD 最常见的 PFT 异常为限制性通气功能障碍和弥散功能障碍。典型的限制性通气障碍表现为 FVC<80% 预计值,而第 1 秒用力呼气容积(forced expiratory volume in one second,FEV_1)同时减少,因此 FEV_1/FVC 比值接近正常,另外肺总量(total lung capacity,TLC)、功能性残气量(functional residual capacity,FRC)、残气量(residual volume,RV)均下降。弥散功能障碍表现为 D_LCO 降低。另外,当 DAH 与急性狼疮性肺炎难以鉴别时可行 PFT 检查,D_LCO 增加提示 DAH。

四、影像学检查

（一）胸部 X 线

胸部 X 线检查是筛查肺部疾病常用的检查手段,可以观察肺叶的基本情况及胸部的主要解剖结构。胸膜受累患者可观察到胸腔积液;在慢性晚期 ILD 患者中,可以观察到弥漫性或双基底浸润、蜂窝状(粗网状混浊)、肺容量减少等改变;对于 DAH 患者,X 线片可显示双肺偏向中心区域的弥漫性浸润性阴影。但该检查分辨率不高且容易受其他组织器官重叠的影响,往往不能发现某些细微病变或者隐蔽病变,需要进一步行 HRCT 检查。

（二）HRCT

HRCT 具有很高的空间分辨率,能清晰地显示肺组织的微细结构,是目前了解肺部组织结构最常用的影像学检查方法。HRCT 通常不需要增强扫描,与常规胸部 X 线检查相比,对轻度的肺部病变的检出率较高。HRCT 有助于发现 SLE 早期肺部受累。

（三）CT 肺动脉造影

CT 肺动脉造影(computed tomographic pulmonary angiography,CTPA)是确诊 SLE 是否合并肺血栓栓塞的首选检查手段。CTPA 可以直观地显示肺动脉内血栓的形态、部位以及血管堵塞程度,其无创、便捷,且灵敏度及特异度均较高。肺血栓栓塞的直接征象是动脉内充盈缺损,部分或完全包围在不透光的血流之间(轨道征),或呈完全充盈缺损,远端血管不显影;间接征象包括肺野楔形、条带状密度增高影或盘状肺不张,中心肺动脉扩张及远端血管分支减少或消失。

（四）核素肺通气/灌注显像

核素肺通气/灌注(V/Q)显像:V/Q 显像是诊断肺血栓栓塞的重要手段之一。肺血栓栓塞的典型征象是呈肺段分布的肺灌注缺损,并与通气显像不匹配。但是由于多种疾病可以同时影响患者肺通气、血流状况,导致 V/Q 在结果判读上比较复杂。V/Q 显像辐射剂量较低,示踪剂使用较少,过敏反应较少。因此,V/Q 显像可优先应用于肺血栓栓塞可能性较低的门诊患者、年轻患者(特别是女性患者)、妊娠期、对比剂过敏、严重肾功能不全的患者。

（五）经胸超声心动图

经胸超声心动图(transthoracic echocardiography,TTE)用于评估可能导致呼吸困难的心源性因素,以及用于 PAH 筛查和评估。目前国际上推荐的筛查方法为超声心动检测三尖瓣反流速度来估测肺动脉收缩压(pulmonary artery systolic pressure,PASP)。如果三尖瓣反流的流速>2.8m/s、估测的肺动脉收缩压>36mmHg,即需警惕 PAH,需要通过右心导管检测血流动力学进一步确诊。虽然右心导管测定的肺动脉压力最为准确,但是临床上往往因为设备等客观条件不能满足,限制了应用,所以目前采用超声心动图筛查 PAH 在临床更容易实现普及。PASP 的估算公式如下[4-5]。

PASP= 右室收缩压(RVSP)=4×[最大三尖瓣反流速度(TRV$_{max}$)]^2+ 右房压(RAP)

注:右房压(RAP)是根据下腔静脉(IVC)的大小和溃散性来估算的。下腔静脉直径<2.1cm,嗅探时塌陷>50%,表示正常的右房压力为 3mmHg(范围 0~5mmHg);下腔静脉直径>2.1cm,嗅探时塌陷<50%,表示右房压力高达 15mmHg(范围 10~20mmHg);在中间情况下,使用 8mmHg(范围 5~10mmHg)来计算 PASP。

五、侵入性检查

（一）胸腔穿刺

SLE 患者常合并胸腔积液，通过 X 线、HRCT、超声均可以初步评估胸腔积液量的情况。胸腔穿刺术的适应证包括：①诊断性穿刺：通过穿刺，明确胸腔积液的性质，帮助诊断及治疗。值得注意的是，胸腔积液中抗核抗体（anti-nuclear antibody，ANA）大于 1∶160 或胸腔积液 ANA/ 血清 ANA 的比值大于 1.0，对狼疮胸膜炎的诊断有很高的灵敏度；胸腔积液补体和免疫复合物阳性亦支持诊断；胸腔积液狼疮细胞检查具有很高的特异度，文献报道的阳性率为 0~90% 不等。②治疗性穿刺：大量胸腔积液影响患者的呼吸循环功能，可以行胸腔穿刺引流。另外，对于脓胸或者合并恶性胸腔积液的患者需要胸腔内注射药物治疗。胸腔穿刺的禁忌证包括：有严重出血倾向、大咯血、穿刺部位有炎症病灶、对麻醉药物过敏、不能配合者。

（二）纤维支气管镜和支气管肺泡灌洗术

纤维支气管镜（纤支镜）和支气管肺泡灌洗术（bronchoalveolar lavage，BAL）是临床常用的评估肺部病变的检查方式。纤支镜检查具有明确气道情况、清除分泌物、解除肺不张、取异物、注入药物、导入支架等功能。由于 SLE 患者的免疫功能低下（需长期应用激素及免疫抑制剂），感染是导致呼吸系统损害最常见的原因。纤支镜和 BAL 检查有助于 SLE 患者明确肺部感染的性质。近年来，随着宏基因组学二代测序（metagenomic next-generation sequencing，mNGS）的广泛应用，大大提高了 BALF 中病原体的检出率。当连续的 BALF 呈血性或肺泡巨噬细胞含有血红素，需考虑肺泡出血。另外，经支气管镜肺活检（transbronchiallung biopsy，TBLB）可诊断间质性肺病、闭塞性细支气管炎和机化性肺炎等，但 TBLB 标本较少，操作难度高，组织学诊断价值受到一定限制[6]。

（三）右心导管检查

右心导管检查（right heart catheterisation，RHC）在其顶端气囊充气后，可在血流带动下由中心静脉进入右心房、右心室和肺动脉，最终可嵌顿于肺小动脉，压力传感器将感受到的压力信号转变为电信号，通过生理记录仪将输入的电信号放大处理并显示记录下来。RHC 不仅是确诊 PAH 的金标准，也是病情评估和指导治疗必不可少的手段。此外，RHC 还有以下应用：鉴别肺高压（pulmonary hypertension，PH）是 PAH 还是肺静脉高压；鉴别是否为左向右分流的先天性心血管病所致的 PAH；测心输出量（cardiac output，CO）和肺血管阻力（pulmonary vascular resistance，PVR）；行急性肺血管扩张试验等。RHC 检查需要测定 RAP、肺动脉压（收缩压、舒张压、平均压）、肺动脉楔压（pulmonary artery wedge pressure，PAWP）、心输出量、混合静脉血氧饱和度（venous oxygen saturation，S_vO_2）和肺血管阻力等。RHC 并发症发生率仅为 1.1%，接受 RHC 检查的 PAH 患者，无气胸、血胸、死亡或导致住院时间延长等严重并发症发生，所以临床安全性较高[7-8]。

RHC 的禁忌证：绝对禁忌证包括三尖瓣或肺动脉瓣为机械瓣、右心肿瘤和 / 或血栓、三尖瓣或肺动脉瓣心内膜炎。相对禁忌证包括低氧血症、不能平卧、低血压、严重心律失常、凝血功能障碍、近期置入起搏器。

（四）经皮肺穿刺活检

CT 引导下经皮肺穿刺活检（percutaneous cutting needle biopsy，PCNB）是一种临床常用的诊断方法，主要用于明确一些肺部周围型的肿块或病变的性质，有助于 SLE 肺部受累的鉴别诊断。PCNB 为有创操作,常见的并发症有疼痛、气胸、出血等,通常在 CT 定位下进行,应严格掌握适应证,规范操作。

绝对禁忌证包括:严重的心肺功能不全(如严重的 PAH),不可纠正的凝血功能障碍;相对禁忌证包括:解剖学或功能学上的孤立肺,穿刺路径上有明显的感染性病变,肺大疱、慢性阻塞性肺疾病、肺气肿、肺纤维化、机械通气(呼吸机)。

第三节 SLE 呼吸系统受累的临床特征及治疗策略

一、狼疮性胸膜炎

胸膜受累在 SLE 中常见,可表现为胸膜炎性胸痛伴或不伴胸腔积液。据估计,30%~50% 的 SLE 患者会在疾病过程中出现胸腔积液[9]。SLE 出现胸膜炎的发病机制尚不清楚,目前认为炎性细胞浸润以及血管炎性损伤主要参与其中。而病理上主要表现为淋巴细胞、浆细胞浸润,胸膜增厚和纤维化,也可以累及胸膜血管,出现血管炎等表现。

(一)狼疮性胸膜炎的临床特征

胸膜炎伴或不伴胸腔积液是 SLE 急性肺部受累的最常见特征,主要表现为胸痛、呼吸困难、呼吸急促、咳嗽、发热等。HRCT 可见胸腔积液或胸膜增厚。

胸腔积液通常为双侧(50%),一般为少至中量,但偶尔也可见大量胸腔积液。积液多为无菌渗出性,积液外观可能为清亮的浆液性或血性,其特征为白细胞计数为 3 000~5 000 个 /ml,以中性粒细胞或单核细胞为主,乳酸脱氢酶升高。SLE 也可出现血气胸,但并不常见。纤维胸是狼疮性胸膜炎的一种罕见并发症,是一种进行性胸膜纤维化状态,可阻碍肺扩张并导致呼吸困难[10-11]。

另外,在诊断 SLE 胸膜炎时需要排除可引起胸膜炎的其他原因,包括感染、PE、恶性肿瘤、充血性心力衰竭或心包炎等,以及药物诱导性胸膜炎,如肼屈嗪、普鲁卡因胺和抗肿瘤坏死因子 -α 等,该类型停药后症状往往能够有所缓解。对于原因不明的大量胸腔积液患者,可进行胸腔穿刺以明确积液性质,同时进行胸水的病原学及生化等检查以鉴别病因。

(二)狼疮性胸膜炎的治疗及进展

狼疮性胸膜炎的治疗方案取决于疾病的严重程度。轻症患者可应用非甾体抗炎药(nonsteroidal anti-inflammatory drug,NSAID)短期治疗。重症患者首选全身应用糖皮质激素,经治疗后多数患者胸腔积液短期内可以吸收。如果大量胸腔积液导致呼吸困难,可行穿刺抽吸以缓解症状。对于胸膜炎反复复发者,需要联用免疫抑制剂治疗,包括羟氯喹或硫唑嘌呤(azathioprine,AZA)等。对治疗无反应或伴有重要器官受累的患者,应考虑使用环磷酰胺(cyclophosphamide,CTX)或吗替麦考酚酯(mycophenolate mofetil,MMF)等免疫抑制剂治疗[11]。另外,有报道应用利妥昔单抗(rituximab,RTX)或静脉注射免疫球蛋白(intravenous immunoglobulin,IVIg)治疗,也可以促进胸膜炎的改善,但不作为常规手段[12-13]。对于积极药物治疗无效的罕见难治性胸腔积液患者,可行胸膜切除术。

二、SLE 相关弥漫性肺泡出血

DAH 是一种严重威胁 SLE 患者生命的并发症,尽管发生率不超过 2%,但死亡风险较高,即使积极治疗,DAH 的病死率仍高达 50%。DAH 的发病机制尚不清楚,研究发现感染、免疫复合物沉积、肺血管系统和肺泡间隔内补体激活可能参与其中。通过临床相关性分析发现,活动性狼疮性肾炎伴低补体血症、抗磷脂抗体(antiphospholipid antibody,APA)阳性、抗 SSA 抗体阳性、血小板减少和 C 反应蛋白(C reactive protein,CRP)升高是 SLE 患者发生 DAH 的独立危险因素。

（一）SLE-DAH 的临床表现

SLE-DAH 多见于年轻女性,临床表现为突发性呼吸困难、发热、咳嗽、痰中带血甚至大咯血,并迅速出现贫血、低氧血症及呼吸衰竭,常需要机械通气支持。胸部 HRCT 表现为两肺偏向中心的大片弥漫性肺泡浸润影,边界模糊。对于怀疑 DAH 的 SLE 患者,应评估患者是否有过度抗凝、出血性疾病、肾脏病变、心力衰竭以及有无合并抗磷脂综合征(antiphospholipid syndrome,APS)等情况。由于肺泡内的血红蛋白漏出,DAH 患者 D_LCO 一般增高,但大部分患者病情严重而不能耐受此项检查。纤维支气管镜检查及 BALF 对于排除感染和明确诊断非常重要,特征性表现包括气道中见血迹和 BALF 持续呈血性,BALF 中有时可见吞噬含铁黄素的巨噬细胞[14]。

（二）SLE-DAH 的治疗进展

SLE 并发 DAH 危及生命,早期积极的强化治疗可提高患者生存率。大部分患者强化初始治疗包括大剂量糖皮质激素应用[例如病情严重患者采用甲泼尼龙静脉冲击疗法,1g/d 连用 3 日;对较稳定患者采用泼尼松 $1\sim2mg/(kg\cdot d)$],同时联合免疫抑制治疗。免疫抑制剂的选择根据疾病严重程度、器官受累情况和既往免疫抑制方案而定。对于危重患者,CTX 往往作为首选,密切观察是否有病情恶化或疗效不佳的征象。有报道提示 RTX 对 SLE-DAH 有效,常用剂量为每周 $375mg/m^2 \times 4$ 次或者每两周 $1g \times 2$ 次,但是部分患者由于病情过重、感染风险较高,缺少 RTX 的用药机会。对严重的难治性患者可考虑加用治疗性血浆置换和 IVIg。血浆置换不良事件可发生在多达 10% 的病例中,在第一次术中更常见,通常为轻度或中度,包括设备及循环通路问题、低血压、晕厥、疼痛、荨麻疹、恶心/呕吐、寒战、发热及心律失常等。另外,肺内注射重组因子Ⅶa 和脐带来源的间充质干细胞移植也被用于治疗 SLE 相关的 DAH。初始治疗后需要继续进行长期的维持治疗,以巩固缓解和预防发作。在生存者中,70%~90% 最终会发展为肺纤维化,因此需要进行严格的随访。

三、SLE 相关肺动脉高压

肺高压是结缔组织病(connective tissue disease,CTD)的严重并发症之一,其中以 PAH 最为常见,其起病隐匿,临床表现缺乏特异性、早期诊断困难且治疗效果不佳。尽管国际上的研究显示,系统性硬化症并发的 PAH 是 CTD-PAH 的主要人群,占比 68%,但中国系统性红斑狼疮研究协作组(Chinese Lupus Treatment and Research Group,CSTAR)的研究数据显示,约 3.89% 的 SLE 患者合并 PAH。基于我国庞大的 SLE 人群数目,SLE-PAH 患者占据了 CTD-PAH 中近 50% 的比例,为我国最常见的 CTD-PAH 类型。

尽管目前治疗手段已有极大改进,PAH 仍是 SLE 患者死亡的重要因素。2015 年欧洲心脏病学会(European Society of Cardiology,ESC)/欧洲呼吸学会(European Respiratory Society,ERS)发布指南中提出 PAH 定义,即海平面静息状态下,RHC 测肺动脉平均压(mPAP)≥25mmHg,PAWP≤15mmHg,PVR>3WU。2018 年第六届世界肺动脉高压大会(World Symposium of Pulmonary Hypertension,WSPH)发布 PAH 新定义,将 mPAP 阈值下调,即满足 mPAP>20mmHg 即可诊断(PAWP 及 PVR 阈值不变),使 PAH 能够更早得到诊断[7,15]。2022 年 ESC 和 ERS 联合发布的《肺动脉高压诊断和治疗指南》认可该定义,并将 PVR 的临界值修订为 2WU。根据 CSTAR 数据显示,PAH 是 SLE 的独立死亡因素,合并 PAH 的患者死亡率是无 PAH 患者的 2.1 倍;同时,SLE 的急诊事件超过 10% 与 PAH 相关,而且 SLE 相关 PAH 急诊事件病死率高达 50%。PAH 是继感染、中枢神经系统脑病之后的第三大死亡原因[16-17]。

　　SLE 发生 PAH 的发病机制仍未完全明确,多种因素参与其中,遗传易感性、环境刺激和免疫系统功能障碍等多种因素导致血管收缩及血管扩张剂介质失衡,从而导致 PVR 升高。研究发现,APA、抗内皮细胞抗体和抗内皮素受体抗体、血管炎、血管痉挛、炎症、低氧血症、细胞凋亡和平滑肌细胞增生等因素参与特发性 PAH 的典型病变,如丛状病变、平滑肌细胞肥大、内膜增生和胶原沉积等[18]。SLE 出现 PAH 的高危因素包括雷诺现象、SLE 病情活动(尤其存在心包炎、胸膜炎时)、抗 U1-RNP 抗体阳性、$D_LCO<70\%$ 预计值,对于该类患者应注意早期筛查[18]。

(一)SLE-PAH 的临床表现

　　PAH 的临床症状为非特异性、进行性表现,多与右心室功能障碍有关,包括呼吸困难、干咳、疲乏、无力、头晕、运动耐力下降、心绞痛和咯血等;晚期可出现喉返神经压迫引起的声音嘶哑、气道大面积压迫引起的喘息以及运动诱发的呕吐等表现。早期症状多由运动诱发,但晚期患者休息状态即可发生上述症状。随着右心室衰竭的进展,可能出现下肢水肿、肝脏肿大、腹胀和腹水[19]。在特殊情况下,肺动脉严重扩张可能并发其破裂或夹层,导致心脏压塞。体格检查可见肺动脉瓣区第二心音亢进、肺动脉瓣听诊区杂音、三尖瓣反流杂音及颈静脉压升高等。

　　辅助检查方面包括心电图可显示右心室肥厚和电轴右偏;胸部 X 线检查和 HRCT 早期可基本正常,晚期可见典型的心影增大和肺动脉段突出;肺功能检查可见 D_LCO 降低;TTE 可以估测肺动脉收缩压,因此是一个用于筛查的重要非侵入性手段,然而,即使有典型的临床症状以及超声心动图提示 PAH,RHC 检查仍然是 PAH 确诊的"金标准"[8]。

(二)SLE-PAH 的治疗及进展

　　1. 早期筛查　在临床工作中,风湿免疫科医师需要对 SLE 患者进行常规 PAH 的风险评估。需要关注 SLE 患者是否具有 PAH 的早期症状及体征,以及预警的实验室筛查指标。虽然 PAH 的诊断"金标准"是 RHC,但是超声心动图是临床更为常用的初筛工具,可初步估测肺动脉压力(见前文所述)。对于 PAH 风险较高的患者,建议每 6~12 个月进行常规超声心动图筛查。值得注意的是,超声心动所测肺动脉收缩压仅为估测值,存在一定误差。

　　2. 病情评估　对于 PAH 诊断明确的 SLE 患者,需要进行全面的病情评估,包括 SLE 本身疾病的评估(详见总论),以及对于 PAH 的评估及危险分层。目前临床实践中较多使用 2018 年 WSPH 达成的 PAH 危险分层标准[20](表 5-1)。根据 PAH 患者 1 年预期病死率将患者分为低危、中危、高危,三者 1 年预期病死率分别为<5%、5%~10%、>10%。患者从中高风险降至低风险,生存率可以显著提高,病死率则大幅降低。因此,对于中高风险的 PAH 患者,临床医师必须立刻采取综合治疗来降低患者死亡风险。

　　目前对于 PAH 危险分层理念已经深入人心,该系统包括运动耐量评估(WHO 功能分级和 6 分钟步行距离）、血清学评估及血流动力学评估。RHC 是最为可靠的评估 PAH 的方法,其测得的 RAP 升高、CO 下降、PVR 升高和混合 S_vO_2 降低均提示 PAH 病情进展,预后不佳。但因其为有创性操作,难以在随访过程规律复查,建议在 PAH 规律治疗反应不佳或靶向药物拟减停等情况下,复查 RHC 有效地评判 PAH 病情变化,评估其是否已达到治疗目标或仍需加强治疗。TTE 不仅为 PAH 的初筛手段,同时可通过右室面积变化分数(fractional area change,FAC)、三尖瓣环收缩期位移(tricuspid annular plane systolic excursion,TAPSE)、三尖瓣环右室壁组织速度等来评估右室功能,通过右房面积、右室径线及右室壁厚度等来评估心脏的大小。因此,TTE 可成为随访过程中的评估工具。需特别强调的是,单纯根据三尖瓣反流速度估测的肺动脉压力与 PAH 严重程度之间无确切相关性,临床需要结合其他指标评估。只有肺动脉压力下降的同时,阻力也下降,而且每搏输出量提高,患者右心结构和功能趋于正常,才能预示患者病情好转。运用超声心动图、早期筛查、早期治疗,可以大大避免患者因出现右室负荷加重、右心结构变化等导致的死亡[21]。

2022 年 ESC 和 ERS 联合发布的《肺动脉高压诊断和治疗指南》提出了新的 PAH 患者随访的四层风险评估工具(表 5-2),主要纳入的评估指标为 WHO 功能分级、6 分钟步行距离和 NT-proBNP,将患者区分为低危、中 - 低危、中 - 高危和高危人群。该评估表更为简洁,适合随访患者的风险评估。

表 5-1 2018 年 WSPH 简化 PAH 危险分层

预后决定因素	低危	中危	高危
WHO 功能分级	I,II	III	IV
6 分钟步行距离	>440m	165~440m	<165m
血浆 NT-proBNP/BNP 水平或者 RAP(以较差的指标为准)	BNP <50ng/L;NT-proBNP<300ng/L 或 RAP<8mmHg	BNP 50~300ng/L;NT-proBNP 300~1 400ng/L 或 RAP 8~14mmHg	BNP >300ng/L;NT-proBNP>1 400ng/L 或 RAP>14mmHg
血流动力学指标(以较差的指标为准)	CI≥2.5L/(min·m²), S_vO_2>65%	CI 2.0~2.4L/(min·m²), S_vO_2 60%~65%	CI<2.0L/(min·m²), S_vO_2<60%

注:PAH. 肺动脉高压;NT-proBNP. 血浆 N 端脑钠肽前体;BNP. 脑钠肽;CI. 心脏指数;S_vO_2. 混合静脉血氧饱和度;RAP. 右心房压力。低危:至少三类标准处于低危且不具有高危;高危:符合两项高危标准,其中包括心脏指数或 S_vO_2;中危:不属于低危和高危者均属于中危。

表 5-2 2022ESC/ERS 随访风险再评估(四分层法)

预后决定因素	低危	中 - 低危	中危	高危
1 年死亡率(预测)	<3%	2~7%	9~19%	>20%
分数	1	2	3	4
WHO 功能分级	I,II	–	III	IV
6 分钟步行距离	>440m	320~440m	165~319m	<165m
BNP 或	<50	50~199	200-800	>800
NT-proBNP ng/ml	<300	300~649	650-1 100	>1 100

注:风险计算将所有等级的总和除以变量的数量并四舍五入至整数。NT-proBNP. 血浆 N 端脑钠肽前体;BNP. 脑钠肽。

3. 治疗策略　SLE-PAH 的治疗原则是早期、个体化治疗,最大程度地延缓疾病进展、降低器官损害,延长患者生存期,提高患者生活质量,临床强调 SLE-PAH 治疗的"双重达标"[22-23]。

(1) 一般性治疗及日常注意事项

1) 严格避孕:SLE-PAH 患者多为育龄期女性且妊娠病死率高,应嘱患者严格避孕,推荐工具避孕,避免使用含有性激素的避孕药物。若妊娠期间被确诊 PAH,最好在孕 22 周前终止妊娠,选择继续妊娠者,必须转至 CTD-PAH 诊治中心进行全面评估和密切随诊。

2) 康复锻炼:病情相对稳定的 SLE-PAH 患者应进行适度运动和康复训练,有助于提高运动耐量、心肺功能和改善生活质量。

3) 预防感染:SLE-PAH 患者由于疾病本身及长期激素、免疫抑制剂的应用,感染风险较高,建议患者日常注意防护,可以定期进行流感疫苗、肺炎疫苗及其他灭活疫苗的接种。

(2) 基础治疗

1) 利尿:SLE-PAH 患者出现失代偿右心衰竭往往合并水钠潴留,表现为中心静脉压升高、肝淤血、腹水和外周水肿,利尿剂可有效改善上述症状。常用利尿剂包括袢利尿剂和醛固酮受体拮抗剂,注意监测肾功能和电解质等指标。

2) 吸氧:对 PAH 患者,长期氧疗有助于降低 mPAP 和 PVR,当外周静脉血氧饱和度 <91% 或动脉血氧分压<60mmHg 时建议吸氧,使动脉血氧分压维持在 60mmHg 以上。特别是合并 ILD 者,长期氧疗对患者有益。

3) 地高辛:地高辛可增加心脏收缩力,改善 PAH 患者心输出量,控制心室率,但长期疗效尚不清楚。

4) 抗凝:口服抗凝药物在 SLE-PAH 治疗中的风险-获益比尚不明确,应评估患者血栓风险程度后制定抗凝策略。SLE-PAH 患者 PE 的发生风险较高,尤其是合并 APA 阳性时,建议口服维生素 K 拮抗剂长期抗凝,国际标准化比值(INR)目标为 2.0~3.0,新型口服抗凝药在 SLE-PAH 中的角色尚不明确。

(3) SLE 原发病治疗:SLE-PAH 强调"双重达标"治疗,因此原发病的"对因"治疗不容忽视。若 SLE 病情活动,伴或不伴 PAH 以外的脏器受累,应当给予大剂量激素及较强的免疫抑制剂方案(CTX、MMF 等)诱导疾病缓解,部分早期患者,可酌情行激素冲击治疗,通过积极的激素及免疫抑制治疗达到 SLE 低疾病活动度甚至疾病缓解状态。若 SLE 稳定,但 PAH 仍有进展,则治疗重心可稍向"靶向治疗"偏移,原激素用量可维持不变,免疫抑制方案可以适当增强。若 SLE 及 PAH 均稳定,建议采用缓解期治疗方案,即小剂量激素联合低毒性的免疫抑制剂治疗。

(4) PAH 的靶向治疗:SLE-PAH 患者应当根据危险分层决定靶向药物单药或联合治疗,在随后规律随访过程中根据危险分层调整方案,最终实现低危状态。目前 PAH 的治疗策略主要针对三种途径:前列环素途径(包括前列环素类似物、前列环素受体激动剂)、内皮素途径(内皮素受体拮抗剂)和一氧化氮(5 型磷酸二酯酶抑制剂、鸟苷酸环化酶激动剂)途径。除作用于肺血管平滑肌细胞抑制收缩外,亦有拮抗平滑肌细胞增殖、改善血管内皮细胞功能的作用,所有的靶向药物均已经被证实可单独或联合治疗尚未达标的 CTD-PAH。靶向药物常用剂量及不良反应详见表 5-3[24-25]。

尽管近年来 PAH 药物治疗取得巨大进展,但患者长期预后仍不够理想。对于 PAH 这种明确有多致病通路的疾病,已有研究表明联合治疗较单药治疗效果更好。多项随机对照试验结果显示,"序贯联合治疗"和"起始联合治疗"均可显著减少 PAH 患者临床恶化事件发生,因此在大部分 PAH 患者中,尤其危险分层为中危或高危的患者推荐起始联合治疗。

表 5-3　PAH 靶向治疗药物的常用剂量及不良反应

靶向药物	用法	不良反应
前列环素类似物		
依前列醇	2~4ng/(kg·min)起始持续静脉泵入,逐渐加至目标剂量	头痛、消化道症状、输注路径感染
伊洛前列素	雾化吸入每次 10~20μg,吸入 6~9 次/d	头痛、脸红、低血压
曲前列尼尔	需滴定,静脉或皮下持续泵入:1.25ng/(kg·min)起始,可逐渐加至 20~40ng/(kg·min)	输注部位疼痛、头痛、腹泻
贝前列素	口服,40~120μg,4 次/d	头痛、面色潮红
前列环素受体激动剂		
司来帕格	需滴定,口服,200μg,2 次/d,每周上调 200μg 至耐受剂量,最大剂量 1 600μg,2 次/d	头痛、腹泻、恶心呕吐、下颌疼痛
内皮素受体拮抗剂		
波生坦	口服,62.5~125mg,2 次/d	转氨酶升高、外周水肿、贫血
安立生坦	口服,5~10mg,1 次/d	头痛、外周水肿、贫血
马昔腾坦	口服,10mg,1 次/d	贫血
磷酸二酯酶 5 型抑制剂		
西地那非	口服,20mg,3 次/d	头痛、脸红、视觉障碍等
他达拉非	口服,10~40mg,1 次/d	头痛、脸红、肌痛
伐地那非	口服,5~10mg,2 次/d	头痛、脸红、肌痛
鸟苷酸环化酶激动剂		
利奥西呱	需滴定,口服,1mg,3 次/d 起始,根据血压每 2 周上调一次剂量,每次增幅 0.5mg,直至 2.5mg,3 次/d	消化道症状、低血压、咯血

　　(5) SLE-PAH 的随访:SLE-PAH 强调规律随访,遵医嘱服药,以最短时间实现"双重达标"。随诊频率应根据病情酌情调整:在 SLE 或 PAH 病情活动(初治或复发)或免疫抑制治疗尚未稳定时需每 1~3 个月随访一次,当 SLE 病情缓解、PAH 病情达标后可调整每 3~6 个月随访一次。随访时,临床医师仍应分别进行原发病 SLE 及 PAH 的评估。SLE 方面,包括疾病活动度、脏器损害、并发症评估等,适时进行治疗方案调整,争取让患者达到疾病缓解或维持低疾病活动状态。PAH 方面,完善 WHO 功能分级、6 分钟步行试验、BNP/NT-proBNP、超声心动图检查等,使患者尽快达到低危状态,并长期维持。若患者通过初期治疗仍未达标,应考虑强化靶向药物治疗。若患者已处于低危状态,不可即刻减药。应维持低危状态至少 1 年后,且整体评估病情稳定好转的情况下,再酌情考虑是否逐渐减停靶向药物。在病情加

重原因未明或评估治疗是否达标时可考虑复查 RHC。要坚决摒弃仅靠超声心动图估测的肺动脉压来判断 PAH 病情,特别强调 PAH 全面评估的重要性。

四、SLE 相关间质性肺病

SLE-ILD 的患病率约为 3%~9%,患病率低于类风湿关节炎和其他系统性自身免疫性疾病(如系统性硬化症和炎性肌病等)[26]。SLE 发生 ILD 的危险因素包括急性狼疮性肺炎病史、病程超过 10 年、雷诺现象、抗 U1-RNP 抗体阳性、指端硬化和甲周毛细血管异常。SLE-ILD 的发病机制尚未完全清楚,可能是由于促炎细胞因子和抗炎细胞因子释放失衡引起的异常炎症反应的结果,同时反复肺泡损伤导致凋亡受损和成纤维细胞增殖也参与其中。

(一) SLE-ILD 的临床表现

SLE-ILD 患者通常隐匿发作,表现为慢性干咳、劳力性呼吸困难、非胸膜炎性胸痛以及活动耐量下降,部分患者可无典型的临床症状。体格检查时肺部听诊可闻及吸气末爆裂音(velcro 啰音),而杵状指较为少见。

ILD 通常通过临床和放射学检查(HRCT)来诊断,常对称性累及双下肺,多位于胸膜下区域,一般不需常规肺活检,但是需要排除 ILD 的其他潜在原因。在疾病早期 HRCT 多为可逆性病变(如磨玻璃样变)或网状阴影,并可以逐步进展为非可逆性纤维化病变。SLE-ILD 最常见的病理类型为非特异性间质性肺炎(nonspecific interstitial pneumonia,NSIP),其次为淋巴细胞性间质性肺炎(lymphocytic interstitial pneumonia,LIP)、机化性肺炎(organizing pneumonia,OP)和普通型间质性肺炎(usual interstitial pneumonia,UIP)[6]。NSIP 在影像学上多表现为磨玻璃样病变,UIP 则常表现为网格及蜂窝病变。如果病理改变以 NSIP 或 OP 为主,则治疗反应通常较好,对于 UIP(蜂窝形成)则治疗反应差[27-28]。

对于 ILD 病情的评估除了 HRCT 判定病变性质及范围,还包括 PFT 及动脉血气分析等。PFT 评估指标包括 FVC、D_LCO、TLC 等。ILD 最常见的 PFT 异常为限制性通气功能障碍和弥散功能障碍。典型的限制性通气障碍表现为肺容积减少,FVC、TLC、FRC、RV<80% 预计值;FEV_1 同时减少,FEV_1/FVC 比值升高等;弥散功能障碍表现为 D_LCO 降低。动脉血气分析的评估包括动脉血氧分压、动脉血氧饱和度及肺泡 - 动脉血氧分压差($P_{A-a}O_2$)等。BALF 的细胞学检查对 ILD 的诊断和预后的意义仍存在争议,但 BALF 检查有助于鉴别诊断,常用于 ILD 与肺部感染、过敏和肿瘤等疾病的鉴别。

2022 年 5 月,国际 IPF 工作组提出进展性肺纤维化(progressive pulmonary fibrosis,PPF)的定义及临床实践指南,PPF 取代了原来进展性纤维化性间质性肺疾病(progressive fibrosing interstitial lung disease,PF-ILD)的概念。PPF 定义为在具有肺纤维化影像学证据的已知或未知病因(IPF 除外)的 ILD 患者中,过去 1 年内发生以下 3 项标准中的至少 2 项,且不能用其他原因解释:①呼吸道症状恶化;②有疾病进展的生理学证据[a. 随访 1 年内 FVC 预测绝对下降≥5%;b. 随访 1 年内 D_LCO(经血红蛋白校正)预测值绝对下降≥10%];③疾病进展的影像学证据(存在以下一项或多项:a. 牵拉性支气管扩张和细支气管扩张的范围或严重程度增加;b. 伴牵拉性支气管扩张的新发磨玻璃影;c. 新发的细小网格影;d. 网状结构异常的范围或粗糙度增加;e. 新发或范围增大的蜂窝影;f. 肺叶体积损失加剧)。

(二) SLE-ILD 的治疗及进展

SLE-ILD 治疗的短期目标是控制病情、延缓进展,远期目标是最大程度地延长患者生存时间、提高患者生活质量。因此,SLE-ILD 的治疗目标是 SLE 和 ILD 同时达到病情缓解,即"双重达标"。

SLE 的达标治疗前文已经提到,即达到低疾病活动或完全缓解状态。而 ILD 的病情达标目前尚无公认标准。中国医师协会风湿免疫科医师分会风湿病相关肺血管/间质病学组拟定的标准为:先根据胸部 HRCT 特征和治疗反应,判断 ILD 的主要病变是否可逆,如为可逆性病变,则达标标准为临床无干咳、活动后呼吸困难等症状,胸部 HRCT 提示活动性病变完全消失或仅遗留少许纤维化病灶,PFT 提示 FVC 占预计值百分比恢复至≥70%;如为不可逆病变,则达标标准为原有 ILD 相关症状无恶化、加重,胸部 HRCT 提示原有不可逆病变范围不扩大,PFT 提示 FVC 占预计值百分比恶化<10%/年。

SLE-ILD 的治疗强调早期、规范、个体化治疗,主张多学科合作诊疗(包括风湿科、呼吸科及影像科等)。治疗方案应综合考虑 SLE 病情活动度、ILD 的严重程度和进展倾向,同时兼顾两者的治疗。

1. **SLE 的治疗**　SLE 的治疗仍以激素及免疫抑制剂为主,在诱导缓解阶段建议给予足量激素及 CTX、MMF 进行治疗,维持治疗阶段可以依据病情应用 AZA 或 MMF 等。对于 CTX、MMF 无效或不能耐受的患者,也可以应用环孢素/他克莫司、RTX、IVIg 治疗。血浆置换对急性加重的 SLE-ILD 有积极作用。肺移植是终末期患者最后的选择。

2. **抗纤维化治疗**　吡非尼酮是一种新型小分子抗纤维化药物,多项研究表明,吡非尼酮可以改善 CTD-ILD 患者的肺功能以及延缓疾病进展。尼达尼布是另一种抗肺纤维化的药物,尼达尼布治疗 SSc-ILD、PF-ILD 的研究显示尼达尼布组 FVC 年下降率低于安慰剂组,INBUILD 研究提示尼达尼布可以显著延缓 CTD-ILD 亚组患者 FVC 年下降率。目前已获国家药监局批准用于 SSc-ILD 和 PF-ILD 的治疗。在应用糖皮质激素和免疫抑制剂治疗 CTD-ILD 的同时,适时联合抗纤维化治疗,可以最大程度地保持肺功能稳定。但是抗纤维化的治疗时机,仍是目前临床治疗的争议点。

3. **其他支持治疗**　对于 SLE-ILD,除了原发病及抗纤维化治疗,也需要一定的支持治疗。对于静息状态低氧血症(动脉血氧分压≤55mmHg,或者动脉血氧饱和度≤88%)的 SLE-ILD 患者推荐长期家庭氧疗。适当进行肺康复锻炼有助于延缓患者病情进展,提高生活质量。肺康复锻炼包括生理治疗、肌肉锻炼、营养支持、精神治疗和教育等。对于急性肺功能恶化的患者,机械通气可以挽救患者生命,为治疗赢得宝贵时间。

五、SLE 相关肺栓塞

PE 是 SLE 一种罕见但死亡率高的肺部并发症,SLE 患者 PE 的总患病率为 1%~5%。PE 的危险因素包括体重指数较高、快速进展型 SLE、低白蛋白血症、APA 阳性和高剂量糖皮质激素应用等[29]。特别需要关注的是,三分之一的 SLE 患者可出现 APA 阳性,APA 可以通过识别血小板、活化中性粒细胞及内皮细胞等作用导致机体出现高凝状态。研究报道当出现抗心磷脂抗体阳性,SLE 患者的血栓风险提高至 2 倍,而狼疮抗凝物阳性的患者静脉血栓形成的风险增加了 6 倍,因此该类患者需高度警惕栓塞风险。

(一)SLE-PE 的临床表现

SLE-PE 患者的临床表现取决于血管闭塞的严重程度,从无症状的小血管闭塞到伴有突然右心衰竭和急性循环衰竭的大面积 PE 均可出现。SLE 患者出现胸膜炎性胸痛(特别是与急性缺氧相关)的急性发病,都需要考虑可能与 PE 相关。在 SLE-PE 患者中,典型呼吸困难、咯血、胸痛三联征并不常见,大多数患者表现为渐进性活动后气短,并无明显胸痛、咯血,常易与 SLE 其他肺损害相混淆,如胸膜炎、狼疮性肺炎、DAH、PAH 等。尤其 PAH 与 PE 的表现相近,而 SLE 又常常合并 PAH,所以临床上须明确有无 PE。当患者 APA 阳性、D- 二聚体升高、有 PAH 时,必须高度警惕 PE,应行 CTPA 和 V/Q 显像检查以明确[30-31]。

(二) SLE-PE 的治疗

SLE-PE 患者治疗原则为积极治疗 SLE 的同时,加强 PE 的早期治疗,包括血流动力学和呼吸支持积极抗凝,有效溶栓,经皮导管介入治疗以及适时置入腔静脉滤器等措施。对于大范围 PE 或持续性低血压(收缩压<90mmHg)的患者,CHEST 指南推荐将溶栓作为 2B 级推荐[32]。在受累范围较大的 PE 患者中,除非存在活动性、难以控制的出血等禁忌,溶栓的益处通常大于风险[33]。与 APS 相关的 PE 患者通常需要终身抗凝,具体药物选择和原发病的治疗详见第二章。

第四节　经典病例分享

一、病例摘要

患者,女性,30 岁。

主诉:肢端遇冷变色 1 年余,发热胸闷半年,加重 10 天。

现病史:1 年余前无明显诱因出现手足肢端遇冷后变白、变紫,保暖后变红,伴双手关节肿痛、轻度口眼干,无发热、皮疹、口腔溃疡等不适,未在意。半年前无明显诱因出现间断低热,最高体温 37.7℃,畏寒、寒战不明显,以午后、夜间多发,可自行降至正常,未予重视。脱发明显,自觉胸闷、活动后乏力,并逐渐加重,伴咳嗽、咯少量白痰,就诊于我院呼吸科门诊,查心脏彩超显示重度 PAH(91mmHg),行肺部 CTPA 排除 PE,显示有肺间质病变,给予对症治疗后病情未见减轻,活动耐受能力逐渐下降。10 天前无明显诱因病情逐渐加重,步行 20m 需要休息,夜间不能平卧,双下肢出现水肿,有间断咳嗽,偶有痰中带血。今为进一步治疗来我院门诊,检查血小板计数为 25×10^9/L,考虑为"结缔组织病?"收入病房。既往史无特殊。

体格检查:体温(T)37.4℃,呼吸(R)21 次 /min,脉搏(P)90 次 /min,血压(BP)139/89mmHg,神志清楚,精神差,全身皮肤黏膜无黄染、出血点等,颈部浅表淋巴结未触及。双肺呼吸音清,未闻及干湿啰音,心前区无隆起,心率 90 次 /min,P2 亢进,心律齐,三尖瓣听诊区闻及收缩期吹风样杂音。腹软,右上腹有压痛,无反跳痛,肝脏肋下可触及,墨菲征(Murphy sign)阴性,肠鸣音 4 次 /min,双肾无叩击痛。双手及双足皮温偏低,指端发紫,近端指间关节、掌指关节压痛(+)肿胀不明显,右腕关节压痛(++)肿胀(±),四肢肌肉无压痛,肌力、肌张力正常,双下肢压凹性水肿。生理反射存在,病理反射未引出。

二、入院初步诊断

结缔组织病:系统性红斑狼疮? 系统性硬化症?
肺动脉高压

心功能不全

血小板减少

肺间质病变

三、入院后相关检查

1. 血常规:白细胞计数(WBC)5.21×10⁹/L,血红蛋白(Hb)144g/L,血小板计数(PLT) 25×10⁹/L。

2. 动脉血气分析(鼻导管吸氧 2L/min):pH 7.41,PaCO₂ 21.7mmHg,PaO₂ 71.1mmHg, HCO₃⁻ 17.2mmol/L。

3. 凝血功能:凝血酶原活动度(PT%)74.8%,活化部分凝血活酶时间(APTT)44.8 秒,纤维蛋白原(FIB)1.40g/L;D-二聚体 2.26mg/L。

4. 血清生化:丙氨酸转氨酶(ALT)148U/L,天冬氨酸转氨酶(AST)146U/L,白蛋白(Alb) 30.5g/L,NT-proBNP 436.1pg/ml。

5. 免疫学指标:ANA 粗颗粒型 1:320,抗 ds-DNA 抗体(+)、抗 Sm 抗体(+)、抗 SSA 抗体(+);类风湿因子、抗 CCP 抗体、抗血小板抗体、APA、ANCA 均阴性;ESR 88mm/h,CRP 32.2mg/L;C3 0.39g/L(0.9~1.5g/L)、C4 0.05g/L(0.2~0.4g/L),IgG 25.95g/L(8~16g/L)。

6. 其他:尿便常规、肾功能、心肌酶、肌钙蛋白、血培养、痰培养、降钙素原等均未见异常。

7. 心电图:ST 段改变,心脏顺钟向转位。

8. 超声:心脏彩超示右心增大,右室壁运动减低,三尖瓣大量反流,肺动脉增宽并 PAH (估测 106mmHg),右室收缩功能减低,心包积液;腹部彩超示肝淤血。

9. 胸部 CT:双下肺间质改变,下肺局部渗出,有多发小结节影;心影增大、心包积液、肺动脉干增宽,右侧胸腔少量胸腔积液。肺功能不能配合完成。CTPA 排除 PE。

10. 6 分钟步行试验:患者行走约 6m 后不能耐受,终止试验;肺功能不能配合完成。

四、修正诊断

系统性红斑狼疮　肺动脉高压　肺间质病变　血液系统累及　血小板减少　心包积液　胸腔积液

心力衰竭(NYHA 心功能Ⅳ级)

五、诊治经过

1. 患者病情评估及方案制定:该患者 SLEDAI-2K 评分为 14 分,疾病处于高度活动;根据 2018 年 ESC/ERS 指南 PAH 为中危;给予足量激素[1mg/(kg·d)]、MMF(0.75g,每天 2 次,口服)及羟氯喹治疗原发病,给予吸氧、利尿及纠正心力衰竭、"西地那非,25mg,每天 3 次,口服"降肺动脉压及积极对症治疗。

2. 转归:住院 2 周后患者胸闷及咳嗽减轻,可以平卧,双下肢水肿消退,复查 PLT 122×10⁹/L, ESR 22mm/h,心包积液消失,6 分钟步行试验距离为 312m。

3. 随访:2 个月后复诊,激素逐渐减量,仍诉活动后胸闷,复查血常规、ESR、肝肾功能、CRP 大致正常,C3 0.69g/L(0.9~1.5g/L)、C4 0.11g/L(0.2~0.4g/L),IgG 18.05g/L(8~16g/L);血凝检查,APTT 32.6 秒,D-二聚体 2.06mg/L;NT-proBNP 206.1pg/ml,6 分钟步行试验距离

为 355m,复查心脏彩超提示三尖瓣中等量,反流速度 3.8m/s,PAH(估测 63mmHg)。再次综合评估病情后完善 RHC 检查提示 mRAP 42mmHg,PVR 7.88WU;肺通气灌注显像提示双肺多发放射性分布减低 - 缺损区,不除外 PE。根据检查结果调整靶向药物"安立生坦联合西地那非"治疗 PAH,加用抗凝药"华法林"治疗(监测 INR),症状好转出院,门诊定期复诊。

六、分析讨论

本例患者有低热、雷诺现象、脱发、关节炎,累及血液、呼吸、心血管系统,结合辅助检查结果,根据 2019 年 EULAR/ACR 关于 SLE 分类标准,"系统性红斑狼疮"诊断明确;根据患者胸闷、呼吸困难、活动耐量下降的症状,结合胸部 CT 提示肺动脉增宽,超声心动图以及 RHC 检测结果,诊断 SLE-PAH 明确。不同 CTD 相关的 PAH 发病率有较大差异,SSc、SLE 和混合性结缔组织病(mixed connective tissue disease,MCTD)是最易出现 PAH 的三种疾病。CTD 相关 PAH 总体预后不良,治疗手段大致相同,而综合治疗是改善预后的关键,治疗目标分为两部分:一是积极治疗原发病,使 SLE 活动度减低,疾病病情平稳;二是关于 PAH 的整体治疗。

本例患者的治疗也是首先明确了"系统性红斑狼疮"的诊断,综合评估病情,SLEDAI-2K 评分为 14 分(发热 1 分、脱发 2 分、心包炎 2 分、关节炎 4 分、血小板下降 1 分、抗 ds-DNA 抗体阳性 2 分、低补体 2 分),疾病处于高度活动,累及心肺重要脏器,给予足量糖皮质激素及免疫抑制剂,改善血管炎症反应,减轻了心包积液及肺间质病变对心功能的影响,经治疗后血小板计数也得到改善。另外考虑该患者心功能 IV 级,有右心增大,彩超估测肺动脉压力较高,故在治疗原发病的基础上给予降 PAH 的靶向药物。经治疗后原发疾病活动度下降,但仍有活动后胸闷,完善 RHC 检查、肺 V/Q 显像进一步评估病情,联合靶向治疗降低肺动脉高压。

该患者以 PAH 起病,在积极治疗原发病及对症治疗后症状好转,但仍有活动后胸闷、气短,完善了 RHC 检查确定了 PAH 的诊断,结合 BNP、WHO 功能分级、6MWT,根据 2018 年 ESC/ERS 指南 PAH 分层风险评估,确定了该患者为 PAH 中危,在积极治疗原发病基础上给予二联靶向药物联合降肺动脉压治疗,最终实现"SLE+PAH 双达标"控制病情活动,改善预后。目前风湿科医师对 CTD 相关 PAH 的诊治已经有足够认识,但是 RHC 检查在该类患者尚未进行普及。因此,RHC 等综合指标的评价需要在风湿科医师中大力推广。

七、经验总结

PAH 与原发病的活动程度并不是平行的,因此风湿科医师需要提高判断 SLE 整体活动程度与 PAH 活动性的能力。对于原发病处于活动期,肺外症状多,PAH 症状出现时间短,心功能 II 级以下,右心增大不明显,PASP<80mmHg 者可暂时不用降 PAH 的靶向药物。此后可根据患者对糖皮质激素及免疫抑制剂的治疗反应决定是否应用靶向药物。相反,对于心功能差,右心增大明显,估测 PASP 较高,而原发病活动程度不高,激素及免疫抑制剂反应较差的患者需要尽早地增加抗 PAH 的靶向药物,对于 PAH 危险分层属中危的患者起始治疗需积极应用"二联"降 PAH 靶向药物,从而改善病情预后。

参考文献

1. LEE J S,LEE E Y,HA Y J,et al.Serum KL-6 levels reflect the severity of interstitial lung disease associated with connective tissue disease.Arthritis Res Ther,2019,21(1):58.

2. EL-BEHEIDY R,DOMOUKY A,ZIDAN H,et al.Serum KL-6 as predictive and prognostic marker of interstitial lung disease in childhood connective tissue diseases:A pilot study.Reumatismo,2021,73(3).

3. FAN Y,ZHAO J,QIAN J,et al.Cysteine-rich protein 61 as a novel biomarker in systemic lupus erythematosus-associated pulmonary arterial hypertension.Clin Exp Rheumatol,2019,37(4):623-632.

4. KIM N,D' ARMINI A,GRIMMINGER F,et al.Haemodynamic effects of riociguat in inoperable/recurrent chronic thromboembolic pulmonary hypertension.Heart,2017,103(8):599-606.

5. DELCROIX M,TORBICKI A,GOPALAN D,et al.ERS statement on chronic thromboembolic pulmonary hypertension.Eur Respir J.2021;57(6):2002828.

6. TOMASSETTI S,COLBY T,WELLS A,et al.Bronchoalveolar lavage and lung biopsy in connective tissue diseases,to do or not to do？.Ther Adv Musculoskelet Dis,2021,13:1759720X211059605.

7. TSELIOS K,GLADMAN D,UROWITZ M.Systemic lupus erythematosus and pulmonary arterial hypertension:Links,risks,and management strategies.Open Access Rheumatol Res Rev,2017,9:1-9.

8. SINGH N,MULLIN C.Diagnosis of pulmonary hypertension.Rhode Island Med J,2021,104(7):30-35.

9. RÚA-FIGUEROA I,NÓVOA J,GARCÍA-LAORDEN M,et al.Clinical and immunogenetic factors associated with pneumonia in patients with systemic lupus erythematosus:A case-control study.J Rheumatol,2014,41(9):1801-1807.

10. ALAMOUDI O S,ATTAR S M.Pulmonary manifestations in systemic lupus erythematosus:Association with disease activity.Respirol,2015,20(3):474-480.

11. SHIN J I,LEE K H,PARK S,et al.Systemic lupus erythematosus and lung involvement:A comprehensive review.J Clin Med,2022,11(22):6714.

12. NG K P,LEANDRO M J,EDWARDS J C,et al.Repeated B cell depletion in treatment of refractory systemic lupus erythematosus.Ann Rheum Dis,2006,65(7):942-945.

13. CHOI B Y,YOON M J,SHIN K,et al.Characteristics of pleural effusions in systemic lupus erythematosus:Differential diagnosis of lupus pleuritis.Lupus,2015,24(3):321-326.

14. BHUSHAN A,CHOI D,MARESH G,et al.Risk factors and outcomes of immune and non-immune causes of diffuse alveolar hemorrhage:A tertiary-care academic single-center experience.Rheumatol Int.2022,42(3):485-492.

15. MINAI O.An update in pulmonary hypertension in systemic lupus erythematosus:Do we need to know about it？.Lupus,2009,18(1):92.

16. AITHALA R,ALEX A,DANDA D.Pulmonary hypertension in connective tissue diseases:An update.Int J Rheumatic Dis,2017,20(1):5-24.

17. WANG L,XIONG C,LI M,et al.Assessment of lung glucose uptake in patients with systemic lupus erythematosus pulmonary arterial hypertension:A quantitative FDG-PET imaging study.Ann Nucl Med,2020,34(6):407-414.

18. TSELIOS K,GLADMAN D D,UROWITZ M B.Systemic lupus erythematosus and pulmonary arterial hypertension:links,risks,and management strategies.Open Access Rheumatol,2017,9:1-9.

19. SONG W,CHU S,YANG K,et al.Perinatal management and long-term follow-up of a primipara with severe pulmonary arterial hypertension associated with systemic lupus erythematosus.J Cardiothorac Vasc Anesth,2022,36(8 Pt A):2511-2517.

20. GALIÈ N,CHANNICK R N,FRANTZ R P,et al.Risk stratification and medical therapy of pulmonary arterial hypertension.Eur Respir J,2019,53(1):1801889.

21. TANAKA E,HARIGAI M,TANAKA M,et al.Pulmonary hypertension in systemic lupus erythematosus:

Evaluation of clinical characteristics and response to immunosuppressive treatment.J Rheumatol,2002, 29(2):282-287.

22. PAN J,LEI L,ZHAO C,et al.Clinical characteristics and survival of patients with three major connective tissue diseases associated with pulmonary hypertension:A study from China.Exp Ther Med,2021,22(3): 925.

23. MWANGI J,LITTEKEN C,GORTHI R,et al.Belimumab in the treatment of connective tissue disease-associated interstitial lung disease:Case report and literature review.Cureus,2021,13(11):e19218.

24. YUCEL H,VOLLMER O,CANUET M,et al.Severe pulmonary arterial hypertension and massive ascites in a patient with systemic lupus erythematosus and secondary Sjogren's syndrome.Lupus,2021,30(3):510-513.

25. AMARNANI R,YEOH S,DENNENY E,et al.Lupus and the lungs:The assessment and management of pulmonary manifestations of systemic lupus erythematosus.Front Med,2020,7:610257.

26. KONDOH Y,MAKINO S,OGURA T,et al.2020 guide for the diagnosis and treatment of interstitial lung disease associated with connective tissue disease.Respir Investig,2021,59(6):709-740.

27. JEGANATHAN N,SATHANANTHAN M.Connective tissue disease-related interstitial lung disease: Prevalence,patterns,predictors,prognosis,and treatment.Lung,2020,198(5):735-759.

28. HYLDGAARD C,BENDSTRUP E,PEDERSEN A,et al.Interstitial lung disease in connective tissue diseases:Survival patterns in a population-based cohort.J Clin Med,2021,10(21):4830.

29. YOU H,ZHAO J,WANG Q,et al.Characteristics and risk factors of pulmonary embolism in patients with systemic lupus erythematosus:A case control study.Clin Exp Rheumatol,2020,38(5):940-948.

30. KADO R,SIEGWALD E,LEWIS E,et al.Utility and associated risk of pulmonary embolism computed tomography scans in the Michigan Lupus Cohort.Arthritis Care Res,2016,68(3):406-411.

31. WAN S,TEH C,JOBLI A.Lupus pneumonitis as the initial presentation of systemic lupus erythematosus: Case series from a single institution.Lupus,2016,25(13):1485-1490.

32. KEARON C,AKL E A,ORNELAS J,et al.Antithrombotic therapy for VTE disease:CHEST guideline and expert panel report.Chest,2016,149(2):315-352.

33. MEYER G,VIEILLARD-BARON A,PLANQUETTE B.Recent advances in the management of pulmonary embolism:Focus on the critically ill patients.Ann Intensive Care,2016,6(1):19.

第六章　重症狼疮心脏受累

史晓飞　马　新
顾问：林　进

第一节　引　言

心血管系统是系统性红斑狼疮（systemic lupus erythematosus，SLE）常累及的部位之一，是仅次于感染和肾衰竭的重要死亡原因[1]。SLE合并心脏损害可能与免疫异常、内分泌、遗传、感染、传统危险因素、药物治疗等多因素有关。SLE患者出现心脏受累并不少见，其尸检检出率为53%~83%，超声检出率为36%~88%，然而死亡患者仅有6%在生前能够明确诊断心脏累及。由于心脏损害的初期临床症状多不典型，易被忽视，因此，临床上明显低估了SLE患者合并心脏受累的患病率。SLE心脏损害可累及心包、心肌、心脏瓣膜和冠状动脉均可受累；可以表现为心包炎、瓣膜反流、瓣膜赘生物、心内膜炎、心肌功能障碍和冠状动脉疾病等。SLE合并心血管受累的患者临床异质性大，可以临床上无症状，但是部分患者可以出现危及生命的严重并发症[2-3]。因此，早期识别SLE患者的心脏受累情况并给予及时治疗，可以降低患者的死亡率，改善远期预后。在本章节我们将阐述SLE相关心血管疾病的实验室检查、常见危重症的临床表现及治疗原则，并分享本领域的新进展和经典病案。

第二节　重症狼疮心脏受累的实验室检查

SLE患者心脏受累的实验室检查除了临床常用的反映心肌坏死（肌钙蛋白、肌红蛋白和肌酸磷酸激酶及同工酶等）及心力衰竭[血清脑钠肽（brain natriuretic peptide，BNP）]的实验室指标外，本章节还将重点阐述心血管受累的生物标志物、反映心脏结构和功能的影像学的临床诊断价值。

一、一般检查

对于可疑有心脏受累的SLE患者，除了对于SLE疾病本身的检查评估外（详见总论），还需要对心脏功能进行初步评估。首先应注重病史的询问及体格检查，然后完善一般实验室检查，包括反映糖和脂质代谢失常的血糖和脂类测定；反映心肌坏死的肌钙蛋白、肌酸磷酸激酶及肌红蛋白测定；反映心脏功能的BNP或N末端脑钠肽原（NT-proBNP）；肝肾功能、电解质、血气分析；反映细菌感染的体液培养、降钙素原（procalcitonin，PCT）等炎症指标测定等。

二、生物标志物

目前的研究显示许多炎症细胞、趋化因子、细胞因子、黏附分子、蛋白酶、功能失调或促炎高密度脂蛋白等均参与了 SLE 心脏病变的发生发展。

（一）细胞因子和黏附分子

目前已经证实多种细胞因子与 SLE 疾病活动程度及器官损伤相关。但是不同的研究之间结果并非一致，可能与患者的纳入标准、病情严重程度、检测方法不同等因素有关。目前研究较多的细胞因子主要包括以下内容。

肿瘤坏死因子 -α（tumor necrosis factor-α，TNF-α）和白细胞介素 -6（interleukin-6，IL-6），主要通过核因子 κ-B（nuclear factor kappa B，NF-κB）途径导致内皮功能障碍和激活；该途径的激活同时需要多种趋化因子、黏附分子和其他促炎细胞因子共同作用，促进内皮下炎性细胞的浸润、增殖和活化。另外 TNF-α 还与血脂异常、胰岛素抵抗、高凝状态有关，可进一步上调 IL-1、IL-6、前列腺素和基质金属蛋白酶，共同促进炎症反应并加速动脉粥样硬化。IL-17、IL-18、IL-6、TNF-α 在心力衰竭和扩张型心肌病患者中表达增加；而 IL-1β 和 IL-18 则参与了病毒性心肌炎的发病。可溶性肿瘤致癌抑制因子 2（soluble form of suppression of tumorigenicity-2，sST2）是 IL-33 诱导受体，在自身免疫性心肌炎小鼠模型中观察到 sST2 水平升高，而且 sST2（但不是 IL-33）水平与 SLE 疾病的活动性相关。在炎症性心肌病患者中，促炎细胞因子刺激内皮细胞上表达血管细胞黏附分子 -1（vascular cell adhesion molecule 1，VCAM-1），其中可溶性 VCAM-1（soluble VCAM-1，sVCAM-1）释放到外周循环中。sVCAM-1 可能促进免疫复合物在心肌间质中沉积并导致心肌损伤。研究发现高疾病活动度、低补体水平以及有心肌损伤的 SLE 患者体内 sVCAM-1 水平更高[4]。表 6-1 总结了目前研究较多的细胞因子及其临床意义。

表 6-1　目前研究较多的细胞因子及其临床意义

细胞因子	参与 SLE 发病	参考文献	参与心脏损伤	参考文献
IL-1	与 SLE 无关或弱相关	[5]	病毒性心肌炎表达增高	[6]
IL-18	在 LN 中表达增高	[7-8]	病毒性心肌炎、缺血和扩张型心肌病中表达增加	[6,9-11]
IL-1/IL-1Rα	与 SLE 疾病活动和 LN 有关	[8,12-14]	与心肌细胞凋亡有关；IL-1 参与负性肌力作用	[10,15]
IL-17	与 SLE 疾病活动弱相关，与器官特异性表现的相关性不强	[7,16-17]	诱导心肌细胞凋亡	[18]
IL-6	与 LN、NPSLE、肌肉骨骼炎症有关，促进 B 细胞激活和自身抗体产生	[6-7,10]	心力衰竭和扩张型心肌病表达增加，诱导心肌细胞凋亡	[19]
TNF-α	与药物引起的 SLE 有关	[6-7]	心力衰竭和扩张型心肌病表达增加，诱导心肌细胞凋亡	[19]
IL-10	可能与 SLE 疾病活动有关	[8]	诱导心肌细胞凋亡	[19]
sST2（IL-1 受体家族成员）	与 SLE 疾病活动度有关	[20]	在心力衰竭和自身免疫性心肌炎的小鼠模型中观察到剂量增加；对心肌梗死的预后有价值	[21]

注：SLE. 系统性红斑狼疮；LN. 狼疮性肾炎；NPSLE. 神经精神性狼疮。

（二）Toll 样受体

Toll 样受体（toll-like receptor，TLR）介导的信号转导参与调节自身抗体的形成。TLR 存在于动脉粥样硬化病变中，进一步表明自身免疫与动脉粥样硬化之间存在关联。TLR 信号转导可以通过激活 SLE 患者的树突状细胞，促进 α 干扰素（interferon-α，IFN-α）释放进而诱导 TNF-α、IL-6 等细胞因子的产生。TLR 激活可通过细胞因子的聚集等诱导慢性炎症，并加速动脉粥样硬化。

（三）促炎高密度脂蛋白

高密度脂蛋白（high density lipoprotein，HDL）通过运输胆固醇进入肝脏进行代谢、抑制血管炎症和清除氧化物质发挥动脉粥样硬化保护作用。然而 SLE 患者的全身炎症、氧化应激和自身免疫导致 HDL 蛋白质组学和脂质组学特征发生变化。HDL 的这些组成变化导致功能失调的促炎 HDL（pro-inflammatory HDL，piHDL）形成。SLE 患者中形成 piHDL，抗动脉粥样硬化功能受损，胆固醇进入肝脏进行代谢的能力降低，抗氧化能力受损，抗炎特性减弱，而且 piHDL 可能通过诱导炎症来促进动脉粥样硬化。因此 piHDL 可能是 SLE 加速动脉粥样硬化的重要生物标志物[22]。

总之，多种炎症介质在 SLE 相关心血管疾病中起重要作用，但是尚未证实其成为 SLE 心血管病变的诊断工具。我们相信随着研究的不断深入，将有更多的细胞因子、心肌病变标志物等生物标志物应用于临床，也可能成为非侵入性诊断工具，或者成为治疗的新靶点。

三、影像学检查

（一）心电图检查

包括常规心电图、24 小时动态心电图、心电图运动负荷试验、遥测心电图、心室晚电位和心率变异性分析等。

1. **常规心电图**　常规心电图分析内容主要包括心率、节律、各传导时间、波形振幅、波形形态等，了解是否存在各种心律失常、心肌缺血/梗死、房室肥大或电解质紊乱等。

2. **运动负荷试验**　运动负荷试验是目前诊断冠心病最常用的一种辅助手段。通过运动增加心脏负荷而诱发心肌缺血，从而出现缺血性心电图改变的试验方法。常用活动平板运动试验，其优点是运动中即可观察心电图和血压的变化，运动量可按预计目标逐步增加。

3. **动态心电图**　动态心电图又称 Holter 监测，可连续记录 24~72 小时心电信号，这样可以提高对非持续性心律失常，尤其是一过性心律失常及短暂心肌缺血发作的检出率，对于诊断各种心律失常、晕厥原因、了解起搏器工作情况和采取措施预防猝死有重要意义。

（二）心脏超声检查

超声心动图是一种用于评估 SLE 患者心脏受累的无创且简便的方法[23]。它可用于筛查收缩和舒张功能异常、瓣膜功能障碍，并测量整体纵向应变（global longitudinal strain，GLS）以检测早期心肌功能障碍。对于心肌炎患者，超声心动图可以通过评价异常心肌节段的收缩功能，进而间接判断心肌损伤、室壁增厚及心包积液等情况，其准确性较高且方法简便。但是，超声心动图的诊断价值受限于以下情况：很多不严重的心肌炎患者有正常的超声心动图表现；超声心动图不能直接检测出 SLE 患者心肌灌注情况，也不能反映出 SLE 心肌炎损伤的部位及受损程度。

1. **M 型超声心动图**　M 型超声心动图把心脏各层的解剖结构回声以运动曲线的形式

予以显示,有助于深入分析心脏的活动。目前主要用于检测主动脉根部、二尖瓣和左室的功能活动。

2. **二维超声心动图**　二维超声心动图,又称心脏超声断层显像法,是各种心脏超声检查技术中最重要和最基本的方法,也是临床上应用最广泛的检查之一。它具有良好的空间方位性,直观且能显示心脏的结构和运动状态。常用的切面包括胸骨旁左室长轴切面、胸骨旁主动脉短轴切面、心尖四腔切面等。二维超声心动图可以观察心脏大血管的形态结构,了解心脏收缩功能和瓣膜的形态及运动,评价左心功能,测定心脏血流参数,对心肌炎有一定的诊断价值。

3. **多普勒超声心动图**　多普勒超声心动图包括彩色多普勒血流显像(CDFI)和频谱多普勒,后者又分为脉冲多普勒(PW)和连续波多普勒(CW),可分析血流发生的时间、方向、流速以及血流性质。在二维超声基础上应用多普勒技术可很好地观察心脏各瓣膜的功能。

4. **经食管超声心动图**　经食管超声心动图属于侵入性检查,指将超声探头置于食管或胃内,可以避免肥胖、肺气肿、胸廓等因素的影响,同时提高了心脏结构的可视性,对瓣膜赘生物、左心房血栓及主动脉夹层的诊断具有重要价值。

5. **心脏声学造影**　心脏声学造影通过注入含有微小气泡的液体于血液中,借助超声波对气体的强反射性,呈现出密集的"云雾影",以此观察血流的动向,了解可能存在于心内或大血管的分流,有助于诊断复杂的心脏畸形。

6. **实时三维心脏超声**　实时三维心脏超声可以更好地对心脏大小、形状及功能进行定量,尤其是手术计划中异常病变定位,为预后提供重要信息,还可指导某些心导管操作包括右心室心肌活检等。

（三）胸部 X 线检查

胸部 X 线检查能显示出心脏大血管的大小、形态、位置和轮廓,观察心脏与毗邻器官的关系和肺内血管的变化,可用于心脏及其径线的测量。左前斜位片显示主动脉的全貌和左右心室及右心房增大的情况。右前斜位片有助于观察左心房增大、肺动脉段突出和右心室漏斗部增大的变化。左侧位片能观察心、胸的前后径和胸廓畸形等情况,对主动脉瘤与纵隔肿物的鉴别及定位尤为重要。

（四）心脏 CT

以往心脏 CT 主要用于观察心脏结构、心肌、心包和大血管改变,而近几年,CT 血管成像(CT angiography,CTA)发展迅速,逐渐成为评估冠状动脉粥样硬化的有效无创成像方法,是筛查和诊断冠心病的重要手段。CTA 是指通过静脉注射适当对比剂后,利用多排螺旋CT 对冠状动脉进行扫描,从而了解冠状动脉病变的情况。这是一种简单有效且无创的冠状动脉早期疾病诊断和预测的方法之一。急性心肌梗死(acute myocardial infarction,AMI)是SLE 患者死亡的主要原因。由于其慢性炎症状态,SLE 患者冠状动脉疾病的患病风险增加。CTA 对于了解 SLE 冠脉管壁及冠脉外情况、冠心病支架置入术后和术后随访也有一定的优势。

（五）心脏磁共振成像

用于心血管系统的磁共振成像(magnetic resonance imaging,MRI)也被称为心脏 MR(cardiac magnetic resonance,CMR)。CMR 能全面显示心脏房室大小,室壁厚度以及心包等,动态电影能准确判断心脏整体和节段运动,此外,对左心室的收缩功能、长轴的短缩功能以及室壁增厚率等均可进行定性和定量分析,从而定量评价节段性及整体的左心室功能。对比剂(最常使用含钆元素的螯合剂)增强的心肌灌注扫描以及延迟强化,能评价心肌缺血和识别存活心肌。CMR 在疾病早期诊断和疾病的评估随访具有重要价值[24-27]。CMR 具有不同的成像序列,CMR 的稳态自由进动(steady-state free precession,SSFP)可用于评估左心室/右心室(RV-LV)容积、室壁运动和射血分数,CMR 的 STIR T_2 加权脂肪抑制序列(STIR T_2)可以评估近期心肌受累和活动性心肌疾病,CMR 的心肌延迟强化(late gadolinum enhancement,LGE)能够显示心肌梗死的区域。

虽然 CMR 对疾病早期诊断和疾病的评估随访具有重要价值,但目前 CMR 技术在风湿病心血管病中尚未普及。这可能与高成本、缺乏专业知识以及临床医师对其认识不足有关。而且 CMR 也有一定的局限性,比如,心肌病变需要达到一定的程度才可能在磁共振成像上表现出来,太小的病变由于空间分辨力有限及心脏扫描过程中心脏的搏动及呼吸运动等因素可能造成伪影而不能显示或显示不佳。目前 SLE 患者建议完善 CMR 临床适应证包括[28]:①心血管疾病和卒中的高风险患者,例如合并抗磷脂综合征(antiphospholipid syndrome,APS)的 SLE 患者;②有心脏受累的 SLE 患者,特别是 Libman-Sacks 心内膜炎;③新发心律失常和/或心力衰竭的 SLE 患者;④具有系统性表现和多器官受累的 SLE 患者。

随着磁共振成像的不断优化,通过组织定性的指标比如钆剂排除时间分辨的评估、参数成像、影像学标准与血清标志物相结合来将提高心脏磁共振的实用性;随着 CMR 技术的不断创新,风湿科医师的临床经验正在逐渐积累,未来可以更加有效、准确地诊断和评估 SLE 心血管病变。

(六)心肌核素检查

正常或有功能的心肌细胞可选择性摄取某些显像药物,摄取量与该部位冠状动脉灌注血流量成正比,也与局部心肌细胞的功能或活性密切相关。利用正常或有功能的心肌显影而坏死和缺血的心肌不显影(缺损)或影像变淡(稀疏),可以定量分析心肌灌注、心肌存活和心脏功能。显像技术包括心血池显像、心肌灌注显像、心肌代谢显像等。临床上常用的显像剂包括 ^{201}TI、^{99m}Tc-MIBI 及 ^{18}FDG 等。常用的成像技术包括单光子发射计算机断层显像(single photon emission computed tomography,SPECT)和正电子发射断层显像(positron emission tomography,PET),与 SPECT 相比,PET 特异度、灵敏度更高。

核医学心肌灌注显像检查是诊断心肌炎的一种灵敏指标。该检查主要借助核素药物 ^{201}TI 通过主动转运及被动扩散被心肌细胞摄取的生理特性,反映心肌细胞膜通透性完整与否以及心肌细胞是否有活性。有研究[29-30]通过 ^{99m}Tc-MIBI 心肌灌注显像技术发现年轻 SLE 患者存在过早、加速的动脉粥样硬化。心肌核素显像可以评价心肌受损程度和部位,但由于乳腺、胸大肌、肝脏等可以造成衰减以及技术因素等,易引起心肌显像呈假阳性。同时由于示踪剂利用受限,分辨率较低及辐射问题等,目前核医学技术已较少用于心肌炎诊断。

四、侵入性检查

(一)冠状动脉造影

冠状动脉造影是诊断冠状动脉粥样硬化性心脏病的一种常用且有效的方法,现已广泛应用于临床,被认为是诊断冠心病的"金标准"。冠状动脉造影术的主要作用是可以评价冠状动脉血管的走行、数量和是否畸形;评价冠状动脉病变的有无、严重程度和病变范围;评价冠状动脉功能性的改变,包括冠状动脉的痉挛和有无侧支循环的有无;同时可以兼顾左心功能评价。在此基础上,可以根据冠状动脉病变程度和范围进行介入治疗;评价冠状动脉搭桥术和介入治疗后的效果;并可以进行长期随访及预后评价。

SLE 的慢性炎症状态与动脉粥样硬化的加速有关,当冠状动脉受到影响时,可以导致 AMI。其病理机制多种多样,包括动脉粥样硬化(最常见)、动脉炎、血栓栓塞、痉挛等。冠状动脉痉挛是导致 SLE 发生 AMI 的少见病因之一,有时可能会被忽略[31]。临床上可以通过冠脉造影进行鉴别[32]。

（二）右心导管检查

右心导管检查是一种有创介入技术,将心导管经周围静脉送入上、下腔静脉,右心房,右心室,肺动脉及其分支,在腔静脉及右侧心腔进行血流动力学、血氧和心排血量测定,经导管内注射对比剂进行腔静脉、右心房、右心室或肺动脉造影,可以了解血流动力学改变,用于诊断简单(房间隔缺损、室间隔缺损、动脉导管未闭)和复杂(法洛四联症、右心室双出口)的先天性心脏病、判断手术适应证和评估心功能状态。临床上可应用漂浮导管在床旁经静脉(多为股静脉或颈内静脉)利用压力变化将气囊导管送至肺动脉的远端,可持续床旁血流动力学测定,主要用于急性心肌梗死、心力衰竭、休克等有明显血流动力学改变的危重患者的监测,可排除左 - 右心内分流和其他严重的左心疾病,查找肺动脉高压的原因,因此右心导管检查在原因不明的肺动脉高压的诊断与评估方面有着十分重要的作用。在 SLE 合并肺动脉高压的患者中可联合右心漂浮导管检查进行明确诊断和评估病情。右心导管检查时测定的项目包括心率、右房压、肺动脉压(收缩压、舒张压、平均压)、肺毛细血管楔压、心输出量、肺血管阻力和体循环阻力、动脉及混合静脉血氧饱和度等,对于评价 SLE-PAH 患者右心室和肺动脉的血流动力学状态,了解病情严重程度,指导治疗均有十分重要的意义。

（三）左心导管检查

经周围动脉插入导管,逆行至主动脉、左心室等处进行压力测定和心血管造影,可了解左心室功能、室壁运动及心腔大小、主动脉瓣和二尖瓣功能,并可发现主动脉、颈动脉、锁骨下动脉、肾动脉及髂总动脉的血管病变。

（四）心脏电生理检查

心脏电生理检查是以心脏的整体或一部分为对象,记录心内心电图、标测心电图和应用各种特定的电脉冲刺激,借以诊断和研究心律失常的一种方法。心脏电生理检查对于窦房结、房室结功能评价,预激综合征旁路定位,室上性心动过速和室性心动过速的机制研究以及筛选抗心律失常药物和拟定最佳治疗方案,均有实际重要意义。另外,心脏电生理检查对埋藏式心脏起搏器、植入型心律转复除颤器(implantable cardioverter defibrillator,ICD)和抗心动过速起搏器适应证的选择和临床功能参数的选定也是必不可少的,对导管射频消融治疗心动过速更是必需的。

（五）腔内成像技术

1. 心腔内超声　心腔内超声将带超声探头的导管经周围静脉插入右心系统,显示的心脏结构图像清晰,对瓣膜介入及房间隔穿刺等有较大帮助。

2. 血管内超声（intravascular ultrasound,IVUS）　血管内超声将小型超声换能器安装于心导管顶端,送入血管腔内,可显示血管的横截面图像,并进行三维重建,可评价冠状动脉病变的性质,定量测定其最小管径、面积、斑块大小及血管狭窄百分比等,对估计冠脉病变严重程度、指导介入治疗等有重要价值。

3. 光学相干断层扫描（optical coherence tomography，OCT） 光学相干断层扫描将利用红外光的成像导丝送入血管内，可显示血管的横截面图像，并进行三维重建，其成像分辨率较血管内超声提高约 10 倍。

（六）心内膜和心肌活检

利用活检钳夹取心脏内壁组织，以了解心脏组织结构及其病理变化。一般多采用经静脉右心室途径，偶用经动脉左心室途径。对于心肌炎、心肌病、心脏淀粉样变性、心肌纤维化等疾病具有确诊意义。对心脏移植后排斥反应的判断及疗效评价具有重要意义。

总之，SLE 患者心脏受累需要影像学检查进行鉴别和病情评估，SLE 患者心血管并发症的常用评价手段可参考表 6-2。

表 6-2 SLE 患者主要心血管并发症的常用评价方法

部位	相关疾病	非侵入性成像	侵入性成像
冠状动脉	冠心病	MRI、CT	IVUS、OCT、DSA
心肌	心肌炎、心肌病、MI（CAD 继发缺血）、心内膜炎和 HF	MRI、CT、分子成像*、超声	EMB 心脏导管术
瓣膜	瓣膜关闭不全和狭窄	超声、MRI	心脏导管术

注：MI. 心肌梗死；CAD. 冠状动脉疾病；HF. 心力衰竭；MRI. 磁共振成像；CT. 计算机体层成像；IVUS. 血管内超声；OCT. 光学相干断层扫描；DSA. 数字减影血管造影；EMB. 心肌活组织检查。*分子成像设施包括 PET、SPECT、PET-CT 和 PET-MRI。

第三节 重症狼疮心脏受累的临床特征及治疗策略

一、狼疮性心包炎

早在 1924 年，Keefer 等学者提出 SLE 可累及心包。心包炎是 SLE 最常见的心脏表现，可伴或不伴心包积液，可单独出现，亦可同时伴有胸膜炎[33]。心包炎多见于有其他脏器病情活动的 SLE 患者。在 SLE 亚急性期及慢性期，心包炎亦可持续存在。50% 以上的 SLE 患者在病程中的某个阶段会出现心包炎，当心包积液量较少时可没有症状，但部分患者会出现大量心包积液导致心脏压塞，需要紧急处理。

（一）狼疮性心包炎的临床表现及实验室检查

狼疮性心包积液多见于疾病活动期，积液量常呈少量至中等，一般少于 500ml，故出现心脏压塞现象不多。但有约 7% 的患者检测到中度至大量心包积液[33]。心包积液多为炎性渗出液，积液中有免疫复合物、ANA、狼疮细胞。病理特点为纤维蛋白性心包炎。

心包积液的临床表现通常为心前区锐痛，端坐位可缓解。较典型的临床表现为胸骨后或心前区疼痛，呼吸、咳嗽、吞咽、转身或胸部前俯时加剧，可以放射至左肩、背部、颈部及上腹部。症状轻重不一，持续时间可短暂仅数小时，亦可持续数周甚至数年。大量心包积液发生心脏压塞者常常出现呼吸困难、血压下降、心率增快以及右心静脉回流受阻的表现，如颈静脉充盈或怒张、胸腔积液、腹水、肝脏肿大、下肢水肿等。

当短期内出现大量心包积液,使心包腔压力快速上升会引起急性心脏压塞。心脏压塞是临床非常危急的一个急重症,表现为窦性心动过速、血压下降、脉压变小和静脉压明显升高。如果心排血量显著下降,可造成急性循环衰竭和休克。如果液体积聚较慢,则出现亚急性或慢性心脏压塞,产生体循环静脉淤血征象,表现为颈静脉怒张,库斯莫尔征(Kussmaul sign),即吸气时颈静脉充盈更明显。还可出现奇脉,表现为桡动脉搏动呈吸气性显著减弱或消失、呼气时恢复;奇脉也可通过血压测量来诊断,即吸气时动脉收缩压较吸气前下降10mmHg或更多。

反复发作的心包炎患者,可能会发生心包增厚,比如发展为缩窄性心包炎,是一种罕见的严重慢性并发症。SLE并发缩窄性心包炎的报道很少,其性别分布亦与其他病因引起的缩窄性心包炎相同,以男性多见。心包囊壁的增生性纤维化可引起心包缩窄,影响心脏舒张期充盈。

在少数情况下,SLE患者由于久病体弱或伴有肾衰竭,加上免疫抑制剂的应用,使机体免疫功能低下而出现感染性心包炎,常由金黄色葡萄球菌、白念珠菌等引起,其中约半数患者可出现心脏压塞。其病理检查可见心包层有纤维化、增厚,血管周围单核细胞浸润。

狼疮性心包炎急性期的心电图改变可有典型的ST段上抬、T波增高,故对有心脏症状的SLE宜常规做心电图随访,及时发现上述改变,早期诊断心包炎。当同时伴有狼疮性心肌炎时,心电图表现为ST段上抬,同时伴有T波倒置。二维超声检查对心包病变较为灵敏,对心包增厚及心包积液的检出率为24%~49%。多数SLE患者的心包受累呈良性病程,多为纤维素性心包炎,数年后常复发。

(二)狼疮性心包炎的治疗策略

1. **基础治疗** 狼疮性心包炎的治疗取决于患者全身情况及心包炎的严重程度。无症状的少量心包积液不需特别治疗。症状轻且积液少者可应用非甾体抗炎药治疗,或可加用硫酸羟氯喹。严重或难治性反复发作的患者,需要应用糖皮质激素治疗,一般泼尼松20~40mg/d。病情重者酌情加大激素用量,亦可用大剂量免疫球蛋白冲击治疗。大部分合并心包积液者预后较好,若合并化脓性心包炎,则预后较差。

2. **对症治疗** 当出现心脏压塞时,早期识别、早期治疗对于挽救患者生命至关重要。首先进行升压补液,而不是按照心力衰竭处理,给予利尿治疗;此外,应紧急进行床旁或者超声引导下的心包穿刺术,使心脏压塞的症状得到缓解;必要时可行外科手术治疗,以缓解患者的症状,抢救患者的生命。

心包穿刺是借助穿刺针直接刺入心包腔的诊疗技术,是解除心脏压塞最简单有效的手段,对所有血流动力学不稳定的急性心脏压塞,均应紧急行心包穿刺或外科心包开窗引流,解除心脏压塞。对伴休克患者,需扩容治疗,可增加右心房及左心室舒张末期压力。对于血流动力学稳定的心包积液患者,应设法明确病因,针对原发病进行治疗的同时应注意血流动力学情况,必要时心包减压并将引流液送实验室检查。

心包穿刺的目的是:①引流心包腔内积液,降低心包腔内压,是急性心脏压塞的急救措施;②通过穿刺抽取心包积液,做生化测定,涂片寻找细菌和病理细胞,做结核分枝杆菌或其他细菌培养,以鉴别诊断各种性质的心包疾病;③通过心包穿刺,注射抗生素等药物进行治疗。

心包穿刺宜在手术室进行,由胸外科医师及麻醉师操作,因SLE患者对心包穿刺的耐受性很差,长期病程使心包膜完全血管化,穿刺操作易穿破血管甚至冠状动脉,且同时存在的狼疮性心肌炎使心室肌松软,当穿刺损伤心肌引起撕裂时,松软的心肌不能有力地收缩使小的穿刺孔闭合。因此当有致命性的心脏压塞时可做心包穿刺以减压,但更宜做心包开窗引流,能在直视下引流,减少损伤引起的并发症;同时能留置引流管,以减少快速增加的积液。

二、狼疮性心肌炎

心肌受累是 SLE 较为少见但严重的临床表现,可以导致致死性心力衰竭和心律失常[34]。病理学研究表明,SLE 相关的心肌炎是一种血管性疾病,而不是原发性心肌病。狼疮性心肌炎的发病机制尚不明确,但免疫荧光检查发现病变心肌血管壁及肌囊内有免疫球蛋白及补体沉积,在心肌组织中以及血管周围可以发现淋巴细胞、浆细胞的浸润。

(一)狼疮性心肌炎的临床表现及实验室检查

SLE 原发性心肌受累者不多见,其尸检检出率为 40%,有临床表现诊断为狼疮性心肌炎者为 8%~14%,表现为急性心肌炎者占 8%~10%。当患者出现下列几种临床表现时要考虑狼疮性心肌炎:无法解释的心力衰竭或心脏扩大、无法解释的心动过速和心电图异常。心脏超声可证实心脏舒张或收缩异常和／或整体收缩活动减弱。

狼疮性心肌炎的临床表现与其他病因引起的心肌炎者相似,其最早表现常为与体温上升比例不一致的窦性心动过速,继而出现呼吸困难、发绀、心脏呈弥漫性扩大,心尖搏动可位于左腋前线,伴心前区杂音、奔马律及各种心律失常,5%~44% 的患者有充血性心力衰竭,但其他非心肌炎因素如同时存在的贫血、难治性高血压、全身感染、心瓣膜病及由肾病或激素治疗引起的水钠潴留等亦可导致充血性心力衰竭,故需慎重考虑,以鉴别此充血性心力衰竭是否由狼疮性心肌炎引起。

实验室检查有助于狼疮性心肌炎的诊断。狼疮性心肌炎患者可以出现心肌酶、肌钙蛋白、BNP 等指标升高,心电图可显示 T 波倒置以及 ST-T 的改变。超声心动图虽不特异,但有助于诊断,常见的有弥漫性、区域性、节段性室壁运动异常,严重者可出现心腔扩大、射血分数下降。CMR 的灵敏度高于超声,是诊断狼疮性心肌炎的常用检查,阳性患者可见 T_2 加权高信号影。另外,心肌核素显像也可以观察到心肌摄取能力减弱。

(二)狼疮性心肌炎的治疗策略

狼疮性心肌炎多预后不良,5 年病死率高达 20%。SLE 伴急性心肌炎者需用激素治疗以缓解症状,一般用泼尼松 1mg/(kg·d),多数患者对泼尼松治疗的反应较好,扩大的心室可能恢复至正常。部分重症患者需要接受激素冲击治疗(0.5~1g/d,3~5 天)。除激素外,需要联合免疫抑制剂如硫唑嘌呤、环磷酰胺等,静脉注射丙种球蛋白对心肌的治疗有益,部分患者经血浆置换后也可得到改善。对于合并充血性心力衰竭的患者,需要使用降低后负荷的药物,利尿剂及增强心肌收缩力的药物,此外,还需要积极控制血压。

病情缓解的患者临床表现为奔马律消失、心影变小,心电图显示倒置的 T 波恢复正常,严重心力衰竭者亦有明显改善,但即使临床明显好转,有病例报道在治疗 8 周后重复心肌活检显示其病理改变上的间质纤维化及淋巴细胞浸润仍持续存在。

三、狼疮性瓣膜病变

狼疮性瓣膜病变发生率约 12%~73%,包括非典型疣状心内膜炎、瓣膜增厚、瓣膜反流和瓣膜狭窄。SLE 瓣膜受累以二尖瓣最为常见,有时累及三尖瓣及主动脉瓣。SLE 瓣膜受累的患者中,22% 的患者出现卒中、周围血管栓塞、充血性心力衰竭、感染性心内膜炎或死亡,需要行瓣膜置换术。研究发现免疫复合物的沉积及抗磷脂抗体(antiphospholipid antibody,APA)可能参与瓣膜病变,但具体机制仍未阐明[35]。

（一）狼疮性瓣膜病变的临床表现及实验室检查

SLE 累及心瓣膜时病情轻重不一,轻者可无临床表现,约 1%~2% 的患者可出现严重血流动力学改变而需人工瓣置换甚至双瓣置换。狼疮性瓣膜病变中最具有特征性的是非典型疣状心内膜炎。此病由 Libman 及 Sacks 于 1924 年首次描述,故又称 Libman-Sacks 心内膜炎(简称 L-S 心内膜炎),通过免疫荧光检测可发现 Libman-Sacks 心内膜炎患者心脏瓣膜处有免疫复合物及补体的沉积[36]。Libman-Sachs 心内膜炎表现类似于任何其他形式的心内膜炎,常见表现包括发热、心动过速、血栓栓塞、心脏杂音和贫血。腱索、乳头肌或瓣膜环的受累可能导致结构完整性丧失和血流动力学变化,出现瓣膜功能不全,常常累及二尖瓣和 / 或主动脉瓣,以关闭不全为多见,亦可伴有瓣膜开放口径狭窄[37-38]。图 6-1 为一例 SLE 合并 Libman-Sacks 心内膜炎患者二尖瓣膜赘生物切除照片。

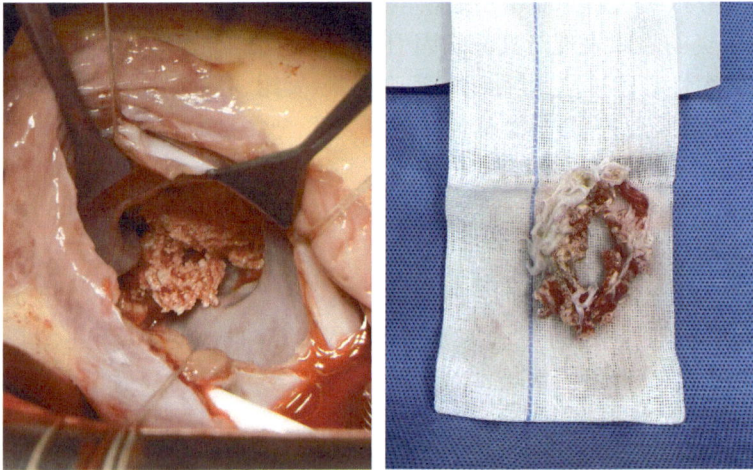

图 6-1　18 岁男性 SLE 患者合并 Libman-Sacks 心内膜炎,行心脏瓣膜瓣赘生物切除术

SLE 患者常见心脏杂音,这可能只是由发热和贫血时心排出量增高引起,也可能反映如二尖瓣脱垂或感染性心内膜炎等病理状态。其瓣膜病变形成的原因系多方面影响,主要为 Libman-Sacks 心内膜炎,使瓣叶由于纤维样变性变得菲薄而致穿孔,瓣叶纤维化或伴感染性心内膜炎,加上高血压,使心脏收缩期负荷增高,加重了血流动力学改变;亦有乳头肌纤维样坏死及腱索断裂等病变;激素治疗促使疣状赘生物愈合、纤维化及结痂,曾有报道大剂量激素治疗数周后可快速出现重度二尖瓣关闭不全。二尖瓣损害多数为后叶及其腱索变短,并黏附于心室壁的心内膜上,导致二尖瓣变形、挛缩及穿孔。临床有 1%~2% 的患者出现明显的二尖瓣关闭不全,在此基础上继发感染性心内膜炎,后者发生率为 1.3%,尸检检出率为 4.9%。

心脏瓣膜病变可通过经胸超声心动图(transthoracic echocardiography,TTE)或经食管超声心动图(transesophageal echocardiography,TEE)确定。当出现新的杂音时,首选 TTE 检查。心脏超声检查是无创地显示心瓣膜的形态及功能改变的最佳方法,同时可以评估有无瓣膜反流等情况,但不能作为诊断的依据。但是当 TTE 不能诊断或疑血栓栓塞时需行 TEE 检查,因为有研究认为 TEE 比 TTE 更利于发现 Libman-Sacks 心内膜炎[39]。

（二）狼疮性瓣膜病变的治疗策略

目前对于狼疮性心瓣膜病变的治疗尚无统一观点。应用糖皮质激素是否促进瓣膜病变的稳定及愈合仍有争议。一般症状不显著患者以治疗 SLE 原发病为主（详见总论），而对于存在血流动力学改变的患者可考虑行瓣膜置换或成形术。如果脱落可以引起栓塞，常见有脑栓塞和外周血管栓塞，可并发感染性心内膜炎，需要引起注意。

四、狼疮性冠状动脉病变

冠状动脉病变是长病程 SLE 患者常见并发症。25%~40% 的 SLE 患者尸检可见动脉粥样硬化[40]。一项流行病学研究发现，年轻女性 SLE 患者发生心肌梗死的风险是同年龄对照组的 50 倍。Ward 等人发现，与年龄匹配的非 SLE 女性相比，年轻的 SLE 女性患者（18~44 岁）发生心肌梗死的可能性是其 2.27 倍，发生充血性心力衰竭的可能性是其 3.8 倍[41]。虽然许多研究认为 SLE 患者多合并经典动脉粥样硬化的危险因素，如高血压、使用糖皮质激素等，但仅这些危险因素尚不足以解释 SLE 患者心肌梗死的发生风险增加。因此，有学者认为 SLE 疾病本身导致的冠脉损伤是发生心肌梗死的独立危险因素。

（一）狼疮性冠状动脉病变的临床表现及实验室检查

有冠心病的 SLE 患者与普通人合并冠心病的临床表现相似，可以表现为稳定型心绞痛，少部分患者还可以出现急性冠脉综合征的表现。需要注意的是，在这些患者中，有些症状有可能会因为患者比较年轻而容易归因于浆膜炎或其他 SLE 的并发症和非 SLE 相关的疾病，在临床上，我们需要对 SLE 患者合并心血管疾病保持警惕，SLE 患者出现任何提示缺血性心脏病的体征或症状时，无论年龄大小，都需要进一步排除冠心病。

在普通人群中诊断和评估心血管疾病的方法同样适用于 SLE 患者。可以进行心脏运动负荷试验进行评估。有研究证实女性患者运动负荷试验的准确性低于男性，此项检查对女性冠心病患者的灵敏度和特异度较差[42]。血管超声（颈动脉斑块或血管弹性的评估）、心脏磁共振、血管造影和 CT 扫描目前均可用于评估 SLE 患者的心血管疾病患病率和风险，但目前尚未用于 SLE 患者的常规筛查和评估。此外，由于 APS 也可以出现冠状动脉血栓，检测 APA 也具有一定的临床意义。

出现冠脉病变的患者可出现稳定型心绞痛的典型症状，包括疲劳、活动耐力下降；用力时胸背部疼痛，可能会放射到颌下、肩部或手臂；还有时表现为胃灼热感、紧张、大汗、呼吸短促伴有咽喉或者气管上方紧缩感。实验室检查可出现心肌酶、BNP、肌钙蛋白等指标升高。稳定型心绞痛发作时心电图可以看到以 R 波为主的导联中 ST 段压低，T 波平坦或倒置，部分患者可以出现传导阻滞及心律失常等。可以依据患者病情进行动态心电图及心脏负荷试验。超声心动图可以通过观察室壁运动、心腔形态、心室射血分数等有无异常来判断是否存在心肌缺血。冠状动脉造影是反映冠脉阻塞程度最有价值的有创检查，可以显影左、右冠脉至直径小到 100μm 的分支。冠脉 CTA 及 CMR 也可以一定程度地评估冠脉情况，但目前对于诊断和评估冠心病的推荐级别不高。

SLE 患者还可以出现急性冠脉综合征表现，表现为心绞痛加重、大汗、皮肤苍白湿冷、恶心、呕吐、呼吸困难、出现第三或第四心音等表现。原来可以缓解心绞痛的措施无效或不完全有效。如果冠脉严重阻塞的时间过长，组织学上有心肌坏死，则血清心肌酶、肌钙蛋白等会异常升高，心电图可以呈现心肌缺血改变。需要紧急请心内科评估，并及时行介入手术治疗。

（二）狼疮性冠状动脉病变的治疗策略

SLE 伴冠心病患者的治疗原则需根据患者具体情况而定，当同时有心外损害（包括心外病变）时需同时采取多方面的治疗措施；当心脏以外其他脏器未累及时，其处理视心脏情况而定，因此需先对心脏、大血管受累的程度及范围进行系统及深入的评估，包括评估原发病的活动情况及心血管造影等检查。对 SLE 伴冠心病的患者，判别其冠状动脉病变系动脉粥样硬化或是动脉炎引起相当重要；血管炎者，其冠状动脉造影显示冠状动脉管腔从正常骤变到重度狭窄，或局部血管呈动脉瘤样扩张，此时的治疗宜用大剂量激素和 / 或细胞毒性药物或手术，亦可酌情选用经皮腔内冠状动脉成形术（percutaneous transluminal coronary angioplasty，PTCA）。对于阻塞性冠心病患者，可能需要包括经皮冠状动脉介入治疗（percutaneous coronary intervention，PCI）和冠状动脉旁路手术在内的干预措施。值得注意的是，SLE 患者在冠心病介入治疗后有可能会出现更多的并发症。一项对 28 例接受 PCI 治疗的 SLE 患者的研究发现，手术成功率和术后第一年中相关并发症的比例在 SLE 患者与非 SLE 患者中并无明显差异，但在一年后，SLE 患者有可能再次出现心肌梗死或需要进行血管重建[43]。一项针对 SLE 患者的冠状动脉搭桥术的研究显示，住院病死率在 5.7%~17% 之间。9 例患者中有 6 例报告了并发症，包括早期移植物血栓形成、出血和伤口并发症，有 2 例发生晚期死亡，包括心脏性猝死和败血症[44]。

除了冠状动脉病变本身的治疗之外，针对 SLE 患者应同样重视其冠心病危险因素的治疗并采取预防措施，如戒烟、适量运动、控制血压、降血脂及减轻体重等，这些对于减缓动脉粥样硬化性疾病进展也很重要。已知可改变的心血管危险因素包括：高血压、高血脂、糖代谢受损、缺乏体育活动、吸烟、低纤维饮食、心理社会因素（如抑郁症）等。治疗药物的选择可以根据原发病及相关的共患病情况选择最佳药物。例如，血管紧张素转换酶抑制剂在控制血压方面有效，同时具有预防肾脏瘢痕形成、减少蛋白尿及抗氧化等优势，有助于维持肾功能。在有冠心病或充血性心力衰竭的 SLE 患者中，β 受体阻滞剂可能为这些疾病提供额外获益[50]。而应用硫酸羟氯喹与 SLE 患者血糖水平及糖尿病发病率降低有关，因此从代谢角度来看，硫酸羟氯喹可能使患者长期获益。

总之，SLE 患者可以出现冠脉受累，临床上需要进行快速识别和早期治疗，并且需要提高对这一人群中冠心病的体征和症状的早期识别。同时应加强患者教育，建议改变不良的生活方式，定期监测可干预的风险因素，最终降低死亡率。

五、狼疮性传导系统异常

SLE 患者常合并传导系统异常，患病率约 5%~74%，其心电图异常可表现为束支传导阻滞、房室传导阻滞、完全性房室传导阻滞及房性期前收缩等，SLE 患者心律失常的常见类型及发生比例见表 6-3。目前认为 SLE 传导系统异常是由免疫介导的炎症对血管和传导系统的损伤引起。组织病理学显示为窦房结和房室结变性、纤维化及炎性淋巴细胞浸润。另外，缺血性心脏病、既往心脏手术史、内分泌系统疾病或药物因素（例如由皮质类固醇、甲氨蝶呤、氯喹引起的药物性心律失常）等[45-47]也可能导致患者心律失常。

母体循环中的 IgG 型抗 SSA/Ro 抗体及抗 SSB/La 抗体通过胎盘传递给胎儿可导致新生儿发生先天性完全性心脏传导阻滞[48]。新生儿狼疮传导缺陷的具体机制尚不清楚，可能因心内膜弹性纤维变性、心室扩张等因素导致，可引发晕厥、心源性猝死和心力衰竭等临床表现[49]。出现完全性心脏传导阻滞或高度房室传导阻滞的成人 SLE 患者中,部分出现抗Ul-RNP 抗体、抗 SSA/Ro 抗体及抗 SSB/La 抗体,这些抗体是否是其传导异常的病因尚待进一步证实[50]。

表 6-3 SLE 心律失常及传导异常的发生比例

心律失常及传导异常	发生比例 /%
窦性心动过速	15~50
房性期前收缩	63.4
心房颤动	2.8
心室异位	45.8
Q-T 间期延长	15.3
Q-T 离散度增加	38.1
传导阻滞	34~70

（一）狼疮性传导系统异常的临床表现

在 SLE 患者中,窦性心动过速较为常见,部分患者可出现Ⅰ度和Ⅱ度心脏传导阻滞,而完全性心脏传导阻滞较为罕见。患者可能表现为短暂性传导系统异常,也可能发展为持续性或进行性传导系统疾病。中青年 SLE 女性患者和病程较长患者发生传导系统异常的风险较高。传导系统异常可能是无症状的,只有在对其进行心血管评估时才能确定。对于高度传导阻滞或心室传导阻滞的患者,其表现可包括充血性心力衰竭、心悸、运动耐力受损或晕厥。可通过心脏听诊发现心律失常,如广泛分裂的 S1 或 S2,需要关注传导系统功能紊乱。通过完善心电图检查可以确诊传导系统异常。心脏病学和电生理学评估可能有助于风险评估和分层。

（二）狼疮性传导系统异常的治疗策略

心脏结构正常的无症状患者,没有其他传导系统异常病因的证据,可能只需要观察,同时继续 SLE 原发病的达标治疗。永久性高度传导阻滞患者或症状性患者可能需要药物治疗或植入起搏器,处理措施类似单纯心律失常的治疗。

（三）新生儿心脏传导异常

SLE 引起的胎儿或新生儿先天性心脏传导阻滞的发病率和病死率较高,临床上需要尽早通过胎儿动态心电图和 / 或超声心动图检测出先天性传导阻滞,以便在妊娠第 14~24 周内记录房室（AV）传导阻滞[51]。先天性心脏传导阻滞的死亡率取决于出生时的胎龄,如果在 34 周之前出生,则预后较差。出生时患有Ⅰ度和Ⅱ度传导阻滞的婴儿可能会发展为完全性房室传导阻滞。对于心脏传导阻滞程度较低的患者,地塞米松或倍他米松是主要的治疗方法。不建议使用类固醇激素治疗完全性心脏传导阻滞的患者,并且可能无法治愈;大多数情况下会在出生后立即安装起搏器,甚至需要终身使用心脏起搏器[52]。然而,即使在植入起搏器后,仍有 5%~11% 的患者出现心力衰竭[53]。

六、狼疮性心力衰竭

心力衰竭是 SLE 常见的临床症状,心功能受累病因多数为 SLE 引起的肌炎及高血压,少数为 SLE 性心瓣膜病、贫血及冠状动脉性心脏病（coronary artery heart disease,CHD）。临床上不少 SLE 患者虽无心脏症状,但心功能已显示异常,在 SLE 活动期更为明显,随着激素治疗后病情的稳定而改善。SLE 患者中充血性心力衰竭临床表现的发生率为 5%~11%。此外,自糖皮质激素治疗引入以来,病理研究此病患病率已经下降,据报道患病率低至 7%[41]。

（一）狼疮性心力衰竭的临床表现

1. **急性心力衰竭** 急性心力衰竭往往表现为迅速发生或者在慢性心力衰竭的基础上急性加重的症状和体征。患者可以表现为急性肺水肿,典型发作为突然、严重气急,每分钟呼吸可达 30~40 次,端坐呼吸,面色灰白,口唇发绀,大汗,常咳出泡沫样痰,严重者可从口腔和鼻腔内涌出大量粉红色泡沫液。发作时心率、脉搏增快,血压可升高、正常或低于正常。两肺可闻及广泛的湿啰音和 / 或哮鸣音,心尖部可听到奔马律。X 线检查可见典型蝴蝶形大片阴影由肺门向周围扩展。若患者心输出量突然显著减少,则可引起心源性休克及心源性晕厥。严重患者可出现心搏骤停甚至猝死。血浆 BNP 和 NT-proBNP 显著升高有助于诊断。

2. **慢性心力衰竭** 慢性心力衰竭可以分为左心衰竭、右心衰竭和全心衰竭。

（1）左心衰竭:SLE 患者出现左心衰竭可以表现为左心室收缩功能异常和左心室舒张功能异常。有学者对 SLE 患者无创性测定心脏收缩时间间期(systolic time interval,STI),发现其左室射血时间缩短、射血前期延长,同样提示左心室收缩功能受累;并经对照组分析,上述改变与年龄、病程、血压高低、是否贫血、是否患有肾病、是否有激素治疗史及免疫活动程度无关。左心舒张功能异常的患者临床多无典型症状,舒张功能异常出现在收缩功能改变之前,故从早期诊断而言,舒张功能的检查是一种更为灵敏的心功能指标。有报道提示病情稳定的 SLE 患者在左心室收缩功能仍处正常时,其舒张功能即可异常,且随年龄的增大而减退。

左心衰竭的患者多合并高血压、冠心病,主动脉瓣病变和二尖瓣关闭不全,最主要的症状为呼吸困难,可表现为劳力性呼吸困难、阵发性夜间呼吸困难和端坐呼吸等。同时,由于心输出量下降,骨骼肌供血不足,患者常伴有倦怠、乏力、运动耐量下降等表现。

（2）右心衰竭:出现右心衰竭的患者由于慢性持续淤血可引起各脏器功能改变。长期消化道淤血引起食欲缺乏、恶心、呕吐等;肾脏淤血导致尿量减少、夜尿增多;肝淤血引起上腹饱满,甚至黄疸。体格检查可出现颈静脉充盈、肝颈静脉回流征阳性、下垂性水肿、胸腔积液、腹水的表现。心脏彩超可以发现右心增大及三尖瓣关闭不全。实验室检查可见转氨酶及胆红素升高,血肌酐及尿素氮升高等。

（二）狼疮性心力衰竭的治疗策略

SLE 患者出现充血性心力衰竭时,其治疗主要针对引起心力衰竭的因素。有活动性心肌炎、心包炎时宜用激素治疗;若由高血压、贫血或冠心病引起,则需纠正血压及治疗贫血、冠心病,此时若用激素会加重心力衰竭。比如对于有高血压和相关充血性心力衰竭的患者,降压治疗是关键;而缺血性心脏病相关心功能不全的治疗包括血运重建以改善心肌供氧等。中度至重度左心室功能障碍是心律失常和心源性猝死的独立危险因素,可以行动态心电图监测和电生理评估等检查进一步明确诊断;对于持续的严重左心室功能不全的患者,抗凝治疗可用于预防血栓栓塞性疾病。SLE 中的心肌炎引起的心力衰竭应采用大剂量糖皮质激素治疗,根据临床反应和其他疾病表现,通常从静脉治疗开始,然后改为口服治疗。环磷酰胺、硫唑嘌呤和静脉注射免疫球蛋白辅助激素治疗也对患者有益。对于充血性心力衰竭患者,利尿、限盐限水、减少后负荷等支持和抗心力衰竭治疗可能有助于缓解临床症状。对于传导系统受累的患者,抗心律失常治疗和抗凝可能是必要的。

第四节　经典病例分享

一、病例摘要

患者,女性,31 岁。

主诉:上腹痛 4 天。

现病史:4 天前无明显诱因出现上腹痛,由间歇性疼痛转变为持续性疼痛,2 小时前疼痛难忍就诊于急诊科。检查心电图显示 V_{1-4} 的 ST 段抬高,I、aVL 和 V_{2-6} 的 T 波倒置,超声心动图显示前间壁和左心室心尖运动不全,以"冠心病"为诊断收入院。发病来,神志清,精神欠佳,大小便正常,食欲睡眠可,体重无明显变化。

既往史:SLE 病史 8 年。

患者无抽烟史,未生育。

二、入院初步诊断

冠心病

急性心肌梗死

系统性红斑狼疮

三、体格检查

体温 36.9℃,呼吸 20 次 /min,心率 100 次 /min,血压 120/80mmHg,体重指数 18.7kg/m²;心脏听诊未闻及明显杂音,余体格检查未见明显异常。

四、实验室检查

血常规:白细胞计数(WBC)13.4×10⁹/L,血红蛋白(Hb)124g/L,血小板计数(PLT)125×10⁹/L;尿蛋白和隐血均为阴性;ESR 65mm/h;C 反应蛋白 22.2mg/L;N 端脑钠肽前体(NT-proBNP)51pg/ml,白蛋白 40.5g/L;心肌酶:ALT 76U/L,AST 78U/L,肌酸激酶(CK)518U/L,肌酸激酶同工酶(CK-MB)40.5U/L,乳酸脱氢酶(LDH)288U/L;血清总胆固醇 2.1mmol/L,低密度脂蛋白(LDL)1.9mmol/L,高密度脂蛋白(HDL)1.7mmol/L,甘油三酯(TG)0.55mmol/L;血凝全项、甲状腺功能、肾功能、血糖均正常。

ANA 谱:ANA 粗颗粒型 1:320,抗 SSA 抗体(+),抗 dsDNA 抗体(+),抗着丝点抗体(+);抗心磷脂抗体阴性;C3 0.39g/L,C4 0.23g/L。

五、影像学检查

心电图:V_{1-4} 的 ST 段抬高,I、aVL 和 V_{2-6} 的 T 波倒置(图 6-2)。

超声心动图:前间隔壁和左心室心尖运动不全(图 6-3),测定左室射血分数(LVEF)为 44%。

颈动脉超声检查:颈总动脉最大内中膜厚度左侧为 0.45mm,右侧为 0.55mm。

胸腹 CT 增强扫描:未显示胸腹主动脉或双侧肾动脉明显的动脉粥样硬化或动脉钙化。

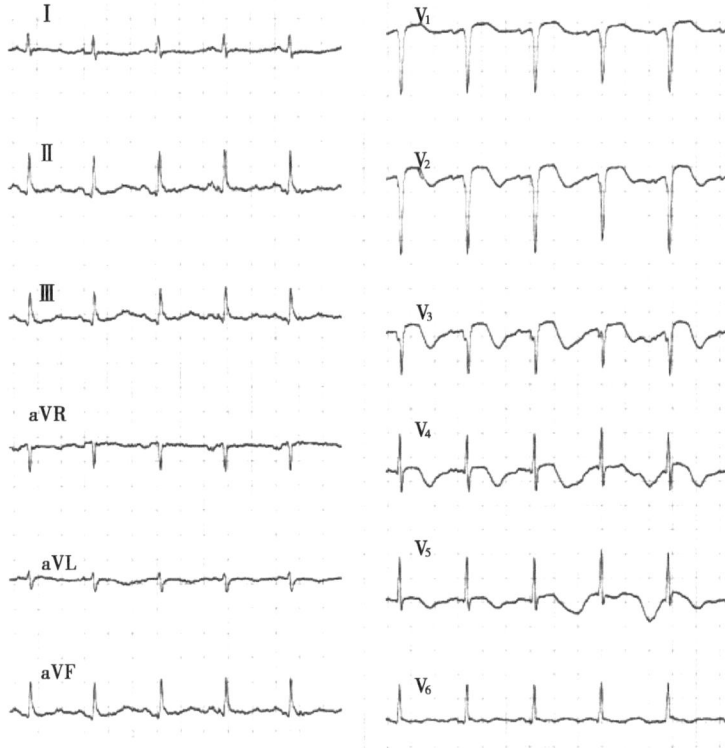

图 6-2　患者入院时的心电图

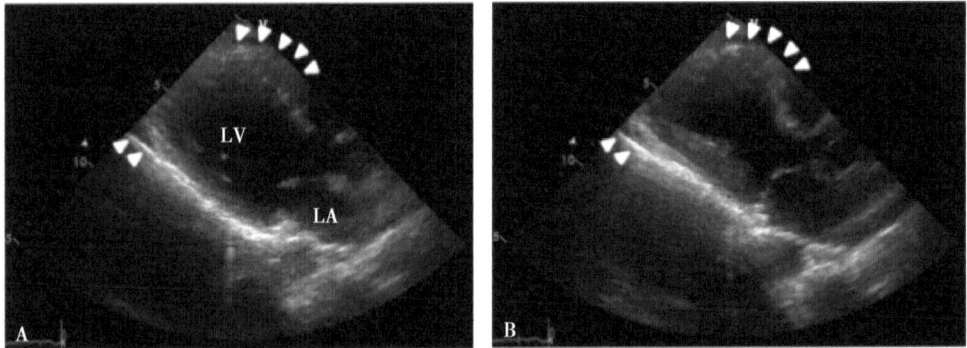

图 6-3　患者入院时的超声心动图

超声心动图评估舒张期（A）和收缩期（B），左室前间隔壁和心尖运动不全（白色箭头）。

六、治疗经过

入院时诊断为急性心肌梗死（AMI）。在口服阿司匹林 200mg 和硫酸氯吡格雷 300mg 后，接受紧急冠状动脉造影，结果回示：左前降支（LAD）近端段严重狭窄（99%）（图 6-4A、B）。右冠状动脉造影完整，后降支是 LAD 的侧支（图 6-4C）。图 6-5 显示的是左前降支冠状动脉狭窄的部位；图 6-6 显示的是血管内超声观察到的粥样斑块，图 6-6 中标记的 1~5 分别与图 6-5 中冠状动脉的狭窄病变部位一一对应（图 6-5 白色标记线 1~5）。之后进行了 PCI 支架植入术，LAD 中的冠状动脉血流得到改善。PCI 术后第二天开始，分别口服阿司匹林和硫酸氯吡格雷 100mg/d 和 75mg/d。

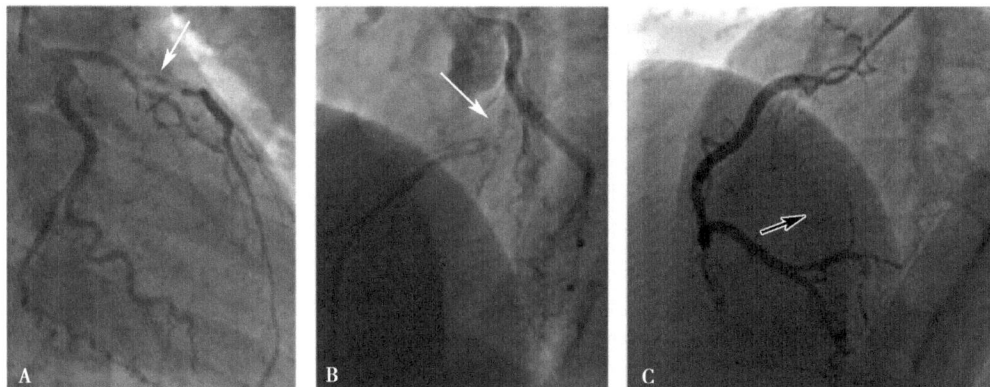

图 6-4　患者入院时冠状动脉造影

A、B. 左前降支(LAD)近端狭窄 99%(白色箭头);C. 右冠状动脉完整,
从右后降支到 LAD 的侧支循环(黑色箭头)。

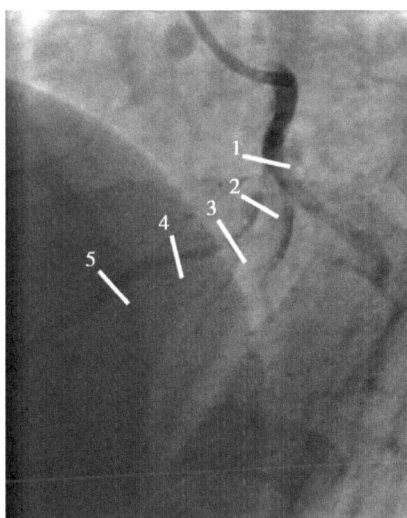

图 6-5　患者入院时冠状动脉造影

冠脉造影显示左前降支冠状动脉狭窄的部位(白色标记线所示)。

联系风湿免疫科会诊补充病史:8 年前出现面部红斑、双下肢水肿、发热、关节痛,完善检查显示 ANA、抗 dsDNA 抗体均阳性,补体减低,当时存在高血压、高血脂;诊断为"系统性红斑狼疮、狼疮性肾炎",口服"泼尼松、他克莫司、缬沙坦、匹伐他汀"等药物治疗后好转。平素服药及复诊不规律。1 周前出现关节肿胀,口服泼尼松治疗,泼尼松剂量从 6mg/d 增加至 15mg/d,关节肿胀得到改善。

结合以上病史,会诊建议患者系统性红斑狼疮诊断较为明确,修正诊断为"系统性红斑狼疮;冠状动脉累及;急性心肌梗死"。目前应该处于活动期,考虑冠脉受累与 SLE 疾病本身有关,建议糖皮质激素增量,冠心病稳定后转科治疗。

转入风湿免疫科后使用泼尼松(50mg/d,口服)、环磷酰胺(1g/ 月,静脉滴注)、硫酸羟氯喹治疗 SLE,并给予"阿托伐他汀、阿司匹林、硫酸氯吡格雷和富马酸比索洛尔"等辅助治疗。

出院后糖皮质激素逐渐减量,联合冠心病的二级预防,半年后将环磷酰胺替换为他克莫司 3mg/d 维持治疗。1 年后在门诊行心电图及超声心动图均在正常范围内(图 6-7)。

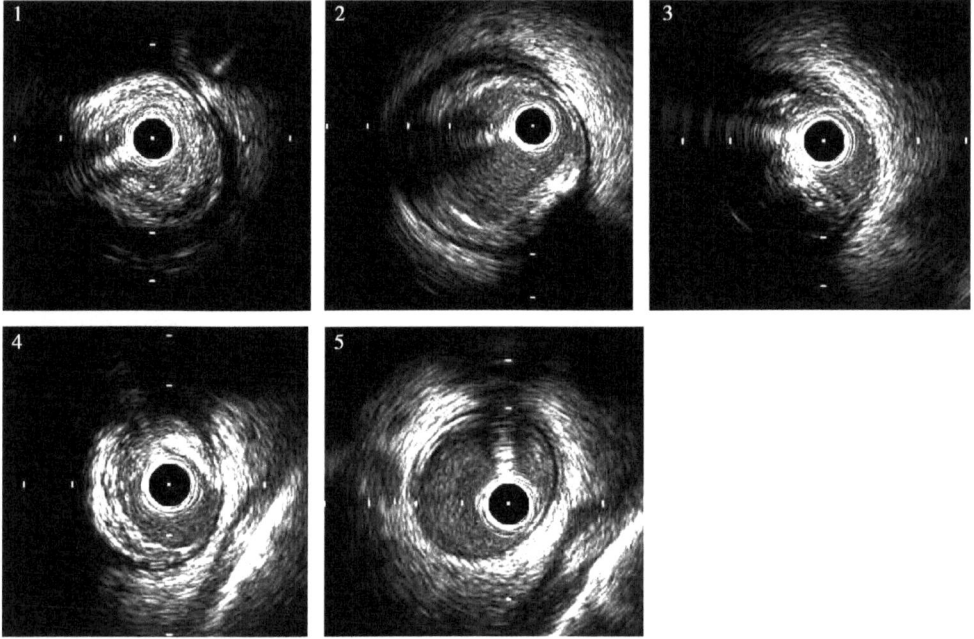

图 6-6 患者入院时的血管内超声影像

血管内超声显示的冠状动脉斑块，分别与图 6-5 中冠脉造影中的狭窄部位一一对应。

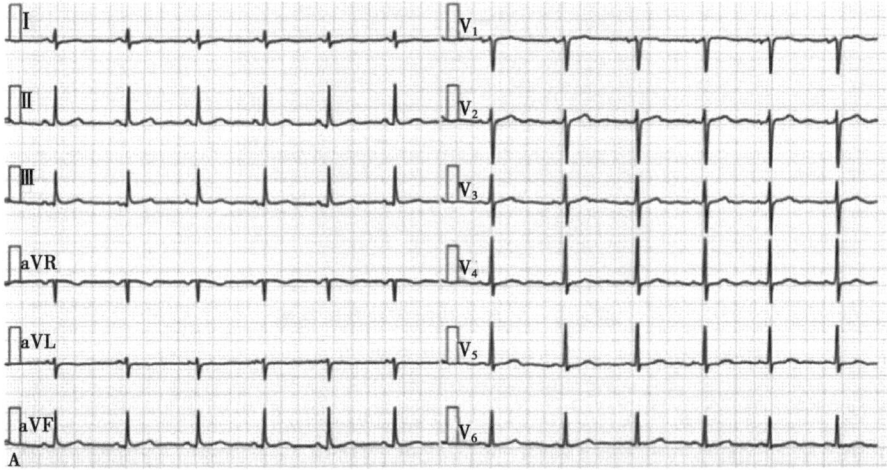

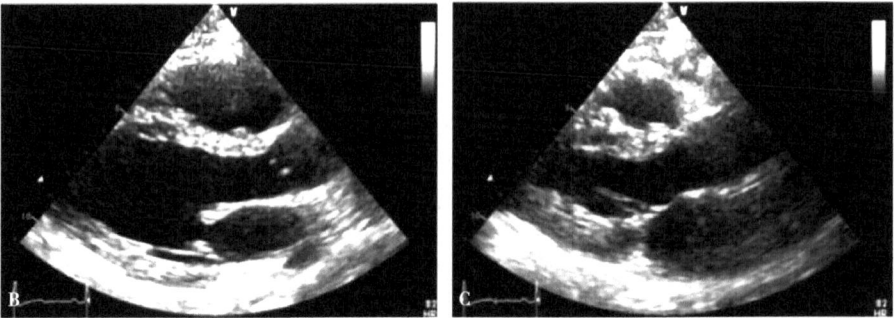

图 6-7 患者出院 1 年后门诊心电图和超声心动图

A. 心电图；B. 舒张期超声心动图；C. 收缩期超声心动图。

七、总结与讨论

该病例是一位具有 8 年 SLE 病史的 31 岁女性患者,突发心血管事件,通过冠脉造影显示冠脉狭窄并给予介入治疗,临床较为罕见。从本病例可以认识到,SLE 患者即使是年轻人,也是冠心病的高危人群。在 SLE 患者中,冠心病最常见的原因是动脉粥样硬化,也有报道与冠状动脉炎、冠状动脉痉挛和与抗心磷脂抗体相关的高凝状态等有关[51-52]。Korkmaz 等人通过对 50 例年轻(≥35 岁)SLE 患者心肌梗死的研究,提出与 SLE 本身相关的炎症状态可促进冠状动脉粥样硬化[53]。随着 SLE 的进展,冠状动脉受累的类型可能会从无闭塞性冠状动脉事件或冠状动脉血栓形成转变为血管壁炎症,最终导致冠状动脉粥样硬化。另外,SLE 引起的全身性炎症和长期糖皮质激素治疗的不良反应也会加快动脉粥样硬化的过程。

本病例中动脉粥样硬化异常分布的原因尚不清楚,该患者颈动脉及胸腹 CT 增强扫描未显示出冠状动脉外的动脉发生病变,考虑全身动脉硬化证据不足。另外患者无高血压、高血脂、高血糖、吸烟等其他冠心病危险因素,加之 SLE 处于活动期,因此考虑 SLE 炎症所致冠脉受累引起缺血性疾病可能性大。这也表明即使没有全身动脉粥样硬化证据的 SLE 患者也有发生冠心病的风险。但是该例患者长期服用糖皮质激素,可能也确实加快了动脉硬化的进程。

治疗上区分冠心病是由动脉粥样硬化还是冠状动脉炎引起的是十分重要的,因为前者需要冠状动脉介入治疗,而后者在给予糖皮质激素和免疫抑制剂后,心肌缺血的体征和症状可能会改善。冠状动脉造影可能有助于区分这些病变,血管造影若显示动脉瘤、多节段狭窄以及冠状动脉完全闭塞均有利于诊断冠状动脉炎。然而在既往尸检病例报道中,提示冠状动脉中可以同时存在动脉粥样硬化病变和炎症病变。

八、经验总结

年轻的 SLE 患者合并冠心病的风险较高,也是导致患者过早死亡的重要原因,但因其症状可能无特异性,易被误诊。SLE 患者存在发生 CHD 的风险。对于高危人群,在积极治疗原发疾病的同时,需要使用双重抗血小板治疗(阿司匹林和硫酸氯吡格雷)对冠心病进行二级预防,密切监测并控制血脂、血糖、血压等 CHD 高危因素,并进行定期无创检查筛选和评估,包括运动心电图、负荷心肌扫描、冠状动脉 CT 血管造影等。

参考文献

1. SVENUNGSSON E,JENSEN-URSTAD K,HEIMBÜRGER M,et al.Risk factors for cardiovascular disease in systemic lupus erythematosus.Circulation,2001,104(16):1887-1893.

2. ZELLER C B,APPENZELLER S.Cardiovascular disease in systemic lupus erythematosus:The role of traditional and lupus related risk factors.Curr Cardiol Rev,2008,4(2):116-122.

3. HAQUE S,BRUCE I N.Therapy insight:Systemic lupus erythematosus as a risk factor for cardiovascular disease.Nat Clin Pract Cardiovasc Med,2005,2(8):423-430.

4. DU TOIT R,REUTER H,WALZL G,et al.Serum cytokine levels associated with myocardial injury in systemic lupus erythematosus.Rheumatology(Oxford),2021,60(4):2010-2021.

5. MCCARTHY E,SMITH S,LEE R,et al.The association of cytokines with disease activity and damage scores

in systemic lupus erythematosus patients.Rheumatology(Oxford),2014,53(9):1586-1594.

6. FAIRWEATHER D,YUSUNG S,FRISANCHO S,et al.IL-12 receptor beta 1 and Toll-like receptor 4 increase IL-1 beta-and IL-18-associated myocarditis and coxsackievirus replication.J Immunol,2003,170(9):4731-4737.

7. MICHAELSON J S,WISNIACKI N,BURKLY L C,et al.Role of TWEAK in lupus nephritis:A bench-to-bedside review.Autoimmun,2012,39(3):130-142.

8. PETRACKOVA A,SMRZOVA A,GAJDOS P,et al.Serum protein pattern associated with organ damage and lupus nephritis in systemic lupus erythematosus revealed by PEA immunoassay.Clin Proteomics,2017,14:32.

9. FAIRWEATHER D,FRISANCHO-KISS S,ROSE N J R.Viruses as adjuvants for autoimmunity:Evidence from Coxsackievirus-induced myocarditis.Rev Med Virol,2005,15(1):17-27.

10. WESTPHAL E,ROHRBACH S,BUERKE M,et al.Altered interleukin-1 receptor antagonist and interleukin-18 mRNA expression in myocardial tissues of patients with dilatated cardiomyopathy.Mol Med,2008,14:55-63.

11. POMERANTZ B,REZNIKOV L,HARKEN A,et al.Inhibition of caspase 1 reduces human myocardial ischemic dysfunction via inhibition of IL-18 and IL-1beta.Proc Natl Acad Sci U S A,2001,98(5):2871-2876.

12. DAVIS L S,HUTCHESON J,MOHAN C.The role of cytokines in the pathogenesis and treatment of systemic lupus erythematosus.J Interferon Cytokine Res,2011,31(10):781-789.

13. STURFELT G,ROUX-LOMBARD P,WOLLHEIM F A,et al.Low levels of interleukin-1 receptor antagonist coincide with kidney involvement in systemic lupus erythematosus.Br J Rheumatol,1997,36(12):1283-1289.

14. CAPPER E,MASKILL J,GORDON C,et al.Interleukin(IL)-10,IL-1ra and IL-12 profiles in active and quiescent systemic lupus erythematosus:Could longitudinal studies reveal patient subgroups of differing pathology?.Clin Exp Immunol,2004,138(2):348-356.

15. ARSTALL M,SAWYER D,FUKAZAWA R,et al.Cytokine-mediated apoptosis in cardiac myocytes:The role of inducible nitric oxide synthase induction and peroxynitrite generation.Circ Res,1999,85(9):829-840.

16. ABDEL GALIL S M,EZZELDIN N,EL-BOSHY M E.The role of serum IL-17 and IL-6 as biomarkers of disease activity and predictors of remission in patients with lupus nephritis.Cytokine,2015,76(2):280-287.

17. VINCENT F B,NORTHCOTT M,HOI A,et al.Clinical associations of serum interleukin-17 in systemic lupus erythematosus.Arthritis Res Ther,2013,15(4):R97.

18. ROBERT M,MIOSSEC P.Effects of interleukin 17 on the cardiovascular system.Autoimmun Rev,2017,16(9):984-991.

19. TENTOLOURIS C,TOUSOULIS D,ANTONIADES C,et al.Endothelial function and proinflammatory cytokines in patients with ischemic heart disease and dilated cardiomyopathy.Int J Cardiol,2004,94:301-305.

20. MOK M Y,HUANG F P,IP W K,et al.Serum levels of IL-33 and soluble ST2 and their association with disease activity in systemic lupus erythematosus.Rheumatology(Oxford),2010,49(3):520-527.

21. WEINBERG E O,SHIMPO M,HURWITZ S,et al.Identification of serum soluble ST2 receptor as a novel heart failure biomarker.Circulation,2003,107(5):721-726.

22. KIM S,YU M,MORIN E,et al.High-density lipoprotein in lupus:Disease biomarkers and potential therapeutic strategy.Arthritis Rheumatol,2020,72(1):20-30.

23. BARUTCU A,AKSU F,OZCELIK F,et al.Evaluation of early cardiac dysfunction in patients with systemic

lupus erythematosus with or without anticardiolipin antibodies.Lupus,2015,24(10):1019-1028.

24. MAVROGENI S,KOUTSOGEORGOPOULOU L,MARKOUSIS-MAVROGENIS G,et al.Cardiovascular magnetic resonance detects silent heart disease missed by echocardiography in systemic lupus erythematosus. Lupus,2018,27(4):564-571.

25. MAVROGENI S,KOUTSOGEORGOPOULOU L,DIMITROULAS T,et al.Combined brain/heart magnetic resonance imaging in systemic lupus erythematosus.Curr Cardiol Rev,2020,16(3):178-186.

26. MAVROGENI S,SFIKAKIS P,MARKOUSIS-MAVROGENIS G,et al.Cardiovascular magnetic resonance imaging pattern in patients with autoimmune rheumatic diseases and ventricular tachycardia with preserved ejection fraction.Int J Cardiol,2019,284:105-109.

27. HINOJAR R,FOOTE L,SANGLE S,et al.Native T1 and T2 mapping by CMR in lupus myocarditis:Disease recognition and response to treatment.Int J Cardiol,2016,222:717-726.

28. MAVROGENI S,KOUTSOGEORGOPOULOU L,DIMITROULAS T,et al.Combined Brain/Heart Magnetic Resonance Imaging in Systemic Lupus Erythematosus.Curr Cardiol Rev,2020.16(3):178-186.

29. SANDEVSKA E,GJORCHEVA D P,VAVLUKIS M,et al.Myocardial perfusion abnormalities in young and premenopausal women with systemic lupus erythematosus,detected with 99MTC MIBI myocardial perfusion scintigraphy:Prevalence and correlation with proatherogenic factors.Pril(Makedon Akad Nauk Umet Odd Med Nauki),2018,39(2/3):79-92.

30. BRUCE I N,BURNS R J,GLADMAN D D,et al.Single photon emission computed tomography dual isotope myocardial perfusion imaging in women with systemic lupus erythematosus.I.Prevalence and distribution of abnormalities.J Rheumatol,2000,27(10):2372-2377.

31. DORIA A,IACCARINO L,SARZI-PUTTINI P,et al.Cardiac involvement in systemic lupus erythematosus. Lupus,2005,14(9):683-686.

32. PEK J L,JIN Z,JIAN S.Case report of an acute myocardial infarction complicated by coronary spasm in a patient with chronic systemic lupus erythematosus.Pan Afr Med J,2021,38:302.

33. ROMAN M J,SALMON J E.Cardiovascular manifestations of rheumatologic diseases.Circulation,2007,116 (20):2346-2355.

34. BAGUET J P,TREMEL F,FABRE M.Chloroquine cardiomyopathy with conduction disorders.Heart,1999, 81(2):221-223.

35. PANCHAL L,DIVATE S,VAIDEESWAR P,et al.Cardiovascular involvement in systemic lupus erythematosus:An autopsy study of 27 patients in India.J Postgrad Med,2006,52(1):5-10.

36. JAIN D,HALUSHKA M K.Cardiac pathology of systemic lupus erythematosus.J Clin Pathol,2009,62(7): 584-592.

37. GLEASON C B,STODDARD M F,WAGNER S G,et al.A comparison of cardiac valvular involvement in the primary antiphospholipid syndrome versus anticardiolipin-negative systemic lupus erythematosus.Am Heart J,1993,125(4):1123-1129.

38. GABRIELLI F,ALCINI E,DI PRIMA M A,et al.Cardiac valve involvement in systemic lupus erythematosus and primary antiphospholipid syndrome:Lack of correlation with antiphospholipid antibodies. Int J Cardiol,1995,51(2):117-126.

39. ROLDAN C A,GELGAND E A,QUALLS C R,et al.Valvular heart disease by transthoracic echocardiography is associated with focal brain injury and central neuropsychiatric systemic lupus erythematosus.Cardiology,2007,108(4):331-337.

40. ABU-SHAKRA M,UROWITZ M B,GLADMAN D D,et al.Mortality studies in systemic lupus

erythematosus：Results from a single center.I.Causes of death.J Rheumatol，1995，22（7）：1259-1264.

41. WARD M M.Premature morbidity from cardiovascular and cerebrovascular diseases in women with systemic lupus erythematosus.Arthritis Rheum，1999，42（2）：338-346.

42. MORISE A P，DIAMOND G A.Comparison of the sensitivity and specificity of exercise electrocardiography in biased and unbiased populations of men and women.Am Heart J，1995，130（4）：741-747.

43. MAKSIMOWICZ-MCKINNON K，SELZER F，MANZI S，et al.Poor 1-year outcomes after percutaneous coronary interventions in systemic lupus erythematosus：Report from the National Heart，Lung，and Blood Institute Dynamic Registry.Circ Cardiovasc Interv，2008，1（3）：201-208.

44. LIN C H，LEE M L，HSU R B.Cardiac surgery in patients with systemic lupus erythematosus.Interact Cardiovasc Thorac Surg，2005，4（6）：618-621.

45. JAFRI S M.The effects of beta blockers on morbidity and mortality in heart failure.Heart Fail Rev，2004，9（2）：115-121.

46. WASKO M C，HUBERT H B，LINGALA V B，et al.Hydroxychloroquine and risk of diabetes in patients with rheumatoid arthritis.JAMA，2007，298（2）：187-193.

47. GAWAŁKO M，BALSAM P，LODZINSKI P，et al.Cardiac arrhythmias in autoimmune diseases.Circ J，2020，84（5）：685-694.

48. MANDELL B F.Cardiovascular involvement in systemic lupus erythematosus.Semin Arthritis Rheum，1987，17（2）：126-141.

49. UDINK TEN CATE F E，BREUR J M，COHEN M I，et al.Dilated cardiomyopathy in isolated congenital complete atrioventricular block：Early and long-term risk in children.J Am Coll Cardiol，2001，37（4）：1129-1134.

50. LOGAR D，KVEDER T，ROZMAN B，et al.Possible association between anti-Ro antibodies and myocarditis or cardiac conduction defects in adults with systemic lupus erythematosus.Ann Rheum Dis，1990，49（8）：627-629.

51. ELIASSON H，SONESSON S E，SALOMONSSON S，et al.Outcome in young patients with isolated complete atrioventricular block and permanent pacemaker treatment：A nationwide study of 127 patients.Heart Rhythm，2015，12（11）：2278-2284.

52. PETRI M，PEREZ-GUTTHANN S，SPENCE D，et al.Risk factors for coronary artery disease in patients with systemic lupus erythematosus.Am J Med，1992，93（5）：513-519.

53. KORKMAZ C，CANSU D U，KASIFOGLU T.Myocardial infarction in young patients（＜ or =35 years of age）with systemic lupus erythematosus：A case report and clinical analysis of the literature.Lupus，2007，16（4）：289-297.

第七章　重症狼疮消化系统受累

于若寒

顾问：董凌莉

第一节　引　言

消化系统是系统性红斑狼疮（systemic lupus erythematosus，SLE）主要受累系统之一，发病率 20%~50%[1]。SLE 可累及整个消化道，从口腔至肛门均可受累，表现多种多样，口腔、黏膜症状相对较轻。腹痛、恶心、呕吐提示可能存在严重的消化系统受累。SLE 严重的消化道病变主要有：腹膜炎、胰腺炎、肠系膜血管炎（lupus mesenteric vasculitis，LMV）、假性肠梗阻（intestinal pseudo-obstruction，IPO）、蛋白丢失性肠病（protein-losing enteropathy，PLE）等，这些病变常较重，如不及时治疗，可产生致命性的结局。本章节着重讨论 SLE 消化系统常见的重症表现，结合最新研究进展，对消化系统常用实验室检查、影像学检查、临床特征、治疗策略进行总结。

第二节　重症狼疮消化系统受累的辅助检查

一、实验室检查

（一）肝功能相关实验室检查

1. **血清酶**　丙氨酸转氨酶（alanine aminotransferase，ALT）主要分布在肝脏，其次是骨骼肌、肾脏、心肌等，天冬氨酸转氨酶（aspartate transaminase，AST）主要分布在心肌，其次是肝脏、骨骼肌、肾脏等。ALT、AST 升高见于各种类型的肝炎、酒精性肝病、脂肪肝、肝癌、肝硬化、急性心肌梗死、炎性肌病等。碱性磷酸酶（alkaline phosphatase，ALP）主要分布在肝脏、骨骼、肾、小肠及胎盘中。ALP 升高见于各种肝内外胆管阻塞性疾病，如胰头癌、胆管梗阻、原发性胆汁性胆管炎（primary biliary cholangitis，PBC）、肝内胆汁淤积等。γ- 谷氨酰转移酶（γ-glutamyl transferase，GGT）主要分布于肝细胞的毛细胆管和整个胆管系统，当肝内合成亢进或胆汁排泄受阻时 GGT 明显升高，因此，GGT 升高主要见于胆道阻塞性疾病，如 PBC、原发性硬化性胆管炎（primary sclerosing cholangitis，PSC），还可见于酒精性肝病、急慢性病毒性肝炎、肝硬化、脂肪肝、胰腺炎等。

2. **胆红素**　红细胞破坏过多（溶血性贫血）及胆管梗阻（各型肝炎、胆道炎症等）等因素均会引起胆红素代谢障碍。根据结合胆红素与总胆红素比值可协助鉴别黄疸类型。结合胆红素 / 总胆红素<20% 为溶血性黄疸，>50% 为胆汁淤积性黄疸，20%~50% 之间为肝细胞性黄疸。

3. **球蛋白和白蛋白**　肝细胞损害影响球蛋白和白蛋白的合成，肝脏具有很强的代偿能力,只有肝损伤达到一定程度或在一定病程后才出现球蛋白及白蛋白的下降,常见于亚急性重症肝炎、慢性中度以上持续性肝炎、肝衰竭、肝硬化等。另外,蛋白丢失过多也可使球蛋白及白蛋白降低,可见于 LN、PLE。球蛋白升高可见于 SLE、自身免疫性肝炎(autoimmune hepatitis,AIH)、PBC 等,且球蛋白升高的程度与肝脏病变严重性相关。长期使用糖皮质激素及免疫抑制剂使免疫功能抑制,可出现球蛋白下降。

(二)淀粉酶和脂肪酶

淀粉酶(amylase,AMS)主要来源于胰腺和腮腺,主要用于胰腺炎的诊断和急腹症的鉴别诊断。急性胰腺炎时,AMS 于发病 6~12 小时开始升高,12~72 小时达峰值,3~5 天恢复正常。除此之外,AMS 升高还可见于胰腺癌、腮腺炎、消化性溃疡穿孔、上腹部手术后、机械性肠梗阻、胆管梗阻、急性胆囊炎等。脂肪酶(lipase,LPS)主要由胰腺分泌,胃和小肠也可产生少量 LPS。LPS 升高常见于胰腺疾病,特别是急性胰腺炎,发病后 4~8 小时 LPS 开始升高,24 小时达峰值,可持续 10~15 天。LPS 升高还可见于消化性溃疡穿孔、肠梗阻、急性胆囊炎。AMS 与 LPS 联合检测诊断急性胰腺炎的灵敏度达 95%,LPS 的特异度较 AMS 高,两者升高的程度与急性胰腺炎病情严重程度不一定相关。

(三)血清免疫球蛋白

血清免疫球蛋白 G(immunoglobulin G,IgG)和 γ- 球蛋白升高是 AIH 特征性的血清免疫学改变之一,血清 IgG 水平可反映肝内炎症活动程度,可用于监测药物治疗效果。血清 IgM 升高是 PBC 的免疫学特征之一,可高出正常值上限 2~5 倍。血清 IgA 升高可见于 AIH。

(四)自身免疫性肝病相关自身抗体

自身免疫性肝病相关自身抗体分为三大类,分别是 AIH 相关自身抗体、PBC 相关自身抗体、PSC 相关抗体。

1. AIH 相关自身抗体

(1)抗核抗体(anti-nuclear antibody,ANA):ANA 是 AIH 最灵敏的抗体,但特异度低,ANA 在 AIH、PBC、PSC 中的阳性率分别为 70%~80%、50%、8%~77%,低滴度 ANA 可见于病毒性肝炎等其他肝病患者。

(2)抗平滑肌抗体(anti-smooth muscle antibody,ASMA):对 AIH 具有诊断特异性,且与 AIH 的炎症活动有一定相关性。ASMA 的主要靶抗原是微丝中的肌动蛋白,肌动蛋白又可分为 G 肌动蛋白和 F 肌动蛋白(F-actin)。高滴度抗 F-actin 抗体诊断 AIH 特异度较高,阳性率为 41%。

(3)抗可溶性肝抗原 / 肝胰抗原(soluble liver antigen/liver pancreas antigen,SLA/LP)抗体:抗 SLA/LP 抗体是唯一的疾病特异性抗体,对 AIH 的诊断特异度高达 98.9%~100%,但检出率较低,与疾病严重程度有一定相关性,该抗体阳性的 AIH 患者病情较重、易复发。

(4)抗肝肾微粒体 -1(liver-kidney microsomal-1,LKM-1)抗体:是 II 型 AIH 较为特异的抗体,但亦可见于慢性丙型病毒性肝患者。抗 LKM-1 抗体阳性的患者常呈 ANA 和 ASMA 阴性,因此抗 LKM-1 抗体的检测可避免漏诊 AIH。

(5)抗肝细胞溶胶 I 型抗原(liver cytosol antigen type I,LC-I)抗体:主要见于 II 型 AIH 患者,阳性率 30%,与 AIH 的疾病活动性和进展有关。在少数的慢性病毒性肝炎患者中亦可检测到该抗体的存在。

2. PBC 相关自身抗体

（1）抗线粒体抗体（anti-mitochondrial antibody，AMA）和抗线粒体 2 型抗体（AMA-M2）：高滴度的 AMA，尤其是 AMA-M2 是 PBC 的特异性抗体，其灵敏度达 95%，是 PBC 的三个诊断标准之一。线粒体上有多种抗原成分，根据 AMA 的靶抗原在线粒体内膜或外膜上的位置及对胰蛋白酶的灵敏度和电泳特征，将其分为 9 型（M1~M9），PBC 患者的 AMA 主要识别线粒体的 M2 抗原组分。M2 抗原决定簇包括多种成分，其中丙酮酸脱氢酶复合体 E2 亚单位（PDC-E2）是其最主要的自身抗原。其他类型的急性肝损伤、肝衰竭患者亦可出现 AMA 阳性，但随着病情改善而呈阴性。其滴度高低与病情严重程度无明显相关性。

（2）PBC 特异性抗核抗体：ANA 在 PBC 中阳性率约 50%，是诊断 PBC 的主要抗体之一，ANA 与 PBC 的严重程度相关，可成为判断预后的指标。主要有抗可溶性酸性磷酸化核蛋白 100（sp100）抗体、抗早幼粒细胞白血病（promyelocytic leukemia，PML）抗原抗体、抗跨膜糖蛋白 210（gp210）抗体和抗 p62 抗体。抗 gp210 抗体阳性的 PBC 患者病情较严重，预后差。

3. PSC 相关自身抗体

无特异性自身抗体，但抗中性粒细胞核周抗体（anti-antineutrophilic perinuclear antibody，pANCA）阳性支持 PSC 诊断。

（五）腹水实验室检查

常用腹水实验室检查包括腹水常规、生化、肿瘤标志物、细胞学、细菌学检查等。根据腹水实验室检查可将腹水分为漏出液、渗出液。漏出液一般外观淡黄、透明，比重 <1.018，蛋白定量 <25g/L，细胞计数 <100 个 /mm³，以淋巴细胞为主；多见于肝硬化、心血管疾病、肾脏疾病、营养不良等。渗出液外观浑浊，比重 >1.018，蛋白定量 >30g/L，细胞计数 >500 个 /mm³，以中性或淋巴细胞为主，常见于恶性肿瘤、腹膜炎症、结核等。也可以根据血清 - 腹水白蛋白梯度（serum-ascites albumin gradient，SAAG）将腹水分为门静脉高压性腹水或非门静脉高压性腹水：在同一小时或同日内抽取血清与腹水标本，分别检测血清与腹水白蛋白浓度，计算两者差值，即为 SAAG。SAAG≥11g/L 诊断门静脉高压性腹水，<11g/L 诊断非门静脉高压性腹水。据文献报道狼疮腹膜炎腹水检查白细胞计数从 10×10^6/L 到 $1\,630 \times 10^6$/L 不等，白蛋白在老年患者中较低[老年患者（30±5）g/L，年轻患者（37±3）g/L][2]，腹水细菌培养常为阴性（表 7-1）。

表 7-1　感染性腹水的鉴别要点

鉴别要点	继发性腹膜炎	自发性细菌性腹膜炎	结核性腹膜炎
病史	胰腺炎、阑尾炎、消化性溃疡等	慢性肝病、肝硬化	肺结核、肠结核
症状体征	腹痛、压痛、反跳痛	体征常不明显，可有腹部压痛、反跳痛	结核中毒症状、腹部揉面感、腹包块
腹水性状	渗出液	渗出液	渗出液
SAAG	<11g/L	≥11g/L	<11g/L
细菌培养	杂菌生长	单一菌阳性	抗酸染色可阳性，结核分枝杆菌培养可阳性
ADA	<30U/L	<30U/L	>30U/L
治疗效果	抗感染治疗效果不佳，针对原发病治疗	抗感染治疗有效	抗结核治疗有效

注：SAAG. 血清 - 腹水白蛋白梯度；ADA. 腺苷脱氨酶。

二、影像学检查

（一）腹部超声

腹部超声是腹部不适患者重要的初检手段,具有方便快捷、价格低廉、无辐射等优点,可以发现肝脏大小、形态、实质回声及肝内外胆管的异常改变,对胆囊及胆管解剖、胆系结石、肿瘤均有较高诊断价值。对于胰腺疾病的诊断有一定价值,但因易受胃肠道气体干扰,胰腺容易显示不清,价值有限。

（二）腹部平片

为急腹症的首选检查方法。腹部平片可显示肠管扩张、积气、异常液气平面、膈下游离气体等。对肠梗阻或胃肠道穿孔诊断价值较大。

（三）腹部 CT 及增强 CT

腹部 CT 是消化系统疾病的主要检查手段,能清晰地显示腹腔内各脏器解剖结构,是诊断急性胰腺炎、肠道血管炎、肠梗阻、肝胆系统疾病等的重要手段。增强 CT 扫描可准确反映肠壁水肿、肠系膜血管充血,评估是否存在胰腺坏死及范围、是否存在肠道梗死及范围,鉴别肝脏肿瘤性质。

（四）消化内镜

消化内镜主要包括胃镜和结肠镜,适应证为原因不明的慢性腹泻、腹痛、腹胀、吞咽困难、消化道出血、黑便、体重下降、贫血等。有严重心肺疾病、精神异常不能配合、消化道穿孔的患者禁忌行内镜检查。PLE 的内镜下特征为胃和肠的皱襞粗糙、增厚,肠壁的弥漫性水肿,可伴有溃疡。

（五）磁共振胆胰管成像

磁共振胆胰管成像(magnetic resonance cholangiopancreatography,MRCP)主要用于评估胆系梗阻,对于明确梗阻部位、程度和病因有较高价值。对可疑胆源性急性胰腺炎的患者,应在入院时或发病 48 小时内行超声检查,以明确是否存在胆道系统结石。MRCP 可作为超声检查的补充手段,有助于发现隐匿性胆道系统结石。MRCP 是 PSC 的主要诊断依据之一,具有较高的特异度和灵敏度,表现为胆管狭窄、扩张、串珠样改变,可同时累及肝内外胆管。

（六）经内镜逆行胆胰管成像

经内镜逆行胆胰管成像(endoscopic retrograde cholangiopancreatography,ERCP)是在透视下首先插入内镜到达十二指肠降部,再通过内镜将导管插入十二指肠乳头,注入对比剂以显示胆胰管病变的方法,同时可进行取石术或其他介入手术。对于 PSC 具有较大的诊断价值,表现为胆管的多灶性狭窄和节段性扩张。

（七）^{99m}Tc- 人血清白蛋白核素扫描

^{99m}Tc- 人血清白蛋白核素扫描(^{99m}Tc-HAS)是诊断 PLE 的主要影像学方法,其灵敏度和特异度均较高。通过静脉注射 ^{99m}Tc 标记的人血白蛋白,行腹部前后位静态显像,可以示踪显示肠蛋白丢失情况。

第三节　消化系统危重症的临床特征及治疗策略

SLE 患者出现腹痛、恶心、呕吐等消化道症状时,除常规引起腹痛病因外,需考虑到 SLE

疾病相关消化系统表现可能。据文献报道 SLE 相关腹痛常见原因为 LMV(73.5%)和胰腺炎(17.4%),其次是阑尾炎、急性胃肠炎、腹膜炎[3]。不同的病因,治疗方式可能大相径庭,如 LMV 对糖皮质激素反应较好,若不及时应用糖皮质激素,可能造成肠缺血、肠坏死、肠穿孔等并发症,影响患者预后。因此,掌握 SLE 消化系统危重症的临床特征,明确致病原因,对改善患者预后有极大益处。

一、狼疮腹膜炎

浆膜炎是系统性红斑狼疮常见的临床表现,主要表现为胸膜炎和心包炎,SLE 重症腹膜炎较少见。狼疮腹膜炎(lupus peritonitis,LP)是系统性红斑狼疮患者腹痛的原因之一,据文献报道 SLE 病程中腹膜炎发生率为 8%~11%[4],因发病率较低,易被忽视。部分患者表现为急腹症,接受不必要的开腹探查手术。因此对 SLE 腹痛病因的分析尤为重要。

(一)SLE 腹膜炎的机制及危险因素

狼疮腹膜炎的发病机制尚不完全清楚,目前认为主要有两方面因素:①腹膜血管炎;②免疫复合物沉积和补体激活。这些因素可导致血管通透性增加,形成腹水[4]。腹膜组织病理学可发现血管周围单核细胞和多核细胞的聚集,及免疫复合物和补体的沉积,提示血管炎和免疫复合物沉积是狼疮腹膜炎的主要发病机制[5]。

(二)SLE 腹膜炎的临床表现

狼疮腹膜炎主要症状是腹痛,腹痛程度差异很大,从轻微腹部不适到严重腹痛均可出现,部分患者还可表现为急腹症,少数患者可伴随恶心、呕吐、腹泻等。根据病程可分为急性和慢性[2,6],急性腹膜炎表现为急性腹痛,多发生于 SLE 疾病活动期。慢性腹膜炎无明显腹痛,多见于 SLE 疾病稳定的患者。狼疮腹膜炎常见体征是腹部压痛、腹肌紧张、反跳痛、腹膨胀、腹水。狼疮腹膜炎还常合并其他浆膜炎,如胸膜炎、心包炎[5]。

狼疮患者还可出现自发性细菌性腹膜炎。自发性细菌性腹膜炎通常在无菌性腹水的基础上发生,无明显的腹腔内感染证据,细菌大多具有肠源性特征。另外,继发于 LMV、胆囊炎等引起的肠道穿孔、胆囊穿孔,也会出现急性腹膜炎的表现,需注意鉴别。

(三)SLE 腹膜炎的诊断

首先符合 SLE 诊断,根据典型临床表现和实验室检查,可以明确诊断。腹痛、腹肌紧张、反跳痛是腹膜炎主要的临床诊断标准,腹部超声可见肠壁水肿、腹水等,腹部 CT 可发现腹水及其他可能引起继发性腹膜炎的表现。腹腔穿刺行腹水常规、生化检查和腹水细菌培养有助于鉴别诊断。需注意狼疮腹膜炎是一种排他性诊断,必须除外其他原因引起的腹痛,如 LMV、胰腺炎、假性肠梗阻等[2]。

(四)SLE 腹膜炎的治疗

急性腹膜炎对中到大剂量糖皮质激素的治疗反应较好,慢性腹膜炎对糖皮质激素治疗反应较差。对于难治性狼疮腹膜炎,可加用免疫抑制剂治疗,如环磷酰胺、硫唑嘌呤、他克莫司[6]。老年 SLE 患者慢性腹膜炎对糖皮质激素治疗反应较差,因为除免疫机制外,持续的腹膜炎症和血管循环受损也是其发病机制之一[5]。

对于自发性细菌性腹膜炎,主要的治疗手段是应用抗生素。革兰氏阴性杆菌为自发性细菌性腹膜炎的主要致病菌,以大肠埃希菌最为常见,肺炎链球菌及其他链球菌属也可致病。应选择覆盖常见致病菌的抗生素,通常选用三代头孢菌素。

对于存在消化道穿孔的患者需紧急手术治疗,同时禁食、胃肠减压、纠正水电解质紊乱、提供足够热量。

二、胰腺炎

胰腺炎是 SLE 少见的一个临床表现,但往往是致命的。SLE 患者胰腺炎的患病率约 0.7%~4%[7]。SLE 患者还可以表现为无症状而仅有血淀粉酶升高的亚临床胰腺炎,所以胰腺炎的患病率可能更高。若不及时治疗,57% 的患者可出现急性并发症,约三分之一的重症患者死亡。血肌酐水平升高、低白蛋白血症、抗 dsDNA 抗体阳性、血小板减少、低补体血症、低钙血症、高血糖、感染、休克和转氨酶升高是死亡率增加的危险因素[8]。

(一)SLE 相关胰腺炎的机制及危险因素

SLE 相关胰腺炎的发病机制尚不清楚,可能的机制有以下两种。

1. **血管损伤**　血管损伤被认为是导致胰腺炎的主要原因,血管损伤的机制有:自身抗体产生导致免疫反应活化和坏死性血管炎;内膜增厚和增殖;由严重高血压或抗磷脂综合征引起的小动脉闭塞或栓塞;胰腺动脉壁免疫复合物沉积和补体激活致血管阻塞[7]。对 16 例 SLE 相关胰腺炎患者的胰腺组织病理分析发现,所有标本均有炎症和坏死的征象,仅有 1 例可见血管炎表现[7]。提示胰腺组织炎症可能是由自身免疫异常活化所致。

2. **糖皮质激素相关**　由于胰腺炎多发生于 SLE 疾病早期,与疾病活动有关,疾病活动期的患者多应用大量的糖皮质激素,因此有研究者认为 SLE 相关胰腺炎与糖皮质激素的应用有一定关系。

(二)SLE 相关胰腺炎的临床表现

SLE 并发胰腺炎的病程可急可缓,常发生于 SLE 疾病活动的患者。60% 的患者在 SLE 发病 2 年内发生急性胰腺炎,22% 的患者以急性胰腺炎为 SLE 的首发表现。部分患者没有腹痛或其他症状,血清学检查提示高淀粉酶血症,被认为是亚临床胰腺炎。临床表现主要为腹痛、腹胀、恶心、呕吐、黄疸及发热等,部分患者可出现心动过速、低血压、肾衰竭、呼吸衰竭等重症急性胰腺炎表现。典型的腹痛位于上腹或左上腹,可放射至背部、胸部和左侧腹部,多为钝痛或锐痛,且呕吐后腹痛不缓解,腹痛的程度和部位与病情严重度缺乏相关性。临床体征轻者仅表现为腹部轻压痛,重者可出现腹膜刺激征,偶见腰肋部皮下瘀斑征(Grey-Turner 征)和脐周皮下瘀斑征(Cullen 征),还可出现肠鸣音减弱。胰腺炎相关并发症在 SLE 中并不常见,主要表现为假性囊肿形成和坏死性胰腺炎。

血清淀粉酶和脂肪酶升高是最常见的生化异常,脂肪酶升高对急性胰腺炎诊断的特异度优于淀粉酶。血清淀粉酶一般在胰腺炎发作后 6~12 小时内升高,3~5 天恢复正常;血清脂肪酶一般在胰腺炎发作后 4~8 小时内升高,24 小时达峰值,8~14 天恢复正常。血清淀粉酶及脂肪酶升高程度与疾病的严重程度无关。血清 C 反应蛋白(C-reactive protein,CRP)是反映全身炎症反应综合征或感染的重要指标,发病 72 小时后的血清 CRP≥150mg/L 提示胰腺炎病情较重。持续升高的血尿素氮(blood urea nitrogen,BUN)>7.5mmol/L、升高的血细胞比容(hematocrit,HCT)>44%、肌酐进行性上升也是病情恶化的指标。血钙降低通常提示胰腺坏死严重。降钙素原(procalcitonin,PCT)水平的升高也作为继发局部或全身感染的参考指标。

腹部 CT 检查是诊断急性胰腺炎的重要影像学检查方法。急性胰腺炎早期典型的影像学表现为胰腺水肿、胰周渗出、胰腺和 / 或胰周组织坏死等[9]。腹部超声或 MRCP 检查有助于发现隐匿性胆道系统结石,除外胆源性胰腺炎。图7-1是一例SLE合并急性胰腺炎患者的CT表现。

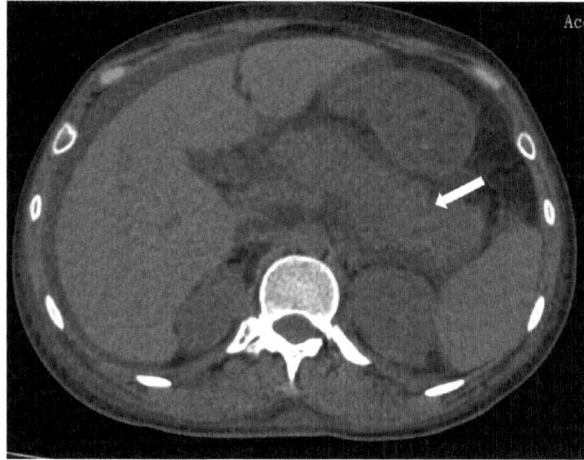

图 7-1　SLE 合并急性胰腺炎的 CT 表现

间质性水肿性胰腺炎,胰周积液(箭头所示)。

(三)SLE 相关胰腺炎的诊断及严重程度评估

1. SLE 合并胰腺炎的诊断　急性胰腺炎可以通过典型的临床症状、血清淀粉酶或脂肪酶水平升高的实验室检查和腹部放射学检查确诊。根据 2020 年急性胰腺炎的诊断标准,符合下列 3 项中任 2 项即可明确诊断:①上腹部持续性疼痛;②血清淀粉酶和 / 或脂肪酶浓度高于正常上限值 3 倍;③腹部影像学检查结果显示符合急性胰腺炎影像学改变[10]。狼疮患者需除外其他原因所致的急性胰腺炎才可诊断 SLE 相关急性胰腺炎。其他"非系统性红斑狼疮"原因主要包括机械性因素(胆石症)、有毒化学物质(如酒精,某些药物)、脂源性(高甘油三酯血症)等。

2. 急性胰腺炎严重程度分级　临床上常使用修订版 Atlanta 分级(revised Atlanta classification,RAC)对急性胰腺炎严重程度进行分级:①轻症急性胰腺炎(mild acute pancreatitis,MAP):不伴有器官功能障碍及局部或全身并发症,通常在 1~2 周内恢复,病死率极低;②中重症急性胰腺炎(moderately severe acute pancreatitis,MSAP):伴有一过性(≤48 小时)的器官功能障碍和 / 或局部并发症,早期病死率低,如坏死组织合并感染,则病死率增高;③重症急性胰腺炎(severe acute pancreatitis,SAP):伴有持续(>48 小时)的器官功能障碍,病死率高。器官功能障碍的诊断标准基于改良 Marshall 评分系统,任何器官评分≥2 分可定义存在器官功能障碍(表 7-2)[9]。

表 7-2　改良 Marshall 评分系统

临床指标	0 分	1 分	2 分	3 分	4 分
呼吸(PaO_2/FiO_2)	>400	301~400	201~300	101~200	≤101
血肌酐 [a]/($\mu mol \cdot L^{-1}$)	≤134 (≤1.4mg/dl)	134~169 (1.4~1.8mg/dl)	170~310 (1.9~3.6mg/dl)	311~439 (3.6~4.9mg/dl)	>439 (>4.9mg/dl)
收缩压 [b]/mmHg	>90	<90 (输液有应答)	<90 (输液无应答)	<90,pH<7.3	<90,pH<7.2

注:[a] 既往有慢性肾衰竭患者的评分依据基线肾功能进一步恶化的程度而定,对于基线血肌酐>134μmol/L 者尚无正式修订方案;[b] 未使用正性肌力药物。

（四）SLE 相关胰腺炎的治疗

1. 一般治疗　SLE 相关急性胰腺炎的患者一般治疗同非 SLE 相关急性胰腺炎患者。主要包括卧床休息、禁食、液体支持、对症治疗等。

（1）液体复苏治疗：早期液体复苏目的是改善有效循环血容量和器官灌注不足，各指南均推荐以目标为导向的液体复苏。可采用等张晶体液（生理盐水或乳酸林格液）以 5~10ml/（kg·h）的速度补液，对于表现为低血压及心动过速的重度容量不足患者，可采用快速补液，前 30 分钟内给予 20ml/kg 静脉液体，再以 3ml/（kg·h）的速度静脉补液 8~12 小时。补液过程中注意关注患者心、肾功能，避免过快补液造成的组织水肿。每 4~6 小时评估液体需求。根据临床评估结果、血细胞比容和 BUN，调整液体复苏的速度。复苏成功的指标包括：尿量 >0.5~1ml/（kg·h）、平均动脉压（MAP）>65mmHg、心率 <120 次 /min、BUN<7.14mmol/L（如果 BUN>7.14mmol/L，在 24 小时内下降至少 1.79mmol/L）、HCT 在 35%~44% 之间。在达到复苏指标后应控制液体输注速度和输液量，并可小剂量应用利尿剂避免组织水肿[11]。各指南均不推荐用羟乙基淀粉进行液体复苏。

（2）对症止痛：止痛是胰腺炎的重要治疗措施，可根据病情慎重选择止痛药物。在严密观察病情下注射盐酸布桂嗪（强痛定）、盐酸哌替啶（杜冷丁）等。我国指南不推荐应用吗啡类药物，因吗啡类药物会收缩奥狄括约肌，然而并没有临床研究显示吗啡可加重或引起胰腺炎和胆囊炎。不推荐应用胆碱能受体拮抗剂如阿托品、山莨菪碱（654-2）等，胆碱能受体拮抗剂会诱发或加重肠麻痹。常规药物疼痛控制欠佳时也可考虑采用麻醉类镇静药，如右美托咪定、芬太尼、咪达唑仑等[11]。

（3）营养支持：急性胰腺炎早期需要禁食，避免刺激胰液分泌，使肠道休息。但是关于何时开始进食目前各指南存在争议。我国和美国指南均建议尽早进食（24 小时内），早期采用肠内营养有助于保护肠黏膜屏障以及减少菌群易位，从而降低发生感染性胰周坏死以及其他严重并发症的风险。指南提出只要患者胃肠动力能够耐受，建议尽早进食或行肠内营养（入院后 24~72 小时）。饮食类型采用流质，低脂或正常脂含量，软食或普食，逐步过渡至正常饮食。应注意患者的腹痛、肠麻痹、腹部压痛等症状和体征是否加重[11]。然而，著名的 PYTHON 研究没有发现 24 小时内行肠内营养可减少感染发生率或死亡率[12]。因此，Boxhoorn 等人最新在 *The Lancet* 发表的综述认为肠内营养可在发病 72 小时后患者存在能量摄入不足时开始实施[10]。

（4）抑制胰腺外分泌治疗：有关胰酶抑制剂及蛋白酶抑制剂在急性胰腺炎中的治疗价值尚缺乏高质量的临床证据。只有中华医学会消化病学分会指南对此有明确推荐，他们建议使用生长抑素及其类似物（奥曲肽）抑制胰腺外分泌。质子泵抑制剂通过抑制胃酸分泌而间接抑制胰腺分泌，还可以预防应激性溃疡的发生。蛋白酶抑制剂（乌司他丁、加贝酯）能够广泛抑制与胰腺炎进展有关的胰蛋白酶、糜蛋白酶、弹性蛋白酶、磷脂酶 A 等的释放和活性，还可稳定溶酶体膜，改善胰腺微循环，减少胰腺炎并发症，主张早期足量应用[11]。

2. 免疫抑制治疗　由于 SLE 的治疗药物糖皮质激素和硫唑嘌呤都有诱发急性胰腺炎的风险，因此，如果怀疑糖皮质激素或硫唑嘌呤诱发的胰腺炎，应予停用，更换其他控制病情药物。除外糖皮质激素或硫唑嘌呤诱发的胰腺炎后，SLE 并发急性胰腺炎的首选治疗手段还是糖皮质激素联合免疫抑制剂，如硫唑嘌呤、环磷酰胺。重症胰腺炎患者，可考虑应用血浆置换或静脉应用人免疫球蛋白。有文献报道，用利妥昔单抗治疗难治性 SLE 合并胰腺炎有较好的效果,提示利妥昔单抗可作为难治性胰腺炎的二线治疗策略[13]。由于大剂量糖皮质激素可能会造成胰腺损伤,目前关于糖皮质激素的用量仍存在一定争议。治疗中,应监测血淀粉酶及脂肪酶的水平。

三、狼疮性肠系膜血管炎

LMV 是引起 SLE 急性腹痛的主要原因之一。SLE 患者中其发病率 2.2%~9.7%[14]。主要发生于疾病活动的 SLE 患者,因缺乏典型的临床表现和实验室检查易被误诊。严重的肠缺血可导致肠梗死和肠穿孔,及时诊断和适当治疗可减少不必要的外科手术。

（一）狼疮性肠系膜血管炎的发病机制及危险因素

LMV 的病因和发病机制不完全清楚。病变主要累及肠系膜上动脉供血区。诱发因素包括细菌感染导致肠道菌群变化、巨细胞病毒感染、嗜酸性粒细胞增多、非甾体抗炎药物、化学物质、金属微粒、动物病毒、蠕虫感染、咖啡因、磷酸二酯酶 -4 抑制剂、二磷酸腺苷、某些食物和中草药等[15]。免疫复合物沉积造成的血管炎和抗磷脂抗体继发的肠道血管栓塞是 LMV 的主要发病机制。免疫复合物沉积和肠系膜血管栓塞导致肠系膜小动脉管壁增厚和闭塞,从而引起一系列肠道改变,包括肠缺血、出血、溃疡、梗死及穿孔等[14]。病变肠道病理特点,大体观可见节段性水肿、散在溃疡、坏疽和穿孔。组织学上,可见小动脉炎和小静脉炎,偶有大血管受累[16]。

（二）狼疮性肠系膜血管炎的临床表现

LMV 临床表现差异较大,从无症状、轻度的腹部不适到急性腹痛均会出现,并且糖皮质激素的使用可能掩盖患者症状。为了避免灾难性的结局,当 SLE 患者有腹部不适主诉时,必须保持高度的警惕。LMV 典型的临床表现有腹痛、腹胀、恶心、呕吐、腹泻、呕血、黑便、吞咽困难等[16]。腹痛多表现为弥漫性腹痛[16],有别于急性胰腺炎、急性胃肠炎、急性胆囊炎等引起的腹痛。腹部查体可有腹肌紧张、腹部压痛、反跳痛、肠鸣音减弱等表现。我国的一项研究总结了 50 例 LMV 的临床特征,发现有 96% 的患者表现为腹痛,90% 的患者查体有腹部压痛,其中,64.58% 的患者腹痛为急性持续性弥漫性腹痛,35.42% 的患者表现为阵发性或间断性腹痛。其余 2 例患者仅有腹胀和乏力,无腹痛表现。除腹痛外,其他常见临床表现有腹胀(43 例,86%)、恶心(42 例,84%)、呕吐(34 例,68%)、腹泻(29 例,58%)。7 例(14%)患者同时并发肠梗阻,16 例(32.0%)患者有泌尿系统受累表现,表现为输尿管肾盂积水、输尿管扩张或狭窄、膀胱壁增厚[17]。其他文献也报道了 LMV 患者可合并 IPO、肾盂输尿管扩张,因此,对于 LMV 患者,还需注意筛查有无合并 IPO 及肾盂输尿管扩张。在分析 LMV 危险因素时发现,口腔溃疡、泌尿系统受累、D- 二聚体升高、低补体 C3、外周血淋巴细胞比例降低均是 LMV 的危险因素[17]。

LMV 的局部并发症主要有肠出血、肠缺血、肠梗死、肠穿孔,需紧急行手术治疗,对于表现为急腹症的患者需警惕此类并发症。

一般实验室检查无特异表现,有报道认为抗磷脂抗体、抗内皮细胞抗体与 LMV 可能有关[15]。

腹部 CT 和腹部增强 CT 是诊断 LMV 的主要方法,首选腹部增强 CT。CT 主要有以下表现:①肠壁均匀性肿胀增厚(≥3mm),平扫即可见"同心圆"表现,增强 CT 可表现为"靶形征"[18];②肠系膜小血管充血、均匀增粗、边缘毛糙并平行排列,称为"梳齿征";③肠系膜肿胀,小肠系膜脂肪密度不均匀片状增高,出现模糊索条状影;④肠管管腔扩张(直径≥3cm)、肠壁气肿等。但是这些影像学表现并非 LMV 所特有。图 7-2 是一例合并 LMV 的 SLE 典型 CT 表现。急性胰腺炎、机械性肠梗阻、腹膜炎、炎性肠病等均可出现肠管及肠系膜异常表现。因此要注意结合患者的 SLE 病史、临床和实验室检查进行鉴别诊断。LMV 腹部超声可见弥漫性肠壁增厚、肠水肿或腹腔弥漫性积液,可用于 LMV 的随访。胃镜和结肠镜检查可显示局部缺血和溃疡改变,但内镜引导下的活检病理可能无法明确诊断 LMV,因为受影响的血管通常位于活检难以获得的区域。

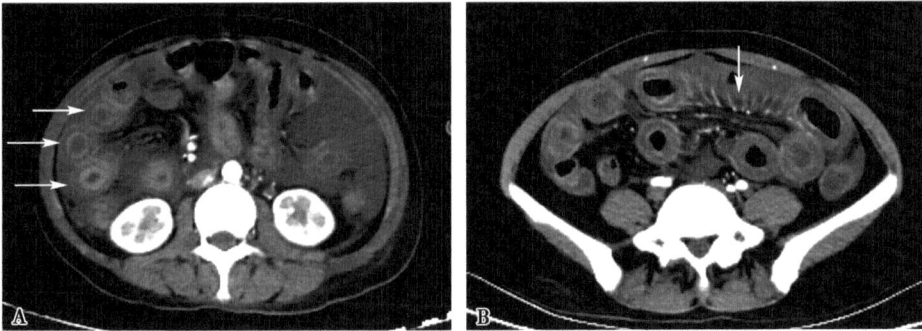

图 7-2　SLE 合并肠系膜血管炎 CT 表现

A. 肠管扩张,小肠壁增厚,肠黏膜及浆膜水肿强化,称为"靶形征"(箭头所示);

B. 肠系膜血管充血,肠系膜血管增多呈"梳齿征"表现(箭头所示)。

（三）狼疮性肠系膜血管炎的诊断

由于 LMV 缺乏特异的临床表现和实验室检查,给诊断带来了一定困难。病理提示肠道血管炎为诊断 LMV 的金标准,但临床上通常难以获得肠道病理。因此,肠道血管炎诊断常依赖于影像学检查。腹部增强 CT 检查显示肠管壁均匀性水肿增厚和肠系膜血管充血是 LMV 的主要表现,对该病的诊断特异性较高。LMV 诊断依据包括:①消化系统症状:腹痛、腹胀、恶心、呕吐、腹泻等;②影像学检查:典型的腹部 CT 表现,包括肠管壁均匀性水肿增厚、肠系膜血管充血、肠系膜脂肪衰减增加;③病理提示肠道血管炎;④除外其他引起腹痛原因,如 IPO、腹膜炎、胰腺炎及急性胆囊炎、胆结石等病因。

（四）狼疮性肠系膜血管炎的治疗

1. 一般治疗　禁食水、肠道休息、静脉补液治疗,使用促胃肠动力药及质子泵抑制剂。

2. 免疫抑制治疗　由于 LMV 的基本病理表现为炎性缺血性血管炎,一旦诊断,应立即进行积极的抗炎和免疫抑制治疗。治疗方法包括中到大剂量静脉应用甲泼尼龙或等效药物。对于单独应用糖皮质激素不能迅速改善的患者或复发性 LMV 患者,应开始静脉注射环磷酰胺。对于有不良预后因素或复发高风险的患者,如肠壁厚度大于 9mm,应尽早开始使用免疫抑制剂[18]。有环磷酰胺禁忌的患者,其他免疫抑制剂也可考虑应用,如吗替麦考酚酯、甲氨蝶呤、环孢素等。LMV 对糖皮质激素反应较好,我国报道的 50 例狼疮性肠系膜血管炎患者,大部分患者使用醋酸泼尼松[0.5~1mg/(kg·d)]或相当剂量的甲泼尼龙,10 例患者静脉应用冲击剂量的甲泼尼龙(1 000mg,每天 1 次,3~4 天),1 例患者同时静脉应用了环磷酰胺,部分患者联合应用了羟氯喹、硫唑嘌呤或甲氨蝶呤等免疫抑制剂,除 1 例死于肠道穿孔,1 例死于严重的神经系统并发症外,其余 48 例患者都达到了临床缓解[17]。有研究发现静脉应用环磷酰胺治疗是 LMV 复发的保护因素,肠壁增厚(>8mm)是 LMV 复发的危险因素[19]。

生物制剂是治疗 LMV 的一种新手段。对于激素或其他免疫抑制剂治疗无效、复发的难治性患者可考虑应用利妥昔单抗治疗 LMV[20]。也有报道在糖皮质激素的基础上,同时静脉应用人血免疫球蛋白治疗 LMV,可改善患者预后。

3. 手术治疗　若应用足量糖皮质激素和免疫抑制剂后,患者症状不能快速缓解,要考虑到肠穿孔或肠梗死的可能,如不行手术治疗,病死率 50% 以上[21]。因此,常需要紧急手术切除病变部位[16],24~48 小时内行手术治疗预后显著优于 48 小时后行手术治疗[21]。

四、假性肠梗阻

假性肠梗阻(intestinal pseudo-obstruction,IPO)是以肠推进功能无效为特征的临床综合征,有肠梗阻的症状和体征,但无机械性梗阻证据。根据病因分原发性和继发性,继发性 IPO 是 SLE 的严重并发症之一,IPO 可为 SLE 的首发表现,因临床表现急,消化道症状重,其他系统受累症状不典型,易误诊而接受不必要的手术治疗。延迟诊断和误诊常导致不良预后。

(一)SLE 合并假性肠梗阻的机制及危险因素

SLE 合并 IPO 常发生于疾病活动的患者,与不合并 IPO 的患者相比,SLEDAI 评分更高。低蛋白血症、低补体血症、CRP 升高、抗 SSA 抗体阳性、抗 SSB 抗体阳性是 SLE 合并 IPO 的危险因素[22]。SLE 合并 IPO 的机制目前尚不清楚,可能的机制为:①血管炎:血管炎导致内脏平滑肌慢性缺血,进而导致肌肉损伤和蠕动变差[14,22]。免疫复合物在小血管壁沉积导致慢性缺血,引起肠道平滑肌纤维化和萎缩;炎性细胞浸润导致组织损伤。我国的一项研究报道了 30 例 SLE 合并 IPO 的患者,其中 2 例行部分肠管切除术的患者病理均提示为血管炎[23]。②平滑肌病变:原发性肌病或神经源性因素引起平滑肌运动障碍,或继发于免疫复合物介导的血管炎或针对平滑肌的自身抗体导致平滑肌病变。病理显示肌层纤维化和萎缩,平滑肌细胞数量减少,炎性细胞浸润伴纤维蛋白沉积[14]。IPO 患者常合并肾盂、输尿管积水等泌尿系统表现,也支持平滑肌病变可能是其发病机制之一。

(二)SLE 合并假性肠梗阻的临床表现

我国 SLE 患者 IPO 的患病率为 1.96%,病死率为 3.2%~7.1%,临床表现为恶心、呕吐、腹痛、腹胀、腹泻,常见死亡原因为感染、肠穿孔[22]。中国医学科学院北京协和医院总结了 85 例 SLE 继发 IPO 患者的临床特征,这是迄今为止最大的一项关于 SLE 并发 IPO 的研究,结果发现 IPO 的临床特征主要为腹痛和腹胀(92.9%)、恶心和呕吐(87.1%)、腹泻(51.8%)、尿频(18.8%)。57.6% 的 SLE 患者以 IPO 为首发表现,误诊率高达 78%。肾盂输尿管扩张是常见并发症(58.9%),胆道扩张相对少见(7.1%)[22]。与不合并 IPO 的 SLE 患者相比,SLE 合并 IPO 患者脱发、多浆膜炎、血液系统损害、肾盂输尿管扩张的表现更常见,肾病综合征表现少见[22]。多位学者报道了 SLE 患者同时合并 IPO、肾盂输尿管扩张、胆管扩张,有学者将有这三种表现者命名为内脏肌肉运动障碍综合征[24-25]。因此对于同时有 IPO、肾盂输尿管扩张、胆管扩张的患者,即使不存在 SLE 典型的临床表现,也要注意筛查是否为 SLE。

腹部 X 线为首选检查方法,可见阶梯状气液平和肠扩张等肠梗阻表现。腹部 CT 检查可发现肠管扩张、局限性或弥漫性肠壁增厚、肠系膜水肿、腹水,并且可除外引起肠道梗阻的机械性原因。

（三）SLE 合并假性肠梗阻的治疗

1. **一般治疗** 对于 SLE 合并 IPO 患者，一般可采用禁食、留置胃管、胃肠减压、肠外营养支持、促小肠蠕动、维持水电解质紊乱等治疗。口服广谱抗生素可以减少细菌过度生长，推荐红霉素，因其还有促胃肠动力作用。其他促胃肠动力药，西沙必利和奥曲肽也可促进小肠蠕动[14]。

2. **免疫抑制治疗** 对于 SLE 合并 IPO 患者及时诊断和治疗可极大地改善患者的预后。建议所有患者应用糖皮质激素（口服或静脉应用）联合免疫抑制剂（环磷酰胺、环孢素、他克莫司）治疗。关于糖皮质激素的具体用量无一致意见，部分患者首先静脉应用甲泼尼龙 1g×3 天，序贯泼尼松 1mg/（kg·d）。文献中亦有报道应用足量口服糖皮质激素[相当于泼尼松 1mg（kg·d）]即可取得较好效果。我国的一项研究结果发现约 76.5% 的患者对激素和免疫抑制剂治疗反应较好。16.5% 的患者出现了并发症：不可逆的肾盂输尿管扩张、依赖肠外营养、感染、胰腺炎、弥漫性肺泡出血、肾衰竭。预后不良因素包括发病年龄晚、以 IPO 为首发表现、误诊、延迟治疗、肾病综合征、肾盂输尿管扩张、胆管扩张[22]。

3. **手术治疗** 部分以 IPO 为首发表现的患者易被误诊，接受不必要的手术治疗，术后复发率高，预后差。仅对于存在肠穿孔、肠坏死等急腹症表现时，需与胃肠外科一起制定治疗方案：包括紧急行手术治疗和术后的糖皮质激素联合免疫抑制剂治疗以防复发。

五、蛋白丢失性肠病

PLE 是由于经肠黏膜丢失过多血浆蛋白，进而导致水肿和低蛋白血症的一种临床综合征。SLE 患者中 PLE 的发病率为 3.2%[3]。

（一）SLE 合并蛋白丢失性肠病的机制及危险因素

SLE 合并 PLE 多见于年轻女性患者（88%~94%），亚洲人多见，与疾病活动相关，主要发生于有多脏器受累的重症 SLE[24-25]。目前发病机制不明确，其可能的发病机制有：①基因和环境因素，目前关于 SLE 合并 PLE 的报道多来自于亚洲[3]，提示可能存在基因和环境因素；②补体活化，补体在血管内的激活和转化可导致毛细血管通透性增加，从而使富含蛋白质的物质在肠血管壁的渗出增强，导致淋巴管扩张，肠壁水肿[26]；③细胞因子，肠细胞分泌的一些细胞因子如 TNF-α、IL-6 等可增加微血管的通透性，从而导致白蛋白从血液向肠腔渗漏[27]；④血管炎，肠系膜或肠道血管的非坏死性血管炎可能是其发病机制之一，但具体机制仍需进一步研究[28]。

（二）SLE 合并蛋白丢失性肠病的临床表现

PLE 可为 SLE 的首发表现，也可以在 SLE 发病数年后出现。SLE 合并 PLE 常见临床表现为腹泻、腹痛、恶心、呕吐等消化道症状，以及低蛋白血症引起的肢体水肿、腹水、胸腔积液、心包积液[27,29]等。据文献报道，各临床表现的发生率依次是外周水肿（100%），腹水（73%），胸腔积液（60%），心包积液（46%），恶心、呕吐、腹泻（40%），腹痛（20%）。腹泻通常为水样腹泻，每日多达 20 次，一般不会出现脂肪泻。腹痛多为间断性、轻中度的腹部隐痛。低蛋白血症患者，如无其他明显蛋白质丢失证据应怀疑此病，^{99m}Tc-HAS 或 24 小时粪便 α_1 抗胰蛋白酶清除增加可有助明确诊断。

严重的低蛋白血症、低补体血症和抗 RNP 抗体阳性是其主要的血清学特征，还可合并低球蛋白血症、贫血、高胆固醇血症[3,27]。约 60% 的患者 24 小时尿蛋白定量小于 0.5g，20%

的患者 24 小时尿蛋白定量<1.0g[27]。

内镜检查特征是胃和小肠的皱襞粗糙、增厚,肠壁的弥漫性水肿,可伴有溃疡,也可无异常发现[27,29]。病理检查可显示肠壁非特异性炎症[27,29]。腹部 CT 检查可以发现肠壁增厚。^{99m}Tc-HAS 是诊断 PLE 的重要手段。据文献报道,^{99m}Tc-HAS 对 PLE 的灵敏度和特异度分别是 96% 和 100%[29],它不仅可用于诊断,还可以用于监测治疗效果。24 小时粪便 α_1 抗胰蛋白酶清除增加也支持此诊断。

(三)SLE 合并蛋白丢失性肠病的治疗

1. **一般治疗** 应给予高蛋白、高热量、低盐饮食。对因低蛋白血症导致水肿或浆膜腔积液者,可适当选用利尿剂、补充人血白蛋白。

2. **免疫抑制治疗** 多数患者对口服糖皮质激素治疗反应较好,联合应用免疫抑制剂可使大部分患者缓解,常用免疫抑制剂包括硫唑嘌呤、环磷酰胺、吗替麦考酚酯、甲氨蝶呤、利妥昔单抗、环孢素等。我国学者开展了一项泼尼松联合硫唑嘌呤治疗 PLE 的有效性研究,治疗方案为泼尼松[0.8~1mg/(kg·d)应用 6 周,逐渐减量至 10mg/d 维持]和硫唑嘌呤[2mg/(kg·d)]治疗 PLE 的有效性研究,发现治疗 6 个月后 88% 的患者可以达到临床缓解[3]。中国医学科学院北京协和医院风湿免疫科总结了 15 例经 ^{99m}Tc-HAS 确诊的 SLE 合并 PLE 患者,所有患者均应用糖皮质激素联合免疫抑制剂治疗,糖皮质激素用量相当于醋酸泼尼松40~60mg/d,13 例患者静脉应用环磷酰胺(隔天应用 200mg 或每周 400mg,1 个月后所有患者改为每月 1 000mg 静脉应用),2 例患者口服环孢素[3~5mg/(kg·d)]治疗,多数患者取得了较好的疗效[27]。总胆固醇水平升高被认为是 SLE 合并 PLE 对糖皮质激素治疗反应好的一个预测指标,但是缺乏大样本的研究。

六、肝脏病变

肝脏病变是 SLE 常见的内脏受累器官之一,SLE 病程中 25%~60% 的患者会出现肝脏受累[30]。按病因分为原发性和继发性,原发性肝脏病变包括狼疮肝炎(lupus hepatitis),继发性肝脏病变包括其他自身免疫性肝病(AIH、PBC、PSC)和其他病因所致的肝脏疾病(药物性肝损伤、非酒精性脂肪性肝炎、病毒性肝炎、肝脏血管性疾病、高凝状态、酒精性肝脏疾病等)。有文献统计 SLE 肝损伤首位原因是药物相关肝损伤(30.9%),第二位原因是狼疮肝炎(28.5%),其他原因依次是脂肪肝(17.9%),AIH(4.9%),PBC(2.4%),酒精性肝病(1.6%),病毒性肝炎(0.8%)[31]。由于肝脏病变表现的复杂性及免疫抑制剂的应用,使得肝脏病变的病因诊断更加困难。需详细的病史询问、系统的体格检查,并结合实验室及影像学检查帮助诊断,肝穿刺活检术行病理检查可有助于明确病因。SLE 患者肝损伤的诊断流程见图 7-3。

(一)狼疮肝炎

1. **狼疮肝炎病因及发病机制** 肝脏血管炎和肝脏补体沉积是狼疮肝炎的两大主要病因。狼疮肝炎常见的组织病理学表现是门静脉区轻度淋巴细胞、中性粒细胞和浆细胞浸润与肝细胞水样变性;也可见脂肪变性、轻度胆汁淤积、局灶性坏死和结节样再生性增生。肝脏免疫组化 C1q 阳性高度提示狼疮肝炎[32]。在肝门静脉区及肝窦壁可见 C1q、IgG、IgA 沉积,并且经过治疗后这些免疫物质沉积减少[32]。

2. **狼疮肝炎的临床特征** 狼疮肝炎是 SLE 患者肝损伤的第二大常见原因。需要注意

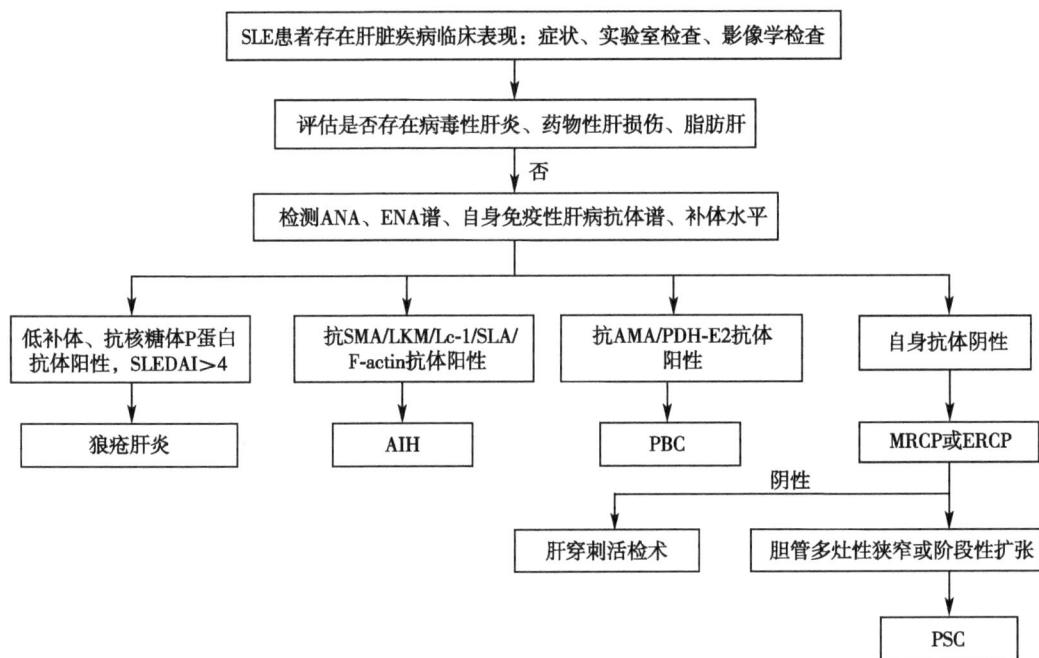

图 7-3 SLE 患者肝损伤的诊断流程

狼疮肝炎和类狼疮肝炎是不同的。前者是指与 SLE 相关的肝功能异常,后者是 20 世纪 50 年代用来定义目前被称为 AIH 的术语[33]。这两种疾病具有相似的临床表现和实验室检查,但致病机制却不同。狼疮肝炎在 SLE 中的发病率为 3%~8%,主要临床表现是轻中度的转氨酶升高[34],还可表现为疲劳、乏力、厌食及恶心等非特异症状,体格检查可发现黄疸、肝大、脾大。实验室检查可表现为 ALT、AST、ALP、GGT、胆红素、ESR、CRP 升高,以及补体 C3、C4 和 C1q 水平降低,抗核糖体 P 蛋白抗体及其他 SLE 相关自身抗体呈阳性。狼疮肝炎极少会出现严重的肝功能异常,或发展为终末期肝病。狼疮肝炎多与 SLE 疾病活动或复发相关[32-33]。

ANA 和高 IgG 血症在狼疮肝炎与 AIH 中均可见,抗核糖体 P 蛋白抗体可见于 44% 的狼疮肝炎患者,极少见于 AIH[33]。抗 ASMA 抗体、抗 LKM 抗体、抗 SLA/LP 抗体阳性对 AIH 特异性较高[33]。

3. **狼疮肝炎的诊断** 在诊断狼疮肝炎前,首先排除药物性肝损伤、病毒性肝炎、非酒精性脂肪性肝炎等继发性肝脏病变。AIH 与狼疮肝炎的鉴别不能仅仅依靠国际自身免疫性肝炎组织(International Autoimmune Hepatitis Group,IAHG)标准[35]进行诊断,因为 SLE 自身的血清学特点,比如高滴度 ANA、IgG 水平升高,常很容易满足 AIH 的诊断,造成误诊。AIH 的特异性自身抗体,如抗 ASMA 抗体、抗 LKM-1 抗体阳性对于 AIH 的诊断有较高价值。如果患者并不存在这些抗体,则需肝穿刺活检帮助诊断。狼疮肝炎的肝活检通常显示小叶浸润或门脉周围少量淋巴细胞浸润[36]。AIH 的特征是门脉单核细胞浸润,可侵犯肝板,浸润到周围小叶,引起门脉周围的块状坏死,并形成肝细胞花环。随着疾病的进展,可出现桥接坏死、全小叶坏死和多小叶坏死,最终发展为肝硬化[37],而狼疮肝炎预后相对较好。虽然糖皮质激素治疗对狼疮肝炎和 AIH 均有效,但两种疾病的治疗周期不同,因此明确诊断对于治疗有重要指导意义。

4. 狼疮肝炎的治疗　对于合并肝功能异常的 SLE 患者最重要的是首先排除继发原因,以便给予适当的治疗。例如,对于病毒性肝炎应用抗病毒药物治疗,PBC 应用熊去氧胆酸治疗等。如果是系统性红斑狼疮疾病活动相关的肝损伤,应该针对系统性红斑狼疮活动进行激素和免疫抑制的治疗,如糖皮质激素、硫唑嘌呤或吗替麦考酚酯。对于发展为肝硬化和 / 或门静脉高压的患者应遵循与普通人群相同的方法进行治疗。对于需要肝移植的狼疮患者,需要特别注意,抗磷脂抗体可使移植相关并发症风险增加。然而,对于 SLE 患者进行肝移植的报道很少,并且预防移植物排斥的免疫抑制药物通常足以抑制 SLE 的活动。

狼疮肝炎的表现通常较轻,如果患者出现肝功能进行性恶化,一定要警惕 AIH 的可能。目前对于狼疮肝炎尚缺乏标准的治疗方案,但其对中到大量糖皮质激素[醋酸泼尼松 >0.25mg/(kg·d)]反应较好[34]。硫唑嘌呤可用于减少糖皮质激素用量和预防复发,除硫唑嘌呤外,还可应用环磷酰胺、他克莫司、吗替麦考酚酯[45,50]。但是需警惕糖皮质激素引起的非酒精性脂肪肝及药物性肝损伤。

(二) SLE 与自身免疫性肝病

SLE 可与自身免疫性肝病并存。自身免疫性肝病主要包括 AIH(过去被称为类狼疮肝炎)、PSC、PBC。AIH 和 PBC 是与 SLE 相关的主要自身免疫性肝病,特征是存在特异性自身抗体、高球蛋白血症和肝活检特有的组织学改变。临床医师需要注意鉴别诊断,早期诊断和治疗是防止疾病进展为晚期慢性肝病的基础。下文将逐一阐述每一种自身免疫性肝病及其与 SLE 的关系。

1. 自身免疫性肝炎

(1) AIH 的临床特征及诊断:AIH 是一种病因不明的,由针对肝细胞的自身免疫反应所介导的肝脏实质炎症,以血清自身抗体阳性、高 IgG 血症和 / 或 γ- 球蛋白血症、病理显示存在界面性肝炎为特点,如不治疗可导致肝硬化,甚至肝衰竭[38-39]。在肝功能异常的 SLE 患者中,AIH 的发生率约为 5%~10%[33,38]。AIH 诊断依据是血清转氨酶和 IgG 升高,存在自身抗体(ANA,抗 ASMA 抗体和抗 LKM-1 抗体),肝活检的组织学结果(界面性肝炎、淋巴 - 浆细胞浸润、肝细胞玫瑰花环样及穿入现象)。IAHG 制定的标准或肝活检可用于 AIH 诊断[40]。

(2) AIH 的治疗:AIH 的治疗以糖皮质激素和硫唑嘌呤为主。与狼疮肝炎相比,AIH 病情更重,预后更差,未治疗的患者 5 年生存率低于 25%,接受糖皮质激素治疗的患者 5 年生存率为 80%,而狼疮肝炎对激素反应较好,极少出现并发症。根据美国肝病研究协会关于 AIH 治疗指南推荐[41],AST 或 ALT 水平超过正常值上限 10 倍或超过正常值上限 5 倍合并丙种球蛋白水平超过正常上限两倍是强的治疗指征,需要积极免疫抑制治疗。组织病理学显示桥接坏死或多小叶坏死,也需要给予免疫抑制治疗,有文献报道,未经治疗的患者进展为肝硬化的风险高达 85%。对于没有症状和轻度实验室和组织学改变的患者可考虑应用免疫抑制治疗,治疗必须遵循个体化原则,并且在平衡利弊后进行,最好由肝病专科医师进行治疗。免疫抑制治疗的方案可以是大剂量糖皮质激素单药治疗(相当于醋酸泼尼松 40~60mg/d)或更低剂量的泼尼松(30mg/d)联合硫唑嘌呤(50mg/d 或 1~2mg/kg),逐渐减少到维持剂量,治疗需维持至少 24 个月。

2. 原发性胆汁性胆管炎

（1）PBC 的临床特征及诊断：PBC 也是一种自身免疫性肝病，其特征是肝内小胆管进行性破坏导致胆汁淤积，若不干预，多数会进展为肝硬化。临床表现可以无症状或出现由胆汁淤积引起的黄疸和瘙痒等，血清学检查表现为碱性磷酸酶升高，AMA 或特异性抗核抗体（抗gp210 抗体、抗 sp100 抗体、抗 PML 抗体等）阳性，PBC 患者 AMA 阳性比例为 90%~95%[42-43]。PBC 的诊断需满足以下三条标准中的两条：①血清碱性磷酸酶升高；②存在 AMA；③肝脏组织学表现（存在慢性、非化脓性和破坏性的胆管炎）[44]。中国医学科学院北京协和医院的一项研究发现 SLE 合并 PBC 的患病率约为 0.27%，超过一半的患者 SLE 和 PBC 是同时诊断的。与不合并 PBC 的患者相比，这类患者的临床特点为女性多见，发病年龄晚，血液系统、肌肉骨骼系统受累，肺动脉高压和间质性肺病更常见，其 3 年生存率为 88.4%，提示合并PBC 对 SLE 患者的生存是有一定影响的，但是 PBC 与 SLE 疾病是否活动无关。SLE 合并PBC 非常少见，一般不超过 2%[45]。

（2）PBC 的治疗：不论是否合并系统性红斑狼疮，熊去氧胆酸（ursodeoxycholic acid,UDCA）[成人推荐剂量 13~15mg/（kg·d）]均是 PBC 的一线治疗药物。据文献报道，SLE 合并 PBC 患者，常同时有肺动脉高压、肺间质性病变等，因此可能需对此类患者加强免疫抑制治疗。但是，同时很多免疫抑制剂会诱发肝损伤，需谨慎选择免疫抑制剂。对于发展为终末期肝病和肝衰竭的患者而言，肝移植是唯一的治疗选择。

3. 原发性硬化性胆管炎

（1）PSC 的临床特征及诊断：PSC 是一种主要影响胆管的慢性自身免疫性肝脏疾病，临床表现多种多样，常无症状，仅在血清学检查时才发现胆汁淤积，也可以表现为瘙痒、右上腹疼痛、体重下降等非特异症状，若不干预，可进展为肝硬化或胆管癌。PSC 合并 SLE 极少见[46]。诊断根据胆汁淤积血清学证据（ALP、GGT 水平升高）和影像学检查（MRCP 或 ERCP）的特征性表现（多灶性狭窄和节段性扩张），并且需要除外其他继发原因所致的胆管病变，如IgG4 相关性疾病。MRCP 的特异表现为胆管狭窄、扩张、串珠样改变，可同时累及肝内外胆管[46]。据文献报道，MRCP 诊断 PSC 的灵敏度和特异度分别是 86% 和 94%[47]。

（2）PSC 的治疗：目前缺乏有效的治疗手段。其中，UDCA 的应用最为广泛，但是其疗效却存在很大争议，有研究认为 UDCA 可改善患者肝脏生化检查和减轻肝脏炎症，但是对长期预后没有显著改善作用。长期大量应用 UDCA 后停药，可能使患者瘙痒症状加重或肝功能恶化[48]。2015 年美国胃肠病学学会对是否应用 UDCA 未作确切的推荐，但是明确指出其用量不应超过 28mg/（kg·d）[49]。其他研究发现应用 UDCA 治疗 PSC 6 个月可使 ALP水平恢复正常或降低至少 40%，建议用量为 13~15mg/（kg·d）[50]。糖皮质激素对于原发性 PSC 可能无效，但是在目前报道的 SLE 合并 PSC 患者中激素可能有一定疗效，但是具体剂量及疗程尚无定论[46]。对于有明显肝外胆管狭窄的患者可考虑内镜下扩张或支架置入治疗[49]。

（三）药物诱发的肝损伤

药物诱发的肝损伤是 SLE 患者肝功能异常的主要原因之一，占 31%[31]。随着时代的变迁，药物诱发的肝损伤也有所不同。20 世纪，阿司匹林的大剂量应用（>2g/d）使其成为诱发 SLE 肝损伤的主要药物[51]。目前，SLE 的治疗不再使用大剂量阿司匹林，越来越多的免疫抑制剂被用于 SLE 的治疗，也使引起肝损伤的常见药物发生了变化，如硫唑嘌呤、甲氨蝶吟、环磷酰胺、来氟米特。而羟氯喹、吗替麦考酚酯、环孢素、他克莫司和糖皮质激素引起肝损伤相对较少。硫唑嘌呤引起的肝损伤包括轻度转氨酶升高（用药 12 周内出现）、急性胆汁淤积病变（用药 2~12 个月内出现）和慢性肝损伤（治疗 1~5 年），减少剂量可使大多数患者肝功能恢复[52]。有研究认为 SLE 患者具有高水平氧化应激，这与其发生肝功能损伤是有关的，可能通过这种机制使肝脏容易受到药物的损伤[53]。对于药物诱发的肝损伤则应尽量停止目前所用引起肝损伤的药物。

第四节　展　　望

在过去的几十年，SLE 的治疗发生了很大的变化，从过去应用羟氯喹、糖皮质激素、传统的免疫抑制剂到近些年新的治疗手段，如生物制剂的出现，SLE 的治疗选择越来越多，预后也有了很大提高。消化系统受累是 SLE 常见的临床表现，部分表现如 LMV、胰腺炎等，若不及时治疗可致命，严重影响 SLE 患者的预后。然而目前仍缺乏 SLE 消化系统受累相关的共识与指南，未来仍需进行大样本、多中心、随机对照研究，为 SLE 消化系统受累的治疗提供有力的证据。

第五节　经典病例分享

一、病例摘要

患者，女性，19 岁，主因"间断恶心、呕吐 10 天"于 2019 年 5 月 8 日入我院消化科。患者 10 天前无明显诱因出现恶心、呕吐，呕吐物为胃内容物，无咖啡样物，进食可加重呕吐，伴阵发性下腹钝痛，数分钟后可自行缓解，无发热，无腹泻，有排气排便，就诊于外院，考虑胃肠炎，予头孢类药物静脉滴注 3 天，症状较前稍好转，可少量进食。4 天前无明显诱因出现恶心、呕吐症状加重，再次就诊于外院，查血常规：WBC 6×10^9/L，N 79.8%，腹部平片提示节段性肠管扩张、气液平面，外院予禁食水、头孢噻肟钠舒巴坦钠静脉滴注 3 天，效果欠佳。2 天前就诊于我院急诊，查血常规：WBC 5.48×10^9/L，Hb 122g/L，PLT 228×10^9/L；尿常规：尿蛋白（PRO）2+，红细胞（RBC）3-5 个 /HPF，WBC 10~15 个 /HPF，管型（CAST）3~5 个 /LPF；肝肾功能：白蛋白 31.9g/L，余正常；电解质：K^+ 3.25mmol/L，余正常；腹部超声示双肾盂分离及双侧输尿管扩张，腹腔积液；全腹部 CT 示腹膜炎，腹腔积液，盆腔积液，双肾积水，输尿管扩张，双侧输尿管下段显示不清、膀胱壁增厚，直肠壁增厚水肿，部分小肠壁可疑增厚（图 7-4）。完善腹水诊断性穿刺，常规：李凡他试验阳性，白细胞 502 个 /μl，多核细胞 20.7%，血清生化：总蛋白（TP）44.9g/L，白蛋白（ALB）26.3g/L，GLU 5.35mmol/L，乳酸脱氢酶（LDH）368U/L，ADA 11.8U/L。予厄他培南 1g，每天 1 次，静脉滴注，并予止吐、补液等对症治疗，自觉症状稍好转。为进一步明确诊断收入消化科病房。病程中无光过敏、眼干、口干等，小便如常，近几日无排气排便，食欲差，精神差，睡眠欠佳，体重近 10 天下降 5kg。既往史、个人史、月经婚育史、家族史无特殊。入院查体：生命体征平稳，颜面部及双膝伸侧痤疮样皮疹，心肺查体无特殊，腹软，左上腹及下腹部轻压痛，无反跳痛、肌紧张，移动性浊音（+），肠鸣音减弱，2 次 /min。双下肢不肿。

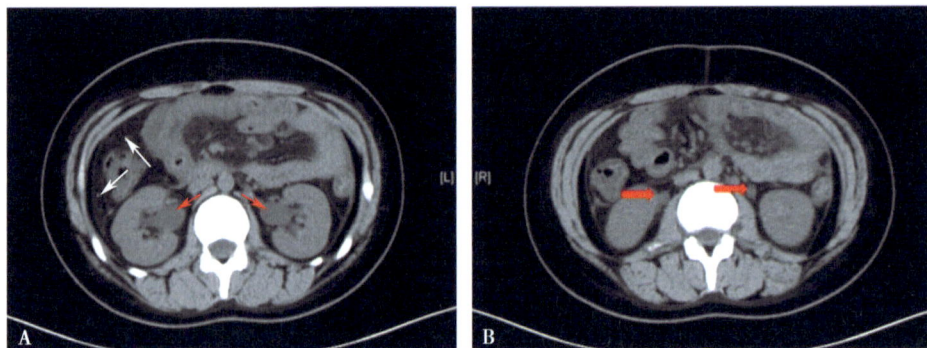

图 7-4　患者就诊于我院时腹部 CT 表现
A. 双侧肾盂扩张、积水（红色箭头所示），腹膜增厚、脂肪间隙密度增高（白色箭头所示）；
B. 红色箭头所指为双侧输尿管扩张。

二、入院后相关检查

自身抗体：ANA 阳性，颗粒型 1∶2 560，胞浆型 1∶320，抗 dsDNA 抗体阳性，抗 URNP 抗体阳性，抗 Sm 抗体阳性，抗 SSA/Ro-60kD 抗体弱阳性，抗 Sc1-70s 抗体弱阳性，抗核小体抗体阳性，抗组蛋白抗体阳性，抗核糖体 P 蛋白抗体阳性，抗心磷脂抗体 IgG 阳性，抗 β_2 糖蛋白 I 抗体阳性，抗心磷脂抗体 IgM、ANCA 均阴性。C3 0.266g/L，C4 0.065g/L，CRP 7.54mg/L，ESR 28mm/h；24 小时尿蛋白 342.10mg/24h。

腹部增强 CT：腹膜炎，腹腔积液，盆腔积液，直肠、乙状结肠及降结肠肠壁增厚，水肿。

三、入院后诊断及治疗

风湿免疫科会诊：追问患者病史，患者近 2 个月曾间断发热、踝关节及手指关节疼痛。1 个月前出现颜面部及双下肢痤疮样皮疹、脱发、口腔溃疡。转入风湿免疫科继续治疗。转入我科后完善肾穿刺活检术，病理示：局灶增生性狼疮肾炎Ⅲ-（A）。

诊断

系统性红斑狼疮

狼疮肾炎

假性肠梗阻

双肾积水伴输尿管扩张

腹膜炎　腹腔积液

治疗

1. 一般治疗，入院后予禁食水、补液，患者消化道症状减轻后开始进食，由清流食逐步过渡至正常饮食，患者未再出现恶心、呕吐。

2. 入院后予甲泼尼龙 40mg，每天 1 次，静脉应用 14 天，后改为醋酸泼尼松 40mg，每天 1 次，口服治疗；羟氯喹 0.2g，每天 2 次；吗替麦考酚酯分散片 0.5g，每天 2 次；同时辅以钙片和维生素 D 治疗。

四、随访

随访(2019-09-17):患者无恶心、呕吐、腹痛等无腹部不适表现。血常规、尿常规、肝肾功能均未见明显异常,24 小时尿蛋白 42.64mg/24h,C3 0.782g/L,C4 0.282g/L;抗 dsDNA 抗体阳性(1∶40)。腹部超声:肝胆胰脾肾超声未见明显异常。

五、经验与总结

SLE 是一组异质性很强的疾病,以少见临床表现为首发症状时容易被误诊。对于育龄期女性患者,首诊症状用其他常见疾病无法解释时,需要详尽地询问病史和体格检查,寻找多系统受累证据,必要时完善自身抗体相关检验,以明确诊断。IPO 是 SLE 常见的消化系统表现之一,常表现为恶心、呕吐、腹痛、腹胀、腹泻,可并发肠坏死、肠穿孔。IPO 常同时合并肾盂输尿管扩张、胆管扩张,因此对于 IPO 患者注意筛查是否存在肾盂输尿管扩张、胆管扩张。IPO 对糖皮质激素反应较好,足量糖皮质激素即可控制症状。

参考文献

1. EBERT E C,HAGSPIEL K D.Gastrointestinal and hepatic manifestations of systemic lupus erythematosus.J Clin Gastroenterol,2011,45(5):436-441.

2. WATANABE R,FUJII H,KAMOGAWA Y,et al.Chronic lupus peritonitis is characterized by the ascites with a large content of interleukin-6.Tohoku J Exp Med,2015,235(4):289-294.

3. MOK C C,YING K Y,MAK A,et al.Outcome of protein-losing gastroenteropathy in systemic lupus erythematosus treated with prednisolone and azathioprine.Rheumatology(Oxford),2006,45(4):425-429.

4. ZHOU L,MING SUN C,LI CHEN W,et al.Massive and painful ascites as a presenting manifestation of systemic lupus erythematosus flare:A case report and literature review.Rev Med Chil,2014,142(2):255-260.

5. ITO H,NANAMIYA W,KURODA N,et al.Chronic lupus peritonitis with massive ascites at elderly onset:Case report and review of the literature.Intern Med,2002,41(11):1056-1061.

6. KAWASHIRI S Y,NISHINO A,SUEYOSHI E,et al.A patient with systemic lupus erythematosus who developed massive small intestinal hemorrhaging during treatment for chronic lupus peritonitis.Mod Rheumatol,2012,22(2):312-315.

7. LARINO NOIA J,MACIAS GARCIA F,SEIJO RIOS S,et al.Pancreatitis and systemic lupus erythematosus. Rev Esp Enferm Dig,2009,101(8):571-579.

8. NESHER G,BREUER G S,TEMPRANO K,et al.Lupus-associated pancreatitis.Semin Arthritis Rheum, 2006,35(4):260-267.

9. 中华医学会外科学分会胰腺外科学组 . 中国急性胰腺炎诊治指南(2021).中华外科杂志,2021,59(7):578-587.

10. BOXHOORN L,VOERMANS R P,BOUWENSE S A,et al.Acute pancreatitis.Lancet,2020,396(10252):726-734.

11. 中华医学会消化病学分会胰腺疾病学组,《中华胰腺病杂志》编辑委员会,《中华消化杂志》编辑委员会 . 中国急性胰腺炎诊治指南(2019,沈阳). 中华胰腺病杂志,2019,19(5):321-331.

12. BAKKER O J,VAN BRUNSCHOT S,VAN SANTVOORT H C,et al.Early versus on-demand nasoenteric tube feeding in acute pancreatitis.N Engl J Med,2014,371(21):1983-1993.

13. AL-MUSAWI Z S,NABAR U J.Successful treatment of recurrent pancreatitis secondary to systemic lupus

erythematosus with B-cell depletion therapy.Arch Iran Med,2011,14(1):66-70.

14. TIAN X P,ZHANG X.Gastrointestinal involvement in systemic lupus erythematosus:Insight into pathogenesis,diagnosis and treatment.World J Gastroenterol,2010,16(24):2971-2977.

15. KWOK S K,SEO S H,JU J H,et al.Lupus enteritis:clinical characteristics,risk factor for relapse and association with anti-endothelial cell antibody.Lupus,2007,16(10):803-809.

16. JU J H,MIN J K,JUNG C K,et al.Lupus mesenteric vasculitis can cause acute abdominal pain in patients with SLE.Nat Rev Rheumatol,2009,5(5):273-281.

17. WANG H,GAO Q,LIAO G,et al.Clinico-laboratory features and associated factors of lupus mesenteric vasculitis.Rheumatol Ther,2021,8(2):1031-1042.

18. KIM Y G,HA H K,NAH S S,et al.Acute abdominal pain in systemic lupus erythematosus:Factors contributing to recurrence of lupus enteritis.Ann Rheum Dis,2006,65(11):1537-1538.

19. YUAN S,YE Y,CHEN D,et al.Lupus mesenteric vasculitis:Clinical features and associated factors for the recurrence and prognosis of disease.Semin Arthritis Rheum,2014,43(6):759-766.

20. JANSSENS P,ARNAUD L,GALICIER L,et al.Lupus enteritis:From clinical findings to therapeutic management.Orphanet J Rare Dis,2013,867.

21. MEDINA F,AYALA A,JARA L J,et al.Acute abdomen in systemic lupus erythematosus:The importance of early laparotomy.Am J Med,1997,103(2):100-105.

22. ZHANG L,XU D,YANG H,et al.Clinical features,morbidity,and risk factors of intestinal pseudo-obstruction in systemic lupus erythematosus:A retrospective case-control study.J Rheumatol,2016,43(3):559-564.

23. 王霞,许书添,胡伟新,等.系统性红斑狼疮患者合并假性肠梗阻.肾脏病与透析肾移植杂志,2015,24(4):313-318.

24. CHEN Y Q,XUE Q,WANG N S.Visceral muscle dysmotility syndrome in systemic lupus erythematosus:Case report and review of the literature.Rheumatol Int,2012,32(6):1701-1703.

25. PARK F D,LEE J K,MADDURI G D,et al.Generalized megaviscera of lupus:Refractory intestinal pseudo-obstruction,ureterohydronephrosis and megacholedochus.World J Gastroenterol,2009,15(28):3555-3559.

26. WEISER M M,ANDRES G A,BRENTJENS J R,et al.Systemic lupus erythematosus and intestinal venulitis.Gastroenterology,1981,81(3):570-579.

27. ZHENG W J,TIAN X P,LI L,et al.Protein-losing enteropathy in systemic lupus erythematosus:Analysis of the clinical features of fifteen patients.J Clin Rheumatol,2007,13(6):313-316.

28. WOOD M L,FOULDS I S,FRENCH M A.Protein losing enteropathy due to systemic lupus erythematosus.Gut,1984,25(9):1013-1015.

29. AL-MOGAIREN S M.Lupus protein-losing enteropathy(LUPLE):A systematic review.Rheumatol Int,2011,31(8):995-1001.

30. GONZALEZ-REGUEIRO J A,CRUZ-CONTRERAS M,MERAYO-CHALICO J,et al.Hepatic manifestations in systemic lupus erythematosus.Lupus,2020,29(8):813-824.

31. TAKAHASHI A,ABE K,SAITO R,et al.Liver dysfunction in patients with systemic lupus erythematosus.Intern Med,2013,52(13):1461-1465.

32. ZHENG R H,WANG J H,WANG S B,et al.Clinical and immunopathological features of patients with lupus hepatitis.Chin Med J(Engl),2013,126(2):260-266.

33. ADIGA A,NUGENT K.Lupus hepatitis and autoimmune hepatitis(Lupoid Hepatitis).Am J Med Sci,2017,353(4):329-335.

34. PIGA M,VACCA A,PORRU G,et al.Liver involvement in systemic lupus erythematosus:Incidence,clinical

course and outcome of lupus hepatitis.Clin Exp Rheumatol,2010,28(4):504-510.

35. ABDOLLAHI M R,SOMI M H,FARAJI E.Role of international criteria in the diagnosis of autoimmune hepatitis.World J Gastroenterol,2013,19(23):3629-3633.

36. TOJO J,OHIRA H,ABE K,et al.Autoimmune hepatitis accompanied by systemic lupus erythematosus. Intern Med,2004,43(3):258-262.

37. OBERMAYER-STRAUB P,STRASSBURG C P,MANNS M P.Autoimmune hepatitis.J Hepatol,2000,32 (1Suppl):181-197.

38. European Association for the Study of the Liver.EASL clinical practice guidelines:Autoimmune hepatitis.J Hepatol,2015,63(4):971-1004.

39. 马雄,邱德凯.自身免疫性肝病基础与临床.7版.上海:上海科学技术出版社,2018.

40. HENNES E M,ZENIYA M,CZAJA A J,et al.Simplified criteria for the diagnosis of autoimmune hepatitis. Hepatology,2008,48(1):169-176.

41. MANNS M P,CZAJA A J,GORHAM J D,et al.Diagnosis and management of autoimmune hepatitis. Hepatology,2010,51(6):2193-2213.

42. MATSUMOTO T,KOBAYASHI S,SHIMIZU H,et al.The liver in collagen diseases:Pathologic study of 160 cases with particular reference to hepatic arteritis,primary biliary cirrhosis,autoimmune hepatitis and nodular regenerative hyperplasia of the liver.Liver,2000,20(5):366-373.

43. SHIZUMA T,KURODA H.A case of primary biliary cirrhosis which developed eight years after diagnosis of systemic lupus erythematosus.Intern Med,2011,50(4):321-324.

44. BOWLUS C L,GERSHWIN M E.The diagnosis of primary biliary cirrhosis.Autoimmun Rev,2014,13(4/5): 441-444.

45. SHIZUMA T.Clinical characteristics of concomitant systemic lupus erythematosus and primary biliary cirrhosis:A literature review.J Immunol Res,2015,2015:713-728.

46. 陆翠,滕佳临,周卓超,等.系统性红斑狼疮合并原发性硬化性胆管炎三例并文献复习.中华风湿病学杂志,2021,25(3):184-188.

47. DAVE M,ELMUNZER B J,DWAMENA B A,et al.Primary sclerosing cholangitis:Meta-analysis of diagnostic performance of MR cholangiopancreatography.Radiology,2010,256(2):387-396.

48. WUNSCH E,TROTTIER J,MILKIEWICZ M,et al.Prospective evaluation of ursodeoxycholic acid withdrawal in patients with primary sclerosing cholangitis.Hepatology,2014,60(3):931-940.

49. LINDOR K D,KOWDLEY K V,HARRISON M E,et al.ACG clinical guideline:Primary sclerosing cholangitis.Am J Gastroenterol,2015,110(5):646-659.

50. TABIBIAN J H,LINDOR K D.Ursodeoxycholic acid in primary sclerosing cholangitis:If withdrawal is bad, then administration is good(right?).Hepatology,2014,60(3):785-788.

51. KOVACIC P,JACINTHO J D.Systemic lupus erythematosus and other autoimmune diseases from endogenous and exogenous agents:Unifying theme of oxidative stress.Mini Rev Med Chem,2003,3(6): 568-575.

52. SIRAMOLPIWAT S,SAKONLAYA D.Clinical and histologic features of azathioprine-induced hepatotoxicity.Scand J Gastroenterol,2017,52(8):876-880.

53. LOZOVOY M A,SIMAO A N,PANIS C,et al.Oxidative stress is associated with liver damage,inflammatory status,and corticosteroid therapy in patients with systemic lupus erythematosus.Lupus,2011,20(12):1250-1259.

第八章 抗磷脂综合征

王 培

学术顾问：赵久良

第一节 引 言

抗磷脂综合征（antiphospholipid syndrome，APS）是一种系统性自身免疫性疾病，以反复血管性血栓事件、病理妊娠和血小板减少为临床特征，伴有抗磷脂抗体（antiphospholipid antibody，APA）持续阳性，包括狼疮抗凝物（lupus anticoagulant，LA）、抗心磷脂抗体（anticardiolipin antibody，ACA）和抗 β_2 糖蛋白I（β_2 glycoprotein I，β_2 GP I）抗体。据估计，APS 在普通人群中的患病率为（40~50)/10 万。通常 APS 分为原发和继发，大约 50%APS 继发于系统性自身免疫病，其中以继发于系统性红斑狼疮（SLE）最为常见。近 10% 的原发 APS 患者可能会在 10 年内进展为 SLE，并被重新定义为继发性 APS。而大约 30%~40% 的 SLE 患者 APA 阳性，其中 1/3 可能发生 APS 相关血栓事件或病理妊娠。除了经典的临床表现外，本章节对 APS 的"标准外"（extra-criteria）临床表现、灾难性抗磷脂综合征（catastrophic antiphospholipid syndrome，CAPS）以及部分产科抗磷脂综合征（obstetric antiphospholipid syndrome，OAPS）的临床特征及治疗进行详述。

第二节 抗磷脂综合征概述

一、抗磷脂综合征的发病机制

在 APS 中，B 淋巴细胞产生的 APA 的主要靶点是 β_2 糖蛋白I，β_2 GP I 是一种与磷脂表面紧密结合的血浆蛋白。一方面，APA 与细胞表面的 β_2 GP I 结合后，可以促进炎症细胞和内皮细胞的激活，上调细胞黏附分子（如 E 选择素和组织因子）的表达，提高组织因子的活性，并激活补体。另一方面，APA 能够干扰天然抗凝，如蛋白 C 和膜联蛋白 A5，通过抑制抗凝活性、抑制纤溶作用以及通过膜联蛋白 A5，促进凝血及血栓形成。研究发现，将健康供体的血小板在体外暴露于 APA 可以导致糖蛋白IIb/IIIa（纤维蛋白原受体）表达增加，提示血小板可能在 APA 促进血管内皮细胞血栓形成的过程中起关键作用。同时，APA 识别血小板上表达的磷脂结合蛋白，导致血栓素 A2 的合成增加。血栓素 A2 是一种有效的促聚集剂和血管收缩介质，这些因素最终导致血栓形成。而中性粒细胞激活以及中性粒细胞胞外诱捕网（neutrophil extracellular traps，NETs）的释放，也可能是 APA 相关血栓形成的重要因素。补体介导及急 / 慢性炎症反应，导致内皮细胞和滋养层功能破坏，抑制绒毛膜促性腺激素的分泌，促进滋养层细胞的凋亡，以上多种因素导致胎盘微血栓的形成及不良妊娠事件的发生。

二、抗磷脂综合征的分类诊断标准

APA 是一组以磷脂和 / 或磷脂结合蛋白为靶抗原的自身抗体总称,是 APS 最具特征的实验室指标及分类诊断标准之一。APA 根据识别抗原的特点可以分为 4 类(具体详见本节第三部分),其中 LA、ACA 和抗 β_2 GP I 抗体作为 APS 分类标准中的实验室指标,有重要的临床诊断价值。

1998 年,在日本札幌制定了一项关于 APS 的分类标准的国际共识声明,并于 2006 年在悉尼国际会议上进行了修订(表 8-1),目前该标准已广泛应用于临床。

表 8-1 2006 年悉尼修订的 APS 分类标准

领域	定义
临床标准	1. 血栓形成:任何器官或组织发生 1 次及 1 次以上的动脉、静脉或小血管血栓事件(浅表静脉血栓不作为诊断指标),且血栓事件必须有影像学或组织学证实,组织病理学如有血栓形成,必须是血栓部位的血管壁无血管炎表现 2. 病理妊娠:①孕 10 周及以后发生 1 次或 1 次以上不能解释的胎死宫内,超声或外观检查未发现形态学结构异常;②孕 34 周之前因子痫或重度子痫前期或严重的胎盘功能不全,致 1 次或 1 次以上的胎儿形态学结构未见异常的早产;③孕 10 周以前发生连续 3 次或 3 次以上不能解释的自发性流产,必须排除遗传、解剖结构和内分泌等因素异常
实验室标准	1. 血浆中 LA 2 次检测均阳性,检测时间间隔至少 12 周 2. 采用标准化的 ELISA 检测到血清或血浆中的中高滴度 IgG/IgM 型 ACA(IgG 型 ACA>40GPL,IgM 型 ACA>40MPL,或滴度大于健康人效价分布的第 99 百分位点)间隔 12 周发现 2 次或以上 3. 采用标准化的 ELISA 法检测到 IgG/IgM 型抗 β_2 GP I 抗体(滴度大于健康人效价分布的第 99 百分位点),间隔 12 周发现 2 次或以上

注:必须同时具备至少 1 条临床标准和 1 条实验室标准。1 个 GPL、MPL 单位分别为 1μg/ml 纯化的 IgG、IgM 型 ACA 结合抗原的活性。

悉尼标准是为了研究标准化而制定,因此临床和实验室指标较为严格且具有一定局限性;有些 APS 常见的临床表现,如浅表性静脉炎、心脏瓣膜赘生物、微血管血栓性病变、血小板减少症等标准外表现,并未纳入临床指标中;存在未满足实验室标准却符合临床标准的高度疑诊患者。由于该标准不能满足临床需要,2023 年由 ACR 和 EULAR 共同发布了最新版本的 APS 分类标准。

2023 年 APS 分类标准包括 8 个领域,其中 6 个临床标准和 2 个实验室标准。诊断流程如下:①入选标准:至少满足 1 个临床标准(表 8-2 中 D1~6),同时 APA 阳性[LA 阳性或中高滴度 ACA 或抗 -β_2 GP I 抗体(IgG 或 IgM)],临床标准发生在三年内;②若不符合,不要试图诊断为 APS;若符合,则继续使用附加标准;③附加临床标准(D1~6)和实验室标准(D7~8),如果有与 APS 相当或更可能的解释,则分数不计入总分,仅将每个领域内的最高权重标准计入总分。

表 8-2　2023 年 APS 的分类诊断附加标准

领域	标准	权重
D1 大血管（VTE）	VTE 伴 VTE 高危特征	1
	VTE 不伴 VTE 高危特征	3
D2 大血管（AT）	AT 伴高危 CVD 特征	2
	AT 不伴高危 CVD 特征	4
D3 微血管	怀疑（≥以下 1 项）	2
	网状青斑（检查）	
	青斑样血管病变（检查）	
	急性 / 慢性 APA 肾病（检查或实验室检查）	
	肺出血（症状或影像学）	
	确定（≥以下 1 项）	5
	青斑样血管病变（病理）	
	急性 / 慢性 APA 肾病（病理）	
	肺出血（支气管肺泡灌洗或病理）	
	心肌疾病（影像学或病理）	
	肾上腺出血（影像学或病理）	
D4 病理妊娠	≥3 次连续胚胎前（孕 10 周内）和 / 或早期胎儿（孕 10 周 0 天 ~ 孕 15 周 6 天）死亡	1
	无重度先兆子痫或重度胎盘功能不全的胎儿（孕 16 周 0 天 ~ 孕 33 周 6 天）死亡	1
	有 / 无胎儿死亡的重度先兆子痫或重度胎盘功能不全（孕 34 周 0 天内）	3
	有 / 无胎儿死亡的重度先兆子痫和重度胎盘功能不全（孕 34 周 0 天内）	4
D5 瓣膜病变	增厚	2
	赘生物	4
D6 血液学	血小板减少症（<20~130 × 10^9/L）	2
D7 基于凝血试验的 aL 功能检测（LA 检测）	LA 阳性（单次）	1
	LA 阳性（持续）	5
D8 aPA 固相检测（ACA ELISA 和 / 或抗 β_2GPI ELISA）持续	中度或高度阳性（IgM）（ACA 和 / 或抗 β_2GP I 抗体）	1
	中度阳性（IgG）（ACA 和 / 或抗 β_2GP I 抗体）	4
	高度阳性（IgG）（ACA 或抗 β_2GP I 抗体）	5
	高度阳性（IgG）（ACA 和抗 β_2GP I 抗体）	7

注：若临床领域标准≥3 分且实验室领域标准≥3 分，则可归类于用于研究目的 APS。VTE. 静脉血栓栓塞症；AT. 动脉血栓形成；CVD. 心血管病；BMI. 身体质量指数。

1. 高危 VTE 特征定义为：≥1 项主要 VTE 危险因素或者≥2 项次要 VTE 危险因素。主要 VTE 危险因素：①活动性恶性肿瘤；②住院；③严重创伤；④高风险手术。次要 VTE 危险因素：①活动性系统性自身免疫病或活动性炎症性肠病；②急性重症感染；③中心静脉导管置管；④激素替代治疗、含雌激素的口服避孕药或正在进行体外受精；⑤≥8 小时的长途旅行；⑥肥胖（BMI≥30kg/m²）；⑦妊娠或产后 6 周内；⑧受伤、或出院后卧床等长时间固定；⑨小型手术。

2. 高危 CVD 特征定义为：≥1 项 CVD 高危因素或≥3 项 CVD 中危因素。CVD 高危因素：①严重动脉高压；②长期糖尿病；③严重高脂血症；④慢性肾病。CVD 中危因素：①非严重动脉高压；②糖尿病；③中度高脂血症；④正在吸烟；⑤肥胖（BMI≥30kg/m²）。

3. ELISA 检测 ACA 或抗 β_2GP I 抗体的中度阳性阈值为 40~79U，高度阳性阈值为≥80U。

三、抗磷脂综合征的实验室检查

在前文中提到,APA 作为血栓形成和病理妊娠的危险因素,是 APS 最具特征的实验室指标。除了 APS 患者外,APA 亦可见于恶性肿瘤、感染性疾病、某些药物使用后,甚至部分健康人群中亦可出现。APA 根据识别抗原的特点,可以分为以下 4 类:①识别磷脂蛋白复合物,如辅因子依赖的 ACA;②直接识别蛋白质的抗体,如抗 β_2 GP I抗体;③影响磷脂依赖性凝血反应的抗体,这类抗体被统称为 LA;④直接结合磷脂的抗体,如梅毒血清学试验,因为梅毒螺旋体、链球菌、伯氏疏螺旋体等感染时,可产生大量直接针对磷脂的抗体。其中 LA、ACA、抗 β_2 GP I抗体作为 APS 分类标准中涵盖的实验室指标,目前临床上广泛应用,我们称之为"标准 APA",有助于 APS 的诊断及风险评估;除此之外,近年来陆续发现很多分类标准以外的 APA,同样具有一定的临床诊断价值,我们将其统称为"非标准 APA"。

(一)分类标准涵盖的 APA("标准 APA")

1. **LA**　LA 是一组能与带负电荷的磷脂或磷脂蛋白复合物结合的免疫球蛋白,在体外能延长磷脂依赖的凝血试验时间。目前检测 LA 常用的方法为活化部分凝血活酶时间(activated partial thromboplastin time,APTT)、改良的稀释蝰蛇毒时间(dilute Russell viper venom time,DRVVT)及硅凝固时间(silica clotting time,SCT)检测法,通常以筛选试验、混合试验和确认试验传统的三步法来判读是否存在 LA,检测结果以标准化比值(normalized ratio,NR)表示。SCT NR 和 DRVVT NR<1.2 为 LA 阴性,SCT 和 DRVVT 任一种方法的 NR≥1.2 即为 LA 阳性。在 APA 谱中,相较于 ACA、抗 β2-GPI抗体,LA 与血栓形成或不良妊娠结局的相关性最佳。

2. **ACA**　ACA 检测通常包括 IgG、IgM、IgA 亚型。IgG 和 IgM 型 ACA 已经纳入 APS 的分类标准,ACA-IgA 目前尚未纳入 APS 分类标准,临床上较少出现单独 ACA-IgA 高滴度阳性,确切的临床意义仍有待深入研究[1]。

ACA-IgG 和 ACA-IgM 的国际标准化单位分别为 GPL(G 代表 IgG 型,PL 为其单位)和 MPL(M 代表 IgM 型,PL 为其单位)单位。即 1 个 GPL、MPL 单位分别为 1μg/ml 纯化的 IgG、IgM 型 ACA 结合抗原的活性。根据修订后的悉尼标准,滴度处于中、高滴度(≥40GPL 或 MPL 单位)的检测结果判定为阳性。类风湿因子、样本收集(黄疸,溶血或脂血症样本)、存在高水平的异质性抗体以及单克隆免疫球蛋白等均可能影响 ACA 的测定。

3. **抗 β_2 GP I抗体**　在修订后的悉尼标准中,如果抗 β_2 GP I抗体滴度大于第 99 个百分位,则结果被定义为阳性。通常建议检测抗 β_2 GP I-IgG 抗体和抗 β_2 GP I-IgM 抗体,若 ACA、抗 β_2 GP I-IgG 抗体和抗 β_2 GP I-IgM 抗体阴性,但临床疑似 APS 时,建议检测抗 β_2 GP I-IgA 抗体。抗 β_2 GP I-IgA 抗体目前尚未纳入 APS 分类标准,但研究发现,SLE 继发 APS 患者中 IgA 型抗 β_2 GP I较为常见,其确切的临床意义仍有待深入研究。

(二)分类标准中未涵盖的 APA("非标准 APA")

近年来,随着新的生物标志物不断被研究发现,极大拓展了对 APA 的认识。许多新型 APA 已被证实可存在于 APS 患者中,且这些新型 APA 与患者血栓事件或病理妊娠等临床表现具有一定相关性,亦被称为"非标准 APA"。其检测目前尚无统一标准,其临床意义仍有待在以后长期前瞻性研究及临床实践中进一步验证[2-3]。

1. **抗 β_2 GP I结构域 1 抗体**　抗 β_2 GP I抗体在 APS 发病机制中发挥关键作用。研究

表明,抗 β₂ GP I抗体的 5 个结构域中,位于氨基末端的结构域 1(domain 1,D1)是与 APS 相关的最主要的靶位点。De Creamer 等研究表明,aD1 IgG 是鉴别 APS 患者血栓形成的一种特异的生物标志物,在 aD1 IgG 阳性的患者中,85.2%(52/61)为三重"标准 APA"阳性,aD1 IgG 有潜力成为 APS 诊断及风险评估的工具。

2. **抗磷脂酰丝氨酸 / 凝血酶原复合物抗体(anti-phosphatidylserine/prothrombin antibody,aPS/PT)** 凝血酶原(prothrombin,PT)是一种由肝脏合成的维生素 K 依赖的凝血因子,磷脂酰丝氨酸(phosphatidylserine,PS)是一种带负电荷的磷脂,抗磷脂酰丝氨酸抗体(anti-phosphatidylserine,aPS)可以与 PT 结合形成复合物。研究发现 ACA 阴性 APS 患者中有 56.9% 可检出 aPS/PT 阳性,抗 β₂ GP I抗体阴性 APS 患者中 60.5% 可检出 aPS/PT 阳性;另外,aPS/PT 与早期、晚期复发性流产(>3 次)及早产显著相关,是产科并发症的独立危险因素之一。aPS/PT IgG 和 IgM 都可以提高 APS 的诊断效能,并且 aPS/PT 检测不受抗凝治疗的影响,目前其已被纳入全面 APS 评分(Global APS Score,GAPSS)体系中,用于 APS 相关血栓风险的个体评价。

3. **抗蛋白 C 抗体和抗蛋白 S 抗体** APA 可能会干扰凝血系统中相关蛋白的活性,包括凝血酶原、蛋白 C、蛋白 S 等。研究发现 APS 患者中更容易出现高水平的抗蛋白 C 抗体,其在 APS 患者中约占 49%,在非 APS 患者中约占 8%,并且与血栓发生事件相关,约 94% 有严重血栓病史的患者存在更高水平的抗蛋白 C 抗体[4]。但是与 ACA 相比,抗蛋白 C 抗体和抗蛋白 S 抗体的特异度和灵敏度较低。

4. **抗磷脂酰乙醇胺抗体(anti-phosphatidylethanolamine antibody,aPE)** 磷脂酰乙醇胺(phosphatidylethanolamine,PE)是一种两性离子磷脂,主要位于生物膜的内部小叶中。在一项对比 140 例发生血栓的传统 APA 阴性患者和 136 例健康对照的研究中,aPE 是唯一在患者组显著高于健康对照组的 APA。IgG-aPE 与 IgG-ACA 或者 IgG-aPE 与 LA 的检测组合,可预测严重妊娠高血压,特异度高达 99.2%,但灵敏度较低。但是目前多项研究中,aPE 持续阳性是否为复发性妊娠失败或流产的一个危险因素,仍存在争议。

5. **抗膜联蛋白抗体** 膜联蛋白(annexin)是一种调控蛋白,参与囊泡运输、钙信号转导、细胞生长、分裂和凋亡。膜联蛋白 A5(annexins A5,ANX A5)广泛存在于胎盘组织中,在滋养层细胞膜修复和融合中发挥重要作用。部分 APS 患者的膜联蛋白 A5 表达存在一定程度的下调,可能导致膜修复率降低,造成反复流产。而在复发性流产患者中也发现存在多种膜联蛋白自身抗体,表明抗膜联蛋白 A5 抗体具有诊断 APS 的潜在价值。

6. **抗波形蛋白抗体** 波形蛋白(vimentin)是一种普遍存在的细胞骨架III型中间丝蛋白,在体外可与心磷脂结合,生成波形蛋白 / 心磷脂复合物。在一项临床研究中,发现几乎所有 APS 患者抗波形蛋白 / 心磷脂复合物抗体阳性。而在大部分合并血栓或异常妊娠的传统 APA 阴性的 APS 患者中,也发现多数患者抗波形蛋白 / 心磷脂复合物抗体阳性,提示波形蛋白可能是 APA 的潜在靶抗原。但是该抗体在 SLE 和 APS 中均存在,诊断特异度较低。

7. **抗补体成分抗体** 补体系统参与阻止微生物入侵、进行免疫调节并参与介导免疫病理损伤,维持人体免疫平衡,是固有免疫系统的重要组成部分。目前,在 APS 中研究主要是抗 C1q 抗体和抗 H 因子抗体。研究发现抗 C1q 抗体与 APS 的补体激活系统相关,可能参与 APS 的发病。H 因子是补体旁路途径的主要调节蛋白,有血栓史的 APS 患者抗 H 因子抗体水平显著增加,且抗体阳性与较差的临床结局相关。由于抗补体成分抗体研究相对较少,故需要更多前瞻性试验证明其潜在价值。

四、抗磷脂综合征的"标准外"表现

反复血栓形成、病理妊娠和持续升高的 APA 水平是 APS 分类标准中的"标准"临床特征,多是非炎症性的大血管事件,与 APA 相关高凝状态相关。除以上表现外,APS 患者也常出现"标准外"表现,如网状青斑、血小板减少症、溶血性贫血、肾脏病变、心脏瓣膜病变(瓣膜赘生物、瓣膜增厚和瓣膜反流等)、中枢神经系统非卒中表现(舞蹈症、认知障碍和横贯性脊髓炎)、肺泡出血等。2018 年 ACR 会议上发表的多中心研究指出:26 个中心 714 例持续 APA 阳性的患者,1/4 不符合 2006 年悉尼修订标准,过半数患者存在"标准外"表现。"标准外"表现的核心是血栓性微血管病,更多的见于合并 SLE 的 APS 患者,免疫因素发挥重要作用。因此,对于"标准外"表现的 APS 患者,单纯抗凝治疗不够,需要加强原发病的免疫治疗[5]。

(一)APS 相关血小板减少症

约 20%~53% 的 APS 患者合并血小板减少症,但多数患者为轻度血小板减少(>50 × 10^9/L),且 SLE 继发 APS 患者中血小板减少症更为常见。APS 相关血小板减少的发生机制包括抗体直接结合血小板导致血小板活化、聚集、消耗;血栓性微血管病变导致大量血小板消耗;脾内滞留增加;骨髓坏死及造血抑制;药物(肝素)等。其中血小板活化、消耗是主要原因,因此不同于其他血小板减少性疾病,APS 相关血小板减少症的血栓风险不容小觑,合并血小板减少症的患者血栓复发、病理妊娠、"标准外"表现均显著增加。在临床实践中,需要根据患者出血风险的高低给予抗凝方案,出血风险高的患者可酌情调整抗凝剂量,而并非停止抗凝治疗。

(二)APS 相关肾病

APS 相关肾脏损害不仅限于肾脏大血管栓塞事件,亦可累及肾脏中、小动脉以及肾小球毛细血管丛。急性 APS 肾脏损害可表现为难以控制的高血压、肾功能急速下降和不同程度的血尿、蛋白尿。这种微血栓病变常同时累及肾脏以外的其他器官,出现 CAPS。亦可表现为缓慢进展性血管病,主要表现为肾小球滤过率缓慢下降以及高血压,大量蛋白尿通常不常见,多数患者只有 <1.5g/d 的尿蛋白。典型的病理表现为血栓性微血管病。即肾小球内皮细胞损伤,如内皮细胞增生、肿胀,毛细血管腔内出现破碎红细胞、纤维性或血小板性血栓,基底膜增厚,出现双轨征,毛细血管腔狭窄或闭塞,肾血管管腔内血栓或纤维素样坏死,管腔狭窄或闭塞,甚至形成"葱皮样"结构等。同时病理上可能伴有肾小球基底膜重复增生,局灶节段性肾小球硬化,动脉内膜增生或急性肾小管坏死,提示 APS 相关肾脏损害的可能机制不仅限于高凝及血栓形成。

(三)APS 相关的瓣膜病变

瓣膜病变是 APS 最常见的心脏损害表现,其发生率最高达 30%,合并 APA 阳性的 SLE 患者,其瓣膜病变发生率可增高 3 倍。APA 相关瓣膜损害临床表现包括瓣膜整体增厚(>3mm),瓣叶近、中部局限性增厚,瓣缘不规则的结节或者赘生物(Libman-Sacks 心内膜炎)以及瓣膜中、重度功能异常(反流、狭窄),其中以二尖瓣受累最为常见,其次为主动脉瓣,但诊断时需除外风湿热和感染性心内膜炎病史。病变早期可无明显症状和体征,多数患者在出现瓣膜严重损害或者筛查动脉血栓事件病因时发现。另外,部分研究将 APS 纳入为 SLE 相关心血管疾病(cardiovascular disease,CVD)的非传统危险因素,APS 与包括 SLE 在内的多种自身免疫病发生心血管疾病有关。

（四）APS 相关神经系统表现

APS 患者与血栓病变相关的神经系统表现包括卒中、短暂性脑缺血发作和颅内静脉窦血栓形成，非血栓性的神经系统损害引发神经、心理和精神疾病等多种表现，包括头痛、偏头痛、认知功能障碍、双相情感障碍、横断脊髓炎、痴呆、舞蹈症、癫痫发作、多发性硬化样病变、精神病、帕金森病、肌张力障碍、强迫症和白质脑病等。体外试验和动物实验表明 APA 直接与神经元和神经胶质细胞结合，进而破坏或改变血脑屏障的通透性，可能是参与病变发生的机制之一。

（五）其他

APS 的"标准外"表现还包括皮肤的受累（网状青斑、皮肤溃疡、指端坏疽和皮肤坏死等）和肺部等脏器的受累（肺动脉高压、肺栓塞、弥漫性肺泡出血等），临床上往往与 SLE 的临床表现重叠。

五、SLE 合并抗磷脂综合征的治疗进展

对于继发于 SLE 的 APS 患者，需要同时针对 SLE 和 APS 进行治疗。SLE 治疗应该根据病情的轻重程度、器官受累及合并症情况，同时结合循证医学证据制定个体化方案。SLE 的治疗药物包括糖皮质激素、抗疟药、免疫抑制剂和生物制剂，在总论中已作具体阐述。其中羟氯喹（HCQ）对 SLE 患者具有抗血栓形成作用，尤其是对伴有 APS 的 SLE 患者。另外抗疟药还抑制 APS 引起的血小板聚集和活化。在 SLE 患者中，HCQ 可提高长期生存率，并对疾病引起的损伤和轻度发作具有保护作用。

抗栓治疗是 APS 治疗的基石，同时 APS 在部分临床表现亦需用免疫抑制剂治疗。伴有 APS/APA 的 SLE 患者管理应包括对血管危险因素的准确分层。低剂量阿司匹林和 HCQ 应被视为一级预防。在高风险情况下，如手术、长时间制动和产褥期，应使用低分子量肝素（low molecular weight heparin，LMWH）加强预防。治疗既往有血管事件（二级预防）的患者，需要根据个体风险分层和血管表现部位选择治疗［抗血小板药物、维生素 K 拮抗剂（vitamin K antagonist，VKA）抗凝或联合治疗］及其持续时间。新型抗凝剂在 APS 患者中的作用仍有待明确。相较于 APA 阴性的 SLE，伴有 APS/APA 的 SLE 患者预后较差，临床需要早期识别并制定最佳预防性治疗来改善患者的预后。

（一）基础治疗

1. 小剂量阿司匹林 小剂量阿司匹林（low dose aspirin，LDA）（<100mg/d）的作用机制包括：抑制炎症因子生成和加速灭活，稳定溶酶体膜；通过阻断环氧合酶抑制血小板合成血栓素，从而抑制血小板聚集，避免形成血栓。在 APS 患者中，LDA 的使用建议包括：血栓一级预防，基于健康人群的心血管疾病的预防指南；如果患者存在其他心血管疾病的危险因素，需要进行动脉血栓的二级预防；预防妊娠并发症；反复血栓患者抗凝治疗效果不佳时可以联合阿司匹林治疗。

2. 华法林 华法林可以抑制维生素 K 参与的凝血因子Ⅱ、Ⅶ、Ⅸ、Ⅹ在肝脏的合成。华法林通过肝脏细胞色素 P450 酶代谢，不依赖肾脏（仅通过肾脏排泄无活性的代谢产物），所以一直是慢性肾脏病患者，尤其是终末期肾病患者长期服用抗凝药物的首选。但是，在华法林长期抗凝的过程中，需要频繁监测国际标准化比值（international normalized ratio，INR），维

持 INR 在 2~3 的范围。即使在 INR 达标的情况下,合并肾功能不全 LN 患者也需要警惕出血风险。华法林抗凝发生出血时,可以使用维生素 K、凝血酶原复合物浓缩物、重组因子Ⅶα 和新鲜冰冻血浆进行拮抗。

3. 肠外抗凝药物 APS 患者的二级血栓预防常用普通肝素(unfractionated heparin, UFH)或 LMWH:肝素可与抗凝血酶形成复合物,进而结合凝血酶以及相关的凝血因子,阻止凝血酶发挥凝血作用,抑制纤维蛋白生成,同时抑制 V 因子和Ⅷ因子活化。LMWH 是 UFH 酶解或化学降解产物,分子量小,皮下注射 LMWH 对血小板影响小,生物利用度高,半衰期长,有更明显的纤维蛋白溶解作用。LMWH 的常用方案见表 8-3。

表 8-3 LMWH 抗凝治疗的常用方案

LMWH	治疗方案	剂量及用法
依诺肝素	预防剂量	4 000U,每日 1 次,皮下注射
	中等剂量	4 000U,每 12 小时 1 次,皮下注射
	治疗剂量	100U/kg,每 12 小时 1 次,皮下注射
达肝素	预防剂量	5 000U,每日 1 次,皮下注射
	中等剂量	5 000U,每 12 小时 1 次,皮下注射
	治疗剂量	200U/kg,每日 1 次或 100U/kg,每 12 小时 1 次,皮下注射
那屈肝素	预防剂量	3 075IU,每日 1 次,皮下注射
	中等剂量	6 150IU,每日 1 次,皮下注射
	治疗剂量	6 150IU,每 12 小时 1 次,皮下注射

注:LMWH. 低分子量肝素。

4. 直接口服抗凝药物 直接口服抗凝药物(direct oral anticoagulant, DOAC)抑制 X a 因子或凝血酶,临床上常用的 DOAC 包括利伐沙班、阿哌沙班、艾多沙班、达比加群酯等。具体作用机制及用药剂量可详见第二章。但多项研究证实 DOAC 在 APS 中的抗血栓治疗效果劣于华法林,因此在欧洲指南中并不推荐 APS 患者应用 DOAC 抗凝。

(二)APS 危险分层及血栓风险评估

APS 的危险分层:LA、ACA、抗 β_2 GP I 抗体的联合检测不仅用于 APS 的诊断,还有助于 APS 患者血栓事件再发风险分层(表 8-4)。

表 8-4 抗磷脂抗体谱的危险分层

危险分层	LA	ACA	抗 β_2 GP I 抗体
高风险	阳性 阳性	中~高滴度 IgG 或 IgM 阴性	中~高滴度 IgG 或 IgM
中风险	阴性	中~高滴度 IgG 或 IgM	中~高滴度 IgG 或 IgM
低风险	阴性	低滴度 IgG 或 IgM	低滴度 IgG 或 IgM

血栓风险评估:2013 年,Sciascia 等首先提出 GAPSS 评分(表 8-5),其在 SLE 和原发性 APS 队列研究中均能较好地反映血栓再发风险,GAPSS≥10 分为血栓再发高危人群,但仍

需在大规模前瞻性临床队列研究中进一步验证。

表 8-5 GAPSS

GAPSS	条目	评分
临床表现	高脂血症(总胆固醇和高密度脂蛋白高于正常范围)	3
	高血压(至少出现 2 次高血压和 / 或者使用口服降压药物)	1
实验室检查	ACA IgG/IgM	5
	抗 β₂GP I IgG 或 IgM 抗体	4
	LA	4
	aPS/PT IgG/IgM	3

注:高风险≥12 分,中风险 6~11 分,低风险<6 分。

(三)APA 阳性患者的初级血栓预防治疗

对于既往无血栓性事件的 APA 携带者:包含合并 SLE 患者、仅有产科表现的 APS 患者、携带 APA 的健康个体,这些群体的关键问题为是否需要预防性治疗。目前的循证证据并不支持在所有无症状、持续 APA 阳性的个体中广泛使用阿司匹林[6-10]。所有 APA 持续阳性的患者,应首先降低或避免血管危险因素,如高血压、高胆固醇血症或吸烟等。此外,APA 患者应避免使用含雌激素的口服避孕药,在手术等高危情况下应使用 LMWH 进行预防。对于无血栓史或妊娠并发症的 SLE 患者,若 APA 分层为高风险,建议使用 LDA 进行预防性治疗。对于只有产科 APS 病史的非妊娠患者(伴或不伴 SLE),建议在充分的风险 / 效益评估后使用 LDA 进行预防性治疗。

(四)血栓性 APS 患者的二级预防

二级血栓预防是指在无明显诱发因素导致的动脉和 / 或静脉血栓事件形成后对 APS 患者的治疗。无明显诱发因素的血栓事件被定义为与任何主要的短暂血栓风险无关的凝血事件,例如使用含雌激素的口服避孕药,长期制动或肿瘤。APS 二级血栓预防的主要治疗手段是长期使用 VKA 抗凝,而对于有禁忌证或不耐受 VKA 的患者,可根据情况使用 LMWH。对于不同临床表型的患者有不同的治疗推荐建议,具体如下。

1. 对于确诊 APS 和首次静脉血栓形成的患者

(1)对于确诊 APS 和首次静脉血栓形成的患者,一般给予 UFH 或 LMWH 进行初始治疗,桥接治疗建议肝素联合 VKA,序贯 VKA 治疗的目标为 INR 2~3。

(2)由于血栓事件复发风险较高,三重 APA 阳性患者不建议使用利伐沙班。对于 VKA 治疗无法达标(INR 2~3)或者有 VKA 禁忌(如 VKA 过敏或不耐受)的患者,建议给予 DOAC 治疗。尽管在血栓二级预防中 DOAC 应用逐渐广泛,但该药在 APS 人群中的有效性和安全性仍需要进一步验证。

(3)无明显诱因的初次静脉血栓形成患者,应长期坚持抗凝治疗。

(4)对于重复监测中具有高风险 APA 患者或其他复发危险因素时,可以考虑更长的抗凝时间。

2. 进行 VKA 治疗且 INR 2~3 的 APS 患者,出现复发性静脉血栓形成

(1)对 VKA 治疗的依从性进行调查和教育,并经常进行 INR 监测。

（2）如果已经达到 2~3 的 INR 目标,可以考虑联合 LDA、将 INR 目标增加到 3~4 或改为 LMWH。

3. 明确 APS 和首次动脉血栓形成的患者

（1）建议使用 VKA 治疗,而不是仅使用 LDA 治疗。

（2）考虑到个体出血和复发血栓形成的风险,建议 VKA 治疗时 INR 2~3 或 INR 3~4。也可以考虑用 VKA（INR 2~3）联合 LDA 治疗。

（3）利伐沙班不建议应用于三种 APA 阳性和动脉事件的 APS 患者。基于目前的证据,不建议在明确的 APS 和动脉事件患者中使用 DOAC,因为其血栓复发的风险很高。

4. 对于经 VKA 充分治疗后,仍出现复发性动脉血栓形成的患者在评估其他潜在原因后,可以考虑将 INR 指标提高到 3~4,联用 LDA 或改用 LMWH。

（五）其他特殊类型 APS 的治疗

1. APA 转阴的患者管理　APS 患者随着时间的推移,少数可能出现 APA 转阴的情况[11-13]。与 APA "消失"相关的因素尚不清楚,而出现 APA 持续转阴状态的患者,能否停止抗凝治疗仍存争议。

当前研究表明,当 APA 呈阳性时,应根据患者既往是否具有血栓事件或 APS 的相关临床表现进行评估分层,如无血栓复发风险且 APA 呈阴性,可以考虑将抗凝治疗转换至抗血小板聚集和 HCQ 治疗[14],并在 APA 持续阴性且严格控制经典血栓性危险因素的情况下,考虑停止治疗,但这种方案的长期获益仍需进一步的临床验证。对于血栓性 APS,目前仍建议长期接受 VKA 抗凝治疗,但由于实际监测 INR 不便,且口服抗凝药物导致患者出血风险增加(尤其是青年女性,月经期子宫出血风险明显增加),因此该部分患者的长期抗凝方案仍有待进一步确定。多项小样本 APS 队列研究均证实,对平均抗凝时间超过 2 年,至少连续 2 次 APA 均阴性的 APS 患者,随访 2~5 年间,45.8% 的患者出现血栓事件再发,包括深静脉血栓、肺栓塞和卒中等。因此对 APS 患者停用抗凝药物应慎之又慎,仅有当患者持续 2 年以上 APA 阴性,血栓事件未曾复发,同时无吸烟、高脂血症、高血压等其他血栓危险因素,且应用抗凝治疗的风险超过获益情况下酌情考虑停用抗凝药物。

2. 不满足 APS 分类标准的患者("标准外"患者)的管理　一些疑难病例呈现出 APA 阳性,但未能满足 APS 的分类标准。这类患者包括:①血栓形成和反复低滴度 ACA（<40GPL/MPL 单位或第 99 百分位）或抗 β_2 GP I 抗体（<99 百分位）和 LA 阴性的患者;② APA 呈阳性,但其起病表现不符合分类标准的患者[15]。

对于上述第一类患者,往往采用与符合 APS 实验室标准的患者相似的方式进行长期抗凝治疗。而上述第二类患者的"非典型"临床特征较为多样,这里将分别进行介绍[15]。

（1）累及心脏瓣膜的治疗:瓣膜受累(包括增厚和赘生物)是 APS 最常见的心脏表现,约占 30%~50%。建议对有血栓栓塞疾病证据的瓣膜病患者进行抗凝治疗。此外,预防性抗血小板治疗可能适用于无症状患者。没有证据表明免疫抑制治疗可使患者获益。因此,当临床遇到此种患者,需根据患者有无其他合并症进行评估和治疗。

（2）合并血小板降低的治疗:血小板减少症在 APS 患者中常见,由于血小板减少可能会增加出血风险,因此临床医师对合并血小板减少的 APS 患者应用抗栓治疗存在一定顾虑,甚至会错误地认为 APS 血小板减少可降低患者血栓事件再发风险。事实恰恰相反,有研究显示,合并血小板减少的 APS 患者血栓事件再发风险显著增高,因此更应积极治疗。通常情况下,血栓性 APS 患者需接受抗凝治疗时,血小板轻度减低者(>50 × 10⁹/L),无须调整抗凝治疗强度;血小板计数为(20~50)× 10⁹/L 者,抗凝治疗强度需要调整为半量;血小板计数 <20 × 10⁹/L 者出血风险高,需积极纠正血小板减低后再加用抗凝治疗[16]。除抗凝外、针对血小板减少的治疗,目前尚缺乏大样本循证医学证据。考虑到与免疫相关性血小板减少症(immune thrombocytopenia,ITP)有着相同的临床特征,当血小板小于(30~50)× 10⁹/L 或有出血症状时,可以参考 SLE 或者 ITP 诊疗指南等进行治疗,包括应用糖皮质激素、免疫球蛋白等[17]。利妥昔单抗(rituximab,RTX)是一种单克隆抗 CD20 抗体,已越来越多地用于治疗伴有血细胞减少的 SLE 患者。对于 APS 患者血小板减少症的治疗,RTX 的有效性和安全性仍有待进一步确定。如果内科治疗均无效,可考虑脾切除术。

(3)合并溶血性贫血的治疗:既往较大的 APS 患者队列数据显示,6.6% 的患者出现自身免疫性溶血性贫血[18]。一般来说,治疗方法与 SLE 患者相似,即糖皮质激素作为治疗的基础;如果糖皮质激素无效,静脉注射免疫球蛋白和 RTX 可能有效。

(4)合并其他非标准抗体患者的治疗:对疑有 APS 但常规 APA 阴性的患者,可以进行"非标准抗体"的检测。"非标准抗体"可作为血栓形成和 / 或不良妊娠的危险因素,对患者进行风险评估后可尝试应用抗凝治疗。

第三节　灾难性抗磷脂综合征

灾难性抗磷脂综合征(catastrophic antiphospholipid syndrome,CAPS)是 APS 最严重的特殊类型,发生于约 1% 的 APS 患者,以快速进展的多脏器血栓形成和伴随的高滴度 APA 为特征,可导致多器官功能衰竭,起病急,病情重,即使经过积极救治,患者的病死率仍高达 37%。及时的诊断及治疗,对改善患者预后至关重要。CAPS 的诱发因素包括感染、妊娠、外科手术、停止抗凝治疗、口服避孕药等药物、合并自身免疫性疾病、创伤等,其中感染是 CAPS 最常见的诱因。

一、灾难性抗磷脂综合征的发病机制

CAPS 主要以微血管血栓形成为特点,其病理机制尚不清楚,目前认为 CAPS 和 APS 之间可能存在重叠机制。1998 年,有研究者提出了"电击风暴"学说[19]。遗传易感个体伴 APA 阳性导致血栓形成风险增加(第一次打击)。然而此因素不足以触发血栓形成,环境因素造成第二次打击(炎症打击),在短期内形成血栓风暴及炎症风暴,导致血栓形成[20]。在大多数 CAPS 病例中,感染(病毒或细菌)和近期手术史被认为与疾病密切相关[21]。CAPS 的临床表现取决于两个同时发生的过程:与受累器官功能障碍有关的局部血栓形成,以及全身炎症反应综合征(systemic inflammatory response syndrome,SIRS)发展所致的症状[22],细胞因子的过度释放(IL-1、IL-6 和 TNF 等)似乎在这两个过程中都起作用[23-24]。

二、灾难性抗磷脂综合征的分类诊断标准

2002 年第十届国际抗磷脂抗体会议制定了 CAPS 的初步分类标准,此诊断标准在 2010 年又重新进行了修订和确认,并于 2012 年再次更新,具体分类标准见表 8-6。

表 8-6 CAPS 的分类标准

类别	诊断标准
临床标准	1. 涉及三个或三个以上器官、系统和 / 或组织的证据 2. 同时或在不到一周的时间内出现症状 3. 组织病理学检查证实至少 1 个器官或组织存在小血管闭塞 4. APA（LA 和 / 或 ACA 和 / 或抗 β2GPI）阳性持续 6 周以上（若发病前未诊断 APS，则要求 APA 阳性不少于 2 次，持续时间不短于 6 周）
明确的 CAPS	符合全部上述 4 项诊断标准
可能的 CAPS	（1）符合上述第 2、3、4 项标准，但仅累及 2 个器官、系统和 / 或组织 （2）符合上述 4 项标准，但患者发病早期即死亡、抗体阳性不足 6 周； （3）符合上述第 1、2、4 项标准； （4）符合上述第 1、3、4 项标准，尽管进行了抗凝治疗，但在 1 周后（但<1 个月）发生了第 3 次血栓事件

三、灾难性抗磷脂综合征的临床特征

CAPS 的临床症状主要取决于血栓形成范围、累及程度以及受累组织过度释放炎症因子诱发的全身炎性反应综合征的轻重。临床表现以肾脏损害最为常见（73%），伴有不同程度的肾衰竭；其次为肺损伤（60%），表现为急性呼吸窘迫综合征以及肺栓塞；中枢神经系统症状（56%）主要表现为癫痫等症状；心脏受累（50%）则表现为心肌梗死或瓣膜缺损，其中 13% 的患者合并有 Libman-Sacks 心内膜炎，即"疣状心内膜炎"，常见于 SLE 伴 APA 阳性患者。左心瓣膜最常受累，赘生物一般附着在瓣叶的左室面，多呈扁平的疣状。主要成分为纤维素和血小板，可造成栓塞。赘生物为非感染性，但在菌血症等情况下，可转为感染性赘生物。皮肤受累（47%）主要表现为网状青斑；肝脏损伤（39%）表现为肝衰竭、黄疸等；血管受累则主要表现为周围动静脉血栓、胃肠道出血；其他比较罕见的临床表现包括肾上腺、视网膜动静脉、骨髓、子宫 / 卵巢、睾丸、甲状腺等器官的受累[25]。

四、灾难性抗磷脂综合征的鉴别诊断

由于 CAPS 所累及器官的广泛性，其临床表现与很多疾病相似，故与下列各病征的鉴别诊断至关重要。

1. **弥散性血管内凝血**（disseminated intravascular coagulation，DIC） DIC 是一种凝血与纤溶系统广泛激活的全身性疾病，其主要基础疾病或诱因包括重症感染、恶性肿瘤、病理产科等。重症感染或脓毒血症可能出现的微血栓形成及血小板减少等临床症状与 CAPS 相似，尤其当 CAPS 合并 DIC 时，两者将难以区分。在临床上，当出现广泛出血、血小板减少且合并低纤维蛋白原血症时，常提示诊断 DIC 而非 CAPS。

2. **肝素诱导的血小板减少症**（heparin-induced thrombocytopenia，HIT） HIT 是一种免疫介导的血小板减少症，通常在肝素治疗后 4~10 天内发生。重症患者形成抗肝素 / 血小板因子 4（platelet factor 4，PF4）复合物的抗体，该抗体与血小板结合，导致其活化和聚集，从而促进血栓形成。在大约三分之一的 HIT 中发现了 ACA，主要为 IgG 型。因此，当面临 CAPS 和 HIT 之间的鉴别诊断困难时，应考虑既往是否有肝素治疗史、是否低 APA 滴度以

及是否存在抗肝素 /PF4 抗体。此外,值得注意的是,抗肝素 /PF4 抗体可在高达 10% 的未接触肝素、APA 阳性患者中呈阳性。

3. **HELLP 综合征** HELLP 综合征是妊娠高血压疾病的严重并发症,以溶血(hemolysis)、肝酶升高(elevated liver enzyme levels)和血小板减少(low platelet count)为特点。临床症状常表现为乏力、右上腹疼痛、恶心呕吐、体重骤增、脉压增宽等。其与 CAPS 存在相似的肝脏及血液系统表现,常常难以进行区分。然而,HELLP 综合征常发生于产前,其主要累及器官为肝脏,外周血管受累较少;而 CAPS 则在产后数日至数周内出现,周围血管栓塞更为常见。因此,当妊娠期及产后出现持续性微血管病性溶血性贫血,尤其 HELLP 综合征合并 APA 滴度升高时,要警惕 CAPS 的发生。

4. **血栓性血小板减少性紫癜(thrombotic thrombocytopenic purpura,TTP)** TTP 是一种严重的弥散性血栓性微血管病,以微血管病性溶血性贫血、血小板聚集消耗性减少以及微血栓形成造成器官损害(如肾脏、中枢神经系统等)为特征(可详见肾脏章节及血液系统章节)。尽管临床表现具有相似性,但绝大多数 TTP 患者中 APA 滴度很低。因此,一般来说,检测到高 APA 水平提示 CAPS,而 ADAMTS13 活性降低(<10%),则往往提示存在 TTP。

5. **溶血尿毒症综合征(hemolytic uremic syndrome,HUS)** HUS 是一类原因不明的急性血管内溶血性贫血伴肾衰竭的综合征,累及多个系统,以微血管病性溶血、急性肾衰竭和血小板减少为主要特征。起病较急,多见于儿童,夏季多发,一般与产生志贺毒素的大肠埃希菌感染有关。CAPS 临床上也常累及肾脏,但其他临床症状表现以及血清 APA 滴度对于两者的鉴别有一定的提示作用。

6. **恶性肿瘤伴随的血栓性微血管病** 恶性肿瘤患者血栓形成的风险较高,癌栓阻塞小血管可造成血栓性微血管病,但最近的研究结果提示 APA 阳性不会增加实体恶性肿瘤患者发生血栓事件的风险[26]。恶性肿瘤也是 CAPS 的常见诱因之一(9%),特别是霍奇金淋巴瘤等血液系统肿瘤,但肿瘤患者中 APA 水平通常较低,这有助于和 CAPS 鉴别[27]。

五、灾难性抗磷脂综合征的治疗策略

CAPS 是一种罕见的高病死率的急危重症,早期诊断和积极治疗十分关键。目前,由于缺乏前瞻性的临床试验,治疗手段多以 CAPS 国际登记系统的分析和专家共识为基础。CAPS 治疗主要集中在两个方面,即抗凝治疗与抑制炎症因子风暴的免疫治疗。抗凝 + 激素 + 血浆置换(plasma exchange,PE)和 / 或静脉注射丙种球蛋白(intravenous immunoglobulins,IVIg)三联疗法,被认为是 CAPS 的一线治疗重要手段[28]。此外,任何触发因素(如感染、坏疽或恶性肿瘤等)都应进行相应治疗。对于难治性 CAPS 患者,可考虑应用环磷酰胺(CTX)、可诱导 B 细胞耗竭的药物(如 RTX)或补体抑制剂(如依库珠单抗)治疗[29]。

(一)一般治疗及触发因素的控制

一般治疗是 CAPS 治疗的基础,包括通气支持、营养支持和血液透析等。应尽可能控制和避免经典血栓性危险因素。当手术的目的不是清除坏死组织,而是控制细胞因子风暴时,任何手术都应该推迟。此外,控制血糖、预防应激性溃疡可能有益于 CAPS 患者的管理。

另外,需要控制导致 CAPS 的触发因素,包括预防并及时控制感染,控制全身炎症反应。APS 或 APA 携带者的围手术期管理应非常谨慎,以降低血栓复发风险或灾难性事件的发生,在口服抗凝剂和肝素转换使用或桥接治疗时需谨慎。产褥期应使用预防剂量的 LMWH 充分覆盖至少 6 周。

（二）CAPS 的治疗

1. 抗凝治疗 肝素是 CAPS 抗凝治疗的基础。UFH 或 LMWH 在治疗 CAPS 的疗效差异尚无定论，但由于 UFH 作用的可逆性，大部分急危重 CAPS 患者首选 UFH 进行抗凝治疗。当患者病情好转，生命体征平稳时，可改用口服华法林抗凝，需要与肝素重叠至 INR 达到 2.0~3.0 时，才能停用肝素。

2. 免疫抑制治疗 糖皮质激素可抑制炎症风暴，减少 APA 介导的血栓形成。根据 CAPS 国际登记系统的数据分析，绝大多数患者(99%)接受糖皮质激素联合抗凝治疗。然而，对于激素的最佳给药途径、给药剂量和给药时间，尚缺乏循证医学依据。目前临床常用的方案为：500~1 000mg/d，连续 3 天，然后继续服用 0.5~1.0mg/(kg·d)的泼尼松治疗。

另外，根据 CAPS 国际登记系统的数据中，CTX 与 SLE 相关 CAPS 患者的死亡率降低相关[30]。因此，对于合并 SLE 的 CAPS 患者，建议在抗凝及激素的基础上，联合 CTX 进行治疗。但是 CTX 不同剂量及不同给药方式的治疗效果及预后对比，暂无统一结论，仍需进一步探索。

3. IVIg IVIg 可能有效地迅速封闭 APA，并下调炎性水平，从而降低血栓形成风险[31-32]。IVIg 给药剂量为 0.4g/(kg·d)，疗程为 2~5 天。IVIg 通常具有良好的耐受性，但也有一些关于 IVIg 注射后发生血栓栓塞事件和急性肾衰竭的报道。发生出血而必须停止抗凝治疗时，以及合并糖尿病、高血压或高胆固醇血症的老年人中，需要谨慎使用，酌情调整用量。

4. PE PE 可清除循环中的 APA、免疫复合物、细胞因子及补体产物等。PE 联合抗凝及糖皮质激素可显著提高患者的生存率；尤其可以使部分无法耐受 IVIg 的患者获益。PE 还适用于具有微血管病血清学特征的 CAPS 患者。美国血浆置换学会(american society for apheresis, ASFA)推荐在 CAPS 中使用治疗性 PE(证据等级 2C)[33]。PE 的应用时长目前暂无定论，通常推荐使用 3~5 天，根据临床反应决定是否停止治疗。PE 治疗 CAPS 的长期获益仍进一步研究来评估。

5. RTX RTX 通过减少 B 细胞的数量，进而抑制 CAPS 的抗体产生及炎症风暴。如果出现微血管病性溶血性贫血，RTX 可作为初始辅助治疗。RTX 能够降低复发性血栓或难治性血小板减少症患者的复发率[34]。而对于难治性或复发性 CAPS 时，RTX 已被用作替代二线治疗。根据 CAPS 登记系统最新数据显示，20 例急性 CAPS 患者接受 RTX 治疗后，75%获得缓解[35]。但这部分患者中的大多数同时接受了其他治疗方法，故很难评价 RTX 在 CAPS 患者中的单独疗效。此外，RTX 最佳剂量和使用时机都需要临床数据的进一步总结。

6. 依库珠单抗(eculizumab) 依库珠单抗是一种针对补体 C5 的人源化单克隆抗体，可抑制补体 C5a 和 C5b 的裂解，阻止攻膜复合物的生成。实验小鼠模型显示，阻断补体 C5a-C5a 受体之间的相互作用可防止血栓性微血管病造成的损伤以及 APS 并发症的发生。对于常规治疗方法难以控制的 CAPS，可以试用依库珠单抗。目前已有病例报道，在妊娠合并 CAPS 以及难治性 CAPS 患者中应用依库珠单抗并获得较好疗效，在有 CAPS 病史的肾移植患者中，使用依库珠单抗可有效减少血栓形成。然而，依库珠单抗远期疗效还需要更多的临床研究。

7. 细胞内信号调节 哺乳动物雷帕霉素靶蛋白(mammalian target of rapamycin, mTOR)是细胞生长和增殖的重要调节因子。APS 肾病患者肾活检中的内皮内膜增生与 mTOR 通路激活相关[36]。近期有研究发现 mTOR 信号通路可参与 CAPS 的内皮损伤并导致血管狭窄[37]。西罗莫司（又名"雷帕霉素"）是一种 mTOR 抑制剂，有研究证明，西罗莫司具有抗血管增殖效应，是介入手术中药物洗脱支架的常用有效成分，预防血管再狭窄，安全性高。然而，也有一些证据表明 mTOR 抑制剂具有促血栓形成作用，因此其对 CAPS 患者的潜在益处仍存在争议[38]。

同时，一些新的信号通路可能参与 CAPS 的发病。细菌感染后释放的脂多糖通过 Toll 样受体 4 诱导细胞内信号转导，促进组织因子和黏附分子上调，可能参与 DIC/ 感染引发的 CAPS。一种特殊的蛋白质体抑制剂 MG-132 已被证明能抑制小鼠 APA 引起的血栓形成，但其在 APS 患者中的有效性尚未得到证实[38]。这些都需要未来进一步的研究。

第四节　产科抗磷脂综合征

一、产科抗磷脂综合征的定义及分类标准

APS 以病理妊娠为主要临床特征时称为产科抗磷脂综合征（obstetric antiphospholipid syndrome，OAPS），包括妊娠胎儿丢失、反复早产、宫内生长受限或重度子痫前期等，OAPS 分为典型 OAPS 和非典型 OAPS。

所谓典型 OAPS，是指至少具有 1 项病理妊娠的临床标准和 1 项实验室标准的 APS，具体标准见表 8-1。

而非典型 OAPS（non-criteria OAPS，NOAPS），指部分 OAPS 仅符合 APS 诊断标准中的临床标准或实验室标准，NOAPS 的分类包括：①具有 APS 中的临床表现与不典型的实验室检查：2 次 APA 阳性，但检测时间间隔小于 12 周；IgG/IgM 型 ACA 和 / 或抗 β_2 GP I 抗体为 20~39GPL/MPL，或滴度为第 95~99 百分位数；②不典型的临床表现（连续 2 次不明原因流产；或 3 次及以上非连续不明原因流产；或晚发型子痫前期；或胎盘血肿、胎盘早剥、晚期早产）与 APS 中的实验室标准[39-42]。

二、产科抗磷脂综合征的发病机制

OAPS 的特征是绒毛外滋养细胞未能充分重建螺旋动脉，母体流入胎盘的血流减少甚至中断，导致胎盘缺氧、缺血、损伤，影响胎儿营养输送。在妊娠患者中，APA 识别 β_2 GP I 可以触发早孕绒毛外滋养细胞分泌大量促炎细胞因子（如干扰素和趋化因子），抑制滋养细胞自发迁移，促进 fms 样酪氨酸激酶 1（fms-like tyrosine kinase 1，Flt-1）分泌。可溶性 Flt-1 阻止血管内皮生长因子和胎盘生长因子与其受体结合，导致血管生成障碍，引发胎盘灌注不足。APA 抑制合体滋养细胞生长，导致合体滋养细胞死亡增加，人绒毛膜促性腺激素产生减少。另外，APA 激活补体系统，导致抗血管生成因子释放而影响正常妊娠所需血管生成因子，导致 OAPS 事件。

也有研究认为 APA 相关的复发性早期妊娠丢失的发病机制与晚期妊娠发病机制不同[43]。早期妊娠丢失归因于 APA 直接抑制滋养层细胞增殖及自发迁移等。APS 的晚期产科表现，包括先兆子痫、宫内生长受限和死胎，是胎盘功能障碍的结果。这些结果的潜在原因包括：绒毛外滋养层未能充分重塑螺旋动脉，导致母体流向胎盘的血流量减少和缺氧性损伤；营养

物质向胎儿的输送不足以及损害胎盘的高速和高压血流量[44]。APA 通过减少绒毛外滋养层的增殖和侵袭以及引发母胎界面炎症等共同导致胎盘受损。

三、产科抗磷脂综合征的临床特征

（一）产科的部分概念

在描述产科事件及产科临床表现前，需要重视以下几个概念。

胚前期：受精卵经数次卵分裂等一系列过程，其后能在子宫腔内完成着床属于胚前期，一般跟胚胎期以第 14 天为界。

胚期：从第 3 周至第 8 周末的胚胎发育时期。

胚胎：妊娠 4~8 周娩出的胎体称为胚胎。

胎儿：指妊娠 8 周以后的胎体。

妊娠：指胚胎和胎儿在母体内生长发育的全过程。妊娠分为 3 个时期，早期妊娠，从妊娠开始至未达 14 周；中期妊娠，孕 14~27 周 [+6] 天；晚期妊娠，孕 28 周及以后。

流产：妊娠 28 周以前娩出的现象称为流产。

早产：孕 28~37 周前娩出的现象称为早产。

复发性流产（recurrent spontaneous abortion，RSA）：多个组织 / 国家关于复发性流产的次数、胎儿丢失方式和时间界定并不一致。在次数界定方面，美国生殖医学学会（2012 年）的标准是 2 次或 2 次以上的妊娠失败，英国皇家妇产科医师协会（2011 年）是 3 次或 3 次以上；在丢失方式上，有的包括生化妊娠，有的不包括生化妊娠；在时间界定上，有的界定于 24 周前，有的界定于 28 周。在我国，RSA 指连续 3 次或 3 次以上，在妊娠 28 周前，体质量不足 1000g 的胎儿丢失，但是连续发生 2 次自然流产或生化妊娠即应重视和评估。早期 RSA 指有 3 次或 3 次以上原因不明的妊娠<10 周的胚胎丢失。

复发性妊娠丢失是指 2 次或 2 次以上的孕 24 周前的妊娠丢失。按照事件可分为早期复发性妊娠丢失和晚期复发性妊娠丢失。与复发性流产不一致的是二者在丢失的时间界定与次数不同。

（二）OAPS 的临床特征

OAPS 可与各种妊娠并发症有关。APS 在产科的临床表现除妊娠早期的复发性妊娠丢失（<10 周）、胎儿死亡（≥10 周）外，还可有妊娠晚期的先兆子痫、子痫、宫内生长受限、胎盘早剥和早产等，是造成妊娠期和不良产科事件的重要原因之一[45]。

1. **复发性妊娠丢失**　胎儿丢失（>10 周）是 APS 分类标准之一，而近年来 APS 相关的妊娠丢失定义也被扩大到包括早期复发性妊娠丢失的妇女，即妊娠丢失发生在胚前期（<6 周）和胚胎期（6~9 周）。在 LA 阳性或中高滴度 IgG ACA 阳性的 APS 患者中，至少有 40% 的妊娠丢失发生在胎儿期[46]。胎儿丢失的风险与抗体滴度直接相关，尤其是 IgG ACA。目前仍缺乏相关指标预测妊娠期出现相关并发症的可能性，一些 APA 滴度持续升高、有血栓病史且伴或不伴血小板减少症的妇女并没有胎儿并发症，但是对于既往出现产科不良事件的情况下，需要高度警惕再次不良产科结局的发生[47-50]。

2. **其他妊娠异常**　在修订后的 APS 的分类标准强调，不仅仅是胎儿丢失，出现先兆子痫、胎盘早剥或宫内生长受限导致的 34 周前早产以及 APA 或 LA 阳性的患者也可诊断为 APS。

（1）先兆子痫：APS 患者出现先兆子痫以及导致早产的发生率较高。据报道，ACA 水平升高与重度早发先兆子痫相关，对早发（<34 周妊娠）重度先兆子痫的妇女需要进行 APA 检测。患有 SLE、既往血栓形成和其他并发疾病的妇女中，妊娠高血压 / 先兆子痫和 / 或子宫胎盘功能不全的发生率可能高达 50%[48,51-54]。相比之下，出现复发性胚前期流产或胚胎期流产且无明显病史的妇女中晚期妊娠不良结局的发生率相对较低[48,51,55-59]。

（2）胎盘功能不全、胎儿生长受限、早产等：胎盘功能不全在临床上表现为羊水过少、胎儿生长受限、脐动脉血流舒张期阻断和产前胎儿监护异常。胎盘功能不全通常伴随妊娠高血压 / 先兆子痫，尤其是 SLE、既往血栓形成和其他疾病的妇女。建议患者在专业单位定期进行胎儿生长的超声扫描；在妊娠中期对子宫动脉进行多普勒评估，子宫动脉血流减少是胎盘功能不全和 / 或先兆子痫发生的间接指标；高危妊娠中期子宫动脉切迹的存在与先兆子痫、宫内生长受限和产时窒息相关，灵敏度为 90%，阳性预测值为 60%[60]。在高危妊娠中，异常子宫动脉多普勒测速在预测胎盘早剥（APS 妊娠的一个常见特征）方面也有一定价值[61]。患有 APS 的孕妇也应接受产科超声检查以评估胎儿生长和羊水量，并在孕中期行多普勒超声检查评估脐动脉舒张末期血流。妊娠 20~24 周子宫动脉舒张末期血流正常是胎儿结局良好的有力预测因素[62]；合并 APS 的妊娠患者在产时监护和产前胎儿健康检查（如生物物理特征和外部胎儿监护）期间出现胎儿心率不稳定的可能性更高，造成早产概率也有所增高。

（3）母体血栓及其他并发症：APS 患者中 70% 的血栓事件发生在静脉系统内，与 APA 相关的静脉血栓事件包括深静脉血栓形成和肺栓塞。而常见的动脉事件包括短暂性脑缺血发作和脑血管意外。荟萃分析发现 LA 阳性与动脉 / 静脉血栓形成均存在显著的相关性[63]。

另外，APS 患者在妊娠期肝素治疗，可能会出现一系列潜在并发症，包括出血、骨质疏松和 HIT。有临床意义的出血较为罕见，通常是合并潜在风险（如胎盘早剥）所致的出血。尽管与肝素治疗相关的骨质疏松的发生率相对较低（可能<1%），但因 APS 患者常合并自身免疫性疾病，需要长期糖皮质激素治疗，建议每天补充 1 500~2 000mg 碳酸钙。妊娠期以外 HIT 的发生率约为 3%；但目前缺乏足够数据来估计妊娠期间 HIT 的发生率[64]。由于存在潜在风险，建议产科患者在开始使用 UFH 或 LMWH 时，规律进行血小板评估，建议从第 4~14 天每隔 2 或 3 天进行一次评估。

四、产科抗磷脂综合征的治疗

OAPS 治疗的目标是最大限度地减少不良妊娠结局，降低或消除孕期和产后初期母体血栓形成的风险。

（一）OAPS 的治疗药物

1. 常规治疗药物

（1）LDA：参考本章第二节内容。

（2）UFH 和 LMWH：参考本章第二节内容（表 8-3）。

（3）HCQ：具有抗炎、调节免疫反应、阻断炎性因子合成及抑制补体相关的抗原抗体反应的作用；与抗血小板抗体结合，使膜联蛋白 A5 恢复至正常水平，抑制和减少胎盘血栓形成。同时直接影响磷脂和抗 β_2 GP I 抗体复合物，进一步减少胎盘血栓形成。对母体和胎儿较为安全，每日 200~400mg 口服，妊娠前开始使用，对难治性 OAPS 患者可能是好的选择。

禁忌证包括过敏、眼底改变等不良反应或不耐受。

（4）糖皮质激素：可以减少免疫反应和降低血小板抗体形成，抑制脾脏单核巨噬细胞吞噬；还可以抑制补体激活、降低自然杀伤细胞数量、上调人白细胞抗原（human leukocyte antigen-C，HLA)-C、HLA-E 和 HLA-G 表达，减轻母体和胎儿间炎症反应。孕早期（前 12 周）可使用小剂量泼尼松或泼尼松龙，每日 5~10mg 口服，可尝试用于难治性 OAPS，但不作为一线用药。

（5）IVIg：IVIg 含人血清所具有的各种抗体，可封闭 APA，同时可以使低免疫或无免疫患者获得暂时性免疫保护。

2. 非常规治疗药物

（1）他汀类药物：小鼠模型中有证据表明，普伐他汀和辛伐他汀治疗可降低中性粒细胞的组织因子和蛋白酶激活受体（PAR-2）的表达，从而防止妊娠丢失。虽然美国 FDA 删除了他汀类药物孕妇禁用的警示信息，但仍然建议妊娠期停用他汀类药物。因此，在有充分研究表明妊娠期间的安全性之前，他汀类药物似乎不是治疗 OAPS 较好的候选药物。

（2）RTX：研究显示 RTX 可能用于常规治疗效果不佳的有血液学和 / 或微血栓表现的CAPS 或 APS 患者。但在 OAPS 中，EULAR 工作组认为有关胎儿安全性的证据不足，RTX应在计划妊娠前停用[65]。然而，研究发现 9 例患者在妊娠早期和中期接受了 RTX 治疗，所有病例均实现了胎儿分娩[66-67]。最近还报告了一例严重血小板减少症和难治性 OAPS 患者在妊娠第 12 周至第 15 周期间每周使用 600mg IVIg 和 RTX 联合治疗，出现较好的妊娠结局[68]。这些证据表明，RTX 在妊娠早期治疗难治性 OAPS 可能有效且耐受性良好，但仍需要更大规模的研究来证实其有效性及安全性。

（3）依库珠单抗：尽管有研究表明依库珠单抗治疗在妊娠期间相对安全，但由于数据有限，目前仅限于治疗对标准治疗无效合并 CAPS 的患者[69-70]。

（4）奥仑达利珠单抗（olendalizumab）：奥仑达利珠单抗（ALXN1007）是一种人源化单克隆抗体，其靶向补体炎症途径，因此有可能用于原发性 APS 治疗。奥仑达利珠单抗（NCT02128269）的 Ⅱa 阶段试验评估了 9 例 APS 非标准表现患者（即 APA 肾病、皮肤溃疡和血小板减少症）的安全性和耐受性。关于奥仑达利珠单抗的研究较少，其在 OAPS 中的应用还值得进一步研究。

（5）贝利尤单抗（belimumab）：贝利尤单抗是一种抑制 B 细胞活化因子（B cell activation factor，BAFF）的人免疫球蛋白单克隆抗体。在 SLE 患者中，贝利尤单抗独立于 HCQ 降低APA 水平[71]，在原发性 APS 患者中，BAFF 水平升高[72]。有研究报道了贝利尤单抗（10mg/kg）治疗的 2 例原发性 APS 患者，治疗后 2 例患者均未出现疾病复发，并且有助于降低糖皮质激素的使用剂量。这些有限的数据表明，贝利尤单抗可能成为难治性 APS 的靶向治疗药物，但其在 OAPS 中的应用及其对妊娠、哺乳的安全性仍需进一步验证。

（二）OAPS 的治疗

SLE 合并 OAPS 的治疗根据产科临床表现不同，以及既往有无血栓病史和病理妊娠史，可以考虑选用 LDA、LMWH，或者两者联合治疗。

1. 妊娠前 对于计划妊娠的 OAPS 患者，建议整个妊娠期每天应用 LDA 50~100mg。对于常规治疗失败的 OAPS、合并 SLE 或其他全身性自身免疫性疾病的 APS、高风险 APA 谱和有血栓形成史的 OAPS 患者，建议妊娠前根据抗体滴度等情况，应用 HCQ 200~400mg/d。

2. 妊娠期

（1）对于 OAPS 患者，整个妊娠期在继续应用 LDA 的基础上，加用 LMWH，剂量和使用时间应根据患者的以下情况进行个体化调整。

1）低风险的 APA 谱，预防剂量 LMWH，在整个妊娠期维持应用。

2）中高风险的 APA 谱，预防或中等剂量 LMWH，在整个妊娠期维持应用。

3）既往血栓形成史和妊娠合并血栓栓塞性疾病者，治疗剂量 LMWH，在整个妊娠期维持应用。

4）合并 SLE 或其他自身免疫性疾病的 APS 患者，在风湿免疫科治疗的基础上，根据患者风险，预防或治疗剂量 LMWH，在整个妊娠期维持应用。

（2）仅有 OAPS 病史（既往无血栓事件）的女性，无论是否合并 SLE，可以根据以下情况进行治疗。

1）有≥3 次的<10 周的复发性自然流产史，以及有胎儿丢失史（≥10 周）的患者，建议妊娠期间预防性使用 LDA 联合肝素治疗。

2）由于子痫或重度先兆子痫或胎盘功能不全等导致有<34 周妊娠的分娩史，建议根据患者个体风险情况，给予 LDA 或 LDA 联合预防剂量的肝素进行治疗。

3）对妊娠期间使用预防剂量肝素治疗的 OAPS，应考虑在分娩后继续给予预防剂量 LMWH 治疗 6 周，以降低母体血栓形成的风险。

另外，值得注意的是，对于合并反复不良妊娠的难治性 OAPS 患者，若经规范 LDA 和预防剂量 LMWH 联合治疗仍发生不良妊娠结局，建议可将 LMWH 增加至治疗剂量，妊娠前加用 HCQ 200~400mg/d，妊娠前 3 个月加用小剂量泼尼松（≤10mg/d）或同等剂量的其他非含氟类激素。在个别患者中可以根据患者情况考虑使用 IVIg。

3. 合并血栓事件的 OAPS 如前所述，患有 APS 且有血栓形成病史的孕妇发生不良妊娠和新生儿事件的风险增加。因此对于这类人群，推荐在妊娠期间使用 LDA 和治疗剂量的肝素进行抗凝治疗。

对于妊娠前服用 VKA 的患者，存在两种选择：在妊娠前过渡到肝素或维持治疗性 VKA 直到妊娠 6 周，随后过渡到 LMWH[73]。由于 VKA 可穿过胎盘，并与妊娠 6~12 周的胚胎病以及此后可能的胎儿病相关，因此，妊娠 6~12 周应避免使用。

4. 合并 SLE 的 OAPS 合并 SLE 或其他自身免疫性疾病的 APS 患者，在抗风湿治疗的基础上，根据患者风险，整个妊娠期继续应用 LDA，可以联合预防或治疗剂量的 LMWH。对于 APA 阳性的 SLE 患者，尤其是高危 APA 患者（持续中/高滴度阳性或多重阳性）和/或其他动脉粥样硬化/血栓形成因素患者，建议使用 LDA[74]。对于继发性 APS 患者，如果抗 Ro/SSA 抗体和抗 La/SSB 抗体阳性，临床应重视两者对胎儿心脏传导系统的影响，同时针对 APS 进行相应的处理和干预。

（三）其他类型患者的治疗

1. 难治性 OAPS 的治疗 尽管使用 LDA 和肝素治疗，大多数 APS 病例系列和临床研究中，仍有 20%~30% 的 OAPS 患者发生复发性妊娠丢失。对于这类常规治疗失败的 OAPS，又称难治性 OAPS（refractory OAPS）。目前尚缺乏高级别循证证据的二线治疗方案。因此，基于此种情况，治疗建议多半具有推测性。最常见治疗方案是 LMWH 增加到治疗剂量；在妊娠前即开始使用 LDA 和 HCQ，妊娠期可考虑在此基础上加用小剂量泼尼松（孕早期≤10mg/d)或同等剂量的其他非含氟类激素。静脉注射免疫球蛋白仅可作为非一线药物尝试应用。

2. 非标准 OAPS 的治疗 临床非标准 OAPS,如两次复发性自然流产妊娠<10 孕周,或因严重子痫前期或子痫分娩≥34 孕周,可根据患者的风险情况(如 APA 谱、伴有 SLE、既往活产、妊娠丢失或血栓形成等),考虑单独使用 LDA 或联合肝素治疗。

3. 既往无血栓史、无症状、APA 阳性的孕妇 对于既往无血栓史、无症状、APA 阳性的孕妇,发生不良妊娠结局的风险不确定。这部分人群是否需要针对性干预尚有争议[75],但推荐整个妊娠期给予 LDA 治疗[5]。2019 年 EULAR 成人 APS 管理推荐也提出,对于有高危 APA 表型但无血栓形成或妊娠并发症史(伴或不伴 SLE)的妇女,应考虑在妊娠期间使用 LDA(75~100mg/d)治疗[29]。

4. 非标准 APA 的患者(即标准外 APA 患者) 近年来,非标准 APA 在疾病诊断与评估预后中的作用逐渐凸显。虽然关于 IgA 型的抗 β_2 GP I 抗体及 ACA 研究结果存在差异,但已被发现与血栓形成、病理妊娠及 APS 非分类标准临床表现(溶血性贫血、血小板减少等)有关。研究显示抗 β_2 GP I 结构域抗体与血栓形成及病理妊娠有关。抗膜蛋白抗体与病理妊娠的关系尚无统一结论,需要进一步验证。因此,非标准 APA 抗体在病理妊娠中的意义需要进一步验证和证实,其处理参考血栓性 APS 治疗中合并其他非标准抗体患者的治疗,但需要避免妊娠期禁忌、个体化,并需要更多的临床研究来证实这些干预手段的有效性及安全性。

5. 妊娠合并 CAPS 的治疗 由于 CAPS 病情严重、可能迅速恶化,导致不良母儿结局,孕产妇死亡率高,预后差。妊娠本身的高凝状态使得妊娠期发生 CAPS 的风险升高。在妊娠期和产褥期,CAPS 最常累及的器官是肝脏(58%)、中枢神经系统(58%)、皮肤(58%)、心脏(53%)、肾脏(53%)和肺(47%)[76]。此外,妊娠期和产褥期 CAPS 还常合并 HELLP 综合征、胎盘梗死、盆腔静脉血栓和子宫肌层血栓性微血管病[77]。对于可疑 CAPS 的孕妇应立即组建多学科团队进行管理,早期诊断和积极治疗是改善预后和提高存活率的关键。

(1)经典治疗:由于 CAPS 病情严重、进展迅速,一旦考虑可能的 CAPS,在注意鉴别诊断的同时,应立即启动由产科、血液科、风湿免疫科和重症医学科等组成的多学科团队进行治疗和共同管理。目前推荐以"抗凝 + 糖皮质激素 +IVIg/PE"的三联治疗方案,能显著降低患者的死亡率。其中,糖皮质激素、IVIg 和 PE 与非妊娠的 CAPS 患者无明显区别。而对于抗凝治疗,强调孕妇一旦诊断可能的 CAPS,应立即给予治疗量的抗凝药物。因手术而停用的抗凝治疗应根据术中情况在术后尽早恢复,并持续应用至产后 6~12 周[78]。LWMH 具有抗凝和抗炎的作用,是 CAPS 的首选药物[76]。UFH 具有持续时间短且使用硫酸鱼精蛋白容易逆转的特点,故建议对可能在短期内分娩的孕妇应用[76]。

(2)促胎肺成熟和终止妊娠:对于妊娠期发生的 CAPS,分娩是否可以改善病情及预后尚不明确[79]。对于晚孕期可疑 CAPS 者,应根据孕周决定是否进行促胎肺成熟治疗;如考虑胎肺已成熟或已完成促胎肺成熟治疗,建议立即行剖宫产术终止妊娠[80]。

(3)后续治疗:在 CAPS 发作缓解后,孕妇仍需继续抗凝治疗预防再次血栓形成,糖皮质激素可逐步减量,并停止 PE 和 IVIg 治疗。

(4)CAPS 史孕妇的处理:既往 CAPS 史的妇女再次妊娠前,应告知其妊娠可能再次诱发 CAPS 发病。如果当前病情无妊娠禁忌证,在了解风险的情况下可再次妊娠,但妊娠期和产褥期应给予治疗剂量 LMWH 和阿司匹林抗凝治疗[76]。在分娩方式上,CAPS 史并不是阴道分娩的禁忌证,但对于有产科指征或 CAPS 再次发作的孕妇,应行剖宫产术终止妊娠[76]。

五、停药时机

对于 OAPS 的患者,停药时机的选择也十分重要:①LMWH 预防剂量至少停药 12 小时,中等或治疗剂量停药 24 小时即可保障分娩及麻醉安全;②对于无血栓病史的女性,孕 36 周后可停用 LDA。分娩前 7~10 天停用 LDA,可以最大限度地避免因继续使用 LDA 而引起的围手术期轻微出血;③既往有严重动脉血栓并发症(如脑卒中或心肌梗死)病史的女性,不建议在分娩期停药,因为与手术切口出血的风险相比,降低严重血栓并发症发生风险的获益更大;④关于介入性产前诊断操作期间的抗凝治疗,术前至少 12 小时停用 LMWH,穿刺后 6~12 小时后再使用 LMWH,减少出血风险。

六、终止妊娠时机

OAPS 并非剖宫产指征,如果没有其他产科并发症,推荐孕 38~39 周计划分娩。如果合并子痫前期和胎盘功能不良的临床表现,可根据产科指征处理。

七、产褥期处理

对于 OAPS 的女性,分娩后使用预防剂量 LMWH 至少 6 周,以预防血栓形成。既往有血栓形成史和妊娠期血栓者,分娩后使用中等剂量或治疗剂量 LMWH 至少 6~12 周。妊娠前抗凝者,应当恢复原长期抗凝方案。对于单纯 APA 阳性和 NOAPS,根据其他血栓高风险因素,采用个体化预防剂量 LMWH 或其他预防血栓措施。

第五节　经典病例分享

一、病例摘要

患者,女性,34 岁,2021 年 6 月 25 日就诊于我院。

主诉:发现血小板减少 3 年余,排棕红色大便 20 余天。

现病史:3 年余前体检发现血小板减少,血小板计数 $10 \times 10^9/L$,无发热、皮疹、紫癜、口腔黏膜溃疡、脱发、口干、眼干等不适,就诊于当地医院,查 ANA 1:100,抗 SSA 抗体阳性,抗 SSB 抗体弱阳性,抗 Ro52 抗体阳性,ACA-IgG 阳性,诊断"结缔组织病、血小板减少",给予"血小板输注"以及"泼尼松片、环孢素、HCQ"等药物治疗(具体用药剂量不详)。治疗 1 年后,反复出现双髋关节疼痛,外院行髋关节 MRI 提示"双侧股骨头坏死",遂自行停用以上药物并改为中药治疗,其间监测血小板波动在 $(20~30) \times 10^9/L$。20 余天前进食苹果后出现腹痛,腹痛 1 天后排棕红色不成形便,无呕血,就诊于当地医院,检查结果回示:PLT $13 \times 10^9/L$,WBC $17.53 \times 10^9/L$,Hb 99g/L,ANA 1:320,抗 dsDNA 抗体、抗 Ro52 抗体、抗 Ro60 抗体、抗 SSA 抗体、抗核糖体 P 蛋白抗体均为阳性,ACA 阳性,骨髓穿刺涂片示:①涂片、染色良好,取材尚可,髓小粒(±),脂肪滴(+),骨髓增生尚活跃,粒红比 =3.8:1;②粒系占 64.2%,中性分叶核粒细胞比值增高,余各阶段粒细胞比值减低或缺如,形态大致正常,嗜酸细胞、嗜碱细胞可见;③红系占 16.9%,成熟红细胞大小基本一致,血红蛋白充盈可;④淋巴细胞、单核细胞形态未见明显异常,浆细胞可见;⑤全片见巨核细胞 31 个,分类 26 个,其中颗粒型巨核细胞 21 个,裸核型巨核细胞 5 个,血小板少见。骨髓活检提示:①倾向免疫性血小板减少;②未见幼稚细胞增多,巨核细胞未见明显病态造血。腹部 CT 检查结果回示:门脉、肠系膜上静脉、脾静脉血栓形成,当地诊断"系统性红斑狼疮、抗磷脂综合征、多发血栓形成、消化道出血",给予"甲泼尼龙 80mg,每天 1 次,10 天后改为甲泼尼龙 40mg,每天 1 次序贯",于 2021 年 6 月 8 日—2021 年 6 月 12 日给予"IVIg 25g/d"冲击治疗,2021 年 6 月 14 日—2021 年 6 月 22 日给予"CTX 0.2g,隔日 1 次(共 5 次,累积 1.0g)"治疗,同时给予抗凝、抑酸护胃、止血、血小板输注、营养支持等。治疗后症状较前好转,1 周前恢复自主排气。但少量进流食后再次出现腹胀、腹痛,腹部正位片示部分肠腔胀气,可见小液平,当地考虑"肠梗阻"。3 天前再次出现排棕红色大便,伴呕吐,吐黑绿色物质。为求进一步诊治于 2021 年 6 月 25 日就诊于我院。

既往史:无高血压、心脏疾病病史,无糖尿病病史,无肝炎、结核、疟疾病史,预防接种史随社会计划免疫接种,10 年前、4 年前分别于当地医院行剖宫产术,3 年前及 20 余天前于当地医院输血小板治疗,无外伤史,无食物、药物过敏史。

婚姻史、月经生育史、家族史无特殊。

体格检查:体温 36℃,脉搏 94 次 /min,呼吸 20 次 /min,血压 101/66mmHg,身高 155cm,体重 60.0kg。

神志清晰,精神可,自由体位。双上肢、双下肢皮肤散在紫癜样皮疹,脱发,无口腔溃疡、猖獗齿、雷诺现象等。颈部、锁骨上、腋窝淋巴结无肿大。心肺听诊未见明显异常。腹部轻度压痛,无反跳痛,肝脾肋下未触及肿大,肠鸣音减弱,1 次 /min。双下肢无水肿。余查体正常。

二、入院初步诊断

系统性红斑狼疮
灾难性抗磷脂综合征
消化道出血
静脉血栓形成
肠梗阻
股骨头缺血性坏死

三、入院后实验室检查

1. 血常规:WBC 8.78×10^9/L,中性粒细胞百分比(N)93%,淋巴细胞百分比(L)3.9%,Hb 88g/L,PLT 10×10^9/L。

2. 尿常规:红细胞阴性,尿蛋白阴性。

3. 粪常规:隐血阳性。

4. 电解质、肝肾功能、肌酶谱:K^+ 3.19mmol/L,ALT 38U/L,AST 36U/L,白蛋白(Alb)30g/L,球蛋白(Glb)43.2g/L,血肌酐(Scr)90μmol/L。

5. 红细胞沉降率 38mm/h,C 反应蛋白 35mg/L;C3 0.66g/L,C4 0.08g/L,IgG、IgA、IgM 均未见异常。

6. 自身抗体:ANA 1∶320,抗 dsDNA 抗体阳性,定量 124RU/ml;抗 Ro52 抗体强阳性,定量 154.22RU/ml;抗 SSA 抗体强阳性,定量 264.40RU/ml。ACA-IgG 338.90CU,ACA-IgA >352.00CU,ACA-IgM 52.20CU,抗 β_2 GP I-IgG 3096.10CU,抗 β_2 GP I-IgA>512.00CU,抗 β_2 GP I-IgM 54.40CU;LA 2.01。

7. Coombs 试验阴性。

8. 感染相关指标:PCT 0.08ng/ml,G 试验及 GM 试验阴性;EBV-DNA、CMV-DNA 阴性。

9. 肺部 CT:右肺下叶少许炎症。

10. 腹部 CT:①门脉主干及左右分支纤细(考虑血栓后遗改变),门脉海绵样变;门脉主干、脾静脉近端栓子,脾静脉中远端闭塞,周围多发侧支血管形成;②左侧髂总及内外静脉闭塞,会阴部多发迂曲静脉显示;③右下腹部局部小肠壁稍增厚,周围见渗出影,考虑炎性(图 8-1)。

11. 彩色多普勒超声:少量心包积液,脾脏体积增大。

12. 腹部 + 骨盆 DR:双膈下未见游离气体,未见明显肠腔胀气及液平(图 8-2A),双侧股骨头坏死,双侧股骨头可见凹陷(图 8-2B)。

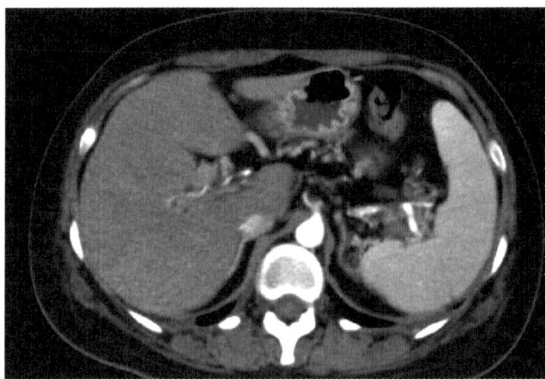

图 8-1　患者腹部 CT 表现

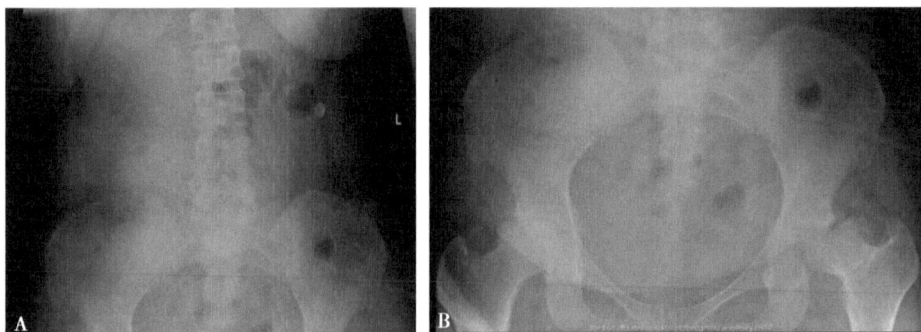

图 8-2　患者腹部正位(A)+ 骨盆正位(B)DR 表现

四、修正诊断

系统性红斑狼疮

灾难性抗磷脂综合征

消化道出血

多发血栓形成

中度贫血

低钾血症

双侧股骨头坏死

1. SLE 诊断依据 根据 2019 ACR/EULAR 制定的 SLE 分类诊断标准,符合入围标准,且评分≥10 分,即分类诊断为 SLE。该患者①血小板减少(计 4 分);②抗磷脂抗体阳性(计 2 分);③补体 C3 和 C4 下降(计 4 分);④患者抗 dsDNA 抗体阳性(计 6 分)。总计 16 分,符合 SLE 的诊断。

2. CAPS 诊断依据 抗磷脂抗体阳性,血小板降低,1 周内出现全身多发血栓形成,累及门脉主干、脾静脉、肠系膜上静脉和髂总静脉及分支,符合 CAPS 的诊断。

五、诊治经过及随访

(一)住院期间治疗方案

1. 糖皮质激素 甲泼尼龙 80mg,每天 1 次。

2. 治疗消化道出血,纠正出血倾向 禁食,生长抑素,给予止血(卡络磺钠针 80mg,每天 1 次;酚磺乙胺针 0.5g,每天 1 次)、申请血小板输注(分别于住院第 3 天~第 5 天各输注血小板 1 个治疗量)。

3. 抗凝、预防新发血栓 LMWH 应用 5 000IU,每天 1 次(住院第 1 天~第 5 天)。

4. 其他支持治疗 住院期间给予生长抑素、抑酸、补钙、预防感染、营养支持等药物治疗。

患者住院期间治疗方案总结为图 8-3,血小板指标变化见图 8-4。

(二)病情分析及讨论

患者入院后给予足量激素治疗,同时于 2021 年 6 月 27 日—2021 年 6 月 29 日每天输注 1 个单位单采血小板,在此期间同时应用预防剂量 LMWH 抗凝治疗,监测血常规却发现血小板仍呈现持续降低。追问患者院外治疗病史,2021 年 6 月 11 日—2021 年 6 月 17 日给予"磺达肝癸钠"抗凝治疗,2021 年 6 月 17 日复查血小板升高至 133×10^9/L,开始改用"LMWH 5 000IU,每 12 小时 1 次"抗凝治疗,2021 年 6 月 22 日复查血小板下降至 16×10^9/L,考虑"肝素诱导的血小板减少症(heparin-induced thrombocytopenia,HIT)",停用 LMWH 后,患者血小板逐渐升高,反向印证患者合并 HIT。因此停用 LMWH,改为磺达肝癸钠抗凝治疗。

另外,抗凝 + 激素 +PE 和 / 或丙种球蛋白冲击三联疗法,是目前治疗 CAPS 的一线治疗方案。该患者在足量激素治疗的基础之上,联合 PE 进行强化治疗。调整治疗方案后,患者血小板水平显著升高(如图 8-4 所示)。

患者经上述治疗后指标较前好转,排便、排气功能恢复,复查胃肠镜结果回示:食管正常慢性糜烂性胃炎伴胆汁反流;肠息肉,未见明显出血病灶,患者病情稳定后出院。

(三)出院用药方案

1. 激素 泼尼松 50mg/d,初始 3 个月每 1~2 周减 5mg。

2. 免疫抑制剂 CTX 100mg,每天 1 次,口服;HCQ 0.2g,每天 2 次,口服。

3. 抗凝 华法林(根据 INR 值调整药物剂量,维持 INR 2~3)。

4. 其他治疗 钙片、阿法骨化醇、泮托拉唑等。

分别输注单采血小板1个单位治疗量

住院时间	1d	2d	3d	4d	5d	6d	7d	8d	9d	10d	11d	12d	13d

甲强龙 80mg QD

血浆置换3次

低分子肝素5 000IU QD

治疗消化道出血：生长抑素、卡洛磺钠针、酚磺乙胺针

支持治疗：PPI、营养支持、补钙、预防感染等

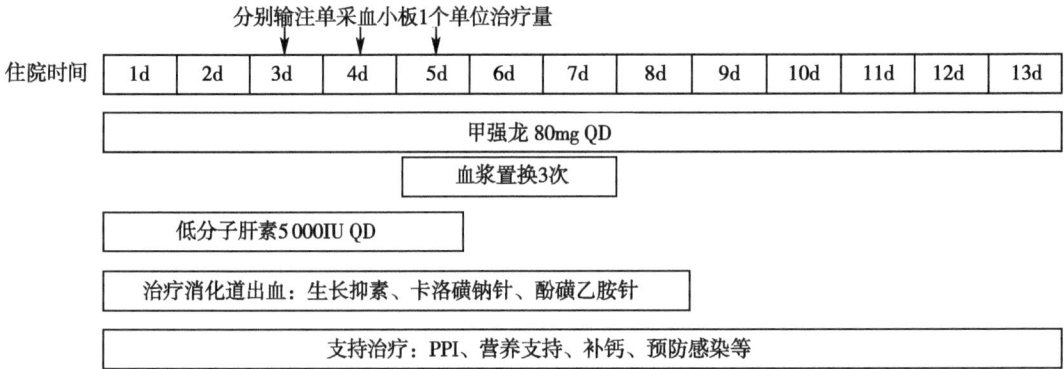

图 8-3　该患者入院后的治疗方案示意图

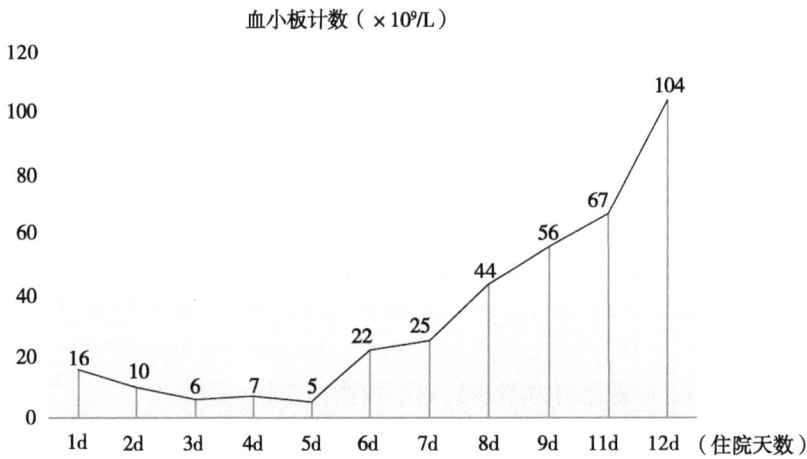

血小板计数（×10⁹/L）

图 8-4　患者住院期间监测血小板指标变化

（四）随访

出院追踪随访 3 个月，该患者未再出现血小板下降及新发血栓。

六、经验总结

该患者病情复杂，在合并 SLE 的基础之上继发 CAPS，出现多发血栓，导致多脏器功能障碍及消化道出血。从该病例可以看到 CAPS 往往病情进展迅速，死亡率高。CAPS 治疗主要集中在两个方面，即抗凝治疗与抑制炎症因子风暴的免疫治疗，即抗凝 + 激素 +PE 和 / 或 IVIg 三联疗法。其中，抗凝对于血栓事件及后续治疗至关重要，而对于该患者，合并 HIT，给治疗带来难度，需要临床医师对患者既往用药史及病情进行仔细分析与鉴别。对于 SLE 合并 CAPS 患者，除了三联治疗以外，建议联合免疫抑制剂进行治疗（CTX、吗替麦考酚酯等）。注意患者监测与随访，避免导致疾病复发的危险因素，包括预防感染、控制血糖、预防应激性溃疡等。

参考文献

1. SCHREIBER K，SCIASCIA S，DE GROOT P G，et al.Antiphospholipid syndrome.Nat Rev Dis Primers，

2018,4：17103.

2. TEBO A E.Laboratory evaluation of antiphospholipid syndrome：An update on autoantibody testing.Clin Lab Med,2019,39（4）：553-565.

3. HU C,LI S,XIE Z,et al.Evaluation of the diagnostic value of non-criteria antibodies for antiphospholipid syndrome patients in a Chinese cohort.Front Immunol,2021,12：741369.

4. ARACHCHILLAGE D R,EFTHYMIOU M,MACKIE I J,et al.Anti-protein C antibodies are associated with resistance to endogenous protein C activation and a severe thrombotic phenotype in antiphospholipid syndrome.J Thromb Haemost,2014,12（11）：1801-1809.

5. GARCIA D,ERKAN D.Diagnosis and management of the antiphospholipid syndrome.N Eng J Med,2018, 378（21）：2010-2021.

6. SHAH N M,KHAMASHTA M A,ATSUMI T,et al.Outcome of patients with anticardiolipin antibodies：A 10 year follow-up of 52 patients.Lupus,1998,7（1）：3-6.

7. FINAZZI G,BRANCACCIO V,MOIA M,et al.Natural history and risk factors for thrombosis in 360 patients with antiphospholipid antibodies：A four-year prospective study from the Italian Registry.Am J Med,1996, 100（5）：530-536.

8. GIRÓN-GONZÁLEZ J A,GARCÍA DEL RÍO E,RODRÍGUEZ C,et al.Antiphospholipid syndrome and asymptomatic carriers of antiphospholipid antibody：Prospective analysis of 404 individuals.J Rheumatology, 2004,31（8）：1560-1567.

9. SOMERS E,MAGDER L S,PETRI M.Antiphospholipid antibodies and incidence of venous thrombosis in a cohort of patients with systemic lupus erythematosus.J Rheumatology,2002,29（12）：2531-2536.

10. FORASTIERO R,MARTINUZZO M,POMBO G,et al.A prospective study of antibodies to beta2-glycoprotein I and prothrombin,and risk of thrombosis.J Thromb Haemost,2005,3（6）：1231-1238.

11. SANMARCO M.Clinical significance of antiphosphatidylethanolamine antibodies in the so-called "seronegative antiphospholipid syndrome".Autoimmunity Rev,2009,9（2）：90-92.

12. ERKAN D,DERKSEN W J,KAPLAN V,et al.Real world experience with antiphospholipid antibody tests：How stable are results over time？.Ann Rheumatic Dis,2005,64（9）：1321-1325.

13. CRIADO-GARCÍA J,FERNÁNDEZ-PUEBLA R A,JIMÉNEZ L L,et al.［Anticoagulation treatment withdrawal in primary antiphospholipid syndrome when anticardiolipin antibodies become negative］.Rev Clin Esp,2008,208（3）：135-137.

14. PETRI M.Hydroxychloroquine use in the Baltimore Lupus Cohort：Effects on lipids,glucose and thrombosis. Lupus,1996,5Suppl1：S16-S22.

15. MIYAKIS S,LOCKSHIN M D,ATSUMI T,et al.International consensus statement on an update of the classification criteria for definite antiphospholipid syndrome（APS）.J Thromb Haemost,2006,4（2）：295-306.

16. 赵久良,李梦涛,田新平,等.血栓性抗磷脂综合征的十个常见问题.中华内科杂志,2020,59（10）：820-823.

17. UTHMAN I,GODEAU B,TAHER A,et al.The hematologic manifestations of the antiphospholipid syndrome.Blood Rev,2008,22（4）：187-194.

18. CERVERA R,PIETTE J C,FONT J,et al.Antiphospholipid syndrome：Clinical and immunologic manifestations and patterns of disease expression in a cohort of 1 000 patients.Arthritis Rheum,2002,46（4）：1019-1027.

19. KITCHENS C S.Thrombotic storm：When thrombosis begets thrombosis.Am J Med,1998,104（4）：381-385.

20. MERONI P L,BORGHI M O,RASCHI E,et al.Pathogenesis of antiphospholipid syndrome:Understanding the antibodies.Nat Rev Rheumatology,2011,7(6):330-339.

21. CERVERA R,BUCCIARELLI S,PLASÍN M A,et al.Catastrophic antiphospholipid syndrome(CAPS): Descriptive analysis of a series of 280 patients from the "CAPS Registry".J Autoimmun,2009,32(3/4): 240-245.

22. ESPINOSA G,BUCCIARELLI S,CERVERA R,et al.Laboratory studies on pathophysiology of the catastrophic antiphospholipid syndrome.Autoimmun Rev,2006,6(2):68-71.

23. CERVERA R.Update on the diagnosis,treatment,and prognosis of the catastrophic antiphospholipid syndrome.Curr Rheumatology Rep,2010,12(1):70-76.

24. DE JAGER W,BOURCIER K,RIJKERS G T,et al.Prerequisites for cytokine measurements in clinical trials with multiplex immunoassays.BMC immunology,2009,10:52.

25. RODRIGUEZ-PINTÓ I,ESPINOSA G,CERVERA R.Catastrophic antiphospholipid syndrome:The current management approach.Best Pract Res Clin Rheumatol,2016,30(2):239-249.

26. FONT C,VIDAL L,ESPINOSA G,et al.Solid cancer,antiphospholipid antibodies,and venous thromboembolism.Autoimmun Rev,2011,10(4):222-227.

27. PUSTERLA S,PREVITALI S,MARZIALI S,et al.Antiphospholipid antibodies in lymphoma:Prevalence and clinical significance.Hematology J,2004,5(4):341-346.

28. BUCCIARELLI S,CERVERA R,ESPINOSA G,et al.Mortality in the catastrophic antiphospholipid syndrome:Causes of death and prognostic factors.Autoimmun Rev,2006,6(2):72-75.

29. TEKTONIDOU M G,ANDREOLI L,LIMPER M,et al.EULAR recommendations for the management of antiphospholipid syndrome in adults.Ann Rheumatic Dis,2019,78(10):1296-1304.

30. BAYRAKTAR U D,ERKAN D,BUCCIARELLI S,et al.The clinical spectrum of catastrophic antiphospholipid syndrome in the absence and presence of lupus.J Rheumatology,2007,34(2):346-352.

31. SCIASCIA S,GIACHINO O,ROCCATELLO D.Prevention of thrombosis relapse in antiphospholipid syndrome patients refractory to conventional therapy using intravenous immunoglobulin.Clin Exp Rheumatol,2012,30(3):409-413.

32. TENTI S,GUIDELLI G M,BELLISAI F,et al.Long-term treatment of antiphospholipid syndrome with intravenous immunoglobulin in addition to conventional therapy.Clin Exp Rheumatol,2013,31(6):877-882.

33. SCHWARTZ J,WINTERS J L,PADMANABHAN A,et al.Guidelines on the use of therapeutic apheresis in clinical practice-evidence-based approach from the Writing Committee of the American Society for Apheresis:The sixth special issue.J Clin Apheresis,2013,28(3):145-284.

34. ERRE G L,PARDINI S,FAEDDA R,et al.Effect of rituximab on clinical and laboratory features of antiphospholipid syndrome:A case report and a review of literature.Lupus,2008,17(1):50-55.

35. BERMAN H,RODRÍGUEZ-PINTÓ I,CERVERA R,et al.Rituximab use in the catastrophic antiphospholipid syndrome:Descriptive analysis of the CAPS registry patients receiving rituximab.Autoimmun Rev,2013,12 (11):1085-1090.

36. CANAUD G,BIENAIMÉ F,TABARIN F,et al.Inhibition of the mTORC pathway in the antiphospholipid syndrome.N Eng J Med,2014,371(4):303-312.

37. EIKELBOOM J W,WEITZ J I.The mTORC pathway in the antiphospholipid syndrome.N Eng J Med,2014, 371(4):369-371.

38. MAUDE S L,FREY N,SHAW P A,et al.Chimeric antigen receptor T cells for sustained remissions in

leukemia.N Eng J Med,2014,371(16):1507-1517.

39. ALIJOTAS-REIG J,ESTEVE-VALVERDE E,FERRER-OLIVERAS R,et al.Comparative study of obstetric antiphospholipid syndrome(OAPS) and non-criteria obstetric APS(NC-OAPS):Report of 1640 cases from the EUROAPS registry.Rheumatology,2020,59(6):1306-1314.

40. MATTUIZZI A,MADAR H,FROELIGER A,et al.Obstetrics complications of systemic lupus erythematosus and antiphospholipid syndrome:A multidisciplinary management.Gynecol,Obstet,Fertil Senol,2020,48(5):448-452.

41. ANTOVIC A,SENNSTRÖM M,BREMME K,et al.Obstetric antiphospholipid syndrome.Lupus Sci Med,2018,5(1):e000197.

42. ARACHCHILLAGE D R,MACHIN S J,MACKIE I J,et al.Diagnosis and management of non-criteria obstetric antiphospholipid syndrome.Thromb Haemostasis,2015,113(1):13-19.

43. DERKSEN R H,DE GROOT P G.The obstetric antiphospholipid syndrome.J Reproductive Immunol,2008,77(1):41-50.

44. BURTON G J,WOODS A W,JAUNIAUX E,et al.Rheological and physiological consequences of conversion of the maternal spiral arteries for uteroplacental blood flow during human pregnancy.Placenta,2009,30(6):473-482.

45. ALIJOTAS-REIG J,FERRER-OLIVERAS R,RUFFATTI A,et al.The European Registry on Obstetric Antiphospholipid Syndrome(EUROAPS):A survey of 247 consecutive cases.Autoimmun Rev,2015,14(5):387-395.

46. BRANCH D W,KHAMASHTA M A.Antiphospholipid syndrome:Obstetric diagnosis,management,and controversies.Obstet Gynecol,2003,101(6):1333-1344.

47. AOKI K,DUDKIEWICZ A B,MATSUURA E,et al.Clinical significance of beta 2-glycoprotein I-dependent anticardiolipin antibodies in the reproductive autoimmune failure syndrome:Correlation with conventional antiphospholipid antibody detection systems.Am J Obstet Gynecol,1995,172(3):926-931.

48. BRANCH D W.Antiphospholipid antibodies and reproductive outcome:the current state of affairs.Journal of reproductive immunology.1998 Apr;38(1):75-87.

49. BRANCH D W,SILVER R,PIERANGELI S,et al.Antiphospholipid antibodies other than lupus anticoagulant and anticardiolipin antibodies in women with recurrent pregnancy loss,fertile controls,and antiphospholipid syndrome.Obstet Gynecol,1997,89(4):549-555.

50. YETMAN D L,KUTTEH W H.Antiphospholipid antibody panels and recurrent pregnancy loss:Prevalence of anticardiolipin antibodies compared with other antiphospholipid antibodies.Fertil Steril,1996,66(4):540-546.

51. LEVINE J S,BRANCH D W,RAUCH J.The antiphospholipid syndrome.N Eng J Med,2002,346(10):752-763.

52. BRANCH D W.Antiphospholipid antibodies and pregnancy:Maternal implications.Semin Perinatol,1990,14(2):139-146.

53. HUONG D L,WECHSLER B,BLETRY O,et al.A study of 75 pregnancies in patients with antiphospholipid syndrome.J Rheumatol,2001,28(9):2025-2030.

54. LIMA F,KHAMASHTA M A,BUCHANAN N M,et al.A study of sixty pregnancies in patients with the antiphospholipid syndrome.Clin Exp Rheumatol,1996,14(2):131-136.

55. COWCHOCK F S,REECE E A,BALABAN D,et al.Repeated fetal losses associated with antiphospholipid

antibodies：A collaborative randomized trial comparing prednisone with low-dose heparin treatment.Am J Obstet Gynecol,1992,166(5):1318-1323.

56. FARQUHARSON R G,QUENBY S,GREAVES M.Antiphospholipid syndrome in pregnancy：A randomized,controlled trial of treatment.Obstet Gynecol,2002,100(3):408-413.

57. KUTTEH W H.Antiphospholipid antibody-associated recurrent pregnancy loss：Treatment with heparin and low-dose aspirin is superior to low-dose aspirin alone.Am J Obstet Gynecol,1996,174(5):1584-1589.

58. PATTISON N S,CHAMLEY L W,BIRDSALL M,et al.Does aspirin have a role in improving pregnancy outcome for women with the antiphospholipid syndrome？ A randomized controlled trial.Am J Obstet Gynecol,2000,183(4):1008-1012.

59. RAI R,COHEN H,DAVE M,et al.Randomised controlled trial of aspirin and aspirin plus heparin in pregnant women with recurrent miscarriage associated with phospholipid antibodies(or antiphospholipid antibodies).BMJ(Clinical research ed),1997,314(7076):253-257.

60. COLEMAN M A,MCCOWAN L M,NORTH R A.Mid-trimester uterine artery Doppler screening as a predictor of adverse pregnancy outcome in high-risk women.Ultrasound Obstet Gynecol,2000,15(1):7-12.

61. HARRINGTON K,COOPER D,LEES C,et al.Doppler ultrasound of the uterine arteries：the importance of bilateral notching in the prediction of pre-eclampsia,placental abruption or delivery of a small-for-gestational-age baby.Ultrasound Obstet Gynecol,1996,7(3):182-188.

62. LE THI HUONG D,WECHSLER B,VAUTHIER-BROUZES D,et al.The second trimester Doppler ultrasound examination is the best predictor of late pregnancy outcome in systemic lupus erythematosus and/or the antiphospholipid syndrome.Rheumatology(Oxford,England),2006,45(3):332-338.

63. GALLI M,LUCIANI D,BERTOLINI G,et al.Lupus anticoagulants are stronger risk factors for thrombosis than anticardiolipin antibodies in the antiphospholipid syndrome：A systematic review of the literature.Blood,2003,101(5):1827-1832.

64. WARKENTIN T E.Heparin-induced thrombocytopenia：Yet another treatment paradox ?.Thromb Haemost,2001,85(6):947-949.

65. GOTESTAM SKORPEN C,HOELTZENBEIN M,TINCANI A,et al.The EULAR points to consider for use of antirheumatic drugs before pregnancy,and during pregnancy and lactation.Ann Rheum Dis,2016,75(5):795-810.

66. HARRIS C,MARIN J,BEAULIEU M C.Rituximab induction therapy for de novo ANCA associated vasculitis in pregnancy：A case report.BMC nephrology,2018,19(1):152.

67. SPRENGER-MÄHR H,ZITT E,SOLEIMAN A,et al.Successful pregnancy in a patient with pulmonary renal syndrome double-positive for anti-GBM antibodies and p-ANCA.Clin Nephrol,2019,91(2):101-106.

68. NAGATA M,KANEKO K,KOHNO C,et al.A case of successful pregnancy following multidrug treatment including rituximab and intravenous immunoglobulin for primary antiphospholipid antibody syndrome refractory to conventional treatment.Mod Rheumatol Case Rep,2020,4(1):47-50.

69. SARNO L,TUFANO A,MARUOTTI G M,et al.Eculizumab in pregnancy：A narrative overview.J Nephrol,2019,32(1):17-25.

70. GUSTAVSEN A,SKATTUM L,BERGSETH G,et al.Effect on mother and child of eculizumab given before caesarean section in a patient with severe antiphospholipid syndrome：A case report.Med,2017,96(11):e6338.

71. EMMI G,BETTIOL A,PALTERER B,et al.Belimumab reduces antiphospholipid antibodies in SLE patients

independently of hydroxychloroquine treatment.Autoimmun Rev,2019,18(3):312-314.

72. VAN DEN HOOGEN L L,PALLA G,BEKKER C P J,et al.Increased B-cell activating factor(BAFF)/B-lymphocyte stimulator(BLyS)in primary antiphospholipid syndrome is associated with higher adjusted global antiphospholipid syndrome scores.RMD open,2018,4(2):e000693.

73. BATES S M,GREER I A,PABINGER I,et al.Venous thromboembolism,thrombophilia,antithrombotic therapy,and pregnancy:American College of Chest Physicians Evidence-Based Clinical Practice Guidelines (8th Edition).Chest,2008,133(6Suppl):844-886.

74. SAMMARITANO L R,BERMAS B L,CHAKRAVARTY E E,et al.2020 American College of Rheumatology guideline for the management of reproductive health in rheumatic and musculoskeletal diseases.Arthritis Rheumatol,2020,72(4):529-556.

75. AMENGUAL O,FUJITA D,OTA E,et al.Primary prophylaxis to prevent obstetric complications in asymptomatic women with antiphospholipid antibodies:A systematic review.Lupus,2015,24(11):1135-1142.

76. GÓMEZ-PUERTA J A,ESPINOSA G,CERVERA R.Catastrophic antiphospholipid syndrome:Diagnosis and management in pregnancy.Clin Lab Med,2013,33(2):391-400.

77. GÓMEZ-PUERTA J A,CERVERA R,ESPINOSA G,et al.Catastrophic antiphospholipid syndrome during pregnancy and puerperium:maternal and fetal characteristics of 15 cases.Ann Rheum Dis,2007,66(6):740-746.

78. CERVERA R,RODRÍGUEZ-PINTÓ I,COLAFRANCESCO S,et al.14th International Congress on Antiphospholipid Antibodies task force report on catastrophic antiphospholipid syndrome.Autoimmun Rev, 2014,13(7):699-707.

79. SILVER R M.Catastrophic antiphospholipid syndrome and pregnancy.Semin Perinatol,2018,42(1):26-32.

80. FOX L C,COHNEY S J,KAUSMAN J Y,et al.Consensus opinion on diagnosis and management of thrombotic microangiopathy in Australia and New Zealand.Intern Med J,2018,48(6):624-636.

第九章 皮肤血管炎和骨梗死

范文强 秦艺璐
顾问：陈 盛

第一节 引 言

系统性红斑狼疮（systemic lupus erythematosus, SLE）的基本病理改变是免疫复合物介导的血管炎，可累及各个脏器中的大中小血管。根据 2012 年 Chapel Hill 共识会议（Chapel Hill Consensus Conference, CHCC）提出的血管炎定义及分类，将狼疮相关血管炎归类为"与系统性疾病相关的血管炎"之中。SLE 相关血管炎是血管内皮细胞、炎症细胞、细胞因子、自身抗体和免疫复合物之间相互作用的结果。导致血管炎症的触发因素尚不清楚[1-3]。

约近 1/3 的 SLE 患者可出现血管炎相关的临床表现，其中小血管受累导致的皮肤病变较为常见，部分患者可出现骨梗死，而内脏血管炎也不少见（约 6%~18%），临床表现多样，从不同程度的皮损到重要脏器功能衰竭，甚至危及生命，影响患者预后。内脏血管炎可以影响中枢神经系统、肺、肠道、肾脏、心脏等系统，其主要临床表现及诊疗策略在前面章节中已经进行描述，在本章节中，主要就皮肤血管炎、骨梗死等内容重点阐述[4-5]。

第二节 狼疮皮肤血管炎

SLE 的血管炎的表现复杂且多样，可以累及全身不同器官和系统。皮肤是 SLE 最常受累的器官之一，19%~28% 的 SLE 患者可出现皮肤血管炎，占该病血管炎事件的 89%。抗 Ro 抗体、冷球蛋白和抗磷脂抗体（antiphospholipid antibody, APA）阳性与狼疮皮肤血管炎的发病有关。如果狼疮的血管炎改变仅局限在皮肤，则称为皮肤型狼疮（cutaneous lupus erythematosus, CLE）[6]。SLE 皮肤血管炎最常见的是免疫复合物介导的小血管炎，也可能发生中血管炎，组织病理学检查可以明确受累血管的大小和驱动炎症的免疫细胞，直接免疫荧光检查可见基底膜区有 IgG、IgM 和 / 或补体沉积[7]。

SLE 的皮肤表现多样，组织病理学特征为交界性皮炎，即基底层角质细胞存在空泡化和坏死、基底膜增厚、色素缺失，真皮 - 表皮交界处可见淋巴细胞及中性粒细胞浸润。这些特征性病变可以分为急性、亚急性或慢性病变，并且可以是局部的、播散的或全身性的。

一、狼疮皮肤血管炎的发病机制

CLE 病理生理机制仍未完全研究清楚。目前证据表明，CLE 的发病与固有 / 适应性免疫系统、遗传因素和环境触发因素（包括紫外线照射和药物诱导）之间存在复杂的相互作用。

（一）遗传因素

既往研究发现一些基因位点与 CLE 风险增加之间密切关联，包括人类白细胞抗原

（human leukocyte antigen，HLA）亚型、肿瘤坏死因子 α（tumor necrosis factor-α，TNF-α）和补体启动子变异体。此外，干扰素调节因子 5（interferon regulatory factor 5，IRF5）、细胞毒性 T 淋巴细胞相关抗原 4（cytotoxic T lymphocyte-associated antigen-4，CTLA-4）和酪氨酸激酶 2（tyrosine kinase 2，TYK2）中的单核苷酸多态性也与 CLE 的发病相关。全基因组 DNA 甲基化研究发现 SLE 患者 CD4$^+$ T 细胞异常的甲基化区域，这些区域主要与细胞增殖、凋亡以及抗原加工和呈递相关，且与蝶形红斑、盘状红斑相关。

（二）环境因素

紫外线辐射仍然是 CLE 最重要的诱因之一，多数 CLE 患者表现出光敏性。紫外线辐射可以改变角质形成细胞（keratinocyte）的形态和功能，促进细胞膜上自身抗原的表达，并引发细胞凋亡。此外，紫外线照射可以上调一些炎性细胞因子和趋化因子的表达（包括 TNF-α、IL-18 和 I 型 IFN 等），这些因子可以与沉积在真皮 - 表皮交界处的自身抗体发生相互作用，可能导致抗体依赖细胞介导的细胞毒效应。目前这些自身抗体在 CLE 发病中的确切机制仍不清楚，但是，有研究发现抗 Sm 抗体与光敏性和盘状皮疹的发生相关，抗 U1RNP 抗体与颧骨皮疹和雷诺现象相关，抗 SSA/Ro 抗体与颧骨皮疹和口腔溃疡相关。

（三）理化因素

药物也是 CLE 的重要诱因之一，包括许多临床传统药物、新型生物制剂及免疫抑制剂等。传统药物包括抗癫痫药（苯妥英钠、乙琥胺）、降压药（肼屈嗪）、抗肿瘤药物（紫杉醇、多西他赛）等可以诱发狼疮血管炎的发生。来氟米特也被报道可能诱发皮肤型红斑狼疮。还有研究发现 TNF-α 抑制剂可引发药物诱导的亚急性 CLE（drug-induced subacute cutaneous lupus erythematosus，DI-SCLE），是最常见的药物诱导的 CLE（DI-CLE）形式。近期发表的个案研究还报道了 SCLE 可能与其他多种生物制剂相关，包括 PD-1、PD-L1、CTLA-4、IL-17、IL-12 和 IL-23 等。另外，中性粒细胞外诱捕网（neutrophil extracellular traps，NETs）可以参与药物诱导的狼疮，表明固有免疫系统清除功能失调可能在 DI-CLE 或 DI-SLE 的发病机制中起关键作用。

二、狼疮皮肤血管炎的临床特征

SLE 患者皮肤血管炎的临床表现异质性较大，包括可触及的紫癜、瘀点、红斑、丘疹结节性病变、网状青斑、坏死性红斑、脂膜炎、碎片状出血和浅表溃疡等，其中最常见的表现形式是指尖和手掌上的红斑点状病变（36%）和可触性紫癜（25%），高达 29% 的 SLE 患者可以同时具有不同类型的病变。图 9-1 及图 9-2 为临床较常见的 CLE 表现。SLE 相关的皮肤血管炎可累及皮肤和皮下组织中的小或中型血管，四肢最常受累，其临床表现主要取决于受累血管的大小和受累血管的程度。

（一）皮肤小血管

影响皮肤小血管（小动脉、毛细血管、浅层和中层毛细血管后小静脉）的血管炎通常表现为瘀点、紫癜和 / 或点状血管炎病变。瘀点是指由毛细血管炎症和红细胞外渗引起的不泛白且摸不到的针状斑点。紫癜是由小静脉和 / 或小动脉炎症引起的，由较大的丘疹和斑块组成，随着损伤的进展，这些丘疹和斑块不会变白，可以触摸到。点状血管病变、溃疡和组织坏死是由灌注减少引起的，当小血管受累时可引起浅溃疡，当中型血管受累时则主要表现为深溃疡[8]。

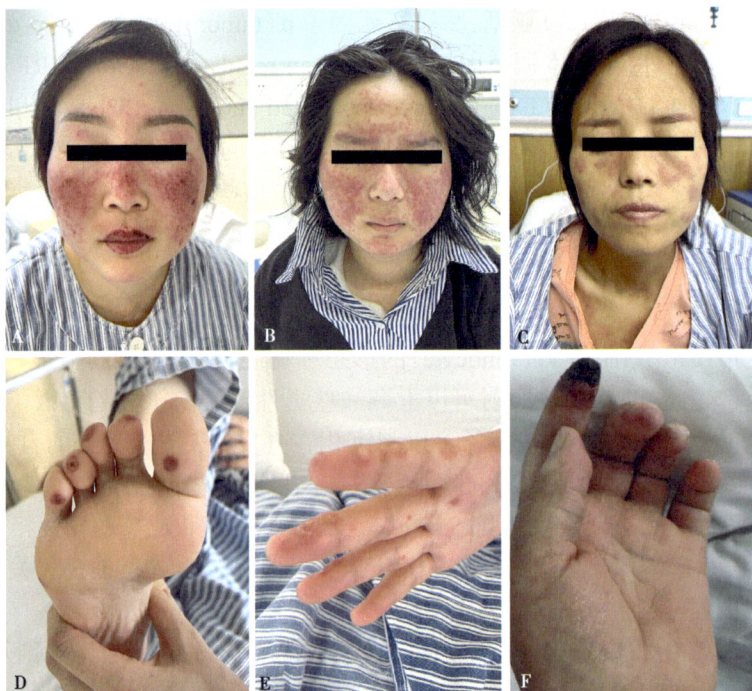

图 9-1　SLE 常见的皮肤血管炎表现

A、B. 面部蝶形红斑；C. 面部盘状红斑；D. 足趾点状血管病变；E. 冻疮损伤；F. 肢端坏疽。

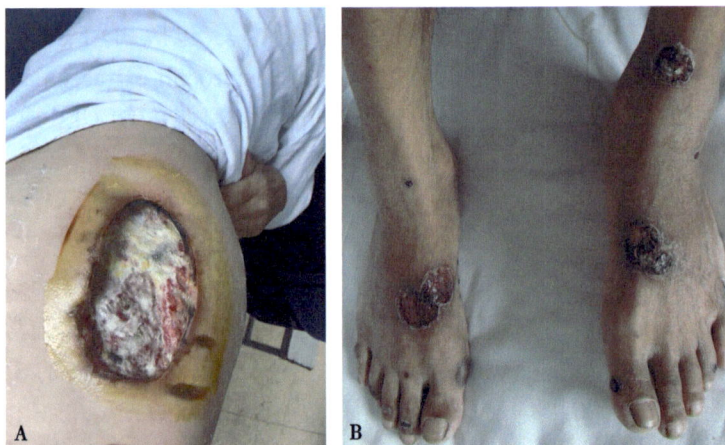

图 9-2　SLE 合并坏疽性脓皮病

A. 臀部疼痛性溃疡，病灶凹陷，边界清晰，为黏液脓性溃疡；
B. 双足及下肢疼痛性溃疡，边界清晰，为黏液脓性溃疡。

（二）皮肤中等大血管

真皮或皮下层中等大小血管的血管炎可引起网状青斑、结节和/或深部溃疡。网状青斑是由中等大小血管中血流受损引起的小面积或大面积的斑驳、网状、红紫色的皮肤变色区域。皮肤溃疡、结节、手指坏疽、网状青斑和坏疽性脓皮病表明动脉受累。受影响的个体发生相关内脏血管炎的可能性更高。类似血管炎的病变可由出血性和血管闭塞性疾病引起。

（三）荨麻疹性血管炎

荨麻疹性血管炎是 SLE 一种罕见的表现,其荨麻疹持续超过 24 小时,可能完全无症状,或伴瘙痒或疼痛。SLE 相关荨麻疹性血管炎的发病率尚不清楚,主要为一些个案报道。荨麻疹性血管炎是一种免疫复合物介导的小血管病变,组织学上可出现白细胞增生性改变。术语"低补体血症性荨麻疹性血管炎"描述了低补体血症的共存,受影响的患者血清中可检测到抗 C1q 抗体,可能通过影响免疫复合物的加工和清除进而参与血管炎的发生。据文献报道利妥昔单抗(RTX)对治疗严重难治性荨麻疹血管炎有较好效果[9]。

（四）冷球蛋白性血管炎

皮肤血管炎可伴有冷球蛋白性血管炎,表现为紫癜性病变。直接免疫荧光显示病变部位常有免疫复合物 IgM 和 C3 的沉积。此外,有冷球蛋白的患者发生皮肤血管炎的可能性是无冷球蛋白的两倍以上。

（五）血管痉挛

血管痉挛可能继发于血管炎、栓塞现象、血管活性药物、血管病变或毒素等。SLE 以小血管炎最多见,可引起动脉狭窄闭塞,导致受累部位出现坏疽。SLE 所致的肢端坏疽发生率为 0.69%~1.3%,通常发生在没有侧支循环的末端动脉支配区域,其发病与内皮细胞、中性粒细胞、血小板、免疫复合物沉积、补体激活、APA 等多种因素有关,一旦发生则多不可逆。虽发病率低,但坏疽容易造成难以缓解的剧痛甚至残疾,可严重影响患者生活质量[9]。

三、狼疮皮肤血管炎的诊断

SLE 相关皮肤血管炎的诊断基于临床评估,而皮肤组织病理活检是诊断 SLE 皮肤血管炎的"金标准"。狼疮皮肤血管炎的典型病理特征包括:①真皮 - 表皮交界面出现空泡形成,真皮或皮下血管周围有淋巴细胞浸润;②基底膜区下方可出现中性粒细胞浸润,伴有基底膜增厚、间质黏蛋白沉积;③表皮萎缩;④毛囊堵塞;⑤真皮和皮下组织的硬化性改变等。严重的皮肤血管炎是疾病高度活动的标志之一,并可能导致治疗升级。一项针对急性 SLE 患者的研究发现,尽管 36% 的出现指状病变患者临床诊断为血管炎,但在组织学检查后,只有 4% 的患者证实存在血管炎。活检的时机、位置和活检深度对诊断的准确性十分重要。理想情况下,活检应在病变出现 48 小时内进行,以避免假阴性结果[10-11]。

四、狼疮皮肤血管炎的治疗

对于合并严重皮肤表现的 SLE 患者,一方面需要加强 SLE 原发病的治疗(可详见总论及其他章节),另一方面也需要针对皮肤病变进行针对性的治疗。治疗方案包括一般治疗(去除诱因、避免诱发因素等)及药物治疗。近年来,随着多种新型药物的面世,一些生物制剂及小分子靶向药物逐步应用于难治性及重症血管炎的治疗,本章节将进行具体阐述[5,12-14]。

（一）一般治疗

1. **防晒**　CLE 患者,都需要进行防晒措施,建议使用防晒系数(sun protection factor, SPF)>30 的广谱 UVA/UVB 防晒霜;建议采用适当的物理防晒措施,如通过衣服、帽子或假发等进行防晒。CLE 患者应适当补充维生素 D,尤其是当血清水平低于正常范围时[15]。

2. **戒烟**　吸烟是 CLE 的危险因素,一项纳入 1 002 例 CLE 患者的欧洲多中心研究表明,吸烟会影响疾病的严重程度和抗疟药的疗效[16]。但是,吸烟对抗疟药(羟氯喹和氯喹)治疗效果的影响尚未在其他研究中得到证实。

（二）局部治疗

对于 SLE 皮肤血管炎,可以采用外用药膏进行局部治疗。常用药物包括外用糖皮质激素类(一线)、外用钙调磷酸酶抑制剂(二线),另外也可以选择外用维 A 酸类制剂进行局部治疗。

1. **糖皮质激素** 外用糖皮质激素是广泛采用的治疗手段之一。根据皮损部位及类型选用糖皮质激素。皮肤薄嫩处选择弱或中效制剂,肥厚及疣状皮损选用强效或超强效制剂,亦可采用皮损内注射糖皮质激素。为减少不良反应,外用糖皮质激素的疗程不宜过长,特别是强效及超强效糖皮质激素连续外用一般不应超过 2 周,如需更长疗程可考虑间断重复使用。

2. **钙调磷酸酶抑制剂** 如他克莫司软膏和吡美莫司乳膏,对急性或亚急性的 CLE 有一定疗效,对盘状红斑狼疮(discoid lupus erythematosus,DLE)疗效略差。

3. **维 A 酸类制剂** 如他扎罗汀凝胶和维 A 酸乳膏等,可用于角化明显的 DLE。

（三）全身治疗

1. **传统药物治疗**

(1) 抗疟药物:目前推荐将抗疟药物,尤其是羟氯喹(HCQ)作为 SLE 皮肤血管炎的一线治疗药物。为了避免不可逆性视网膜损伤风险,建议 HCQ 每日剂量≤5mg/kg,氯喹每日剂量≤2.3mg/kg,同时这两种药物避免联用。小型随机试验和观察性研究表明,HCQ 可降低皮肤血管炎的发作次数,同时可以降低血栓形成事件、器官损伤累积和死亡率。

此外,建议在抗疟药治疗前检查 G6PD 活性;在用药前及治疗 5 年后的每一年进行一次眼科检查。如果存在视网膜损伤的危险因素,则在治疗后的每一年均进行一次眼科检查。

(2) 糖皮质激素:对于严重的 SLE 皮肤血管炎患者,除了抗疟药外,指南建议将系统性糖皮质激素作为一线治疗。皮肤血管炎得到控制时,建议逐渐减少并最终停用糖皮质激素。在激素逐渐减量期间和停用后,建议继续使用抗疟药或其他激素替代用药进行治疗。

(3) 沙利度胺和来那度胺:沙利度胺和来那度胺可以作为难治 CLE 的二线治疗,尤其是针对 DLE 和亚急性 CLE。沙利度胺和来那度胺可以抑制炎性细胞因子的产生,同时可以防止 UVB 诱导的角质形成细胞凋亡。尽管目前缺乏随机对照试验评估沙利度胺的临床疗效,但是一些非对照研究表明沙利度胺具有较高的有效率(98%~100%),但是停药后复发风险较高。沙利度胺每日初始剂量 50mg/d,可增加至 200mg/d,推荐与抗疟药一起使用。需要注意的是,沙利度胺具有较强的致畸作用,备孕和妊娠期患者禁止使用沙利度胺。另外,高达50%~70% 的患者可能出现感觉神经病变。而由于潜在的镇静作用,建议患者在驾驶或执行需要警觉的任务时谨慎使用。而来那度胺对于 CLE 患者也有较好的治疗效果,而且神经病变发生率低于沙利度胺[17]。

(4) 维 A 酸类药物:建议将维 A 酸类药物作为难治性 CLE(尤其是角化过度皮损和疣状红斑狼疮)的二线治疗,推荐联用抗疟药,但在合并干燥综合征的患者中应避免使用。

(5) 氨苯砜:推荐氨苯砜作为难治性 CLE 的二线治疗,尤其是 CLE 大疱性皮损或大疱性 SLE,推荐联用抗疟药和糖皮质激素。为了降低严重副作用的风险,建议在开始氨苯砜治疗前检查 G6PD 活性和 *HLA-B*13:01* 等位基因。此外,指南建议从低剂量

(50mg/d)氨苯砜开始,并根据治疗反应和副作用增加剂量。氨苯砜的剂量不得超过上限 1.5mg/(kg·d)。

(6)甲氨蝶呤(methotrexate,MTX):MTX 可作为难治性 CLE(尤其是亚急性 CLE)的二线治疗。推荐低剂量开始,逐渐加量至每周 15~20mg。同时建议每周补充 5~10mg 的叶酸,以减少 MTX 治疗期间的副作用。建议长期使用 MTX 患者定期监测血常规和肝功能。

(7)吗替麦考酚酯(mycophenolate mofetil,MMF)和其他免疫抑制剂:建议 MMF 作为难治性 CLE 的三线治疗,推荐联用抗疟药。MMF 初始剂量建议为 500mg,每日 2 次,根据治疗反应和副作用适当增加或减少剂量。同时建议霉酚酸(mycophenolic acid,MPA)作为 MMF 的替代选择。至于其他免疫抑制剂,可考虑使用硫唑嘌呤、环磷酰胺和环孢素用于 CLE 的治疗。

2. 生物制剂及靶向治疗　在过去的十年中,已经研究了许多生物制剂,目前还有更多的生物制剂正在进行临床试验。总体而言,新型生物制剂对患有中度至重度 CLE 或 SLE 皮肤受累的患者显示出可喜的结果。

(1)贝利尤单抗(belimumab):贝利尤单抗是一种作用于 B 淋巴细胞刺激因子(B-lymphocyte stimulator,Blys)单克隆抗体。在一项纳入 836 例 SLE 患者(735 例有皮肤黏膜表现)的随机、双盲、安慰剂对照试验中,贝利尤单抗治疗组中 61.4% 患者有显著改善(SIR4 指数),而安慰剂组这一比例仅为 48.4%。另一项纳入 67 例 CLE/SLE 患者的非对照试验中,62 例难治性 SLE 患者在标准治疗中加入贝利尤单抗后,皮肤红斑狼疮病变面积和严重指数(cutaneous lupus erythematosus disease area and severity index,CLASI)得到改善。通过对多项研究的荟萃分析也证实贝利尤单抗治疗 20 周后可以显著改善 CLE 患者的皮肤损害[18]。贝利尤单抗可以作为 SLE 活动性皮肤病变的二线治疗药物。

(2)RTX:RTX 是一种靶向 CD20 的嵌合单克隆抗体。最近有三项针对 RTX 的观察性研究(每次 1000mg,间隔 2 周给药,共应用 2 次),同时给予静脉注射环磷酰胺或甲泼尼龙,其中两项研究表明超过 70% 的患者皮损有明显改善,但是其中一项显示皮肤黏膜反应率仅为 35%,该研究中,DLE 患者对 RTX 没有反应。总体而言,RTX 对急性 CLE 患者似乎有效性较高,而在 DLE 或 SCLE 中的有效性缺乏证据支持[19-20]。

(3)乌司奴单抗(ustekinumab):乌司奴单抗是一种靶向 IL-12/23 的单克隆抗体,目前已被多个国家指南推荐为银屑病的一线用药。近年来,乌司奴单抗也被尝试用于 SLE 的治疗。2018 年 Lancet 上发表的一项多中心Ⅱ期、随机、双盲、安慰剂对照研究,该研究纳入接受常规治疗后仍具有中 / 高疾病活动度的 SLE 患者。研究发现,加用乌司奴单抗治疗的 SLE 患者的 CLASI 得到显著改善[21]。

(4)阿尼鲁单抗(anifrolumab):阿尼鲁单抗是一种Ⅰ型干扰素(interferon,IFN)受体拮抗剂,可与Ⅰ型干扰素受体的亚基相结合,进而拮抗所有Ⅰ型干扰素(IFN-α、IFN-β 和 IFN-ω)的相关活性。目前已有多项大型临床研究对阿尼鲁单抗在中重度 SLE 中有效性安全性进行评估,包括 MUSEⅡ期研究、TULIP-1Ⅲ期研究、TULIP-2Ⅲ期研究及 TULIP-LN 研究。研究发现,与安慰剂组(激素联合免疫抑制剂的标准治疗)相比,联合阿尼鲁单抗治疗组的皮肤病变及 CLASI 均有显著改善,可以作为 SLE 活动性皮肤病变的二线治疗药物[22]。

(5)BIIB059:BIIB059 是一种人源化单克隆抗体,可结合血 DC 抗原 2(BDCA2),BDCA2 是 pDC 特异性受体,可抑制 pDC 分泌Ⅰ型 IFN 和其他炎症介质。研究发现,与安慰剂相比,BIIB059 对有活动性皮肤病的 SLE 患者具有较好的疗效(CLASI 改善)和安全性。该研究表明靶向 pDC 可能对 SLE 患者的皮肤血管炎有效[23-24]。

(6) IL-6 抑制剂:在 SLE 中,IL-6 可以诱导 B 细胞分化为浆细胞,分泌自身抗体(如 ANA、抗 dsDNA 抗体),进一步导致免疫复合物沉积和各种组织和器官的炎症。紫外线 UVB 辐射可以促进角质形成细胞分泌 IL-6。另外,HCQ 治疗可显著降低 SLE 患者的 IL-6 水平。Sirukumab 是一种抗 IL-6 的单克隆抗体,可以高亲和力和特异性结合 IL-6。一项纳入 CLE 和 SLE 患者的I期双盲、安慰剂对照研究发现,sirukumab 治疗后可以降低患者 SELENA-SLEDAI,具有较高的安全性和耐受性,但 CLASI 未有显著下降[25]。

(7) JAK 抑制剂:Janus 激酶(Janus kinase,JAK)是受体结合的酪氨酸激酶,可以促进细胞内信号转导以及转录蛋白的活化,而许多与 SLE 发病机制有关的细胞因子(特别是干扰素)依赖于 JAK 信号转导来发挥其细胞内作用。另外有研究表明,SLE 皮肤病变中 JAK 信号转导显著上调。因此,JAK 抑制剂被尝试用于难治性 CLE 的治疗。托法替布是一种对 JAK1/3 具有相对选择性的泛 JAK 抑制剂,临床研究中显示托法替布可以改善 SLE 的皮肤血管炎病变。而在另一项研究中发现,应用巴瑞替尼 4mg/d(一种 JAK1/2 抑制剂)治疗的 SLE 患者中,67% 的患者关节炎及皮疹得以改善。

第三节　狼疮相关骨梗死

骨梗死(bone infarction)(又称缺血性骨坏死、非创伤性坏死或无菌性坏死)是一种以软骨下骨坏死为特征的临床综合征,其主要原因是血供不足,导致小梁和软骨下塌陷,引起疼痛、损伤和永久性关节损伤。骨梗死是 SLE 患者的一种严重的合并症,其发病率在 1.7%~52%[26]。

SLE 患者中症状性骨梗死的患病率约为 4%~15%;有趣的是,在无症状 SLE 患者中,这一比例高达 30%。在 SLE 中,多达 50% 的患者在诊断时可以表现为多灶性骨梗死。髋关节和膝关节(即股骨头和胫骨平台)是最常受累的部位,严重影响患者的生活质量。

一、狼疮相关骨梗死的发病机制

SLE 患者发生骨梗死的病因尚不完全清楚,但研究表明 SLE 患者发生骨梗死的危险因素包括易感基因、糖皮质激素应用、感染、中枢和血液系统受累、雷诺现象、高脂血症、APA 阳性、血栓栓塞、高疾病活动度、骨质疏松等[26-27],其中,糖皮质激素的应用与骨梗死的发生相关性最高[28]。荟萃分析发现 SLEDAI 较高的 SLE 患者,其骨梗死的患病率更高。另外,血清外泌体 hsa-miR-135b-5p 可作为激素性股骨头坏死的潜在诊断生物标志物[29]。

1. **易感基因**　特定的基因多态性与 SLE 出现骨梗死密切相关。研究发现在韩国人群中,Asp258Asp 和 Glu298Asp 的外显子 *NOS3* 多态性可能会增加 SLE 患者发生骨梗死的风险。另外两项研究表明,2 型补体受体(complement receptor type 2,*CR2*)基因 4 个 SNP(rs3813946,rs311306,rs17615,rs45573035)与股骨头坏死的易感性相关。CR2 是一种结合补体 C3 降解产物的膜糖蛋白,是补体激活过程中产生的产物,CR2 可以参与炎症及自身免疫反应,并协同促进 B 细胞的激活,可能参与骨梗死的发生。

2. **糖皮质激素**　多项研究表明,糖皮质激素是 SLE 发生骨梗死的主要原因。在骨梗死发生前糖皮质激素使用的持续时间中位数为 3.4 年,这表明在一些患者中即使短时间的暴露也可能与骨梗死有关。糖皮质激素使用可促进骨髓脂肪化,血液淤滞,微血栓形成,通过氧化应激、诱导骨细胞凋亡等造成骨梗死。皮质类固醇诱发的骨梗死与用量有关,长效糖皮质激素和胃肠外用药增加其风险。激素短期大剂量使用、冲击疗法会增加 SLE 患者骨梗死的发生风险,然而引起骨梗死所需要的糖皮质激素的使用时间和平均剂量仍无法确定。但是有研究表明每增加 10mg/d 糖皮质激素,骨梗死患病率增加 3.6%。

3. **APA**　APA 阳性是关节坏死的危险因素,可以导致血管微血栓形成,影响骨质局部血供。研究发现,骨梗死患者中 APA 的阳性率是健康人群的 3 倍多,但是 SLE 患者发生骨梗死与 APA 之间的关联仍存在争议[30]。

4. **维生素 D 水平缺乏**　维生素 D 是骨骼健康和骨骼生长的重要营养物质。人体表皮的 7- 脱氢胆固醇经光化学反应转化而成维生素 D_3,经过肝脏转化为 25- 羟维生素 D_3,之后经肾脏代谢转变为 $1,25-(OH)_2D_3$。$1,25-(OH)_2D_3$ 直接诱导成骨性谱系细胞的分化,促进骨形成。SLE 患者皮肤病变影响维生素 D 的代谢,维生素 D 不足可出现成骨细胞增殖分化低下,骨形成减少,骨量不足。

5. **感染**　感染是 SLE 患者常见的并发症及死亡的主要原因之一,多个病例报告提示软组织和关节感染与多灶性骨梗死有关。然而,目前尚不清楚是局部感染诱发骨梗死,还是骨坏死组织易受感染。另外,在 SLE 患者中,血管炎症和骨坏死可以导致慢性细菌生长,促进金属蛋白酶释放,导致骨基质结构进一步破坏。

6. **狼疮性肾炎(lupus nephritis,LN)**　与健康对照组和无肾炎的 SLE 患者相比,SLE 组和活动性 LN 患者血清维生素 D 水平降低,维生素 D 与 C3 和抗 dsDNA 抗体相关。SLE 合并肾脏病变除影响维生素 D 水平外,SLE 肾脏受累的患者血栓发生风险较不合并肾脏受累的患者增加,尤其在前 2 年内可见,合并肾脏受累的 SLE 患者处于高凝状态,其主要机制可能与存在 APA、纤溶系统异常、血脂代谢异常、内皮细胞受损、氧化应激以及中性粒细胞外诱捕网等有关。合并肾脏受累的 SLE 患者可能出现血管内凝血,骨内血管供血不足,出现骨梗死。

二、狼疮相关骨梗死的辅助检查

(一)X 线

骨盆正位片 + 蛙式位是筛查股骨头坏死的常用检查方法,可以反映股骨头及关节周围结构等情况。股骨头坏死的 X 线可出现以下典型征象。

1. **新月征**　指股骨头顶部呈半月状软骨下断裂,股骨头软骨下骨小梁与软骨分离,新月状断裂透亮区征象。在蛙式位骨盆片 X 片,股骨头外上侧显示最清楚。

2. **断裂征**　股骨头软骨下断裂,一处或多处裂缝样透亮带状改变,这是股骨头早期塌陷的征象。

3. **硬化征**　在股骨头内任何部位,呈一处或多处,片状或带状硬化性高密度骨质改变。

4. **变形征**　股骨头内出现死亡骨细胞的吸收,股骨头外形被破坏,股骨头塌陷、扁平肥大征象(图 9-3)。但由于该技术的分辨率相对较低,无法识别股梗死的早期改变(骨密度轻度改变以及骨小梁病变),因此有较高的漏诊风险。

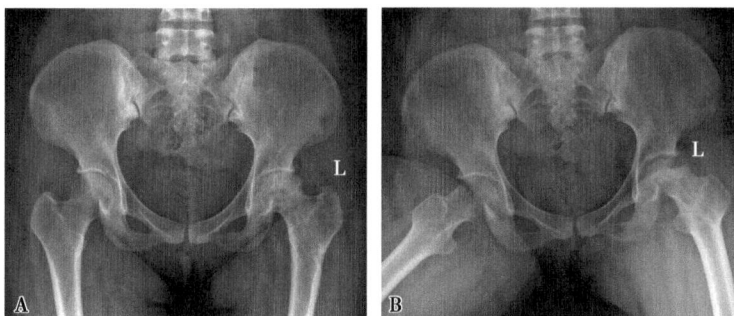

图 9-3　SLE 患者髋关节股骨头坏死的 X 线表现

（二）CT

CT 的密度分辨力较高，可显示 X 线由于影像重叠遮挡而无法显示的病变，对于早期股骨头坏死的分辨率高于 X 线；另外，CT 是从横断分层观察死骨块的大小，可以明确显示囊状改变的大小、股骨头软骨下断裂骨折以及股骨头塌陷的部位和塌陷的程度等。股骨头坏死不同分期的临床表现如下。

1. 当处于股骨头坏死的早期阶段时，X 线检查还不能确诊，CT 检查就可以看出病理变化。这一时期，股骨头内可以看到多处片状低密度影像，在片状低密度影像中，骨小梁缺少或部分骨小梁被吸收而消失，关节间隙无改变。

2. 股骨头坏死的中期阶段 CT 检查，股骨头内出现大小不等的囊状透光区，囊状透光区边缘模糊。同时可见股骨头内有高密度硬化性死骨。股骨头软骨面不规则的断裂变形，关节间隙宽窄等。

3. 股骨头坏死的晚期阶段 CT 检查，股骨头内出现大面积的囊状透光区，囊状透光区边缘模糊不清，股骨头内大面积高密度硬化性死骨。股骨头软骨面不规则的断裂变形或软骨消失，股骨头塌陷变形，髋臼外缘增生，髋臼骨质硬化或囊状改变，髋关节间隙变窄或消失。图 9-4 为一例 29 岁女性 SLE 患者股骨头坏死的 CT 表现，髋关节 CT 示左侧股骨头内出现囊状透光区，囊状透光区边缘模糊（箭头所示），同时可见股骨头内有高密度硬化性死骨，提示患者左侧股骨头坏死。

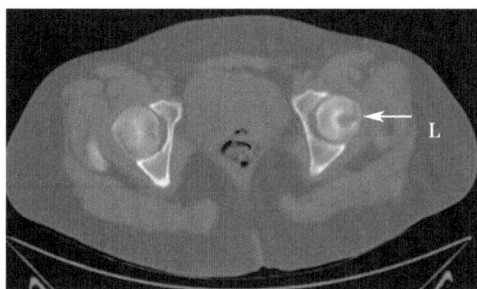

图 9-4　SLE 患者髋关节股骨头坏死的 CT 表现

（三）MRI

MRI 具有清晰的软组织分辨能力，反映病变区域组织学变化有独特的优越性，能系统地显示股骨头坏死患者的股骨缺血形成的线片和片状水肿等病征。相较 X 线及 CT 检查，MRI 对诊断股骨头坏死有很高的灵敏度和特异度，主要用于股骨头坏死的早期诊断。在股骨头坏死的最早期,通过 MRI 即可观察到股骨头脂肪组织的高信号中出现不同形态的低信号环形或带状,均匀或不均匀弥漫性区域改变,软骨下有壳状骨折带。

MRI 是诊断骨梗死最有效的影像学检查,常呈"地图样"改变,即病灶边缘蜿蜒如地图上某区域的边界,病灶边缘可表现为:①长 T_1 长 T_2 信号,反映急性期病灶边缘充血水肿;②"双环征",即 T_2WI 上内高外低 2 条并行信号带,对应于 T_1WI 为 1 条低信号带,其病理基础是:内层高信号带为充血水肿和纤维肉芽组织,外层低信号带为增生硬化骨质;③"三环征",即从内到外 T_1WI 呈低 - 高 - 低信号、T_2WI 压脂呈高 - 低 - 高 3 层信号,对应的病理改变为:内环可能为新生的血管和肉芽组织;外环 T_2WI 压脂高信号反应了梗死灶周围炎性肉芽组织充血水肿带;中环可能为残留的少部分正常骨髓组织。"双环征"是亚急性期表现。病灶中央 T_1WI 与正常骨髓信号相似或略低,T_2WI 与正常骨髓信号相似或略高,反映了梗死灶内出血和水肿。图 9-5 和图 9-6 分别为 SLE 患者合并股骨头坏死和股骨远端骨梗死的 MRI 表现。

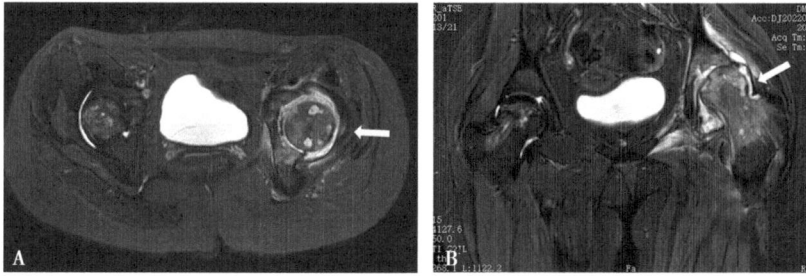

图 9-5 SLE 合并股骨头坏死的 MRI 表现

A. MRI STIR 序列;B. MRI STIR 序列。

16 岁女性 SLE-LN 患者双侧股骨头坏死伴双侧股骨头、左侧股骨颈、左侧股骨大小转子、左侧股骨干上段及左侧髋臼骨髓水肿,双侧髋关节积液。

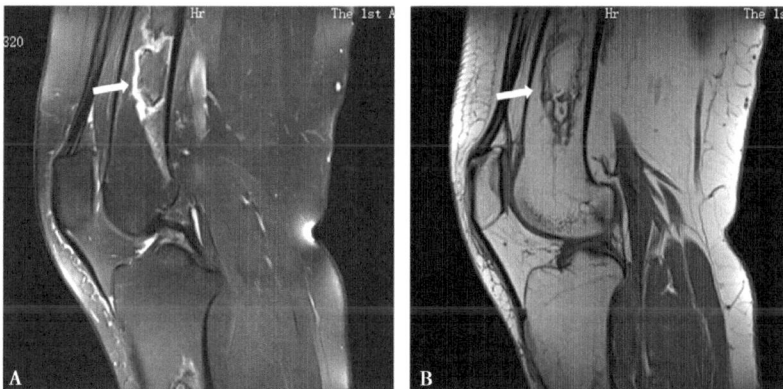

图 9-6 SLE 合并股骨远端骨梗死的 MRI 表现

A. MRI STIR 序列;B. MRI T_1 序列。

40 岁女性 SLE-LN 患者左侧股骨远端异常信号,左膝髌上囊膝关节少量积液。

三、骨梗死的分期

典型的骨梗死最常出现在股骨头,通常为多灶性病变,但是也可以出现导致部位(如下颌或膝关节）的孤立病变。对股骨头骨梗死进行分期,对治疗方案的制定十分重要。目前股骨头骨梗死的分期主要包括以下 4 种分期方法[31]:Ficat 分类系统（表 9-1）、宾夕法尼亚大学分类系统（表 9-2）、国际骨循环研究协会（ARCO）分类系统（表 9-3）等,其中 Ficat 分类系统最常用。值得注意的是,ARCO 分类系统最近进行了修订,去除 0 期并将Ⅲ期分为ⅢA 期（股骨头凹陷≤2mm）和ⅢB 期（股骨头凹陷>2mm）。但是目前仍然没有影像学的分期指南。而随着影像学的发展,未来可能出现基于 DSA、MRI 或股骨供血状态进行的分期,能够更加准确地评估骨梗死的病理学损伤程度,更好地指导临床治疗。

表 9-1　Ficat 分类系统

分期	放射学表现
1 期	无（仅有 MRI 表现）
2 期	弥漫性硬化、囊肿（X 线可见）
3 期	软骨下骨折（新月征;伴或不伴股骨头塌陷）
4 期	股骨头塌陷,髋臼受累以及关节破坏（骨关节炎）

表 9-2　宾夕法尼亚大学分类系统

分期	标准
0	X 线、骨扫描和磁共振均正常
Ⅰ	X 线正常,骨扫描和 / 或磁共振图像异常 A:轻度（<15% 的股骨头受累） B:中度（15%~30% 的股骨头受累） C:严重（>30% 的股骨头受累）
Ⅱ	股骨头出现囊性和硬化性改变 A:轻度（<15% 的股骨头受累） B:中度（15%~30% 的股骨头受累） C:严重（>30% 的股骨头受累）
Ⅲ	软骨下塌陷（新月征） A:轻度（<15% 的关节面） B:中度（15%~30% 的关节面） C:严重（>30% 的关节面）
Ⅳ	股骨头扁平化 A:轻度（<15% 的关节表面和<2mm 的凹陷） B:中等（15%~30% 的关节表面和 2~4mm 的凹陷） C:严重（>30% 的关节表面和>4mm 的凹陷）
Ⅴ	关节变窄或髋臼改变 A:轻度 B:中度 C:重度
Ⅵ	高级退行性变

表 9-3　2019 年修订版 ARCO 分类系统

分级	影像学表现	描述
Ⅰ	X 线正常 MRI 异常	MRI 上可见坏死区周围有低信号的带状病变 骨扫描呈低吸收信号,X 线未见变化
Ⅱ	X 线异常 MRI 异常	X 线或 CT 上股骨头可见骨质硬化、局灶性骨质疏松或囊性改变。没有软骨下骨折、坏死部分骨折或股骨头扁平
Ⅲ	X 线或 CT 显示软骨下骨折	X 线或 CT 可见股骨头出现软骨下骨折,坏死部分骨折,和 /或扁平化
ⅢA（早期）		股骨头凹陷≤2mm
ⅢB（晚期）		股骨头凹陷>2mm
Ⅳ	X 线显示骨关节炎	X 线可见髋关节处骨关节炎,关节间隙变窄,髋臼改变及破坏

四、狼疮相关骨梗死的临床特征

一项大规模前瞻性研究发现骨梗死发生在初次 SLE 诊断后 8.2 年左右,大约一半的患者(47.2%)在首次诊断骨坏死时出现多部位累及。其他多项报道中,包括髋关节和膝关节在内的大型负重关节最常受累,其中髋关节受累最常需要手术干预。骨梗死最早的临床症状是导致活动受限的持续性骨痛,多因负重、活动而疼痛加重,休息时多表现为隐痛。慢性病程的患者可无显著的关节疼痛,多表现为肢体酸痛、软弱无力,以及轻度的关节活动受限。

五、狼疮相关骨梗死的治疗策略

对于出现骨梗死的 SLE 患者,需要分析该患者骨梗死的可能原因,并进行针对性干预:若原发病治疗效果差,需要积极控制原发病,降低疾病活动度;合并感染或感染风险较高的患者,需要积极控制或预防感染;如果 SLE 患者合并抗磷脂综合征,需要评估患者的风险因素,必要时抗凝治疗。

目前研究认为,SLE 患者糖皮质激素治疗是股骨头坏死的主要危险因素。在应用糖皮质激素前监测 SLE 患者基线骨密度,如果出现严重的骨质疏松,予以碳酸钙 D_3、骨化三醇、磷酸盐类药物治疗,可定期输注 ^{99m}Tc 或双膦酸盐类药物预防治疗骨质疏松;在积极控制 SLE 疾病活动的前提下,根据病情酌情减少糖皮质激素用量;而在免疫抑制剂的选择方面,研究发现,相对环孢素,他克莫司治疗 SLE 发生骨坏死的风险相对下降;对于合并 APA 阳性的 SLE 患者,可予以低剂量阿司匹林抗血小板聚集或低分子量肝素药物应用,有助于改善局部循环,应用的同时注意监测患者凝血功能。而对于药物治疗不理想,或者病灶范围侵及关节面而影响活动时,可以考虑手术治疗,如钻孔减压、病灶刮除植骨、关节置换等。但是以上手术治疗对 SLE 合并骨梗死的预后及改善程度仍无明确结论。

骨梗死的治疗包括内科治疗和手术治疗。内科治疗包括双膦酸盐、他汀类药物、抗凝治疗等,可联合应用。手术治疗方式包括伴或不伴植骨的核心减压术、旋转截骨术和髋关节替代等方案。治疗方法的选择取决于骨梗死的阶段、病变的大小、患者的年龄以及合并症等多种因素。

（一）内科治疗

1. **双膦酸盐**　双膦酸盐药物能促进骨单位的矿化,减少新骨的改建,使前体成骨细胞的分化增加,而促进成骨细胞产生骨保护素,使成骨与破骨动态平衡恢复,同时还具有抗炎作用,减少骨坏死水肿。尽管阿仑膦酸钠在骨梗死的治疗效果仍存在争议,但是有研究表明双膦酸盐具有预防骨梗死进展、延迟手术的作用。

2. **他汀类药物**　高脂血症与骨梗死相关。在既往的随机对照临床试验中降脂药物（如阿托伐他汀）可以治疗骨梗死。降脂药物通过抑制骨髓多能细胞向脂肪细胞分化,避免骨内压力的增加。一项对 284 例患者的回顾性研究发现,在开始糖皮质激素治疗前服用他汀类药物的患者,骨梗死发生率降低,只有 1% 的患者在 5 年内发展为骨梗死。

3. **抗凝剂**　抗凝剂（如华法林或依诺肝素）可以改善局部循环。一项研究评估了 60 例接受大剂量糖皮质激素治疗的 SLE,约半数患者接受华法林抗凝治疗,尽管差异没有统计学意义,但是华法林组中出现骨梗死的患者比例仍低于对照组（21% vs. 33%）。目前研究认为,尽管抗凝治疗似乎不能显著阻止 SLE 骨梗死疾病的进展,但是抗凝治疗可以降低 SLE 患者发展为行髋关节置换术的可能性。

（二）手术治疗

尽管全髋关节置换术已成为骨梗死最有效的治疗方法,但是,SLE 合并骨梗死的患者往往比较年轻,早期干预及预防治疗对于防止关节塌陷同样重要。骨梗死的早期干预措施包括核心减压、干细胞治疗、截骨和骨移植（非血管化或血管化）等。

1. **全关节置换术**　全髋关节置换术被视为是骨梗死的最终治疗手段,通常应用于发生骨皮质塌陷的晚期骨梗死患者,临床治疗效果较好。在 SLE 患者中,全髋关节置换术、部分髋关节置换术和全膝关节置换术的年度数量在统计上显著增加。相较于其他病因的骨梗死患者,SLE 患者的骨梗死进展到晚期阶段要迅速得多。需要在早期关注患者是否存在肌肉骨骼疼痛、功能障碍等指征,早期识别并治疗。

2. **核心减压术**　核心减压术可保留髋部结构并减轻压力性骨痛,是最常用的手术方式。核心减压术可以降低骨内压力,穿透因纤维化而变硬的区域,促进血管生长并沿孔道进入股骨头,促进新骨的形成,延缓骨梗死的进展。核心减压术适用于早期骨梗死患者,可以缓解疼痛,延缓全关节置换术的时间。目前提出对于早期和中期骨梗死,核心减压术联合自体骨疗法或细胞疗法,能够更好地降低失败率。

3. **干细胞治疗**　骨髓细胞移植是早期股骨头骨梗死的有效治疗方法,可以延缓疾病的进展,降低骨塌陷的发生率,降低关节置换率。研究发现,核心减压术和骨髓间充质干细胞（BM-MSC）植入可以有效降低骨梗死患者行全髋关节置换的比例,尤其是对于早期患者。而与单独的核心减压治疗相比,在骨梗死患者的早期阶段进行干细胞治疗降低治疗失败率,延缓疾病进展,同时减少并发症的发生。

4. **截骨术**　截骨术是指将坏死区移出股骨头负重区,能够缓解坏死区骨质的负重压力。应用于临床的截骨术包括内翻或外翻截骨、经股骨转子旋转截骨术等,该手术方式主要在亚洲区域开展。研究表明在亚洲和非亚洲人群中,骨梗死患者经股骨转子旋转截骨术后,髋关节 5 年和 10 年存活率均较为理想。对于有活动性症状的骨梗死患者以及合并骨梗死的 SLE 患者,可采用经股骨转子旋转截骨术作为年轻患者有效的髋关节保护措施。

5. **血管化和非血管化骨移植**　骨梗死患者可以采取骨移植进行治疗,最常见的是自体血管化骨或从腓骨或髂峰采集的血管化骨。血管化骨移植和非血管化骨移植可以改善骨梗死患者的关节功能并延迟关节置换手术。

第四节　经典病例分享

一、病例摘要

患者,女性,22 岁,因"全身瘀斑 2 月,双下肢水肿 2 周"于 2020 年 6 月 10 日就诊我院。

现病史:2 月前无明显诱因出现全身瘀斑,压之不褪色,伴发热,热峰 37.8℃,伴脱发、口腔溃疡,无关节肌肉疼痛、口干、眼干、雷诺现象等,未重视。2 周前出现眼睑及双下肢水肿,就诊于当地医院查血常规:WBC 5.88×10⁹/L,Hb 100g/L,PLT 103×10⁹/L;尿常规:尿蛋白3+,ESR 103mm/h,未治疗。为求进一步诊治就诊我院肾内科。自发病以来,食欲正常,睡眠正常,大小便正常,精神正常,体重无减轻。

既往史:2007 年因阑尾炎行阑尾切除术。

婚育史:未婚未育。

查体:头发稀疏,眼睑水肿,口腔溃疡,全身瘀斑、压之不褪色,双下肢中度压凹性水肿。

二、入院初步诊断

系统性红斑狼疮　狼疮性肾炎

三、入院后实验室检查

1. **一般检查**　血常规:WBC 3.60×10⁹/L、Hb 93.0g/L、PLT 109×10⁹/L;尿常规:尿蛋白3+,尿红细胞(−),尿白细胞(−)。24 小时尿蛋白定量 5.04g。肝肾功能:肌酐(Cr)49μmol/L、ALT 20U/L、AST 62U/L、白蛋白(ALB)28.3g/L、球蛋白(GLOB)48.5g/L、血清总胆固醇(TCHO) 3.06mmol/L,甘油三酯(TG)2.24mmol/L,高密度脂蛋白(HDL)0.35mmol/L,低密度脂蛋白(LDL)1.78mmol/L。T 淋巴细胞亚群:CD4⁺T 224/μl、CD8⁺T 120/μl。传染病筛查、粪常规、凝血功能未见明显异常。

2. **风湿相关指标**　C3 0.18g/L、C4 0.05g/L、ESR 99mm/h、C 反应蛋白 0.43mg/L、IgG 35.08g/L。抗核抗体谱:ANA 1:2 560 颗粒 + 均质型、抗 dsDNA 抗体>800U/ml、抗 SSA、Ro 52、SSB、Sm、Nuc、His、RNP 抗体均阳性。抗磷脂抗体、ANCA 均阴性。

3. **影像学检查**　心电图:正常。彩色多普勒超声:心脏、肝胆胰脾、泌尿系未见异常。胸部 CT:心包少量积液,双侧腋窝下淋巴结增大。

于 2020 年 6 月 12 日在彩超下行肾穿刺,肾穿刺的病理光镜结果(图 9-7)和电镜结果(图 9-8)示:弥漫白金耳型狼疮性肾炎,Ⅳ型 LN,AI/CI 4/0。

免疫荧光示 9 个肾小球毛细血管壁伴系膜区颗粒状沉积;光镜下可见 3 条皮髓交界,共计 56 个肾小球;肾小球系膜细胞和基质轻度增生,局灶节段内皮细胞增生(AI=1),系膜区、内皮下嗜复红蛋白沉积,弥漫白金耳结构形成(AI=3);肾小管:上皮细胞空泡、颗粒变性,灶状管腔扩张、细胞低平、刷状缘脱落(≤25%);肾间质未见明显病变;小动脉管壁增厚,管腔狭窄。

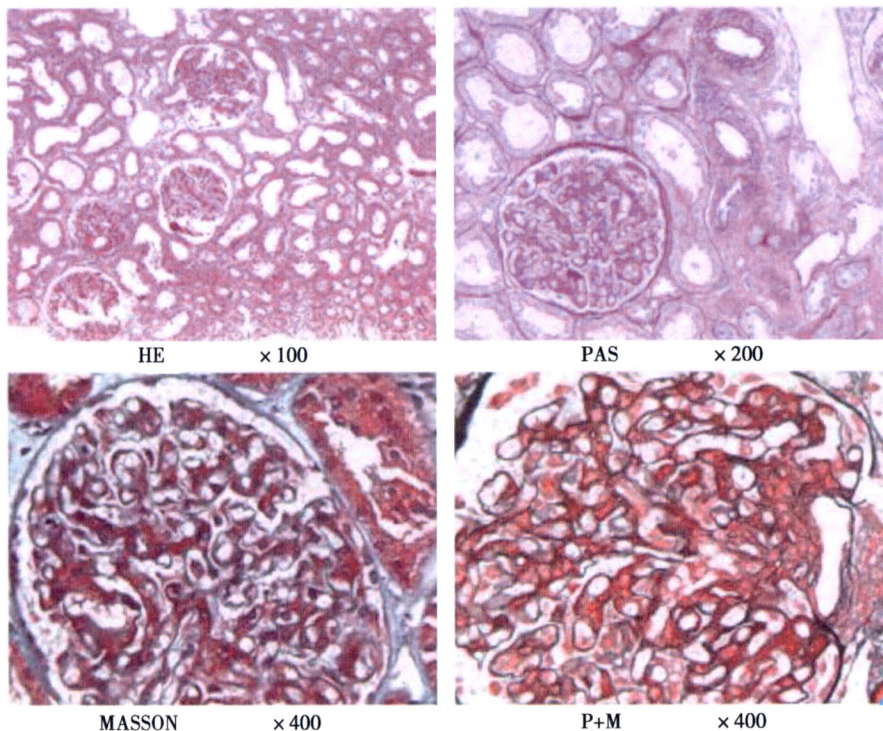

| HE | × 100 | PAS | × 200 |
| MASSON | × 400 | P+M | × 400 |

图 9-7 肾活检病理光镜图片

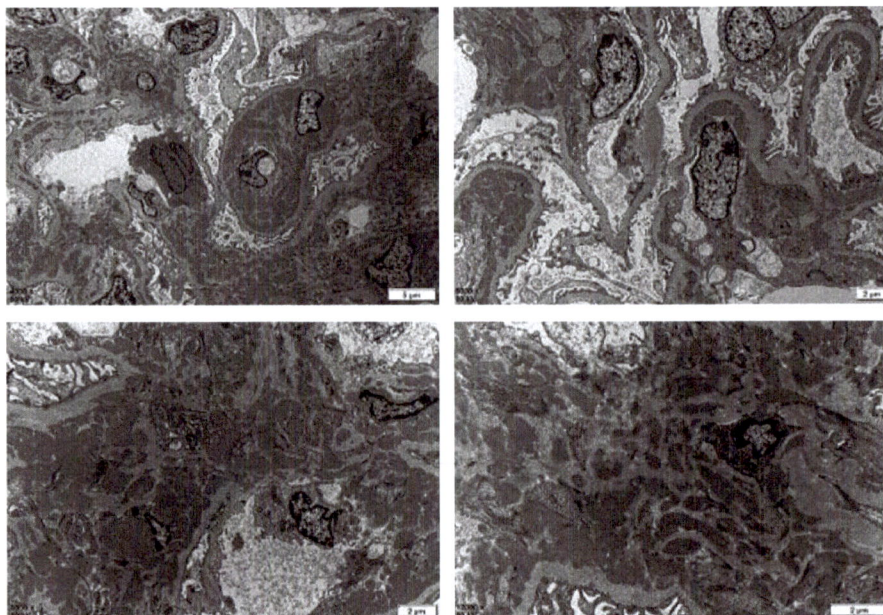

图 9-8 肾活检病理电镜图片

肾小球系膜细胞和基质轻度增生,基底膜节段皱缩,系膜区、内皮下、节段上皮下(<50%)电子致密物沉积,上皮足突大部分融合;肾小管上皮空泡变性,溶酶体增多,基底膜内少量块

状电子致密物沉积;肾间质及管周毛细血管基底膜外侧可见团块状电子致密物沉积。

四、修正诊断

系统性红斑狼疮　狼疮性肾炎（Ⅳ型）
贫血
低蛋白血症

五、治疗经过

1. 初步治疗　给予甲泼尼龙片 48mg，每天 1 次，口服;MMF 0.75g，每天 2 次，口服;
HCQ 0.2g，每天 2 次，口服;缬沙坦 80mg，每天 2 次，口服;钙片、骨化醇。

出院后激素逐渐减量（图 9-9），其他药物方案不变。患者出院后，规律随访半年，监测
24 小时尿蛋白定量（24hTP）、血清白蛋白（ALB）水平、补体（C3、C4）以及 ESR 指标变化见
表 9-4。随访结果表明患者经过半年治疗后未见明显好转。

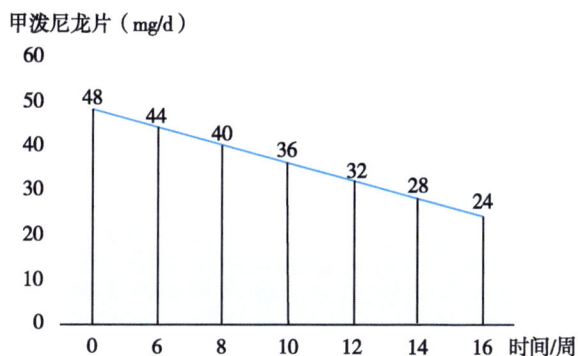

图 9-9　患者甲泼尼龙剂量减量情况

表 9-4　患者治疗前后实验室指标变化趋势

时间	24hTP（g）	ALB（g/L）	C3（g/L）	C4（g/L）	ESR（mm/h）
2020-06-11	5.04	28.3	0.18	0.05	99
2020-07-22	3.45	38.9	0.52	0.05	63
2020-08-24	3.42	37.6	0.64	0.07	64
2020-09-22	4.35	33.5	0.83	0.10	50
2020-11-02	2.86	27.6	1.05	0.18	80
2020-12-23	2.68	25.7	1.13	0.27	77

2. 病情变化　患者于 2020 年 10 中旬开始出现左下肢破溃（图 9-10），并于 2020 年 12
月 23 日第二次就诊我院风湿免疫科。入院诊断:①系统性红斑狼疮狼疮性肾炎（Ⅳ型）;
②坏疽性脓皮病;③低蛋白血症。

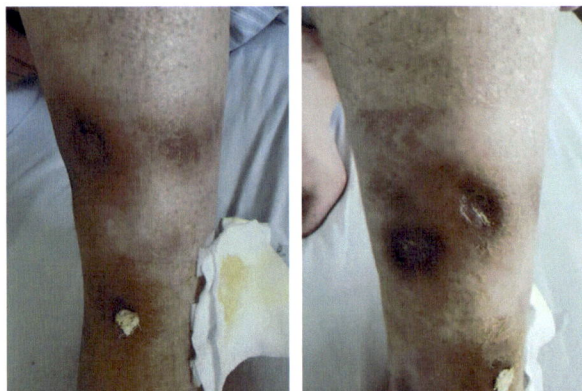

图 9-10　患者左下肢出现破溃,诊断为坏疽性脓皮病

3. 调整治疗方案　甲泼尼龙片 20mg,每天 1 次,口服;MMF 1g,每天 2 次,口服;HCQ 0.2g,每天 2 次,口服;缬沙坦 80mg,每天 2 次,口服;钙片、骨化醇、更昔洛韦;2020 年 12 月 29 日、2021 年 1 月 15 日分别给予 RTX 1.0g,静脉滴注。RTX 治疗后达到 B 细胞耗竭状态。出院后激素逐渐减量,其他药物方案不变。激素减量方案及 B 细胞计数见图 9-11。患者左下肢坏疽处 2 个月内即恢复正常,仅遗留色素沉着。但是监测 24hTP、ALB、补体 C3、补体 C4 以及 ESR 等指标(详见表 9-5),表明患者 LN 仍未缓解。

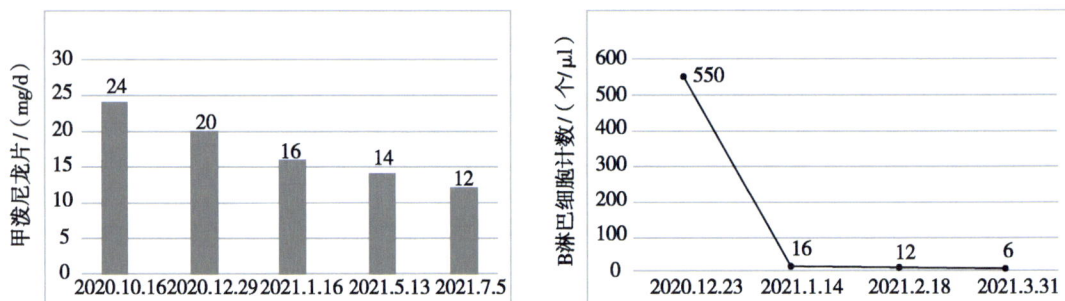

图 9-11　患者甲泼尼龙剂量及 B 细胞计数变化趋势

表 9-5　患者治疗期间实验室指标变化趋势

时间	24hTP/g	ALB/(g/L)	C3/(g/L)	C4/(g/L)	ESR/(mm/h)
2020-12-23	2.68	25.7	1.13	0.27	77
2021-01-14	2.65	23.7	1.09	0.29	79
2021-02-18	2.25	19.4	0.95	0.22	57
2021-03-31	3.78	28.4	1.11	0.18	64
2021-05-12	2.57	27.4	1.19	0.27	78
2021-07-01	3.31	28.4	0.94	0.21	40

4. 再次出现病情变化　患者于 2021 年 6 月中旬左下肢新增 3 处圆形硬结,局部压痛,皮温升高,于 2021 年 7 月 1 日再次就诊我科。调整治疗方案:甲泼尼龙片 12mg,每天 1 次,

口服;MMF 1g,每天 2 次,口服;HCQ 0.2g,每天 2 次,口服;缬沙坦 80mg,每天 2 次,口服;钙片、骨化醇、更昔洛韦;2021 年 7 月 4 日、2021 年 7 月 27 日分别给予 RTX 1.0g,静脉滴注。以上治疗期间患者甲泼尼龙剂量调整及 B 细胞计数变化趋势见图 9-12。RTX 治疗后达到 B 细胞耗竭状态。经过治疗左下肢硬结处 2 周内即消失。

5. 出院后随访　出院后激素逐渐减量,其他药物方案不变。出院后 3 个月,患者的 LN 达到部分缓解状态。该治疗阶段期间,患者的实验室指标变化见表 9-6。

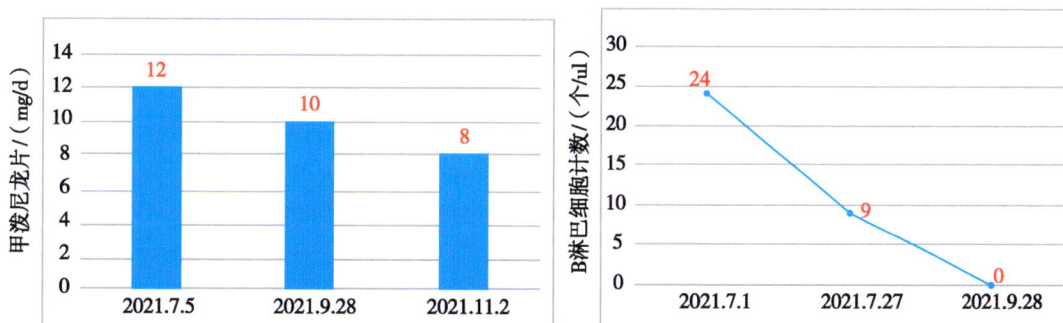

图 9-12　甲泼尼龙用量及 B 细胞计数变化趋势

表 9-6　患者治疗期间实验室指标变化趋势

时间	24hTP/g	ALB/(g/L)	C3/(g/L)	C4/(g/L)	ESR/(mm/h)
2021-07-01	3.31	28.4	0.94	0.21	40
2021-07-27	2.97	27.1	1.10	0.21	43
2021-09-28	2.34	36.1	1.50	0.27	57
2021-11-02	0.88	35.8	1.23	0.27	33

六、经验总结

该患者 SLE、LN（Ⅳ 型）诊断明确,对于初治增殖性 LN,MMF 可作为诱导期治疗一线免疫抑制剂。但该患者给予激素联合 MMF 治疗半年后,LN 未见明显好转,24 小时尿蛋白定量未见明显下降,属于难治性 LN 患者。同时,该患者在治疗期间出现双下肢坏疽性脓皮病。坏疽性脓皮病是 SLE 一种少见的严重的皮肤血管炎表现,属于慢性坏死性溃疡性皮肤血管炎症,常伴疼痛,严重者需要全身治疗,临床中需要与特殊感染相鉴别。该患者对激素及免疫抑制剂(MMF)反应较差。在 RTX 治疗后,患者皮损及 LN 均明显好转。因此,对于出现坏疽性脓皮病等严重皮肤血管炎表现的 SLE 患者,在常规治疗(激素及免疫抑制剂)无效时,可考虑应用 RTX 等新型生物制剂。另外,部分临床研究表明,肿瘤坏死因子拮抗剂对坏疽性脓皮病也有较好的治疗作用。

参考文献

1. DAS CHAGAS MEDEIROS M M,BEZERRA M C,BRAGA FN,et al.Clinical and immunological aspects and outcome of a Brazilian cohort of 414 patients with systemic lupus erythematosus(SLE):Comparison

between childhood-onset, adult-onset, and late-onset SLE.Lupus, 2016, 25（4）: 355-363.

2. CASTREJÓN I, TANI C, JOLLY M, et al.Indices to assess patients with systemic lupus erythematosus in clinical trials, long-term observational studies, and clinical care.Clin Exp Rheumatol, 2014, 32（5 Suppl 85）: 85.

3. GHEITA T A, ABAZA N M, SAYED S, et al.Cutaneous vasculitis in systemic lupus erythematosus patients: Potential key players and implications.Lupus, 2018, 27（5）: 738-743.

4. RAMOS-CASALS M, NARDI N, LAGRUTTA M, et al.Vasculitis in systemic lupus erythematosus: Prevalence and clinical characteristics in 670 patients.Med（Baltimore）, 2006, 85（2）: 95-104.

5. YANG L, ZENG Y P.Cutaneous vasculitis in systemic lupus erythematosus.JAMA Dermatol, 2021, 157（8）: 991.

6. ZHENG Y, ZHENG Z, ZHANG K, et al.Osteonecrosis in systemic lupus erythematosus: Systematic insight from the epidemiology, pathogenesis, diagnosis and management.Autoimmun Rev, 2022, 21（2）: 102992.

7. HAJIHASHEMI Z, BIDARI-ZEREHPOOSH F, ZAHEDI K, et al.Cytomegalovirus-induced cutaneous ulcer mimicking vasculitis in a patient with systemic lupus erythematous: A case report and review of the literature. Lupus, 2021, 30（1）: 149-154.

8. CARLSON J A.The histological assessment of cutaneous vasculitis.Histopathology, 2010, 56（1）: 3-23.

9. SMITH E M D, LYTHGOE H, HEDRICH C M.Vasculitis in juvenile-onset systemic lupus erythematosus. Front Pediatr, 2019, 7: 149.

10. CHEN K R, CARLSON J A.Clinical approach to cutaneous vasculitis.Am J Clin Dermatol, 2008, 9（2）: 71-92.

11. CARLSON J A, NG B T, CHEN K R.Cutaneous vasculitis update: Diagnostic criteria, classification, epidemiology, etiology, pathogenesis, evaluation and prognosis.Am J Dermatopathol, 2005, 27（6）: 504-528.

12. LU Q, LONG H, CHOW S, et al.Guideline for the diagnosis, treatment and long-term management of cutaneous lupus erythematosus.J Autoimmun, 2021, 123: 102707.

13. DIMA A, BALABAN D V, JURCUT C, et al.Systemic lupus erythematosus-related acute pancreatitis.Lupus, 2021, 30（1）: 5-14.

14. STUMPF M A M, QUINTINO C R, RODRIGUES M, et al.Cutaneous vasculitis in lupus treated with IV immunoglobulin.Clin Rheumatol, 2021, 40（7）: 3023-3024.

15. RIBERO S, SCIASCIA S, BORRADORI L, et al.The cutaneous spectrum of lupus erythematosus.Clin Rev Allergy Immunol, 2017, 53（3）: 291-305.

16. KUHN A, SIGGES J, BIAZAR C, et al.Influence of smoking on disease severity and antimalarial therapy in cutaneous lupus erythematosus: Analysis of 1002 patients from the EUSCLE database.Br J Dermatol, 2014, 171（3）: 571-579.

17. PETTY A J, FLOYD L, HENDERSON C, et al.Cutaneous lupus erythematosus: Progress and challenges. Curr Allergy Asthma Rep, 2020, 20（5）: 12.

18. RACHEL K, DANIEL M, JUSTIN E, et al.Improvement in cutaneous lupus erythematosus after twenty weeks of belimumab use: A systematic review and meta-analysis.Arthritis Care Res（Hoboken）, 2023, 75（8）: 1838-1848.

19. QUELHAS DA COSTA R, AGUIRRE-ALASTUEY M E, ISENBERG D A, et al.Assessment of response to B-cell depletion using rituximab in cutaneous lupus erythematosus.JAMA Dermatol, 2018, 154（12）: 1432-1440.

20. VITAL E M, WITTMANN M, EDWARD S, et al.Brief report: Responses to rituximab suggest B cell-

independent inflammation in cutaneous systemic lupus erythematosus.Arthritis Rheumatol,2015,67(6):1586-1591.

21. VAN VOLLENHOVEN R F,HAHN B H,TSOKOS G C,et al.Efficacy and safety of ustekinumab,an IL-12 and IL-23 inhibitor,in patients with active systemic lupus erythematosus:Results of a multicentre,double-blind,phase 2,randomised,controlled study.Lancet,2018,392(10155):1330-1339.

22. ERIC F M,RICHARD A F,LAN N B,et al.Efficacy of anifrolumab across organ domains in patients with moderate-to-severe systemic lupus erythematosus:A post-hoc analysis of pooled data from the TULIP-1 and TULIP-2 trials.Lancet Rheumatol,2022,4(4):e282-e292.

23. FURIE R,WERTH V P,MEROLA J F,et al.Monoclonal antibody targeting BDCA2 ameliorates skin lesions in systemic lupus erythematosus.J Clin Invest,2019,129(3):1359-1371.

24. WERTH V P,FIORENTINO D,SULLIVAN B A,et al.Brief report:Pharmacodynamics,safety,and clinical efficacy of AMG 811,a human anti-interferon-γ antibody,in patients with discoid lupus erythematosus.Arthritis Rheumatol,2017,69(5):1028-1034.

25. SZEPIETOWSKI J C,NILGANUWONG S,WOZNIACKA A,et al.Phase Ⅰ,randomized,double-blind,placebo-controlled,multiple intravenous,dose-ascending study of sirukumab in cutaneous or systemic lupus erythematosus.Arthritis Rheum,2013,65(10):2661-2671.

26. GLADMAN D D,DHILLON N,SU J,et al.Osteonecrosis in SLE:Prevalence,patterns,outcomes and predictors.Lupus,2018,27(1):76-81.

27. DI MATTEO A,SMERILLI G,CIPOLLETTA E,et al.Imaging of joint and soft tissue involvement in systemic lupus erythematosus.Curr Rheumatol Rep,2021,23(9):73.

28. CHEN S,CAI Q,XU Y,et al.Associations between glucocorticoids,antiphospholipid antibodies and femur head necrosis in patients with SLE:A directed acyclic graph-based multicentre study.Ther Adv Musculoskelet Dis,2021,13:1759720x211002677.

29. ZHANG M,CHEN D,ZHANG F,et al.Serum exosomal hsa-miR-135b-5p serves as a potential diagnostic biomarker in steroid-induced osteonecrosis of femoral head.Am J Transl Res,2020,12(5):2136-2154.

30. QIJIAO W,MENG Z,JIANWEN L,et al.Antiphospholipid antibodies and osteonecrosis in systemic lupus erythematosus:A meta-analysis.Expert Rev Clin Immunol,2021,17(8):923-932.

31. KANEKO K,CHEN H,KAUFMAN M,et al.Glucocorticoid-induced osteonecrosis in systemic lupus erythematosus patients.Clin Transl Med,2021,11(10):e526.